Lehrbuch der Massage

Von

San.-Rat **Dr. A. Müller**
in M.-Gladbach

Zweite umgearbeitete und stark vermehrte Auflage

Zweiter Band:

Die Technik der Massage des Bewegungsapparates, der männlichen und weiblichen Beckenhöhle

Mit 349 Abbildungen

A. MARCUS & E. WEBER'S VERLAG / BONN 1926

Otto Wigand'sche Buchdruckerei G. m. b. H., Leipzig.

Inhalt

Vorbemerkungen

Der folgenden Technik liegt das Bestreben zugrunde, den ganzen Bewegungsapparat des menschlichen Körpers, also jeden Muskel, jedes Gelenk, jeden Schleimbeutel, jede Sehnenscheide, jeden Fettpfropf, außerdem jeden freiliegenden Periostüberzug zu treffen, und zwar alle in Betracht kommenden Stellen dieser Gebilde, also beim Muskel die Faserung sowohl wie die Ansätze, beim Gelenk jeden einzelnen Bestandteil, in der möglichst günstigen Weise. Die einzelnen für die Massage des einzelnen Gebildes nötigen Vorbedingungen erwiesen sich als so kompliziert, daß eine Beschreibung nur verständlich erschien, wenn die Massage des ganzen Körpers in ihre einzelnen Bestandteile zerlegt wurde. Ich habe mich deshalb bemüht, jeden durch seinen Zweck oder seine Fingerführung eigenartigen Handgriff besonders aufzuführen und zu beschreiben.

Die gesamte Technik ist in drei Teile geteilt, in die Massage des Bewegungsapparates (I.), durch den Buchstaben B, die Massage der männlichen (II.), durch den Buchstaben M, und die der weiblichen Beckenhöhle (III.), durch den Buchstaben W vor der Nummer des Griffes gekennzeichnet. In den beiden letzten Teilen sind die ersten neun für beide Geschlechter gleichen Eingriffe wiederholt, um die Übersicht zu erleichtern. Jeder Griff ist so beschrieben, daß die Beschreibung für sich allein ohne die Notwendigkeit des Nachblätterns verständlich ist. Das war natürlich nur möglich, wenn auch ausgiebige Wiederholungen nicht gescheut wurden. Da aber derjenige, der sich in die Technik einarbeiten will, ohnehin schon häufig wird nachschlagen müssen, so mußte natürlich der erste Gesichtspunkt sein, dieses Nachschlagen auf ein Mindestmaß zu beschränken.

Jede Beschreibung wiederholt zuerst die Lagerung des Patienten mit den Einzelheiten, die dazu dienen, eine möglichst ausgiebige Erschlaffung der in Betracht kommenden Muskelgruppen zu erzielen. Der Patient befindet sich bei der Massage durchweg in Seitenlage; die Begründung hierfür habe ich im ersten Bande gegeben. Es mag pedantisch erscheinen, daß auch für die Massage des Armes und der Hand Seitenlage des ganzen Körpers vorgesehen ist. Ich bemerke deshalb, daß ich nach vielen andersartigen Versuchen immer wieder auch für die Massage dieser Körperteile zur Seitenlage zurückgekehrt bin, weil in dieser Lage des Patienten die Tastuntersuchung sowohl wie die Massage auch dieser Teile sich weitaus am genauesten und bequemsten vornehmen läßt.

Sodann folgt die Schilderung der Stellung und Arbeit des Arztes. Die Massage kann im allgemeinen nur im Stehen vorgenommen werden, und zwar steht der Arzt neben der Längsseite des Massagetisches mit dem Gesicht diesem zugewandt. Aus dieser Mittelstellung macht er nach Bedürfnis eine entsprechende kleine Wendung dem Kopf- oder Fußende des Tisches zu; er steht also, wie es in der Beschreibung bezeichnet wird, „kopfwärts" bzw. „fußwärts gewandt". Von seinen beiden Händen ist in der Mittelstellung die eine dem Kopfende, die andere dem Fußende zugekehrt; sie sind deshalb als „kopfwärtige" bzw. „fußwärtige Hand" unterschieden. Die Arbeit des Arztes verteilt sich derart auf seine beiden Hände, daß fast bei jedem Griffe die eine Hand die Aufgabe hat, den Körperteil zu halten — sie heißt deshalb die haltende Hand „T", und ihre Aufgabe ist in der mit diesem Buchstaben bezeichneten Zeile beschrieben; die andere Hand „A" arbeitet, dieser Buchstabe bezeichnet deshalb die Beschreibung ihrer Aufgabe.

Hieran schließt sich der Absatz „Getroffene Gebilde". Dieser soll zur vorläufigen Feststellung dienen, welchem Gebilde ein gefühlter krankhafter Befund angehören kann. Er soll nur ein Hilfsmittel für das Gedächtnis sein, er kann das Studium eines anatomischen Atlas nicht ersetzen. Dies ist vielmehr zum vollen Verständnis des Griffes unerläßlich. Ein weiteres Hilfsmittel zur Feststellung des Untersuchungsbefundes sind die anatomischen Übersichten im dritten Teil des ersten Bandes.

Ich habe nicht alle Gebilde aufgezählt, die durch den Griff getroffen werden, sondern nur diejenigen, die nach meiner Auffassung durch Massage beeinflußbar sind. Das sind, wie im ersten Teil auseinandergesetzt ist, die Muskeln, die Schleimbeutel, die Sehnenscheiden, die Fettkörper und die Gelenke. Nerven, innere Organe und Blutgefäße sind deshalb nicht mit aufgezählt. Die Drüsen am Kopfe wurden zur Orientierung mit angeführt.

In der Aufzählung habe ich diejenigen Gebilde, deren Massage der Zweck des Griffes ist, durch Sperrdruck hervorgehoben.

Bei einzelnen Griffen habe ich noch Bemerkungen angefügt, wenn mir dies zur völligen Klarstellung nötig erschien.

Um das Nachschlagen zu erleichtern, ist in der Überschrift die Bewegungseinheit, der der Griff angehört, die Nummer des

Griffes, das bzw. die Gebilde, die zu massieren der Zweck des Griffes ist, und die Stellung des Arztes angegeben.

Die Massagetechnik soll sowohl der Untersuchung wie der Behandlung dienen. Die meisten Griffe dienen beiden Zwecken. Einzelne indessen eignen sich mehr zur Untersuchung, andere mehr für die Behandlung. Die Eignung des Griffes für diesen Zweck habe ich durch Beifügung eines D (Diagnose) oder Th (Therapie) am Rande angedeutet.

Der Anfänger ferner wird es angenehm empfinden, wenn er unter der verhältnismäßig großen Zahl von Griffen eine Auswahl treffen kann. Ich habe deshalb durch Verwendung der kleinen Buchstaben d und th angedeutet, daß die betreffenden Griffe geringere Wichtigkeit haben, oder nicht immer verwendbar sind, was indessen nicht ausschließt, daß sie im einzelnen Falle auch einmal recht wichtig sein können.

Um die Einarbeitung noch weiter zu erleichtern, sind die Nummern der Griffe, die eine größere Übersicht verschaffen, und derjenigen, die ganz besonders wichtig vor allem für die Untersuchung sind, durch Fettdruck hervorgehoben; sie sind außerdem in den schematischen Zeichnungen, Fig. 79 und 80 in Band I, S. 356 f., in Fettdruck beigefügt; ihre Aneinanderreihung ergibt die Technik der Tastuntersuchung des Bewegungsapparates. Es empfiehlt sich indessen, bei zunehmender Übung möglichst bald die übrigen Griffe in die Technik einzugliedern, da sonst die Gefahr groß ist, daß im Einzelfalle Wichtiges übersehen wird.

Trotz dieser Hilfsmittel zur Verdeutlichung gewann ich die Überzeugung, daß allein durch Beschreibung es dem Leser vielleicht doch schwer sein würde, sich ein zutreffendes Bild zu machen. Ich habe deshalb jeder Beschreibung eine Zeichnung beigegeben, in der die Führung der Hände des Arztes angegeben ist. Ich hoffe dadurch vollkommene Deutlichkeit erreicht und jedes Mißverständnis ausgeschlossen zu haben.

Der Patient befindet sich bei der Massage, wie gesagt, in Seitenlage. Jeder Griff muß also, wenn beide Körperseiten, wie in der großen Mehrzahl der Fälle, massiert werden, zweimal ausgeführt werden, einmal rechts und einmal links. Die Beschreibung war selbstverständlich nur einmal nötig. Die zugehörige Zeichnung habe ich für die rechte Seite gegeben.

Eine Ausnahme bilden hiervon die Griffe, die für die Körpermitte bestimmt sind; diese sind nur einmal auszuführen, und zwar bei der Massage der Seite, die zuletzt vorgenommen wird. Bei jedem dieser Griffe ist das besonders bemerkt. Außerdem ist in der Überschrift in Klammern „Mitte“ oder „beiderseits zugleich“ od. dgl. angegeben.

Gleichfalls nur einmal sind die Griffe für die Beckenhöhle auszuführen, und zwar aus Zweckmäßigkeitsgründen am Schlusse der Massage.

Die Beschreibung der Griffe ist nach den Bewegungseinheiten geordnet. Die drei Übersichten (Band I, S. 358 f.) und die beiden schematischen Zeichnungen (Band I, S. 356 f.) bilden also zugleich eine sachliche Übersicht über die Einzelbeschreibung der Technik.

Bei der Beschreibung der Griffe war der Gesichtspunkt ihrer Verwendung zur Behandlung maßgebend. Aus diesem Grunde ist für die arbeitende Hand (A) eine Führung angegeben, die vor allem das sichere Treffen des betreffenden Gebildes gewährleistet, was vielfach nur mit Verwendung der Faust oder des Daumenknöchels möglich ist. Für die Verwendung der Griffe zur Untersuchung ist als Regel festzuhalten, daß die arbeitende Hand (A) grundsätzlich die Fingerspitzen nehmen muß, weil nur in den Fingerspitzen das nötige Feingefühl zur Abtastung der zu suchenden Veränderungen vorhanden ist.

Die Figuren sind auf die linke, die Beschreibung auf die rechte Seite des aufgeschlagenen Buches gesetzt. Man sieht also, wenn man mit der rechten Hand das Buch durchblättert, an den Figuren der linken Seite wie im Film die Massage vor sich gehen, und zwar die des Bewegungsapparates für sich, die der männlichen Beckenhöhle für sich und die der weiblichen Beckenhöhle für sich, ohne daß man ein Wort dazu zu lesen braucht. Je nach Bedarf kann man dann die Einzelheiten der Technik auf der rechten Seite nachlesen.

Notwendig ist noch für den Massierenden selbst eine gewisse Vorsicht bei der Massage des Bauches und der Brust. Empfindliche Patienten neigen hierbei zu Abwehrbewegungen mit dem Arme. Steht der Massierende nun wie gewöhnlich leicht gebeugt mit vorgeneigtem Kopfe, so trifft ihn bei diesen Bewegungen der Ellbogenknöchel des Patienten an der Nase oder am Auge und kann hier gefährliche Verletzungen verursachen. Der Massierende muß also bei der Massage dieser Gegend seine Kopfhaltung entsprechend verändern oder noch besser eine Schutzbrille mit nach vorn gewölbten Gläsern tragen.

I.

Die Massage des Bewegungsapparates

D—Th

B 1.

Metatarsophalangealgelenke
(Fußrückenseite) und
Mm. interossei dorsales.

(Arzt **vor** dem Patienten).

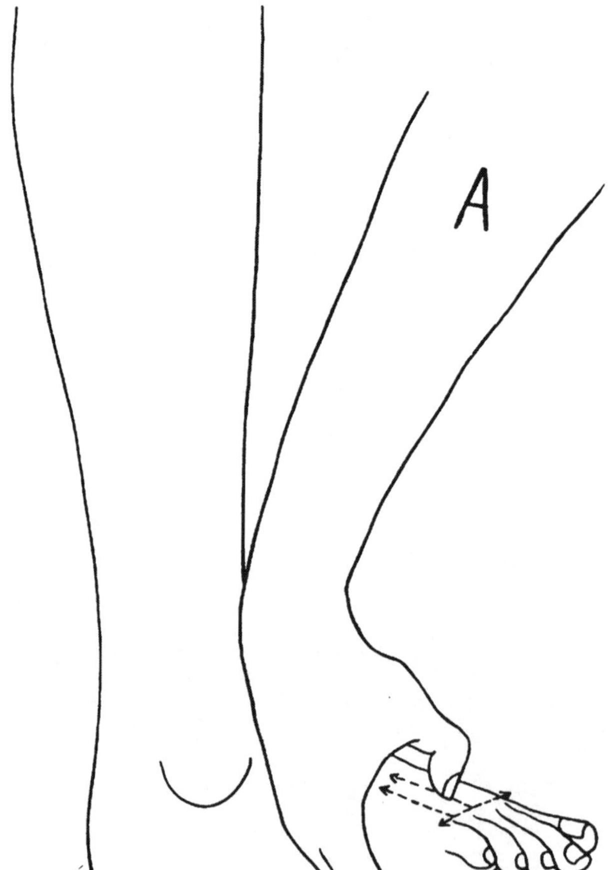

Fig. 1.

B 1.

D—Th

Metatarsophalangealgelenke
(Fußrückenseite) und
Mm. interossei dorsales.

Patient (in Seitenlage): der Unterschenkel der oberen Seite liegt, im Knie leicht gebeugt, auf dem Massagetisch.

Arzt steht vor dem Patienten fußwärts gewandt:

A: kopfwärtige Hand stützt sich mit der Handwurzel auf den lateralen Fußrand und knetet die Zehenwurzelgelenke und die Zwischenknochenräume zwischen dem Daumen, der auf dem Rücken des Fußes liegt, und den Fingerspitzen, die von der Sohle her den Bewegungen des Daumens folgen.

Getroffene Gebilde:

Artt. metatarsophalangeae,
Bb. intermetatarsophalangeae,
M. extensor digitorum longus }
M. extensor hallucis longus } Sehnen,
M. extensor digitorum brevis }
M. extensor hallucis brevis }
Mm. interossei dorsales,
Artt. intermetatarseae.

D—Th

B 2.

Kurze Muskeln der kleinen Zehe.

(Arzt vor dem Patienten.)

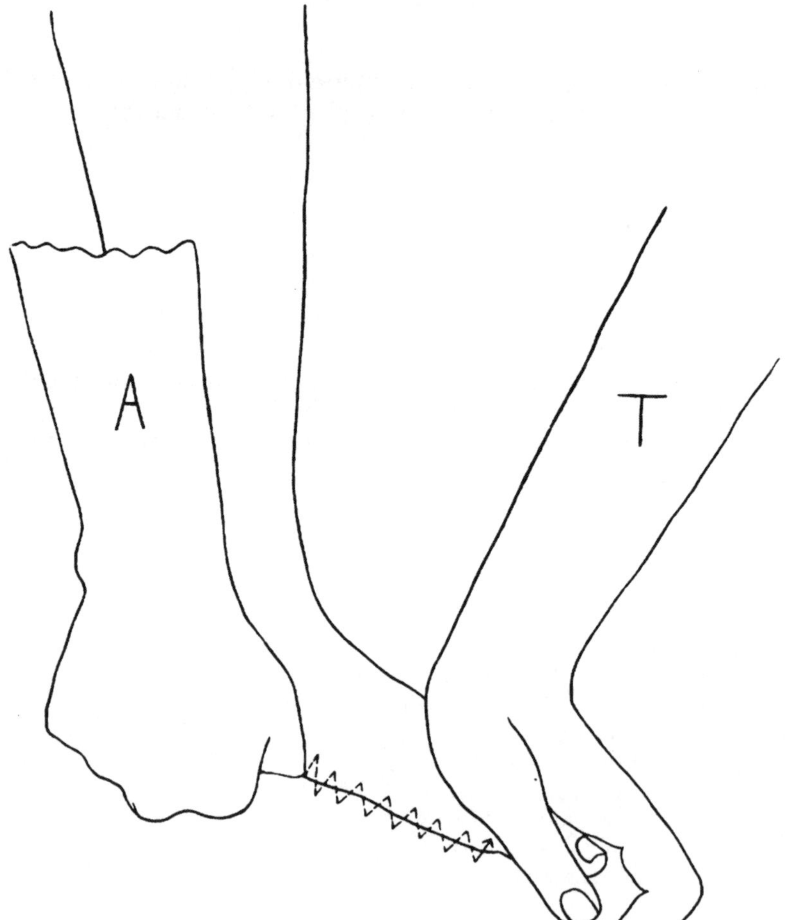

Fig. 2.

B 2.

D—Th

Kurze Muskeln der kleinen Zehe.

Patient (in Seitenlage): der Unterschenkel der oberen Seite liegt, im Knie leicht gebeugt, auf dem Massagetisch.

Arzt steht vor dem Patienten fußwärts gewandt:

T: fußwärtige Hand beugt Fuß und Zehen stark sohlenwärts;

A: kopfwärtige Hand knetet mit dem Daumenknöchel den äußeren Fußrand in zickzackförmigen Querstrichen.

Getroffene Gebilde:

Art. metatarsophalangea V,
Art. tarsometatarsea V,
M. abductor digiti V,
M. opponens digiti V,
M. flexor brevis digiti V,
M. interosseus plantaris III,
M. peronaeus longus } Sehnen und Sehnenscheide,
M. peronaeus brevis }
Retinaculum inferius mm. peronaeorum.

D—Th

B 3.

Bursa tendinis calcanei (Achillis)
(laterale Seite).

(Arzt **vor** dem Patienten.)

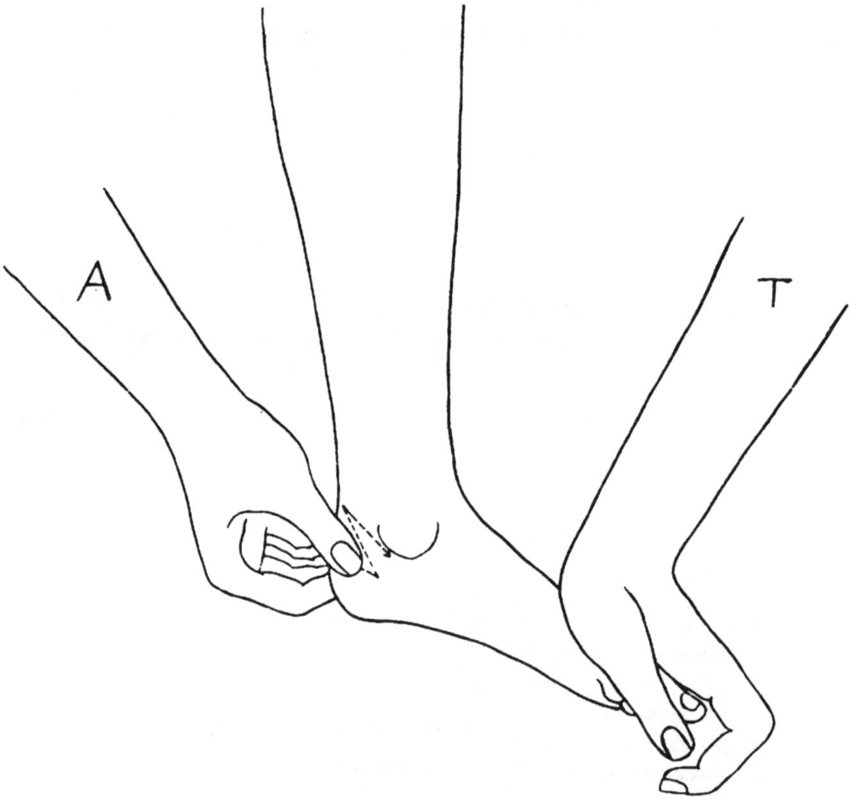

Fig. 3.

B 3.

D—Th

Bursa tendinis calcanei (Achillis)
(laterale Seite).

Patient (in Seitenlage): der Unterschenkel der oberen Seite liegt, im Knie leicht gebeugt, auf dem Massagetisch.

Arzt steht vor dem Patienten fußwärts gewandt:

T: fußwärtige Hand beugt Fuß und Zehen stark sohlenwärts;

A: kopfwärtige Hand knetet die Weichteile oberhalb der Ferse zwischen Daumen und Fingerspitzen (oder mit dem Daumenknöchel) bis tief in die Sprunggelenkfurche.

Getroffene Gebilde:

Tendo calcaneus (Achillis),
B. tendinis calcanei (Achillis),
M. peronaeus longus } Sehnen und Sehnenscheide,
M. peronaeus brevis }
Retinaculum superius mm. peronaeorum,
Lig. laciniatum,
M. tibialis posterior }
M. extensor digitorum longus } Sehnen und Sehnenscheide,
M. extensor hallucis longus }
Art. talocruralis.

D

B 4.

Wadenmuskulatur.

(Arzt **vor** dem Patienten.)

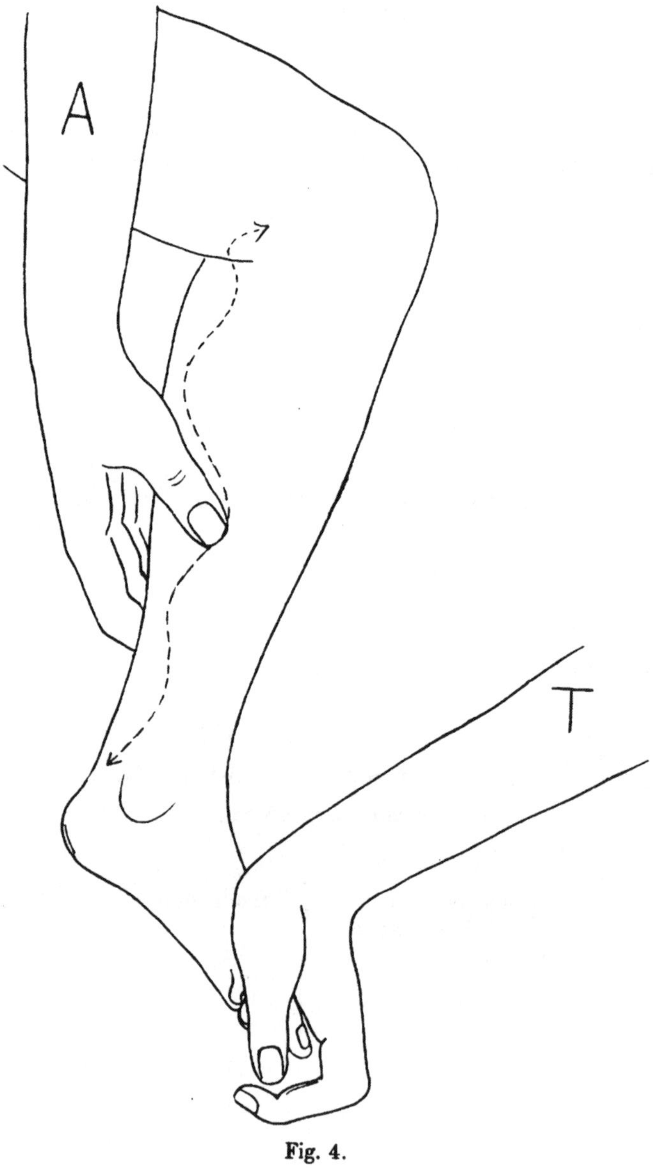

Fig. 4.

B 4.
D

Wadenmuskulatur.

Patient (in Seitenlage): der Unterschenkel der oberen Seite liegt, im Knie leicht gebeugt, auf dem Massagetisch.

Arzt steht vor dem Patienten fußwärts gewandt:

T: fußwärtige Hand beugt Fuß und Zehen stark sohlenwärts;

A: kopfwärtige Hand knetet die Wade zwischen Daumen und Fingern von der Ferse bis in die Kniekehle hinein.

Getroffene Gebilde:

M. gastrocnemius,
M. soleus,
M. flexor hallucis longus,
M. flexor digitorum longus,
M. tibialis posterior,
M. peronaeus longus,
M. peronaeus brevis,
M. plantaris,
M. popliteus,
B. m. gastrocnemii lateralis,
B. m. gastrocnemii medialis,
B. m. semimembranosi,
Art. genu.

D

B 5.

Distale Insertionen der Adduktoren.

(Arzt **vor** dem Patienten.)

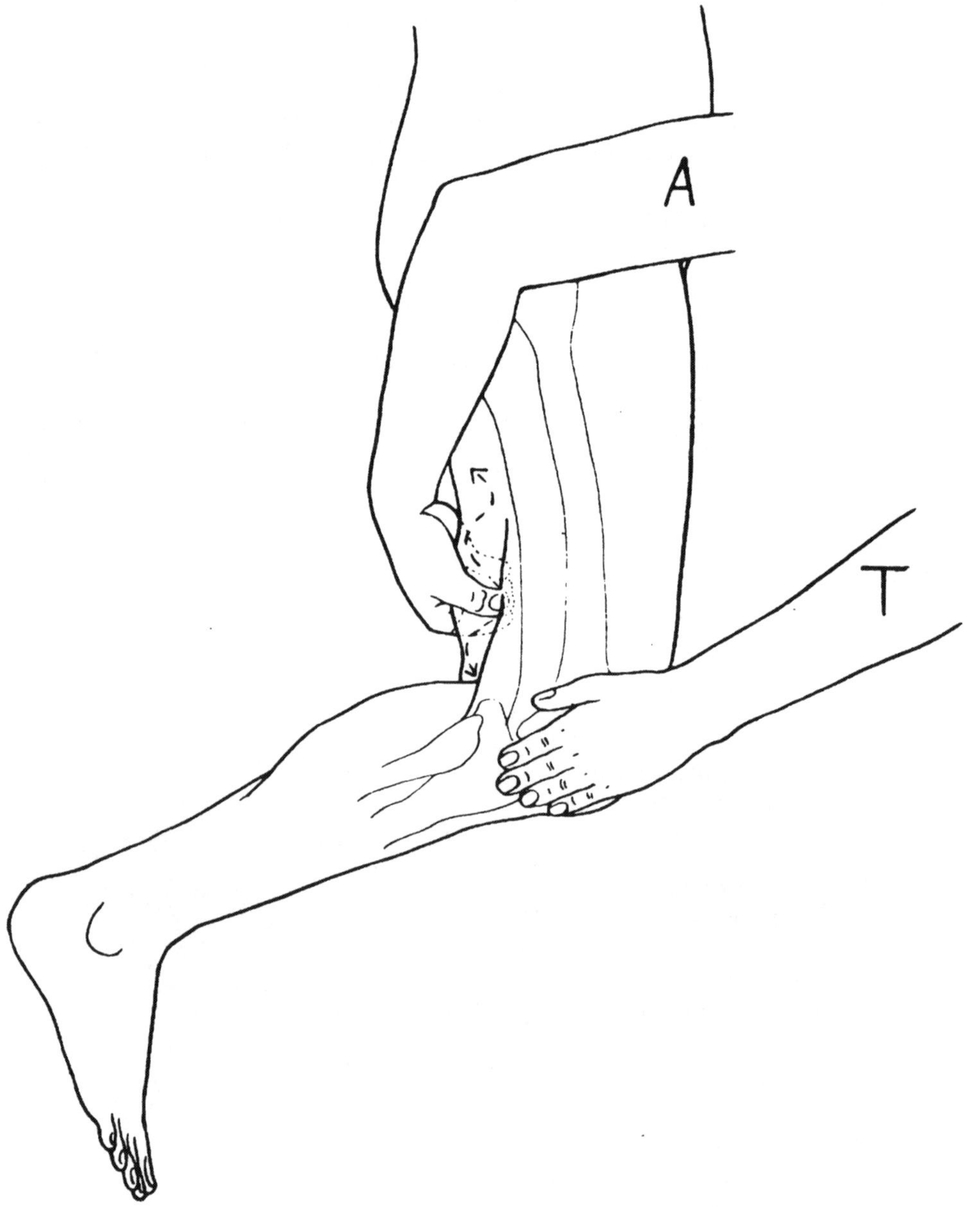

Fig. 5.

B 5.

D

Distale Insertionen der Adduktoren.

Patient (in Seitenlage): Oberschenkel und Knie der oberen Seite, letzteres rechtwinklig gebeugt, liegen auf dem Oberschenkel der unteren Seite.

Arzt steht vor dem Patienten fußwärts gewandt:

T: fußwärtige Hand drückt das Knie gegen den Massagetisch.

A: kopfwärtige Hand umgreift mit den Fingerspitzen von rückwärts den Adduktorenwulst und knetet dessen unteres Ende zwischen Daumen und Fingerspitzen.

Getroffene Gebilde:

M. semitendinosus,
M. semimembranosus,
M. gracilis,
M. adductor magnus,
M. adductor longus,
M. sartorius,
M. vastus medialis.

Bemerkung. Besonders wichtig ist die Berücksichtigung des untersten Endes des Wulstes dicht über dem Knie.

D

B 6.
Adduktoren und Beuger.

(Arzt **vor** dem Patienten.)

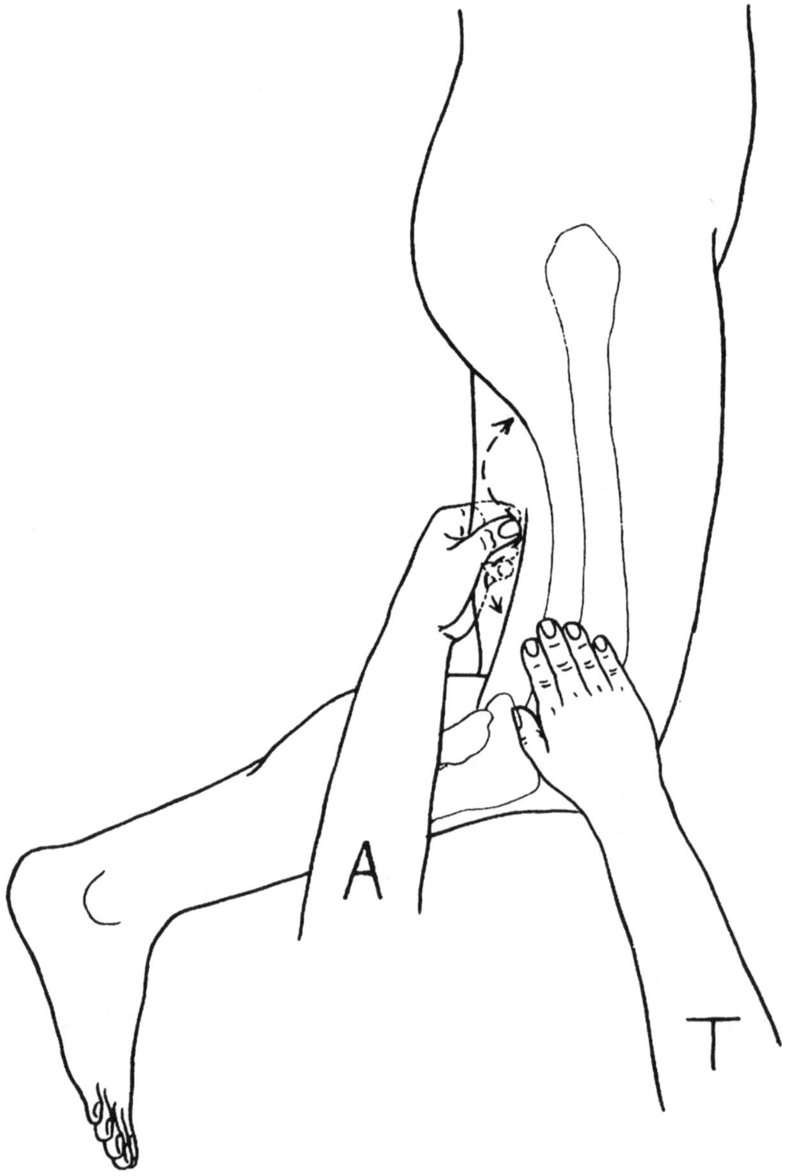

Fig. 6.

B 6.
D

Adduktoren und Beuger.

Patient (in Seitenlage): Unterschenkel und Knie der oberen Seite liegen schlaff auf dem Massagetisch.

Arzt steht vor dem Patienten kopfwärts gewandt:

T: kopfwärtige Hand drückt den Oberschenkel auf den Massagetisch;

A: fußwärtige Hand faßt die Rück- und Innenseite des Oberschenkels von rückwärts zwischen Daumen und Finger und knetet sie vom Knie aufwärts bis zum Gesäß.

Getroffene Gebilde:

M. biceps femoris,
M. semitendinosus,
M. semimembranosus,
M. gracilis,
M. sartorius,
M. adductor magnus,
M. adductor longus,
M. adductor brevis,
M. glutaeus maximus.

D—Th

B 7.
Proximale Insertionen der Adduktoren und Beuger.
(Arzt **vor** dem Patienten.)

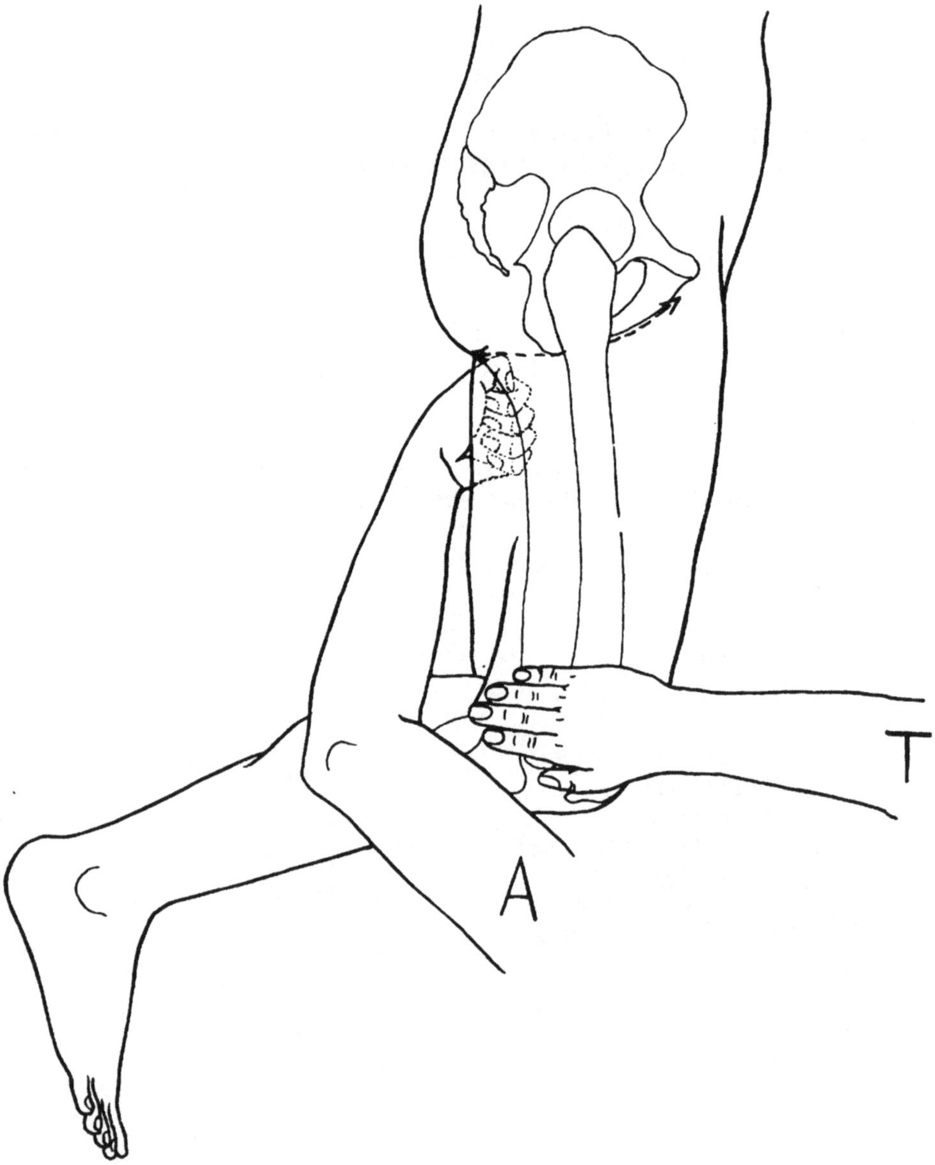

Fig. 7.

B 7.

D—Th

Proximale Insertionen der Adduktoren und Beuger.

Patient (in Seitenlage): das Knie der oberen Seite liegt leicht gebeugt auf dem Bein der unteren Seite.

Arzt steht vor dem Patienten kopfwärts gewandt:

T: kopfwärtige Hand drückt den Oberschenkel gegen die Unterlage;

A: fußwärtige Hand, zur Faust geballt, fährt mit dem Daumenknöchel von rückwärts die Dammfurche entlang und knetet in Querzügen hin- und herstreichend die vom Tuber ischii abwärts gehenden Muskelstränge.

Getroffene Gebilde:

M. glutaeus maximus,
B. ischiadica m. glutaei maximi,
M. obturator internus,
M. biceps femoris,
B. m. bicipitis femoris superior,
M. semitendinosus,
M. semimembranosus,
M. adductor magnus,
M. adductor longus,
M. adductor brevis,
M. gracilis.

D—Th

B 8.

Mm. glutaeus maximus und medius.

(Arzt **vor** dem Patienten.)

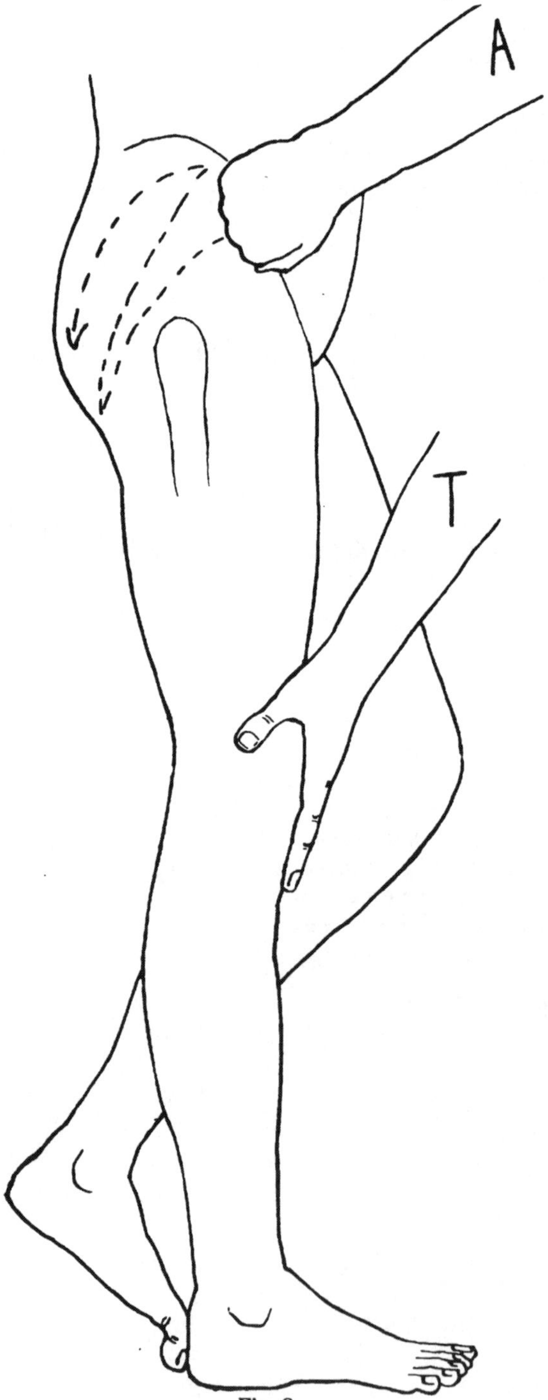

Fig. 8.

B 8.

D—Th

Mm. glutaeus maximus und medius.

Patient (in Seitenlage möglichst stark zur Bauchlage geneigt): das Bein der oberen Seite liegt lose gestreckt auf dem der unteren, die Ferse desselben stützt sich gegen die untere Fußspitze.

Arzt steht vor dem Patienten fußwärts gewandt:

T: fußwärtige Hand drückt gegen das Knie um dieses in Streckung zu erhalten.

A: kopfwärtige Hand durchknetet mit den Knöcheln der geballten Faust die Gesäßbacke von der Spina ilei anterior superior bis zum Anus parallel dem Darmbeinkamm den Trochanter umkreisend.

Getroffene Gebilde:

M. sartorius,
M. tensor fasciae latae,
M. glutaeus medius,
M. glutaeus minimus,
M. glutaeus maximus,
M. piriformis,
Lig. sacrotuberosum,
Mm. gemelli,
M. obturator internus,
M. quadratus femoris.

D—Th

B 9.

Steißbeinportion des M. glutaeus maximus.

(Arzt **vor** dem Patienten.)

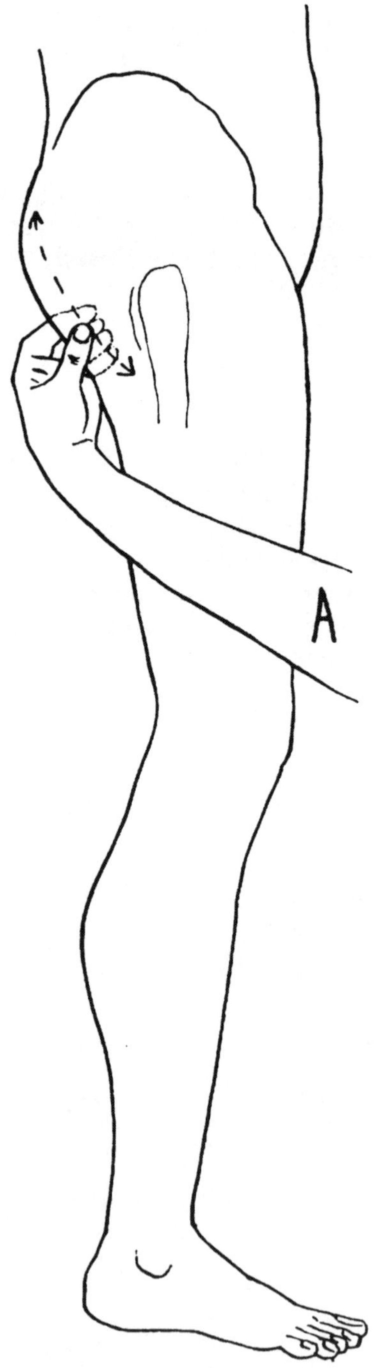

Fig. 9.

B 9.

D—Th

Steißbeinportion des M. glutaeus maximus.

Patient (in Seitenlage): das Bein der oberen Seite liegt, in der Hüfte nach rückwärts gestreckt, lose auf dem Massagetisch.

Arzt steht vor dem Patienten kopfwärts gewandt:

A: fußwärtige Hand faßt den unteren Rand der Gesäßbacke zwischen Daumen und Fingerspitzen und knetet ihn, zwischen Femur und Steißbein hin- und herstreichend.

Getroffene Gebilde:

M. glutaeus maximus,
Tractus iliotibialis (Maissiati).
M. biceps femoris,
B. ischiadica m. glutaei maximi,
Lig. sacrotuberosum,
Corpus adiposum ischiorectale,
M. sphincter ani externus,
Pars analis recti.

D—Th

B 10.

Darmbeininsertionen der Mm. glutaeus maximus und medius.

(Arzt **vor** dem Patienten.)

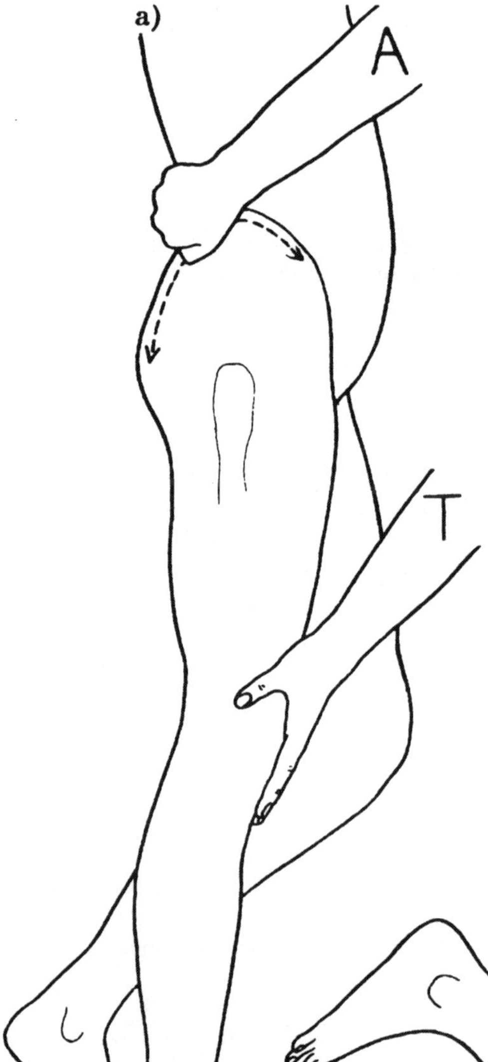

Fig. 10 a.

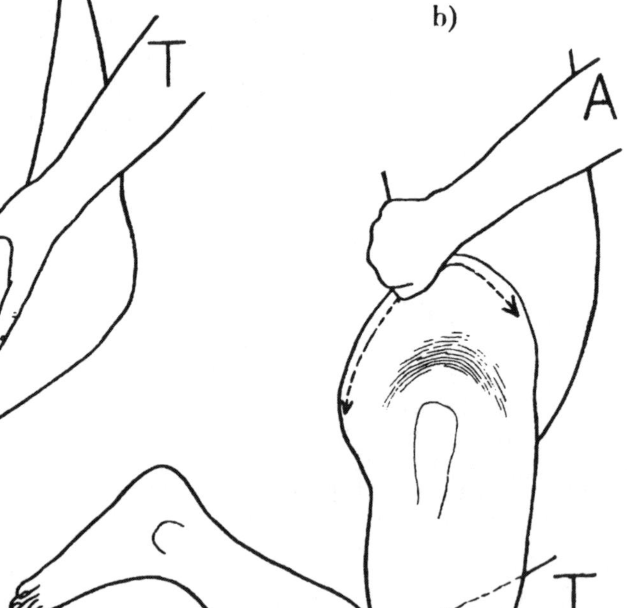

Fig. 10 b.

B 10.

D—Th

Darmbeininsertionen der Mm. glutaeus maximus und medius.

	a)	b)
Patient (in Seitenlage möglichst stark zur Bauchlage geneigt): das Bein der oberen Seite:	liegt, in der Hüfte überstreckt, lose auf dem Bein der unteren Seite, die Ferse des oberen Beins stützt sich gegen die Fußspitze des unteren.	ist in der Hüfte überstreckt, im Knie stark gebeugt.
Arzt steht vor dem Patienten etwas fußwärts gewandt: T: fußwärtige Hand:	drückt gegen das Knie um dieses in Streckung zu erhalten;	umgreift von unten her Knie und Unterschenkel und hebt den Oberschenkel in möglichste Streckung und Abduktion;

A: kopfwärtige Hand, zur Faust geballt, streicht mit dem Daumenknöchel den unteren Rand des Darmbeinkamms entlang zwischen Kreuzbein und Spina ilei anterior superior hin und her.

Getroffene Gebilde:

M. glutaeus medius,
M. glutaeus maximus,
M. piriformis,
Lig. sacroiliacum post. longum,
Lig. sacrotuberosum.

Bemerkung. Die Ausführung b) wird gewählt, wenn bei a) der M. glutaeus maximus nicht genügend erschlafft.

D—Th

B 11.
Trochanterinsertion des M. glutaeus maximus.

(Arzt vor dem Patienten.)

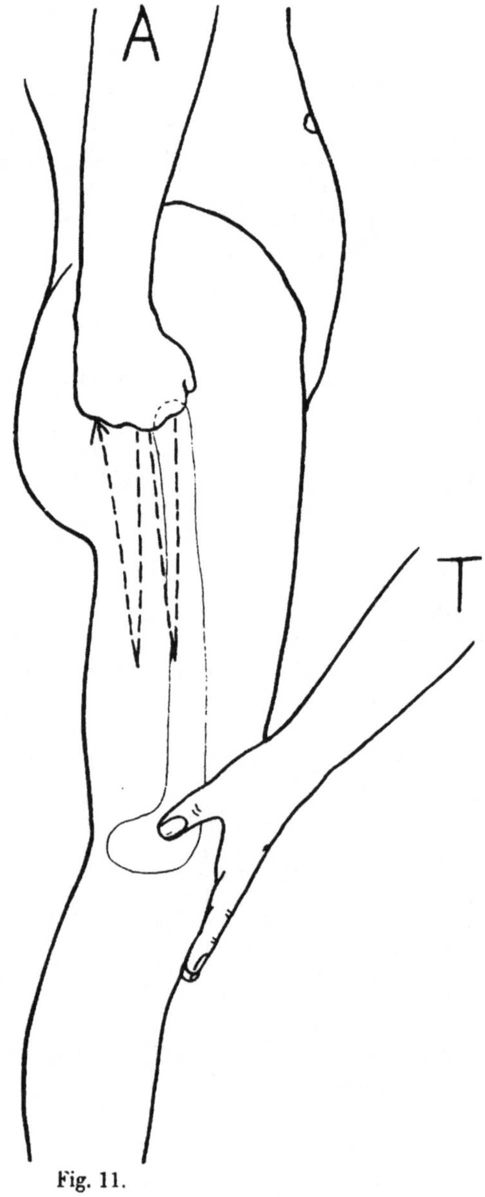

Fig. 11.

B 11.

D—Th

Trochanterinsertion des M. glutaeus maximus.

Patient (in Seitenlage zur Bauchlage geneigt); das Bein der oberen Seite liegt, in der Hüfte nach rückwärts gestreckt, lose auf dem Massagetisch.

Arzt steht vor dem Patienten fußwärts gewandt:

T: fußwärtige Hand drückt gegen das Knie um die Hüfte in Rückwärtsstreckung zu erhalten;

A: kopfwärtige Hand fährt mit den Knöcheln der geballten Faust am hinteren Rande des Trochanter major in Längsstrichen bis zur Mitte des Oberschenkels auf und ab.

Getroffene Gebilde:

B. trochanterica subcutanea,
Fascia lata,
M. glutaeus maximus,
M. glutaeus medius,
B. trochanterica m. glutaei maximi,
Bb. glutaeofemorales,
Tractus iliotibialis (Maissiati),
M. biceps femoris,
Septum intermusculare (femoris) laterale,
M. vastus lateralis.

Th

B 12.

Darmbeininsertionen der Mm. glutaeus medius und obliquus abdominis externus.

(Arzt **vor** dem Patienten.)

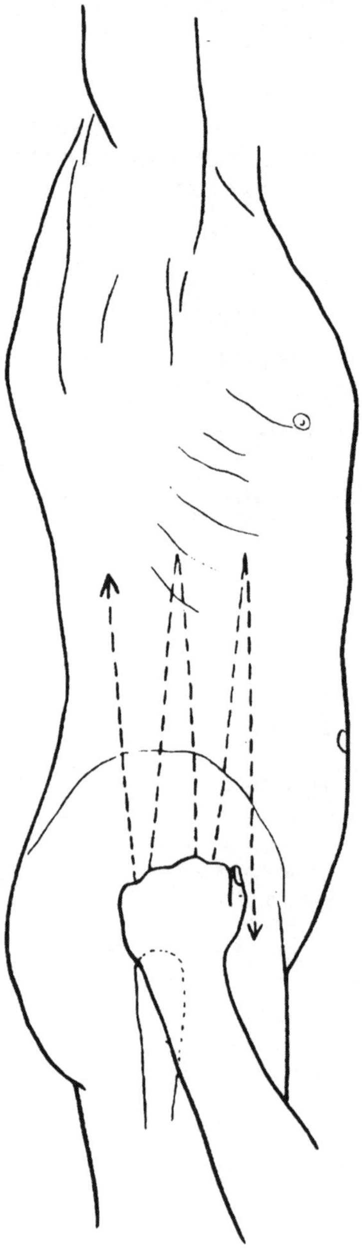

Fig. 12.

B 12.

Th

Darmbeininsertionen der Mm. glutaeus medius und obliquus abdominis externus.

Patient (in Seitenlage): der Oberschenkel der oberen Seite liegt, in der Hüfte gestreckt, schlaff auf dem Bein der unteren Seite.

Arzt steht vor dem Patienten kopfwärts gewandt:

A: fußwärtige Hand streicht mit den Knöcheln der geballten Faust vom Trochanter major zur letzten Rippe über Hüfte und Lende auf und ab.

Getroffene Gebilde:

B. trochanterica subcutanea,
Tractus iliotibialis (Maissiati),
M. glutaeus maximus,
B. trochanterica m. glutaei maximi,
M. glutaeus medius,
M. glutaeus minimus,
M. tensor fasciae latae,
M. sartorius,
M. latissimus dorsi,
M. quadratus lumborum,
M. obliquus abdominis externus,
M. obliquus abdominis internus,
M. transversus abdominis.

Th

B 13.
Mm. glutaeus medius und minimus.

(Arzt **vor** dem Patienten.)

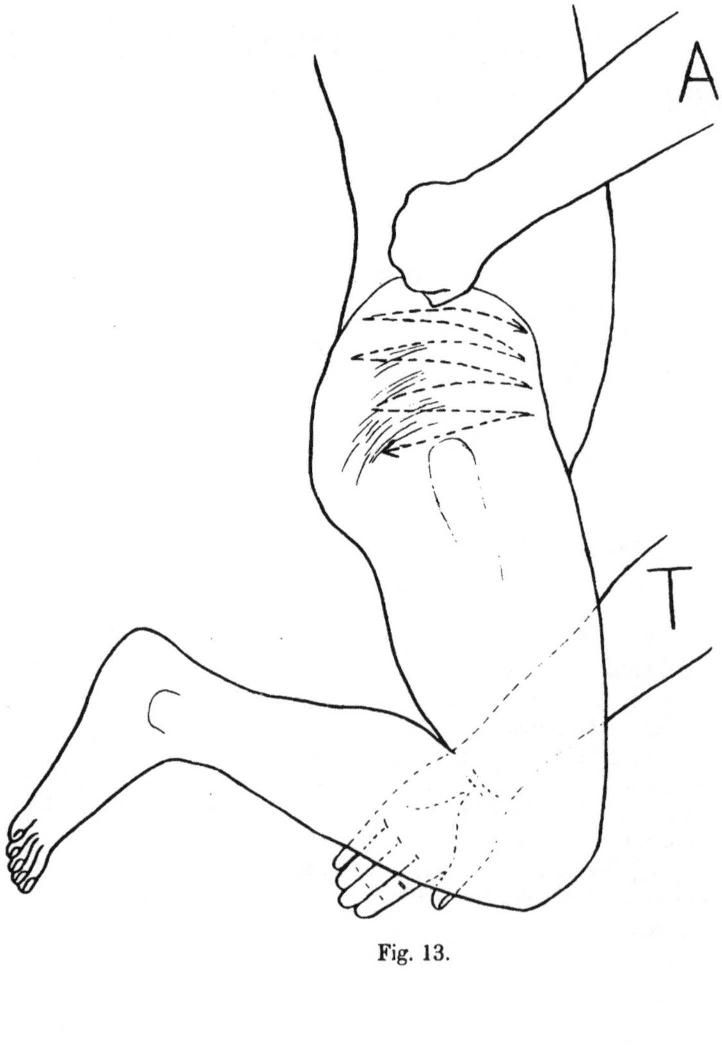

Fig. 13.

B 13.

Th

Mm. glutaeus medius und minimus.

Patient (in Seitenlage stark zur Bauchlage geneigt): das Bein der oberen Seite ist im Knie spitzwinklig gebeugt.

Arzt steht vor dem Patienten:

T: fußwärtige Hand umgreift von unten her Knie und Unterschenkel und hebt das Bein in starke Abduktion;

A: kopfwärtige Hand setzt den Daumenknöchel dicht unter der Spina ilei anterior superior in die Tiefe und fährt in Querzügen zwischen Darmbeinkamm und Trochanter hin und her.

Getroffene Gebilde:

Fascia lata,
M. tensor fasciae latae,
M. sartorius,
M. glutaeus medius,
Bb. trochantericae m. glutaei medii ant. et post.,
M. glutaeus minimus,
B. m. glutaei minimi,
M. piriformis,
B. m. piriformis,
M. glutaeus maximus,
M. rectus femoris,
B. m. recti femoris,
M. iliacus.

Bemerkung. Die oberflächlichen Muskelschichten erschlaffen nur, wenn Patient sich stark zur Bauchlage hinüberneigt. Tritt trotzdem keine Erschlaffung ein, so muß der Griff in Bauchlage bei auseinandergespreizten Beinen ausgeführt werden.

d—th

B 14.
Zehengelenke.

(Arzt **vor** dem Patienten.)

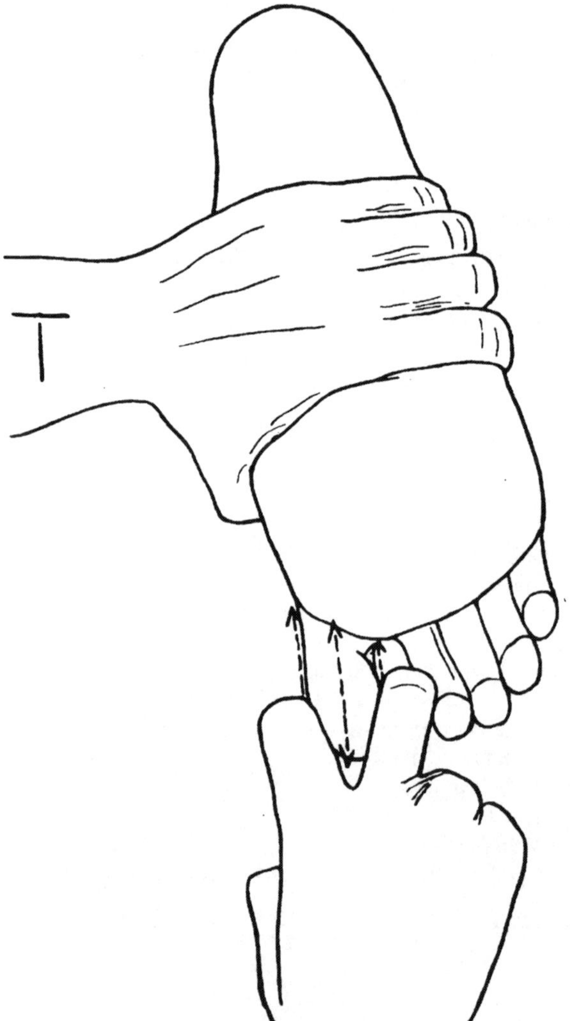

Fig. 14.

B 14. d—th

Zehengelenke.

Patient (in Seitenlage): der Unterschenkel der unteren Seite liegt schlaff auf dem Massagetisch.

Arzt steht vor dem Patienten kopfwärts gewandt:

T: kopfwärtige Hand hält den Mittelfuß;

A: fußwärtige Hand faßt zwischen die in den Mittelgelenken gebeugten mittleren Finger die Zehen, eine nach der anderen, und läßt zuerst deren Sohlen-Rückenflächen, dann deren Seitenflächen zwischen den einander zugekehrten Fingerrändern durchgleiten.

Getroffene Gebilde:

Artt. interphalangeae,
Ligg. annularia, Ligg. cruciata } digitorum pedis,
M. extensor digitorum longus, M. extensor digitorum brevis } Sehnen,
M. flexor digitorum longus, M. flexor digitorum brevis } Sehnen und Sehnenscheiden,
M. extensor hallucis longus (Sehne),
M. flexor hallucis longus (Sehne und Sehnenscheide).

D

B 15.
Oberflächliche Sohlenmuskulatur.
(Arzt **vor** dem Patienten.)

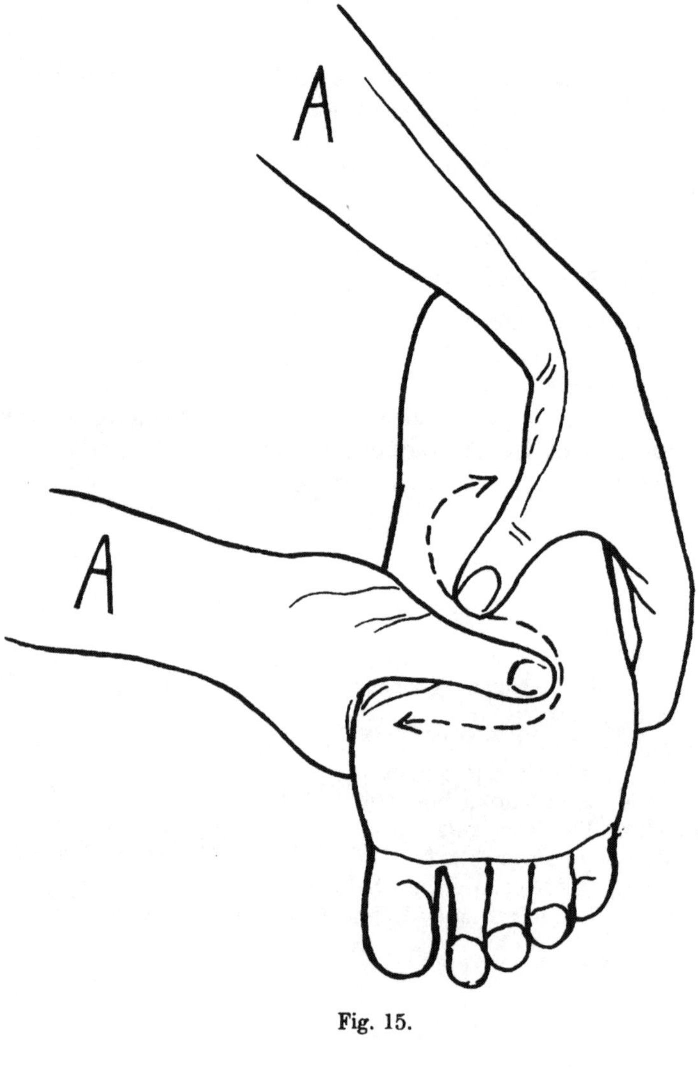

Fig. 15.

B 15.

D

Oberflächliche Sohlenmuskulatur.

Patient (in Seitenlage): Unterschenkel und Fuß liegen schlaff auf dem Massagetisch.

Arzt steht vor dem Patienten fußwärts gewandt:

A: Beide Hände umfassen den Fuß und kneten mit den Daumen einander entgegenarbeitend die Sohle durch.

Getroffene Gebilde:

Aponeurosis plantaris,
M. abductor hallucis,
M. flexor digitorum brevis,
M. flexor hallucis brevis,
M. abductor digiti V,
M. opponens digiti V,
M. flexor brevis digiti V,
M. quadratus plantae,
M. flexor digitorum longus (Sehnen),
Mm. lumbricales,
M. adductor hallucis,
Mm. interossei plantares,
Lig. plantare longum,
M. peronaeus longus (Sehne und Sehnenscheide),
M. tibialis anterior, M. tibialis posterior, M. flexor hallucis longus } Sehnen,
Artt. metatarsophalangeae,
Artt. tarsometatarseae,
Artt. intertarseae.

D—Th

B 16.
Metatarsophalangealgelenke
(Sohlenseite).

(Arzt **vor** dem Patienten.)

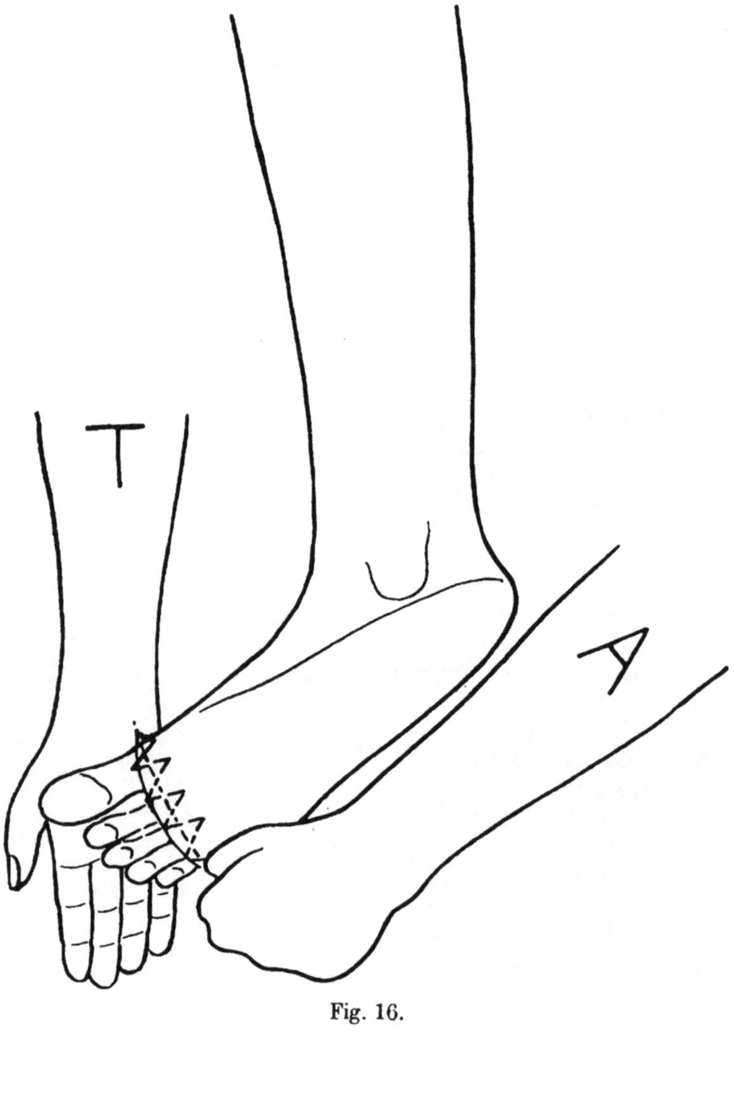

Fig. 16.

B 16.

D—Th

Metatarsophalangealgelenke
(Sohlenseite).

Patient (in Seitenlage): der Unterschenkel der oberen Seite liegt, im Knie rechtwinklig gebeugt, schlaff auf dem Massagetisch.

Arzt steht vor dem Patienten fußwärts gewandt:

T: fußwärtige Hand beugt die Zehen scharf sohlenwärts;

A: kopfwärtige Hand fährt mit dem Daumenknöchel in der Beugefurche der Zehen beginnend in Quer- und Längszügen über das ganze Zehenpolster weg, oberhalb der Metatarsalköpfchen und zwischen ihnen möglichst in die Tiefe bohrend.

Getroffene Gebilde:

Aponeurosis plantaris und deren
Fasciculi transversi,
M. flexor digitorum longus
M. flexor digitorum brevis
M. flexor hallucis longus
M. flexor hallucis brevis
} Sehnen und Sehnenscheiden,
Mm. lumbricales,
Bb. mm. lumbricalium,
M. abductor hallucis,
M. adductor hallucis (caput transversum),
M. abductor digiti V,
M. opponens digiti V,
M. flexor digiti V brevis,
Mm. interossei plantares,
Artt. metatarsophalangeae,
Bb. intermetatarsophalangeae.

D

B 17.
Tiefe Sohlenmuskeln und -gelenke.
(Arzt **vor** dem Patienten.)

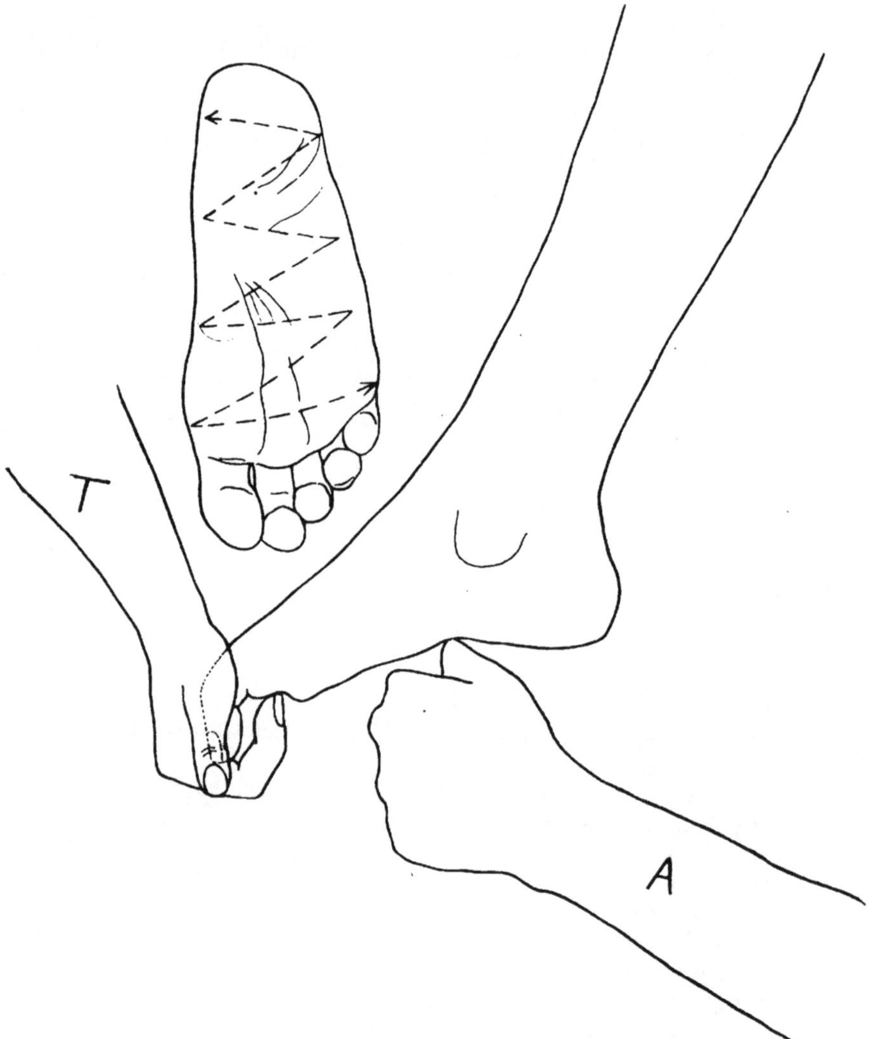

Fig. 17, oben links Fig. 18.

B 17.

D

Tiefe Sohlenmuskeln und -gelenke.

Patient (in Seitenlage): der Unterschenkel der oberen Seite liegt, im Knie rechtwinklig gebeugt, schlaff auf dem Massagetisch.

Arzt steht vor dem Patienten fußwärts gewandt:

T: fußwärtige Hand beugt mit der Hohlhand die Zehen stark sohlenwärts und drückt mit den auf das Zehenpolster aufgesetzten Fingerspitzen die Zehenwurzelgelenke in starke Beugestellung;

A: kopfwärtige Hand fährt mit dem Daumenknöchel am Zehenpolster beginnend in Längs- und Querzügen über die ganze Sohle bis zur Ferse.

Getroffene Gebilde:

Aponeurosis plantaris,
M. abductor hallucis,
M. flexor hallucis brevis,
M. flexor digitorum brevis,
M. abductor digiti V,
M. flexor digiti V brevis,
M. opponens digiti V,
M. quadratus plantae,
M. adductor hallucis,
M. flexor digitorum longus (Sehne und Sehnenscheide),
Mm. lumbricales,
Mm. interossei plantares,
M. flexor hallucis longus (Sehne und Sehnenscheide),
M. tibialis anterior }
M. tibialis posterior } Sehnen,
M. peronaeus longus (Sehne und Sehnenscheide),
Lig. plantare longum,
Artt. tarsometatarseae,
Artt. intertarseae.

D—Th

B 18.
M. abductor hallucis.
(Arzt **vor** dem Patienten.)

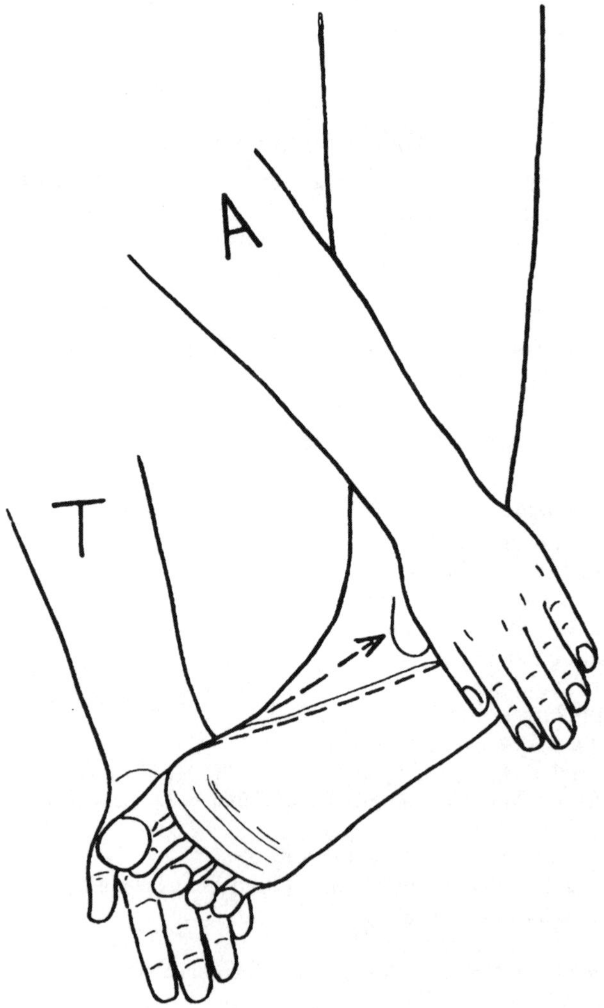

Fig. 19.

B 18.

D—Th

M. abductor hallucis.

Patient (in Seitenlage): der Unterschenkel der oberen Seite liegt, im Knie rechtwinklig gebeugt, schlaff auf dem Massagetisch.

Arzt steht vor dem Patienten fußwärts gewandt:

T: fußwärtige Hand beugt mit der Handfläche die Zehen stark sohlenwärts;

A: kopfwärtige Hand streicht mit der Daumenkante auf dem medialen Fußrande hin und her.

Getroffene Gebilde:

Aponeurosis plantaris,
M. flexor digitorum brevis,
M. flexor hallucis brevis,
M. abductor hallucis,
M. adductor hallucis (caput obliquum),
M. flexor hallucis longus
M. flexor digitorum longus } Sehnen und Sehnenscheiden,
M. tibialis posterior
B. subtendinea m. tibialis post.,
M. peronaeus longus (Insertion),
Lig. cruciatum cruris,
M. tibialis anterior (Insertion),
B. subtentinea m. tibialis ant.,
Lig. calcaneonaviculare plantare (Pfannenband des Taluskopfes),
Art. talocalcaneonavicularis,
Lig. naviculari cuneiforme plantare,
Art. cuneonavicularis,
Art. tarsometatarsea hallucis,
Art. metatarsophalangea hallucis.

Th

B 19.

Unteres Sprunggelenk und Wurzelgelenk der großen Zehe.

(Arzt **vor** dem Patienten.)

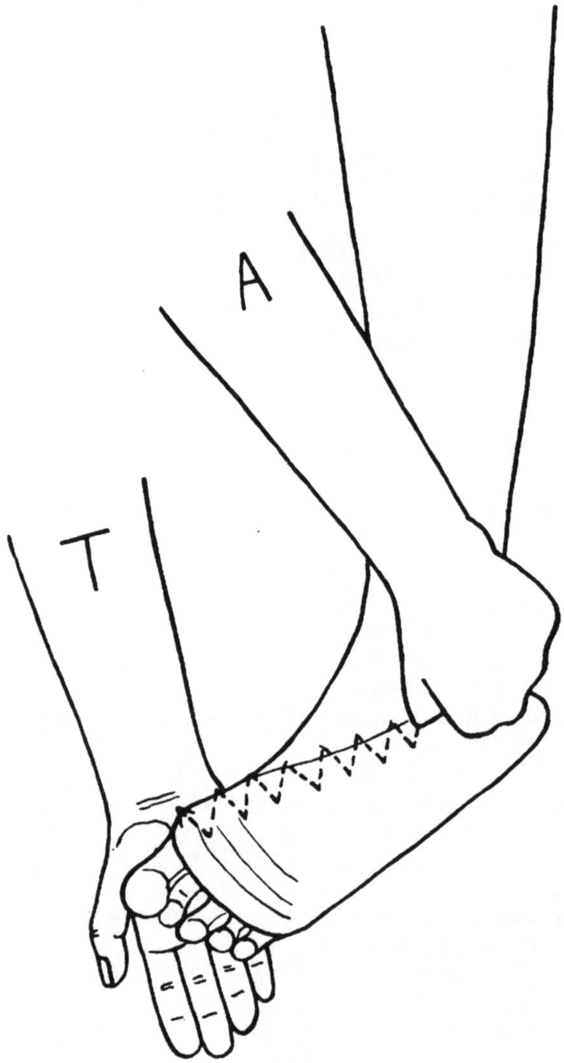

Fig. 20.

B 19.

Th

Unteres Sprunggelenk und Wurzelgelenk der großen Zehe.

Patient (in Seitenlage): der Unterschenkel der oberen Seite liegt, im Knie rechtwinklig gebeugt, schlaff auf dem Massagetisch.

Arzt steht vor dem Patienten fußwärts gewandt:

T: fußwärtige Hand beugt mit der Handfläche die Zehen stark sohlenwärts;

A: kopfwärtige Hand fährt mit dem Daumenknöchel in Zickzackstrichen über den medialen Fußrand von der Ferse bis zur großen Zehe.

Getroffene Gebilde:

Aponeurosis plantaris,
M. flexor digitorum brevis,
M. flexor hallucis brevis,
M. abductor hallucis,
M. adductor hallucis (caput obliquum),
M. flexor hallucis longus } Sehnen und Sehnenscheiden,
M. flexor digitorum longus } Sehnen und Sehnenscheiden,
M. tibialis posterior } Sehnen und Sehnenscheiden,
B. subtendinea m. tibialis posterioris,
M. peronaeus longus (Insertion),
Lig. cruciatum cruris,
M. tibialis anterior (Insertion),
B. subtendinea m. tibialis anterioris,
Lig. calcaneonaviculare plantare (Pfannenband des Taluskopfes),
Art. talocalcaneonavicularis,
Lig. navicularicuneiforme plantare,
Art. cuneonavicularis,
Art. tarsometatarsea hallucis,
Art. metatarsophalangea hallucis.

D—Th

B 20.
M. interosseus dorsalis I.

(Arzt **vor** dem Patienten.)

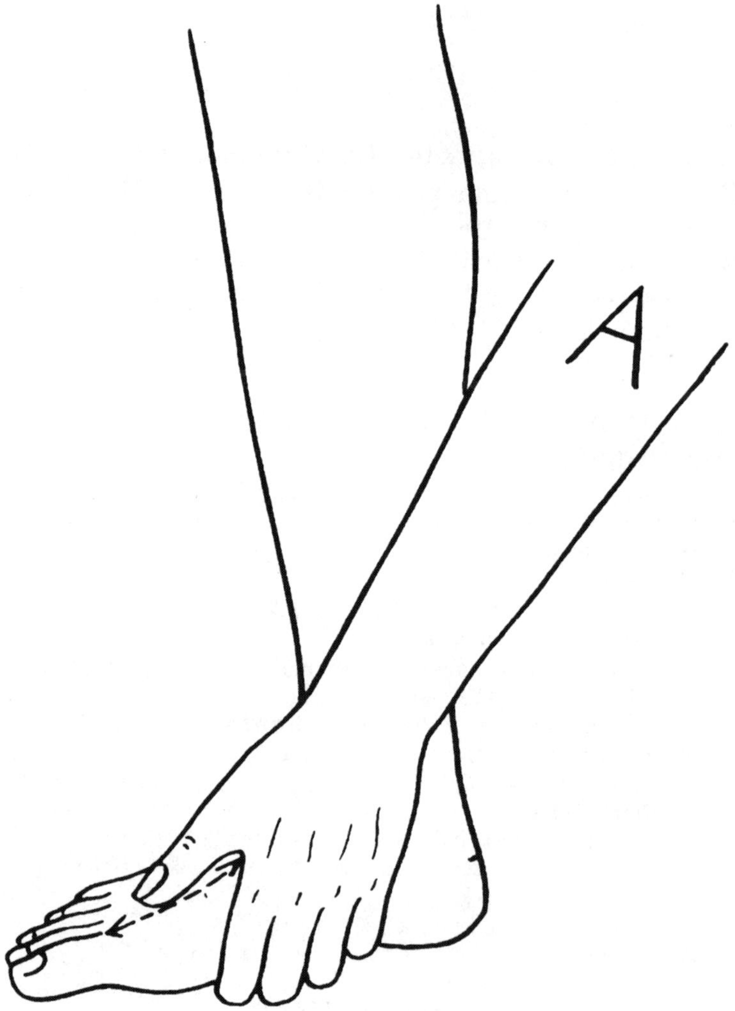

Fig. 21.

B 20.

D—Th

M. interosseus dorsalis I.

Patient (in Seitenlage): der Unterschenkel der unteren Seite liegt, im Knie rechtwinklig gebeugt, schlaff auf dem Massagetisch.

Arzt steht vor dem Patienten fußwärts gewandt:

A: kopfwärtige Hand stützt sich auf den medialen Fußrand und streicht mit der Daumenspitze durch den ersten Zwischenknochenraum hin und her.

Getroffene Gebilde:

M. extensor hallucis longus }
M. extensor hallucis brevis } Sehnen,
Artt. tarsometatarsea hallucis,
M. interosseus dorsalis I,
Art. metatarsophalangeae hallucis et digiti II,
B. intermetatarsophalangea I.

D—Th

B 21.

Bursa subcutanea calcanea.

(Arzt **vor** dem Patienten.)

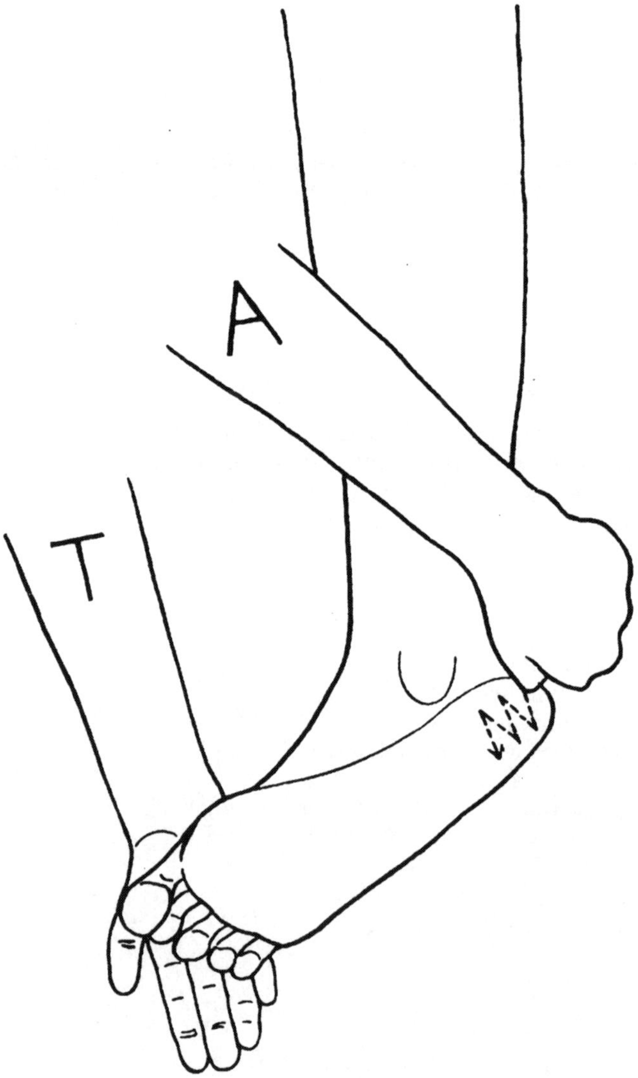

Fig. 22.

B 21.

D—Th

Bursa subcutanea calcanea.

Patient (in Seitenlage): der Unterschenkel der unteren Seite liegt, im Knie rechtwinklig gebeugt, schlaff auf dem Massagetisch.

Arzt steht vor dem Patienten fußwärts gewandt:

T: fußwärtige Hand hebt, die Zehen stark sohlenwärts beugend, den Fuß in starke Adduktion;

A: kopfwärtige Hand fährt mit dem Daumenknöchel in Querzügen über die Sohlenfläche der Ferse hin und her.

Getroffene Gebilde:

B. subcutanea calcanea,
Aponeurosis plantaris,
M. abductor hallucis,
M. flexor digitorum brevis,
M. abductor digiti V,
M. quadratus plantae,
Lig. plantare longum.

Th

B 22.

Tiefe Sohlenmuskelinsertionen am Calcaneus.

(Arzt **vor** dem Patienten.)

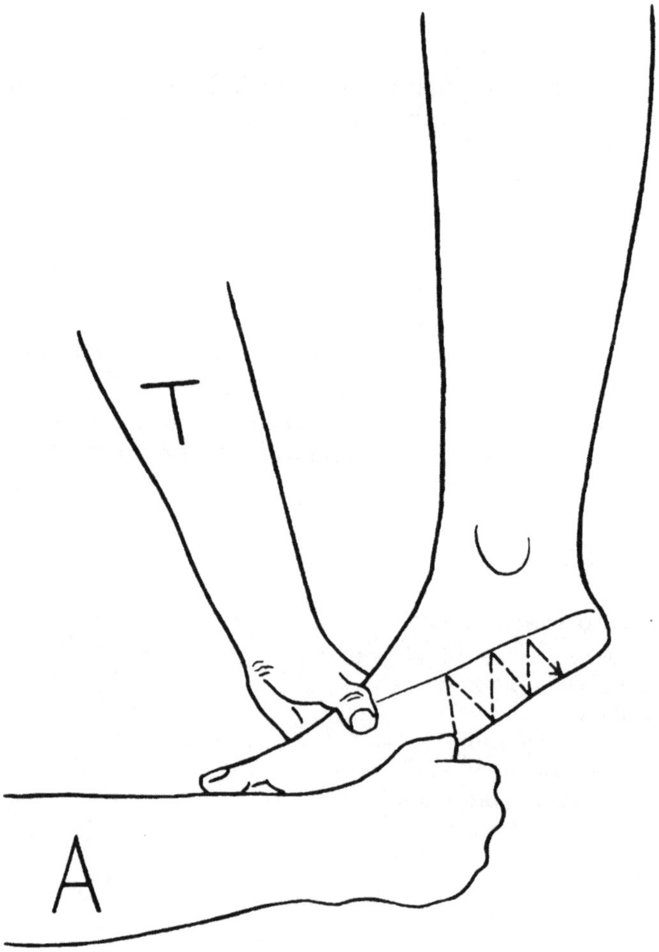

Fig. 23.

B 22. Th

Tiefe Sohlenmuskelinsertionen am Calcaneus.

Patient (in Seitenlage): der Unterschenkel der unteren Seite liegt, im Knie rechtwinklig gebeugt, schlaff auf dem Massagetisch.

Arzt steht vor dem Patienten fußwärts gewandt:

T: kopfwärtige Hand beugt Zehen und Mittelfuß möglichst stark sohlenwärts;

A: fußwärtige Hand knetet mit dem Daumenknöchel die Fußwurzel vor der Ferse durch.

Getroffene Gebilde:

B. subcutanea calcanea,
Aponeurosis plantaris,
M. abductor hallucis,
M. flexor digitorum brevis,
M. abductor digiti V,
M. quadratus plantae,
Lig. plantare longum.

D—Th

B 23.

Proximale Insertion des M. abductor hallucis.

(Arzt **vor** dem Patienten.)

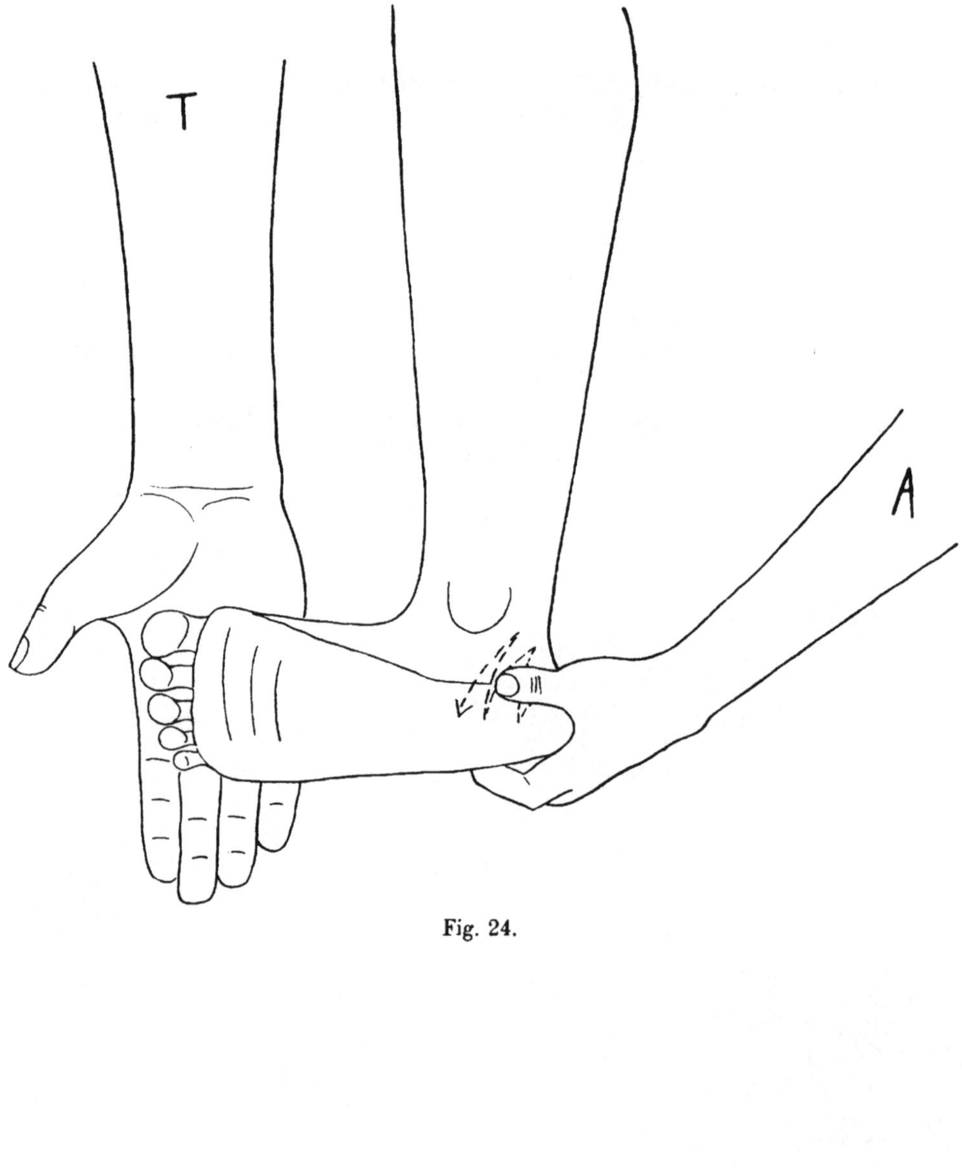

Fig. 24.

B 23.

D—Th

Proximale Insertion des M. abductor hallucis.

Patient (in Seitenlage): der Unterschenkel der unteren Seite liegt, im Knie rechtwinklig gebeugt, auf dem Massagetisch.

Arzt steht vor dem Patienten fußwärts gewandt:

T: fußwärtige Hand hebt unter Aufstützen des Ellbogens auf den Massagetisch den Fuß in Adduktion;

A: kopfwärtige Hand stützt sich auf die Ferse und knetet mit der Daumenspitze die mediale Sohlenkante zwischen Knöchel und Ferse durch.

Getroffene Gebilde:

Lig. laciniatum,
M. flexor digitorum longus }
M. flexor hallucis longus } Sehnen und Sehnenscheiden,
M. tibialis posterior }
M. abductor hallucis,
Aponeurosis plantaris,
M. flexor digitorum brevis,
M. quadratus plantae,
Lig. plantare longum.

Th

B 24.

Art. talocalcaneonavicularis (unteres Sprunggelenk).

(Arzt **vor** dem Patienten.)

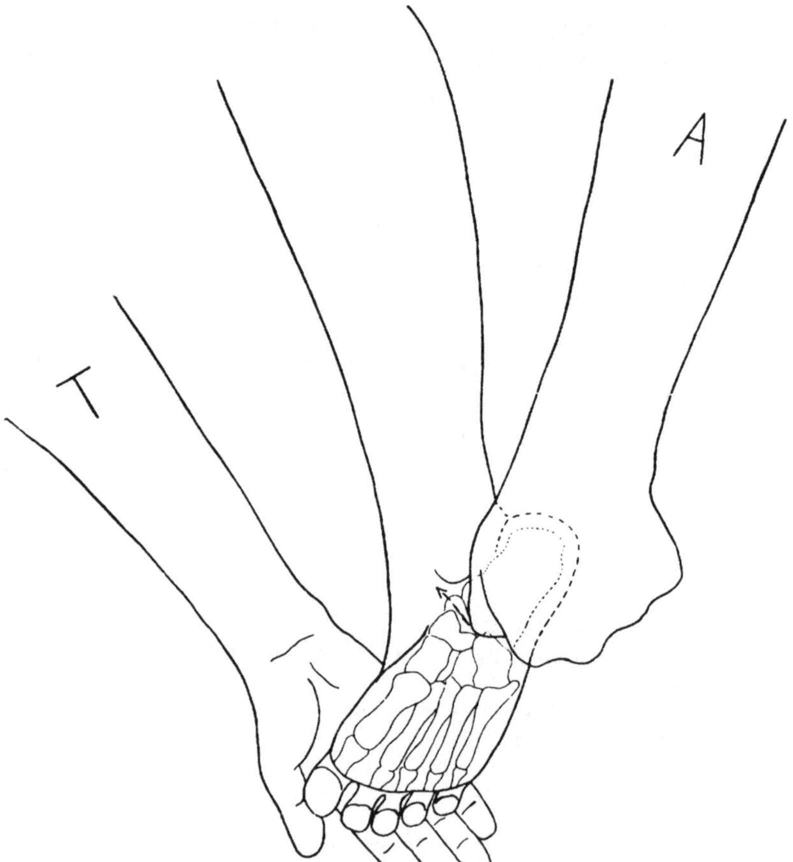

Fig. 25.

B 24. Th

Art. talocalcaneonavicularis (unteres Sprunggelenk).

Patient (in Seitenlage): der Unterschenkel der unteren Seite liegt, im Knie rechtwinklig gebeugt, auf dem Massagetisch.

Arzt steht vor dem Patienten fußwärts gewandt:

T: fußwärtige Hand hebt, die Zehen stark sohlenwärts beugend, den Fuß in starke Adduktion;

A: kopfwärtige Hand fährt mit dem Daumenknöchel zwischen Sustentaculum tali und Os naviculare quer über den medialen Fußrand.

Getroffene Gebilde:

M. abductor hallucis,
M. tibialis posterior, M. flexor digitorum longus, M. flexor hallucis longus } Sehnen und Sehnenscheiden,
Lig. tibionaviculare,
B. subtendinea m. tibialis posterioris,
Lig. calcaneonaviculare plantare (Pfannenband des Taluskopfes),
Lig. cuboideonaviculare plantare,
Art. talocalcaneonavicularis,

D—Th

B 25.

Oberes Sprunggelenk und Sehnenscheide des M. tibialis anterior.

(Arzt **vor** dem Patienten.)

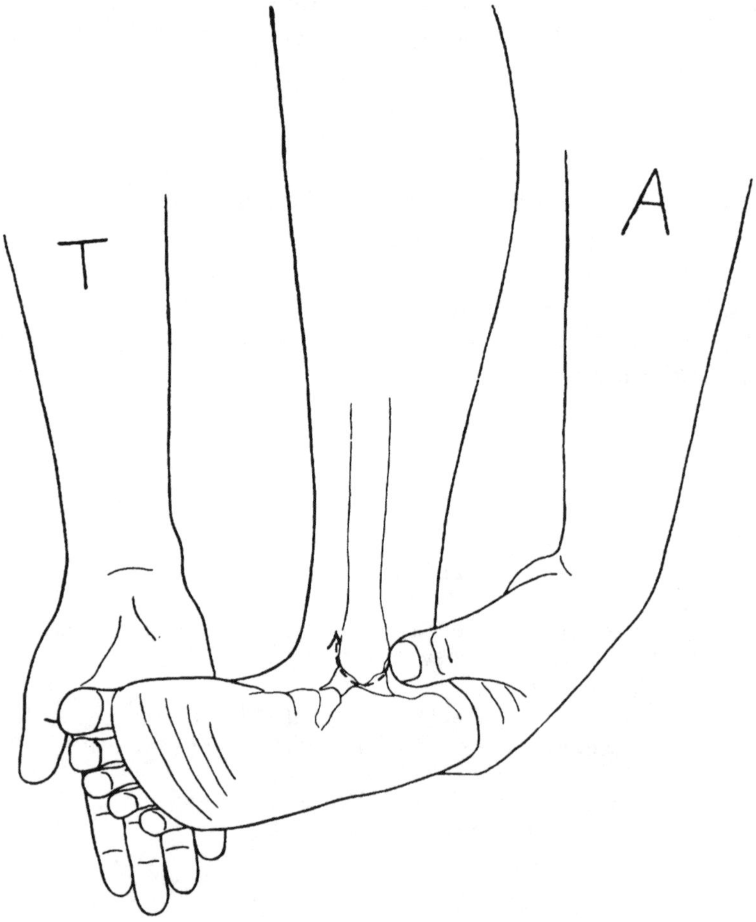

Fig. 26.

B 25. D—Th

Oberes Sprunggelenk und Sehnenscheide des M. tibialis anterior.

Patient (in Seitenlage): der Unterschenkel der oberen Seite liegt, im Knie schlaff gebeugt, auf dem Massagetisch.

Arzt steht vor dem Patienten fußwärts gewandt:

T: fußwärtige Hand hebt, die Zehen stark sohlenwärts beugend, den Fuß in starke Adduktion;

A: kopfwärtige Hand stützt sich auf die Ferse und umstreicht mit der Daumenspitze den unteren und vorderen Rand des medialen Knöchels.

Getroffene Gebilde:

Lig. laciniatum,
M. tibialis anterior, M. tibialis posterior, M. flexor digitorum longus, M. flexor hallucis longus: Sehnen und Sehnenscheiden,
Art. talocruralis,
Lig. calcaneotibiale,
Lig. deltoideum,
Lig. tibionaviculare.

D—Th

B 26.

Vorderseite des oberen Sprunggelenks und Sehnenscheiden.

(Arzt **vor** dem Patienten.)

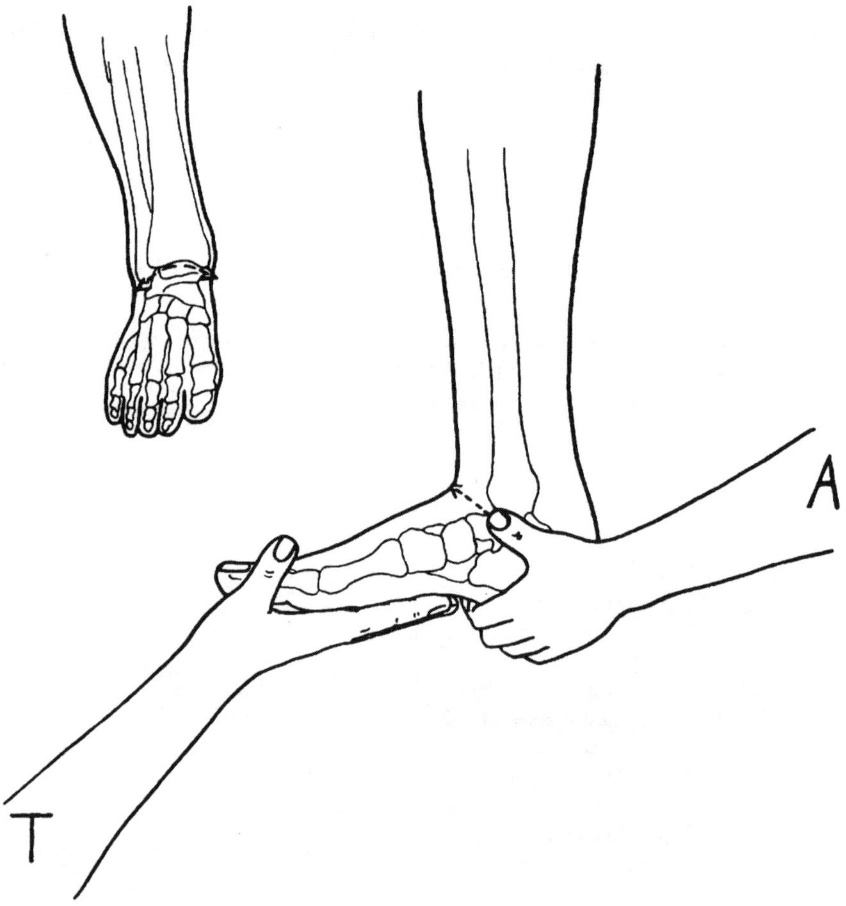

Fig. 27, oben links Fig. 28.

B 26. D—Th

Vorderseite des oberen Sprunggelenks und Sehnenscheiden.

Patient (in Seitenlage): der Unterschenkel der unteren Seite liegt, im Knie rechtwinklig gebeugt, schlaff auf dem Massagetisch.

Arzt steht vor dem Patienten fußwärts gewandt:

T: fußwärtige Hand beugt den Fuß durch Druck gegen das Zehenpolster stark aufwärts;

A: kopfwärtige Hand stützt sich auf die Sohlenkante und fährt mit der Daumenspitze durch die Furche des Sprunggelenkes hin und her.

Getroffene Gebilde:

Lig. laciniatum,
Lig. cruciatum cruris,
M. tibialis anterior
M. extensor hallucis longus
M. extensor digitorum longus } Sehnen und Sehnenscheiden,
Lig. deltoideum,
Art. talocruralis,
Lig. talotibiale anterius.

Bemerkung. Die tieferen Teile werden nur getroffen, wenn die Strecksehnen genügend entspannt sind. Gelingt die Entspannung durch den Druck der fußwärtigen T-Hand allein nicht, so ist diese häufig noch dadurch erreichbar, daß der Patient die Antagonisten in Aktion setzt, d. h. mit den Zehen gegen die fußwärtige T-Hand tritt.

D—Th

B 27.
Rückseite des oberen Sprunggelenkes und Sehnenscheiden.
(Arzt **vor** dem Patienten.)

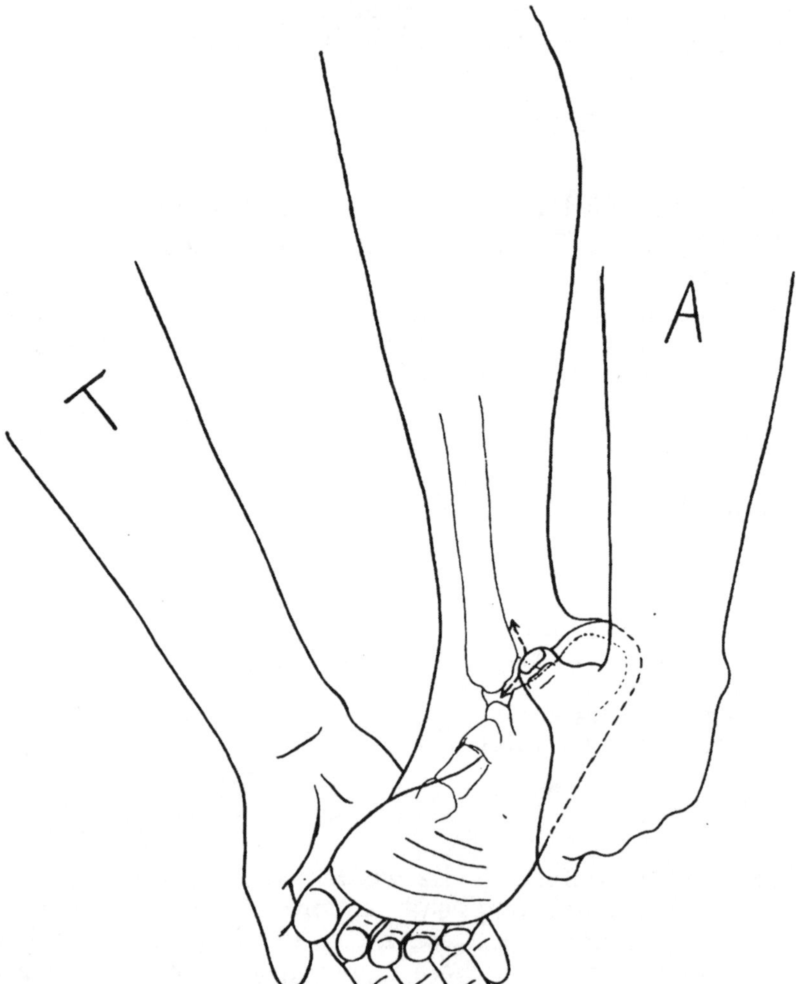

Fig. 29.

B 27.

D—Th

Rückseite des oberen Sprunggelenkes und Sehnenscheiden.

Patient (in Seitenlage): der Unterschenkel der unteren Seite liegt, im Knie rechtwinklig gebeugt, schlaff auf dem Massagetisch.

Arzt steht vor dem Patienten fußwärts gewandt:

T: fußwärtige Hand beugt den Fuß sohlenwärts und hebt ihn zugleich in starke Adduktion;

A: kopfwärtige Hand stützt sich auf den lateralen Fußrand und fährt mit der Daumenspitze den unteren und hinteren Rand des medialen Knöchels entlang.

Getroffene Gebilde:

Lig. laciniatum,
M. tibialis posterior
M. flexor digitorum longus
M. flexor hallucis longus
} Sehnen und Sehnenscheiden,
Art. talocruralis,
B. tendinis calcanei (Achillis).

D—Th

B 28.
Bursa tendinis calcanei (Achillis)
(mediale Seite).

(Arzt **vor** dem Patienten.)

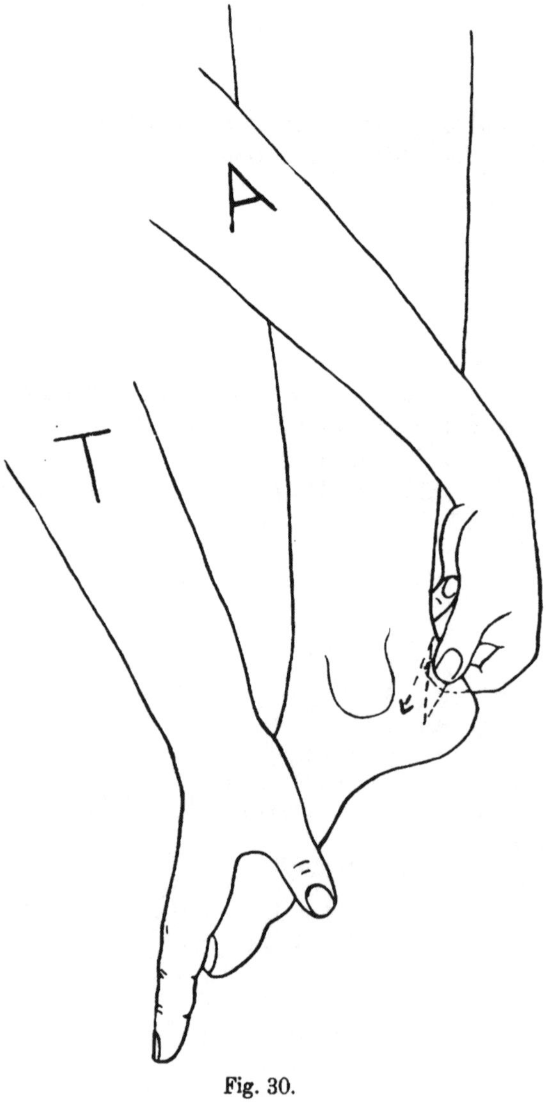

Fig. 30.

B 28.

D—Th

Bursa tendinis calcanei (Achillis)
(mediale Seite).

Patient (in Seitenlage): der Unterschenkel der unteren Seite liegt, im Knie rechtwinklig gebeugt, schlaff auf dem Massagetisch.

Arzt steht vor dem Patienten fußwärts gewandt:
T: fußwärtige Hand drückt Zehen und Fuß vom Fußrücken her in starke Sohlenbeugung;
A: kopfwärtige Hand knetet die Rückseite der Ferse zwischen Daumen und Fingerspitzen bis zum Sprunggelenk.

Getroffene Gebilde:

B. subcutanea tendinis calcanei (Achillis),
Tendo calcaneus (Achillis),
B. tendinis calcanei (Achillis),
Lig. laciniatum,
Retinaculum mm. peronaeorum superius,
M. flexor digitorum longus
M. flexor hallucis longus
M. tibialis posterior
M. peronaeus brevis
M. peronaeus longus
} Sehnen und Sehnenscheiden,
Lig. talocalcaneum posterius,
Lig. talofibulare posterius,
Lig. talocalcaneum mediale.
Lig. calcaneotibiale,
Lig. talotibiale posterius,
Art. talocruralis,
Lig. malleoli lateralis posterius.

D—Th

B 29.

Mm. soleus und flexor digitorum longus.

(Arzt **vor** dem Patienten.)

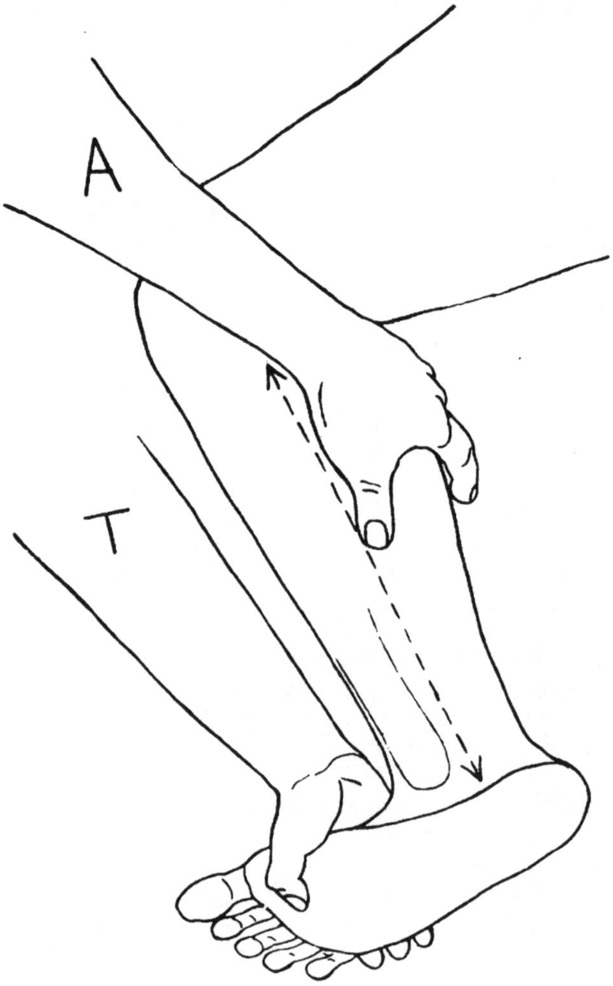

Fig. 31.

B 29.

D—Th

Mm. soleus und flexor digitorum longus.

Patient (in Seitenlage): der Unterschenkel der unteren Seite liegt, im Knie rechtwinklig gebeugt, schlaff auf dem Massagetisch.

Arzt steht vor dem Patienten fußwärts gewandt:

T: fußwärtige Hand umfaßt den Fuß und hebt ihn in starke Adduktion;

A: kopfwärtige Hand streicht mit dem Daumen die Hinterkante der Tibia entlang vom Knie bis zur Ferse.

Getroffene Gebilde:

M. sartorius, M. gracilis, M. semitendinosus } Endsehnen,
M. gastrocnemius,
M. soleus,
M. flexor digitorum longus,
M. tibialis posterior,
M. flexor hallucis longus,
Art. talocruralis,
B. tendinis calcanei (Achillis),
Lig. laciniatum.

Bemerkung. Die Wadenmuskulatur erschlafft noch weiter, wenn die fußwärtige T-Hand den Fuß so hoch hebt, daß auch der Unterschenkel, von der Unterlage abgehoben, schwebt.

D—th

B 30.

Gesamte Wadenmuskulatur fersenwärts.

(Arzt **vor** dem Patienten.)

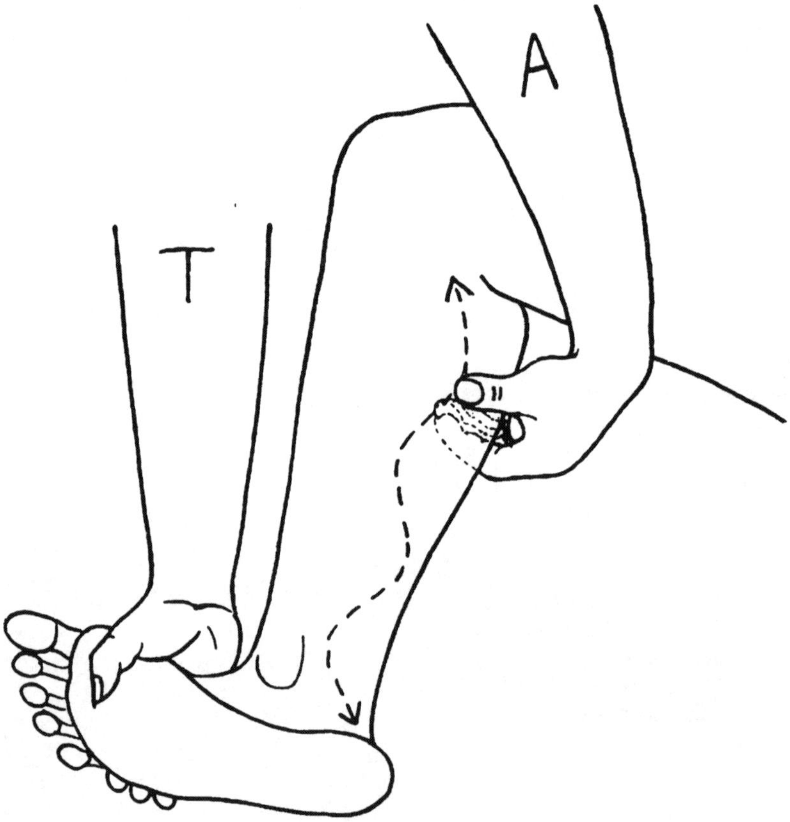

Fig. 32.

B 30.

D—th

Gesamte Wadenmuskulatur fersenwärts.

Patient (in Seitenlage): der Unterschenkel der unteren Seite liegt, im Knie rechtwinklig gebeugt, auf dem Massagetisch.

Arzt steht vor dem Patienten fußwärts gewandt:

T: fußwärtige Hand umfaßt den Fuß, hebt ihn in starke Adduktion und drückt ihn zugleich nach rückwärts, die Fuß- und Kniebeugung verstärkend;

A: kopfwärtige Hand knetet zwischen Daumen und Fingerspitzen die Wade von der Kniekehle bis zur Ferse längs, schräg und quer.

Getroffene Gebilde:

M. gastrocnemius,
M. soleus,
M. popliteus,
M. flexor digitorum longus,
M. flexor hallucis longus,
M. tibialis posterior.

D—Th

B 31.

M. gastrocnemius (caput mediale).

(Arzt **vor** dem Patienten.)

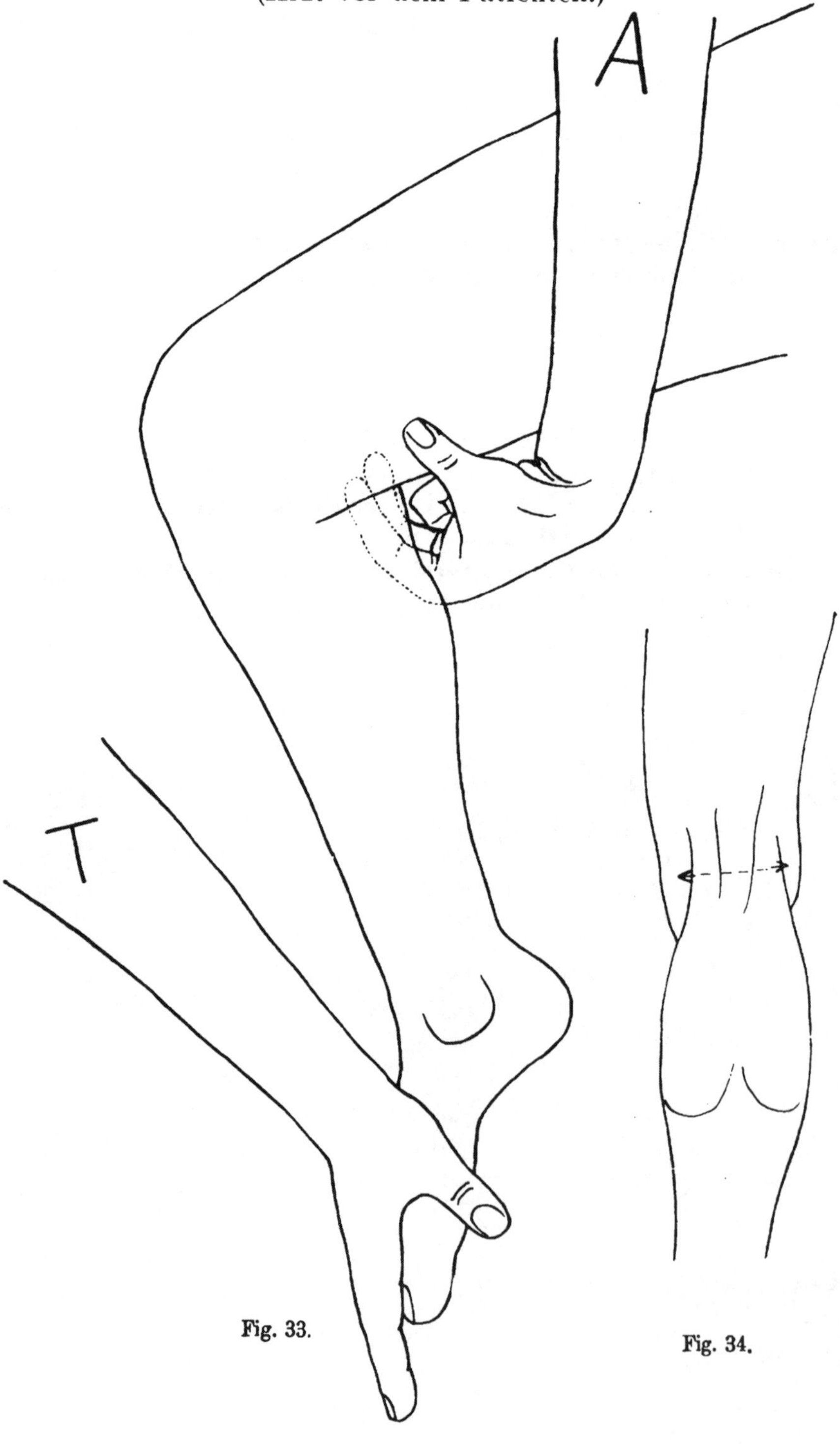

Fig. 33.

Fig. 34.

B 31.

D—Th

M. gastrocnemius (caput mediale).

Patient (in Seitenlage): der Unterschenkel der unteren Seite liegt, im Knie spitzwinklig gebeugt, schlaff auf dem Massagetisch.

Arzt steht vor dem Patienten fußwärts gewandt:

T: fußwärtige Hand drückt, sich auf Fußrücken und Zehen legend, Fuß und Unterschenkel nach rückwärts in starke Beugung;

A: kopfwärtige Hand stützt sich mit dem Daumen auf die mediale Seite des Knies und knetet mit den Fingerspitzen die Kniekehle in querer Richtung durch.

Getroffene Gebilde:

M. gastrocnemius (caput mediale et laterale),
B. m. gastrocnemii medialis,
B. m. gastrocnemii lateralis,
M. semimembranosus (Sehne),
B. m. semimembranosi,
M. plantaris,
M. popliteus,
B. m. poplitei,
Art. genu,
Lig. popliteum obliquum,
Lig. popliteum arcuatum,
Ligg. cruciata,
Menisci.

D—th

B 32.
Gesamte Wadenmuskulatur kniewärts.
(Arzt **vor** dem Patienten.)

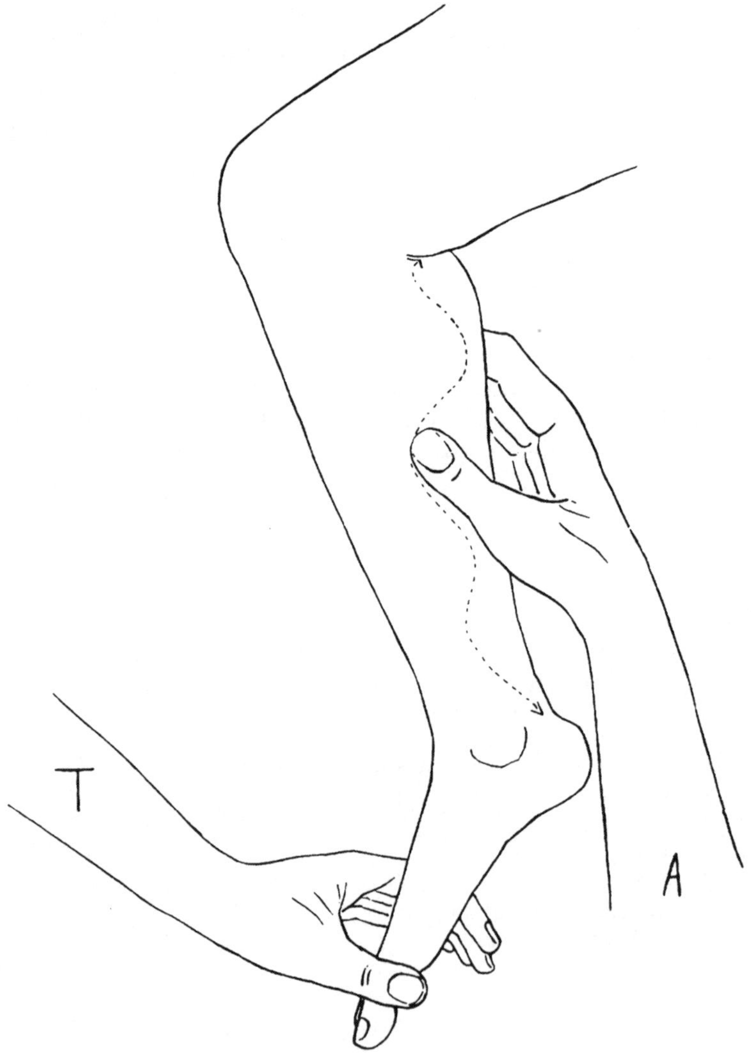

Fig. 35.

B 32.

D—th

Gesamte Wadenmuskulatur kniewärts.

Patient (in Seitenlage): das Bein der unteren Seite liegt, im Knie möglichst stark gebeugt, schlaff auf dem Massagetisch.

Arzt steht vor dem Patienten kopfwärts gewandt:

T: kopfwärtige Hand drängt den Fuß, am Zehenende angreifend, in starke Sohlenbeugung;

A: fußwärtige Hand knetet die Wade zwischen Daumen und Fingern, von der Ferse zur Kniekehle aufwärts streichend.

Getroffene Gebilde:

M. gastrocnemius,
M. plantaris,
M. soleus,
M. popliteus,
M. flexor digitorum longus,
M. flexor hallucis longus,
M. peronaeus longus,
M. peronaeus brevis,
M. tibialis posterior.

D.–Th

B 33.
Tiefe Wadenmuskulatur.
(Arzt **vor** dem Patienten.)

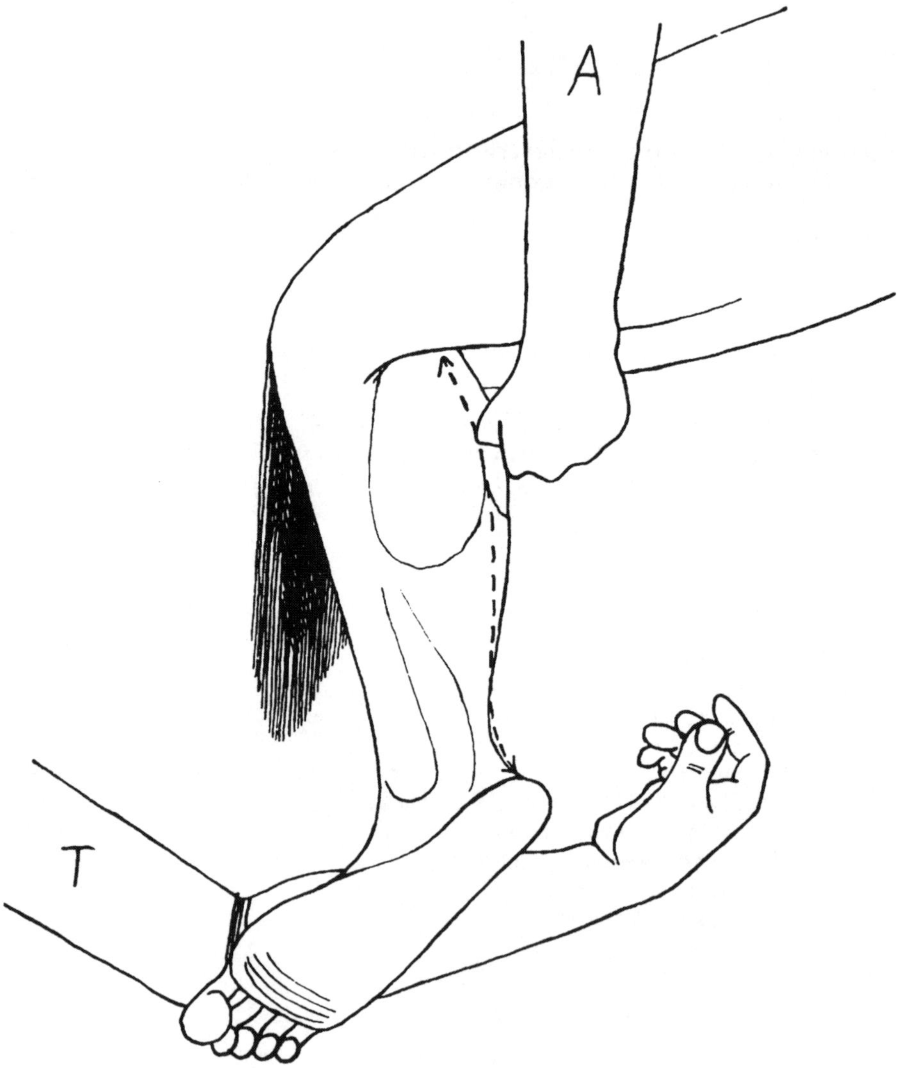

Fig. 36.

B 33.

D—Th

Tiefe Wadenmuskulatur.

Patient (in Seitenlage): das Bein der unteren Seite ist im Knie stark gebeugt.

Arzt steht vor dem Patienten fußwärts gewandt:

T: fußwärtiger Arm hebt den Fuß, ihn in starker Adduktion auf den Unterarm lagernd, so hoch von dem Massagetisch in die Höhe, bis die Wadenmuskulatur völlig erschlafft.

A: kopfwärtige Hand streicht mit den Fingerspitzen oder dem Daumenknöchel zwischen Ferse und Kniekehle auf und ab, die Medianlinie besonders berücksichtigend.

Getroffene Gebilde:

M. gastrocnemius,
M. plantaris,
M. soleus,
M. popliteus,
M. flexor digitorum longus,
M. flexor hallucis longus,
M. peronaeus longus,
M. peronaeus brevis,
M. tibialis posterior.

Th

B 34.

Gelenke, Muskelinsertionen, Schleimbeutel vom Knie bis zur großen Zehe.

(Arzt **vor** dem Patienten.)

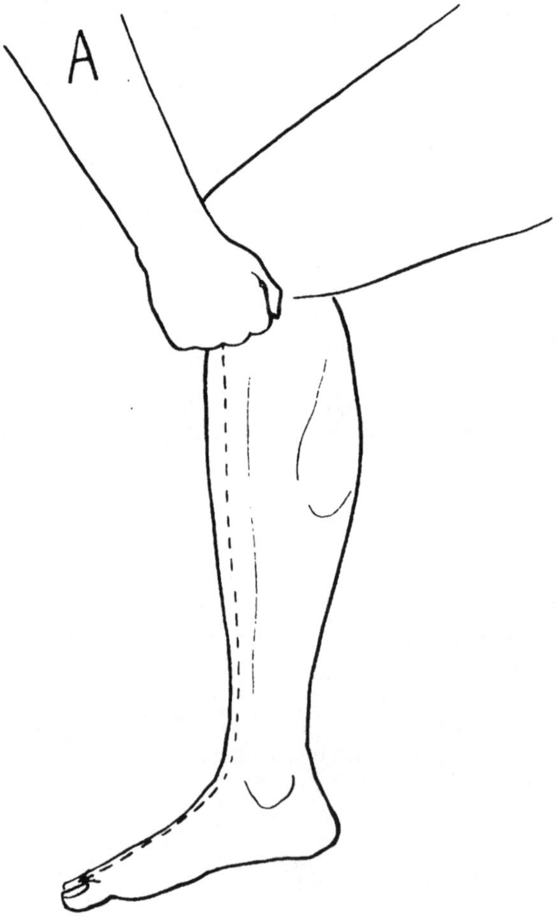

Fig. 37.

B 34. Th

Gelenke, Muskelinsertionen, Schleimbeutel vom Knie bis zur großen Zehe.

Patient (in Seitenlage): das Bein der unteren Seite ist in Knie und Hüfte rechtwinklig gebeugt und liegt schlaff auf dem Massagetisch.

Arzt steht vor dem Patienten fußwärts gewandt:

A: fußwärtige Hand, zur Faust geballt, fährt in einem Zuge vom Condylus medialis tibiae über Schienbein, Sprunggelenk und medialen Fußrand zur großen Zehe und zurück.

Getroffene Gebilde:

M. sartorius,
B. m. sartorii propria,
M. gracilis,
M. semitendinosus,
B. anserina,
Lig. collaterale tibiale,
Lig. patellae,
M. tibialis anterior,
M. soleus,
Lig. transversum cruris,
Lig. cruciatum cruris,
Vag. tendinis m. tibialis ant.,
Art. talocruralis,
Lig. deltoideum,
Lig. tibionaviculare,
Lig. talonaviculare,
Art. talonavicularis,
Ligg. navicularicuneiformia dorsalia,
Art. cuneonavicularis,
B. subtendinea m. tibialis ant.,
Ligg. tarsometatarsa dorsalia,
Art. tarsometatarsea hallucis,
M. abductor hallucis,
Art. metatarsophalangea hallucis.

D

B 35.

Oberschenkel-Innenseite, oberflächliche Muskelschicht.

(Arzt **vor** dem Patienten.)

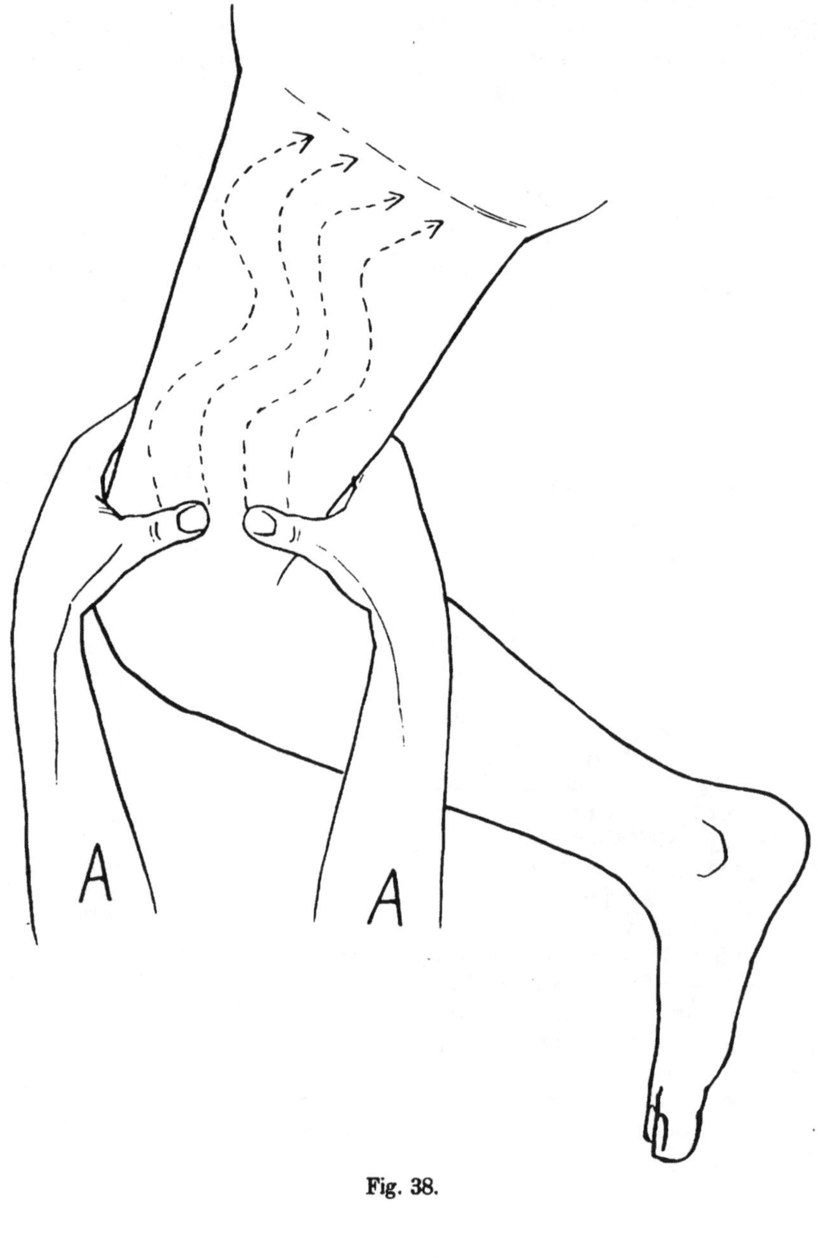

Fig. 38.

B 35.

D

Oberschenkel-Innenseite, oberflächliche Muskelschicht.

Patient (in Seitenlage, zur Bauchlage geneigt): das Bein der unteren Seite liegt, im Knie gebeugt, schlaff auf dem Massagetisch.

Arzt steht vor dem Patienten kopfwärts gewandt:

A: beide Hände kneten mit den Daumen einander entgegenarbeitend die mediale Fläche des Oberschenkels vom Knie bis zur Leiste durch.

Getroffene Gebilde:

Fascia lata,
M. vastus medialis,
M. rectus femoris,
M. vastus intermedius,
M. sartorius,
M. gracilis,
M. semimembranosus,
M. semitendinosus,
M. adductor magnus,
Canalis adductorius (Hunteri),
M. adductor longus,
M. adductor brevis,
M. adductor minimus,
M. pectineus,
M. iliopsoas,
M. biceps femoris.

D—Th

B 36.

M. vastus medialis.

(Arzt **vor** dem Patienten.)

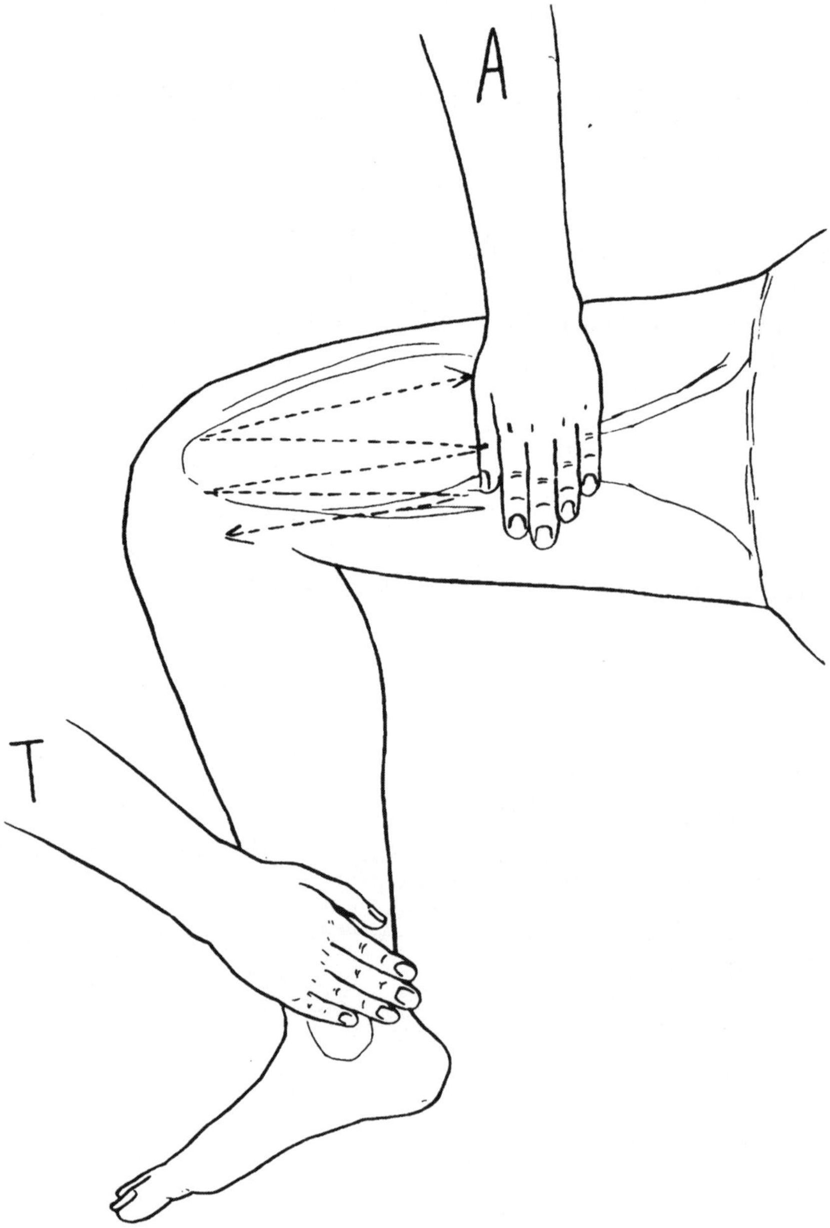

Fig. 39.

B 36.

D—Th

M. vastus medialis.

Patient (in Seitenlage zur Bauchlage geneigt): das Bein der unteren Seite liegt, im Knie rechtwinklig gebeugt, schlaff auf dem Massagetisch.

Arzt steht vor dem Patienten fußwärts gewandt:

T: fußwärtige Hand hält den Unterschenkel in seiner Lage;

A: kopfwärtige Hand streicht mit der Daumenkante in Längszügen vom Epicondylus medialis femoris aufwärts über die mediale Seite des Oberschenkels in dessen unterer Hälfte.

Getroffene Gebilde:

Fascia lata,
M. sartorius,
M. gracilis,
M. adductor magnus,
M. semimembranosus,
M. semitendinosus,
M. vastus medialis,
Canalis adductorius (Hunteri).

D

B 37.

M. sartorius und tiefe Muskelschicht der Oberschenkel-Innenseite.

(Arzt **vor** dem Patienten.)

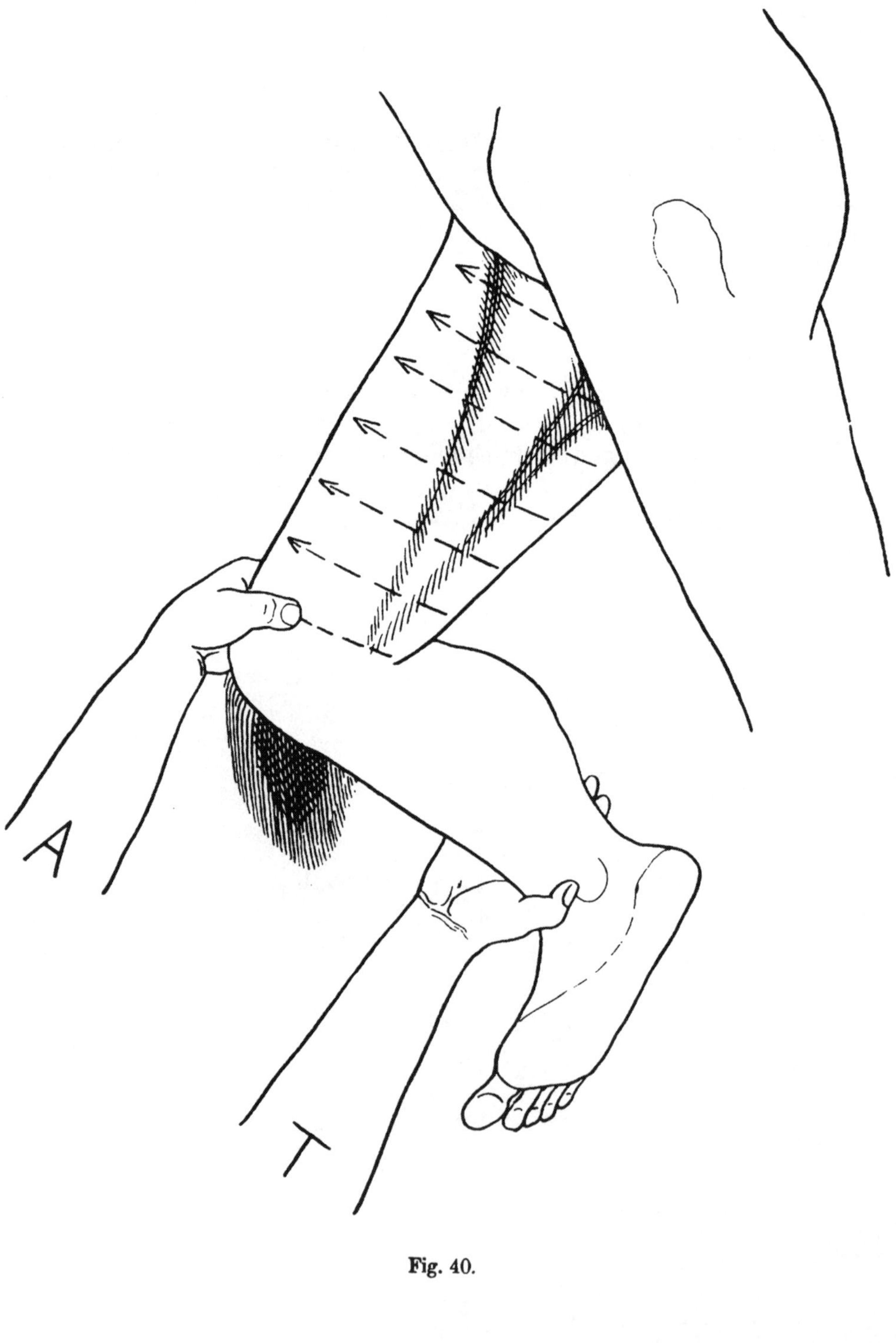

Fig. 40.

B 37.

D

M. sartorius und tiefe Muskelschicht der Oberschenkel-Innenseite.

Patient (in Seitenlage zur Bauchlage geneigt): das Bein der unteren Seite liegt, im Knie spitzwinklig gebeugt, schlaff auf.

Arzt steht vor dem Patienten kopfwärts gewandt:

T: fußwärtige Hand hebt den Fuß hoch;

A: kopfwärtige Hand stützt sich auf der Vorderseite des Oberschenkels und knetet mit dem Daumen von rückwärts nach vorn querstreichend die mediale Seite des Oberschenkels durch.

Getroffene Gebilde:

Fascia lata,
M. vastus medialis,
M. rectus femoris,
M. vastus intermedius,
M. sartorius,
M. gracilis,
M. semimembranosus,
M. semitendinosus,
M. adductor magnus,
Canalis adductorius (Hunteri),
M. adductor longus,
M. adductor brevis,
M. adductor minimus,
M. biceps femoris,
M. pectineus,
M. iliopsoas,
M. quadratus femoris,
M. obturator externus.

Th

B 38.

Adduktoren.

(Arzt **vor** dem Patienten.)

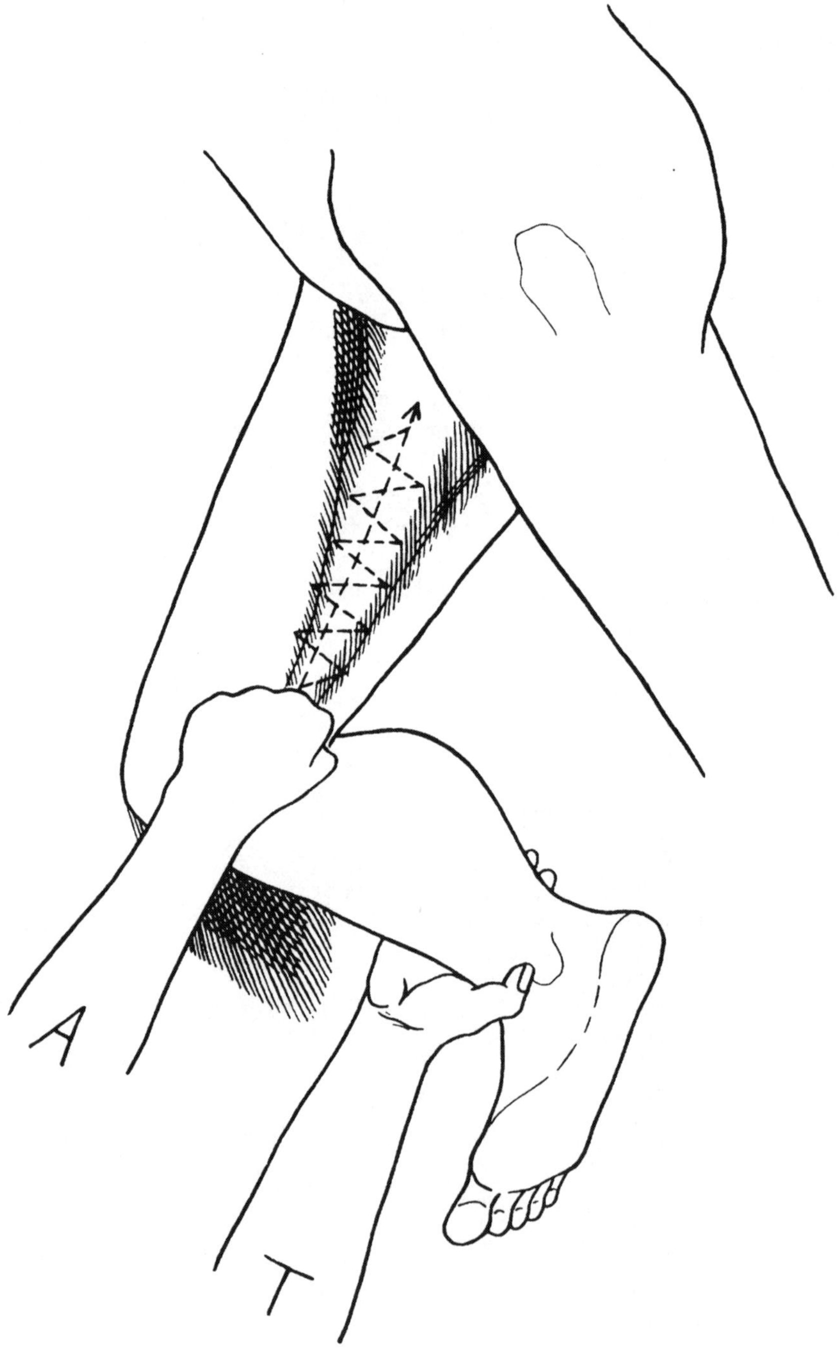

Fig. 41.

B 38.

Th

Adduktoren.

Patient (in Seitenlage stark zur Bauchlage geneigt): das Bein der unteren Seite ist im Knie spitzwinklig gebeugt.

Arzt steht vor dem Patienten kopfwärts gewandt:

T: fußwärtige Hand hebt den Fuß möglichst hoch;

A: kopfwärtige Hand knetet mit den Knöcheln der geballten Faust den Adduktorenwulst, vom Epicondylus medialis femoris in Längs- und Querstrichen gegen die Leiste aufwärts streichend.

Getroffene Gebilde:

Fascia lata,
M. vastus medialis,
M. sartorius,
M. gracilis,
M. vastus intermedius,
M. adductor magnus,
Canalis adductorius (Hunteri),
M. adductor longus,
M. adductor brevis,
M. adductor minimus,
M. pectineus,
M. iliopsoas.

Bemerkung. Ist bei diesem Griff eine genügende Entspannung nicht zu erreichen, so ist der Griff B 83 anzuwenden.

D—Th

B 39.

Kniegelenk.

(Arzt **vor** dem Patienten.)

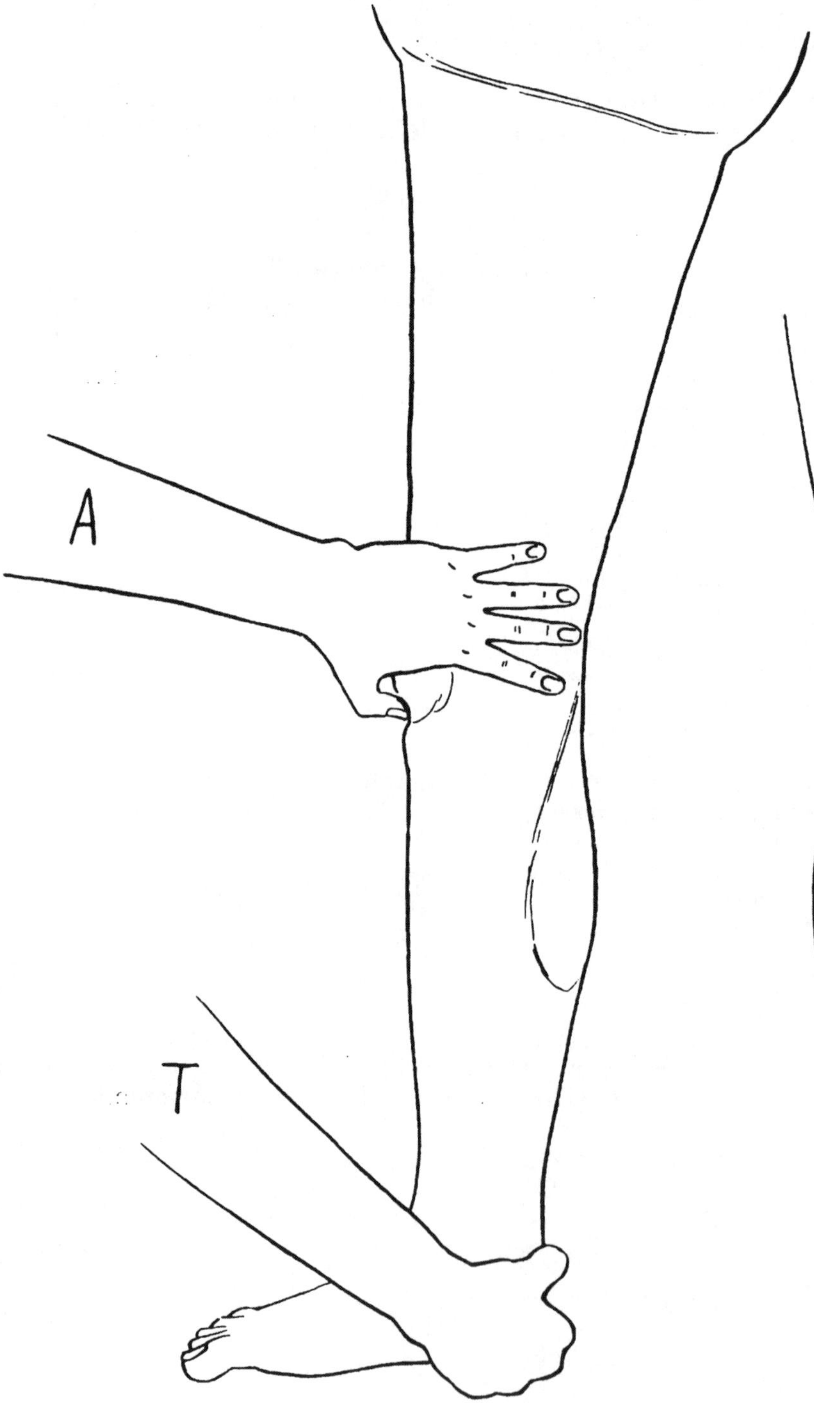

Fig. 42.

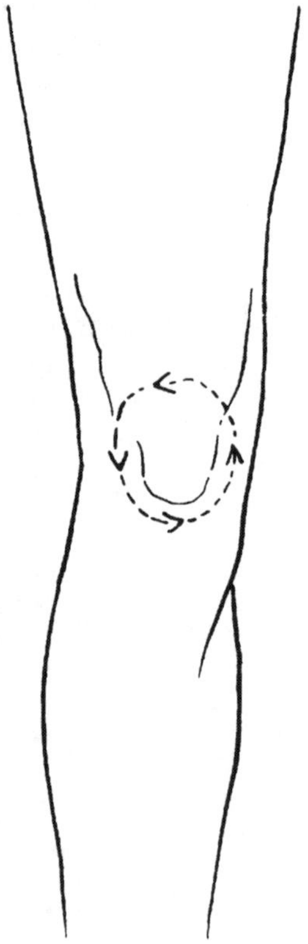

Fig. 43.

B 39.

D—Th

Kniegelenk.

Patient (in Seitenlage zur Bauchlage geneigt): der Oberschenkel der unteren Seite liegt in loser Streckung schlaff auf.

Arzt steht vor dem Patienten fußwärts gewandt:

T: fußwärtige Hand hält die Ferse fest, um eine Beugung des Knies zu verhindern;

A: kopfwärtige Hand stützt sich auf das Knie und umkreist mit der Spitze des rechtwinklig gebeugten Daumens die Kniescheibe, möglichst tief ins Gelenk und die Kniescheibe zur Seite drückend.

Getroffene Gebilde:

Lig. patellae,
Retinacula patellae mediale et laterale,
Capsula articularis genu,
Lig. transversum genu,
Menisci (lateralis et medialis),
Plicae alares,
Plica synovialis patellaris,
Lig. cruciatum anterius,
B. suprapatellaris,
M. vastus medialis,
M. rectus femoris,
M. vastus intermedius,
M. vastus lateralis,
M. articularis genu.

Bemerkung. Der Halteapparat der Kniescheibe verhindert es schon bei leichtester Anspannung, die im Gelenk gelegenen Gebilde zu treffen; es ist deshalb unbedingt notwendig, denselben zur Erschlaffung zu bringen. Das gelingt erst, wenn Patient sich soweit in Bauchlage gelegt hat, daß die Kniescheibe etwas der Unterlage zugekehrt ist.

D—Th

B 40.

M. quadriceps femoris.

(Arzt **vor** dem Patienten.)

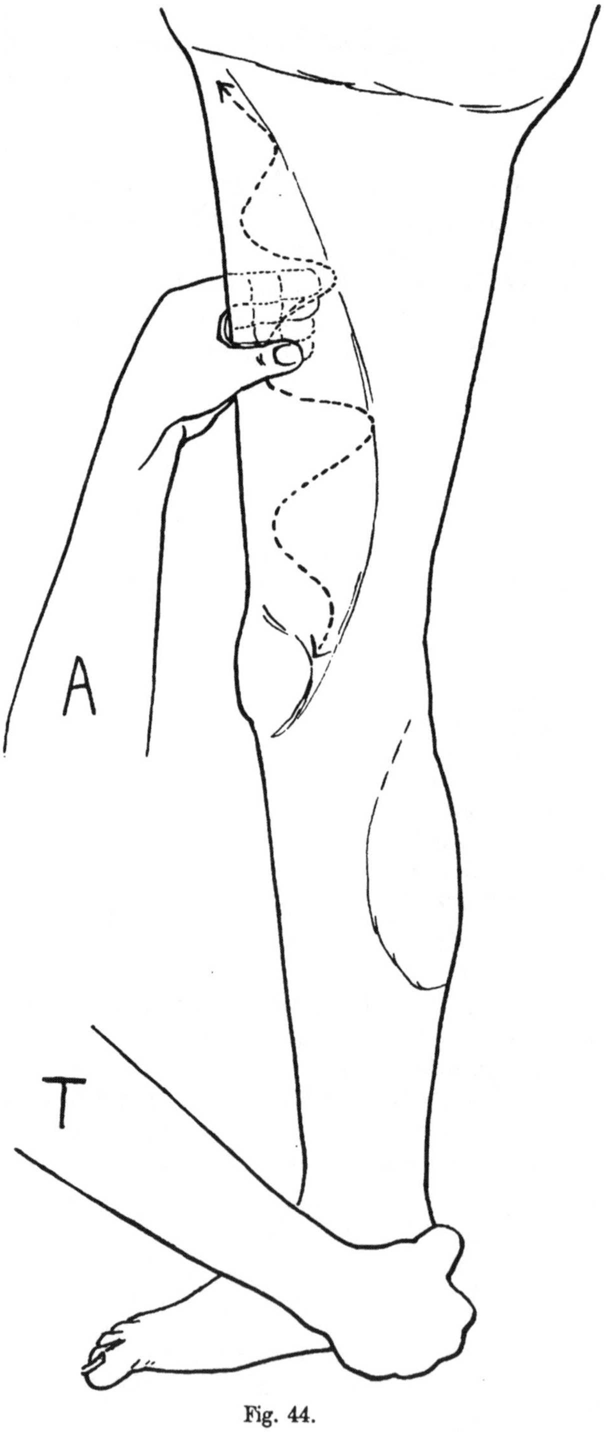

Fig. 44.

B 40.

D—Th

M. quadriceps femoris.

Patient (in Seitenlage möglichst stark zur Bauchlage geneigt): das Bein der unteren Seite liegt in loser Streckung auswärts gedreht schlaff auf dem Massagetisch.

Arzt steht vor dem Patienten kopfwärts gewandt:

T: fußwärtige Hand hält, an der Ferse anfassend, das Bein in Streckung und Außenrotation.

A: kopfwärtige Hand faßt die Muskulatur der Vorderfläche des Oberschenkels zwischen Daumen und Finger, dieselbe sowohl medial wie lateral möglichst weit nach rückwärts umgreifend, und knetet sie vom Knie zur Hüfte aufwärts steigend durch.

Getroffene Gebilde:

Fascia lata,
M. sartorius,
M. vastus medialis,
M. rectus femoris,
M. vastus lateralis,
M. vastus intermĕdius,
M. articularis genu,
M. biceps femoris (caput breve),
M. iliopsoas,
M. tensor fasciae latae,
M. glutaeus minimus,
M. glutaeus medius,
M. glutaeus maximus.

Bemerkung. Muskulatur und Fascie erschlaffen nur dann genügend, wenn Patient halb in Bauchlage liegt und der Oberschenkel auswärts gedreht ist.

Th

B 41.

Mm. rectus femoris und vastus intermedius, B. suprapatellaris.

(Arzt **vor** dem Patienten.)

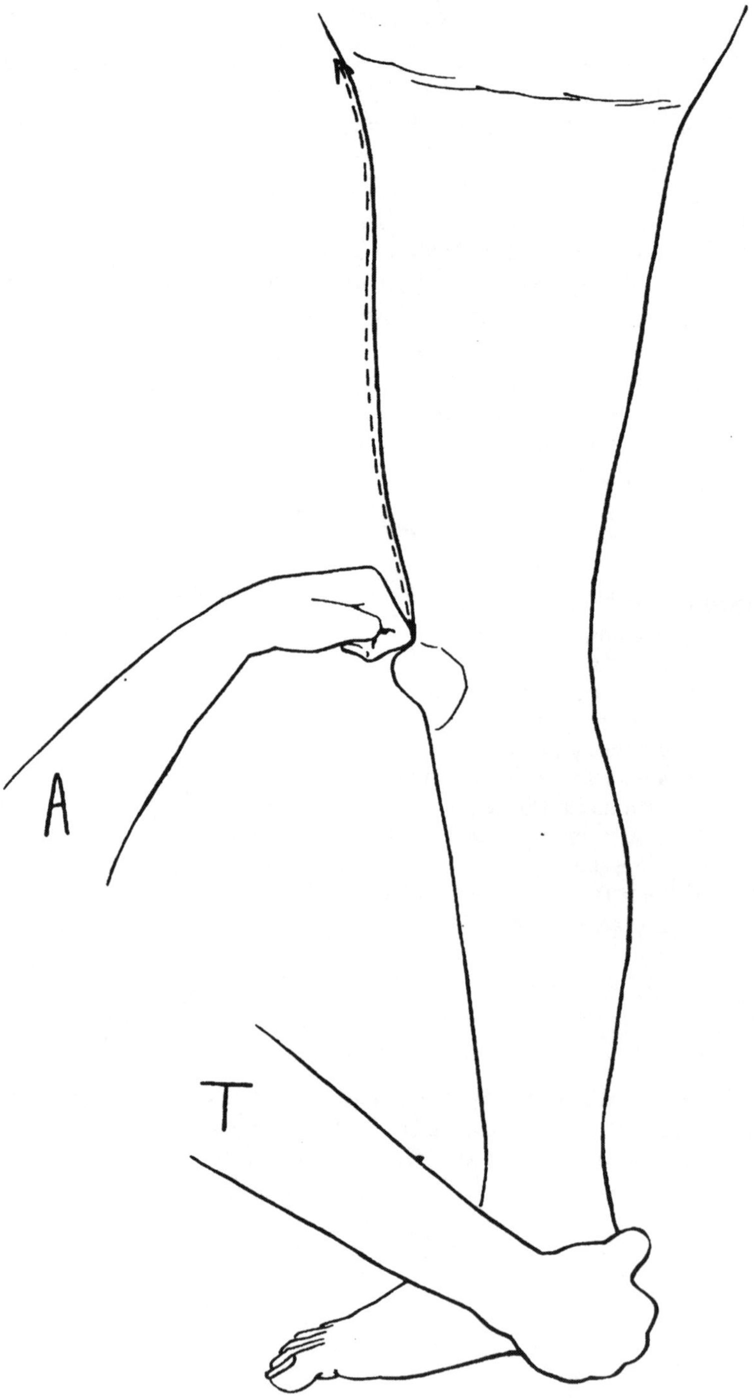

Fig. 45.

B 41.

Th

Mm. rectus femoris nnd vastus intermedius, B. suprapatellaris.

Patient (in Seitenlage möglichst stark zur Bauchlage geneigt): das Bein der unteren Seite liegt in loser Streckung auswärts gedreht schlaff auf dem Massagetisch.

Arzt steht vor dem Patienten kopfwärts gewandt:

T: fußwärtige Hand hält, an der Ferse anfassend, das Bein in Streckung und Auswärtsdrehung;

A: kopfwärtige Hand setzt sich mit den Knöcheln der geballten Faust an den oberen Rand der Patella, drückt diese möglichst nach abwärts und fährt in Längszügen über die Vorderseite des Oberschenkels, möglichst bis auf den Knochen drückend, auf und ab.

Getroffene Gebilde:

B. suprapatellaris,
Fascia lata,
M. rectus femoris,
M. vastus medialis,
M. vastus lateralis,
M. vastus intermedius,
M. articularis genu,
M. sartorius,
M. iliopsoas.

Bemerkung. Der M. quadriceps cruris erschlafft erst dann vollständig, wenn Patient sich in halber Bauchlage und der Oberschenkel in Auswärtsdrehung befindet.

D—Th

B 42.

Muskelinsertionen an den Spinae iliacae anteriores.

(Arzt **vor** dem Patienten.)

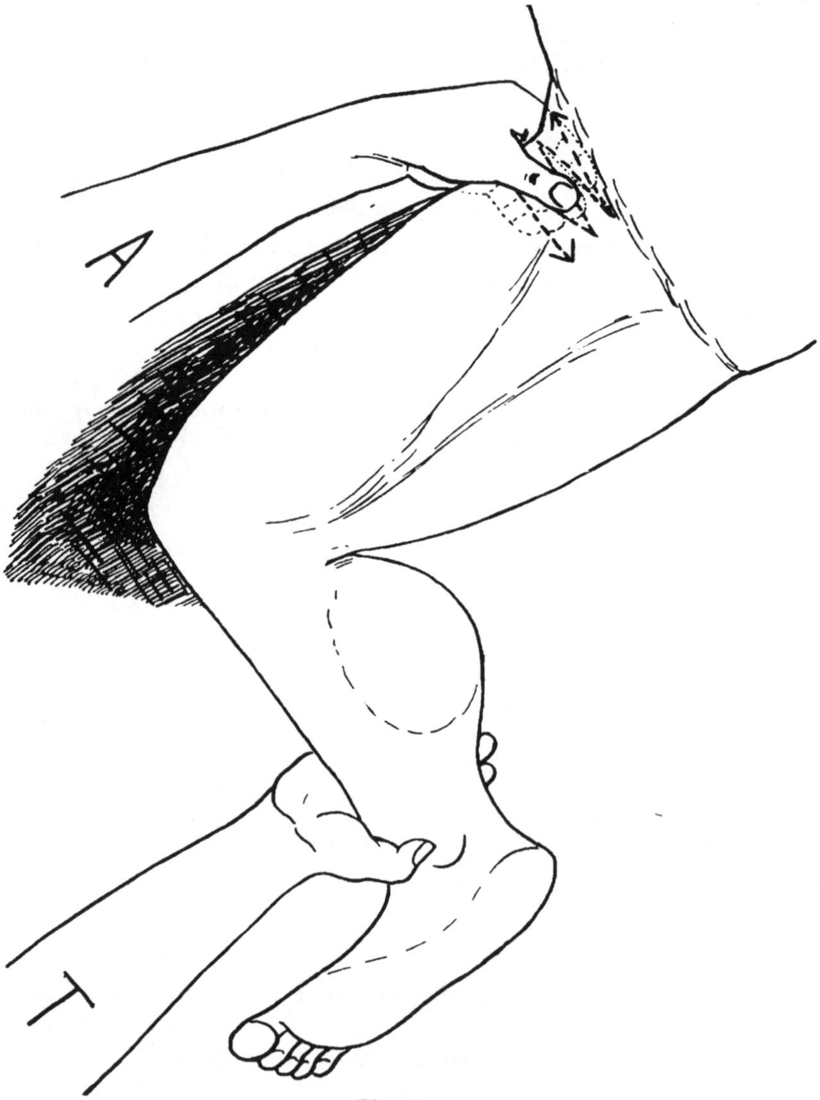

Fig. 46.

B 42.

D—Th

Muskelinsertionen an den Spinae iliacae anteriores.

Patient (in Seitenlage möglichst stark zur Bauchlage geneigt): das Bein der unteren Seite ist im Knie rechtwinklig gebeugt.

Arzt steht vor dem Patienten kopfwärts gewandt:

T: fußwärtige Hand hebt den Fuß so hoch, daß auch das Knie schwebt;

A: kopfwärtige Hand faßt den von der Spina iliaca anterior superior ausgehenden Muskelwulst zwischen Daumen und Hand und knetet ihn zwischen den Spitzen des Daumens und der Finger durch.

Getroffene Gebilde:

M. sartorius,
M. rectus femoris,
M. iliopsoas,
M. tensor fasciae latae,
M. glutaeus medius,
M. glutaeus minimus,
M. glutaeus maximus.

D—Th

B 43.

Sehnen und Schleimbeutel auf dem Condylus medialis tibiae.

(Arzt **vor** dem Patienten.)

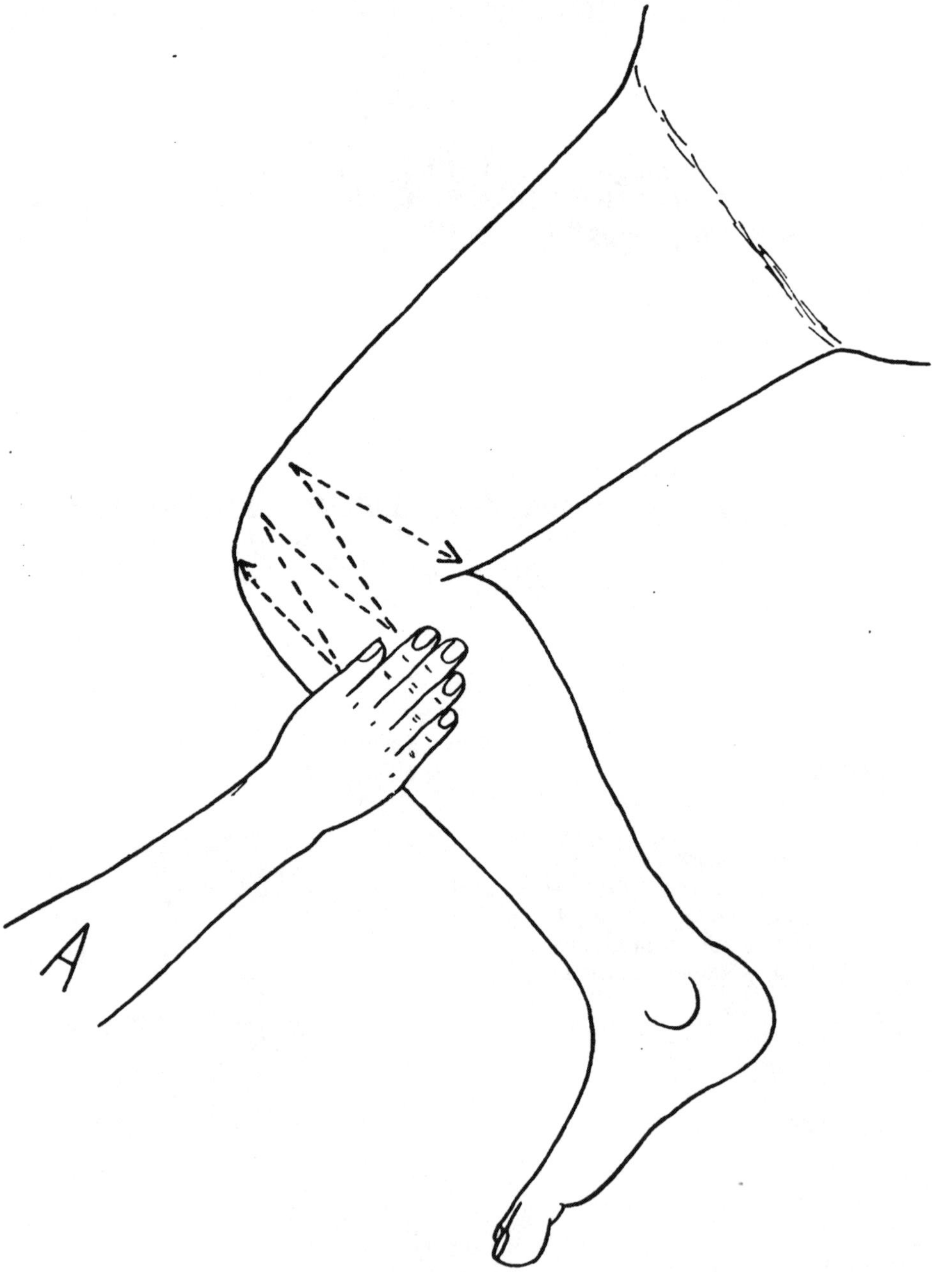

Fig. 47.

B 43.

D—Th

Sehnen und Schleimbeutel auf dem Condylus medialis tibiae.

Patient (in Seitenlage zur Bauchlage geneigt): das Bein der unteren Seite liegt, im Knie rechtwinklig gebeugt, schlaff auf dem Massagetisch.

Arzt steht vor dem Patienten kopfwärts gewandt:

A: fußwärtige Hand streicht mit der Daumenkante in querer Richtung über die mediale Seite des Knies hin und her.

Getroffene Gebilde:

M. sartorius
M. gracilis
M. semitendinosus
M. semimembranosus } Sehnen,
B. m. semimembranosi,
B. anserina,
B. m. sartorii propria,
M. adductor magnus,
M. vastus medialis,
Retinaculum patellae mediale,
Lig. collaterale tibiale,
Capsula articularis genu,
Meniscus medialis.

Th

B 44.
Distale Insertionen der Adduktoren
(Arzt **vor** dem Patienten.)

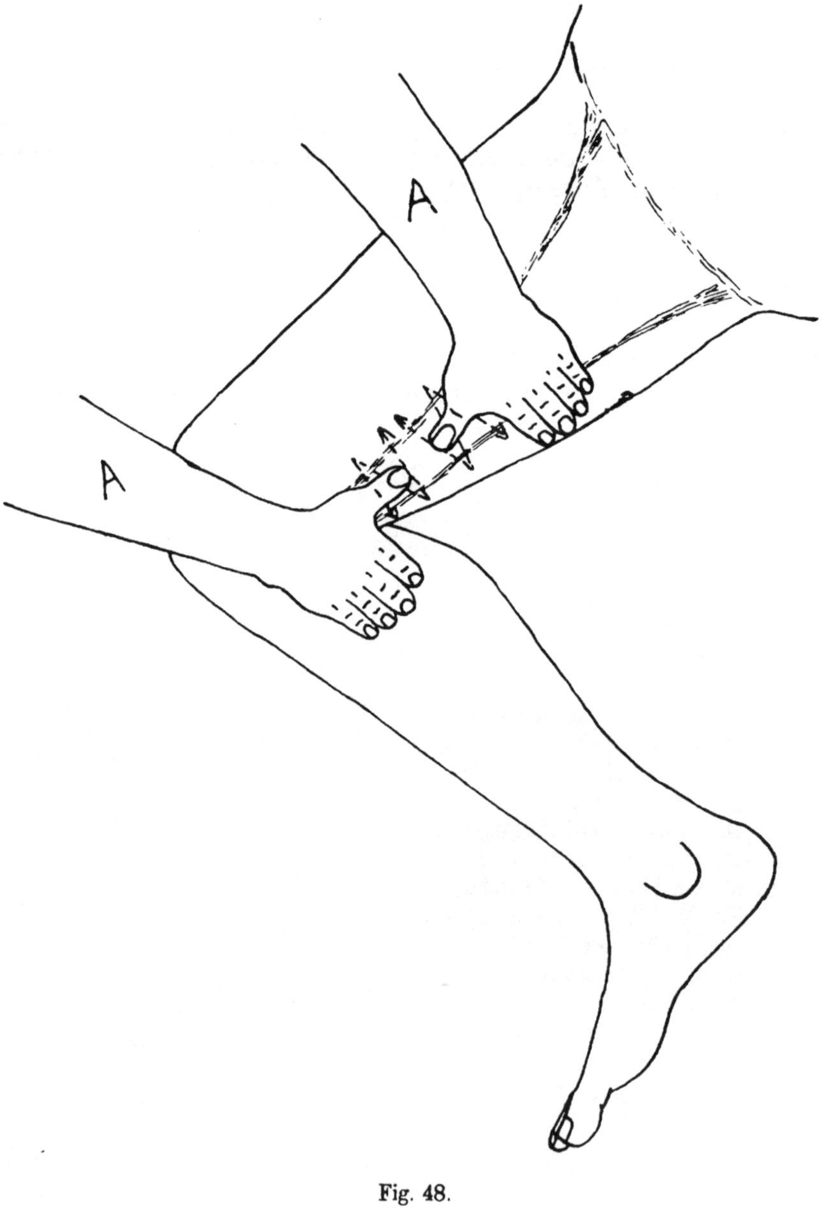

Fig. 48.

B 44.

Th

Distale Insertionen der Adduktoren.

Patient (in Seitenlage zur Bauchlage geneigt): das Bein der unteren Seite liegt, im Knie spitzwinklig gebeugt, schlaff auf dem Massagetisch.

Arzt steht vor dem Patienten fußwärts gewandt:

A: beide Hände durchkneten mit den Daumen einander entgegenarbeitend auf der medialen Seite des Oberschenkels die untere Hälfte des Adduktorenwulstes.

Getroffene Gebilde:

M. sartorius,
M. gracilis,
M. adductor magnus,
M. semimembranosus,
M. semitendinosus,
M. vastus medialis,
Canalis adductorius (Hunteri).

Th

B 45.

Adduktoren und Beuger, oberflächliche Schicht.

(Arzt **vor** dem Patienten.)

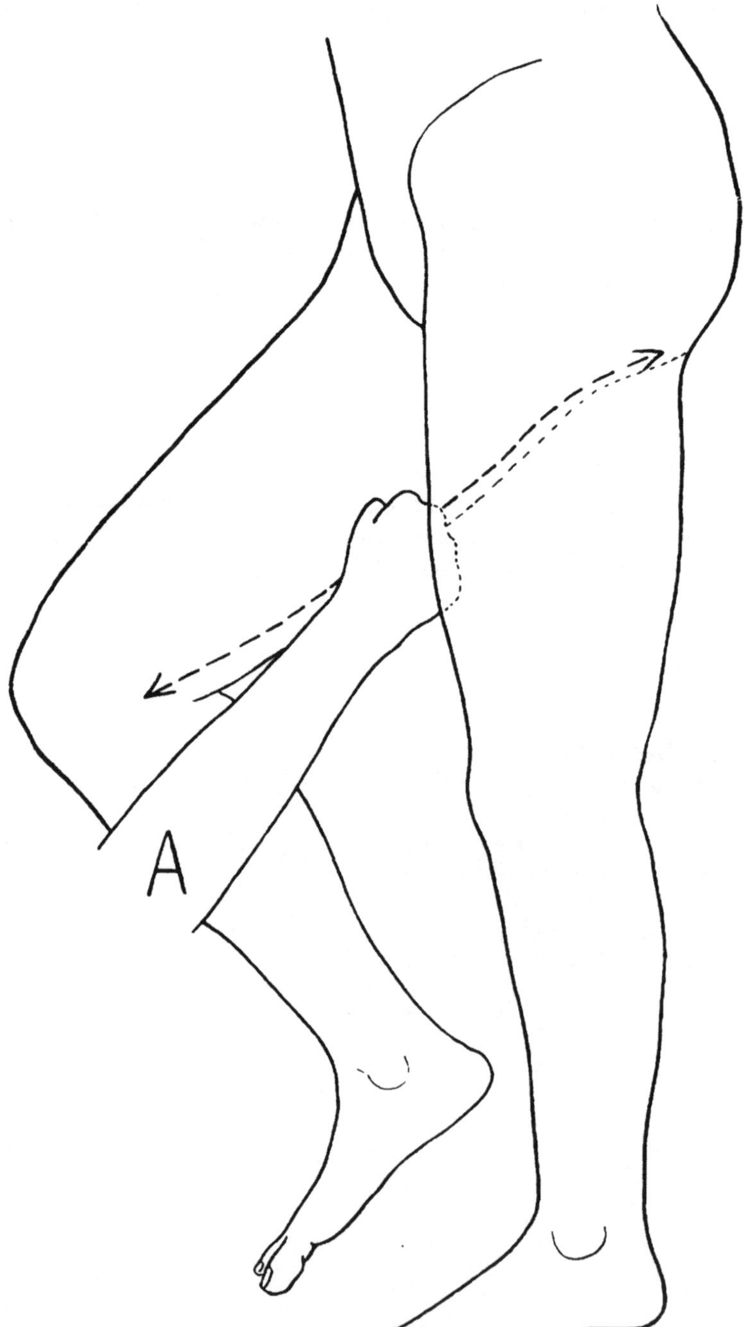

Fig. 49.

B 45.

Th

Adduktoren und Beuger, oberflächliche Schicht.

Patient (in Seitenlage zur Bauchlage geneigt): das Bein der unteren Seite liegt, im Knie rechtwinklig gebeugt, schlaff auf dem Massagetisch.

Arzt steht vor dem Patienten kopfwärts gewandt:

A: fußwärtige Hand streicht mit den Knöcheln der geballten Faust vom Knie zum Steißbein unter dem Oberschenkel der oberen Seite weg auf dem Wulst der Beugemuskeln hin und her.

Getroffene Gebilde:

Fascia lata,
M. sartorius,
M. gracilis,
M. semimembranosus,
M. semitendinosus,
M. vastus medialis,
M. adductor magnus,
M. adductor longus,
M. adductor brevis,
M. adductor minimus,
M. pectineus,
M. quadratus femoris,
M. obturator externus,
M. biceps femoris (caput longum),
B. m. bicipitis femoris superior,
M. glutaeus maximus,
B. ischiadica m. glutaei maximi,
Lig. sacrotuberosum.

D—Th

B 46.

Adduktoren und Beuger, tiefe Schicht.

(Arzt **vor** dem Patienten.)

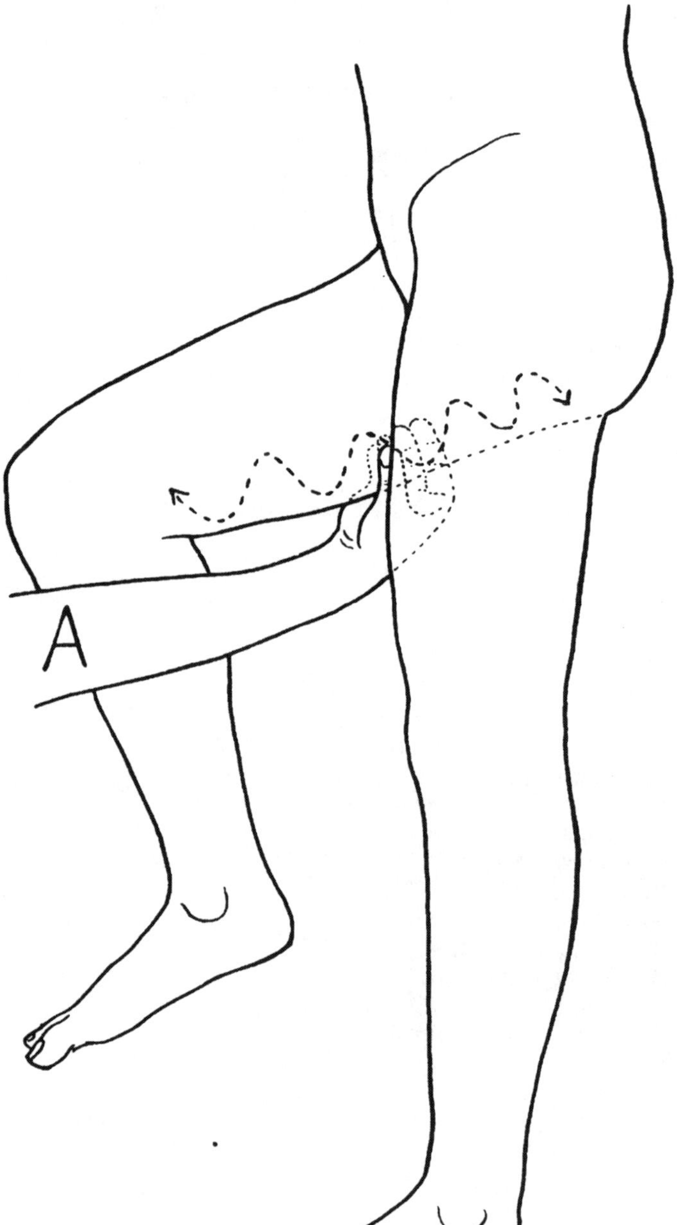

Fig. 50.

B 46.

D—Th

Adduktoren und Beuger, tiefe Schicht.

Patient (in Seitenlage zur Bauchlage geneigt): das Bein der unteren Seite liegt, im Knie rechtwinklig gebeugt, schlaff auf dem Massagetisch.

Arzt steht vor dem Patienten kopfwärts gewandt:
A: fußwärtige Hand faßt den Wulst der Adduktoren und Beuger zwischen Daumen und Hand und knetet ihn vom Knie bis möglichst hoch ans Tuber ischii durch.

Getroffene Gebilde:

Fascia lata,
M. sartorius,
M. gracilis,
M. semimembranosus,
M. semitendinosus,
M. adductor magnus,
M. adductor longus,
M. adductor brevis,
M. adductor minimus,
M. pectineus,
M. quadratus femoris,
M. biceps femoris (caput longum),
B. m. bicipitis femoris superior,
M. glutaeus maximus.

D—Th

B 47.
Leistenmuskeln.

(Arzt **vor** dem Patienten.)

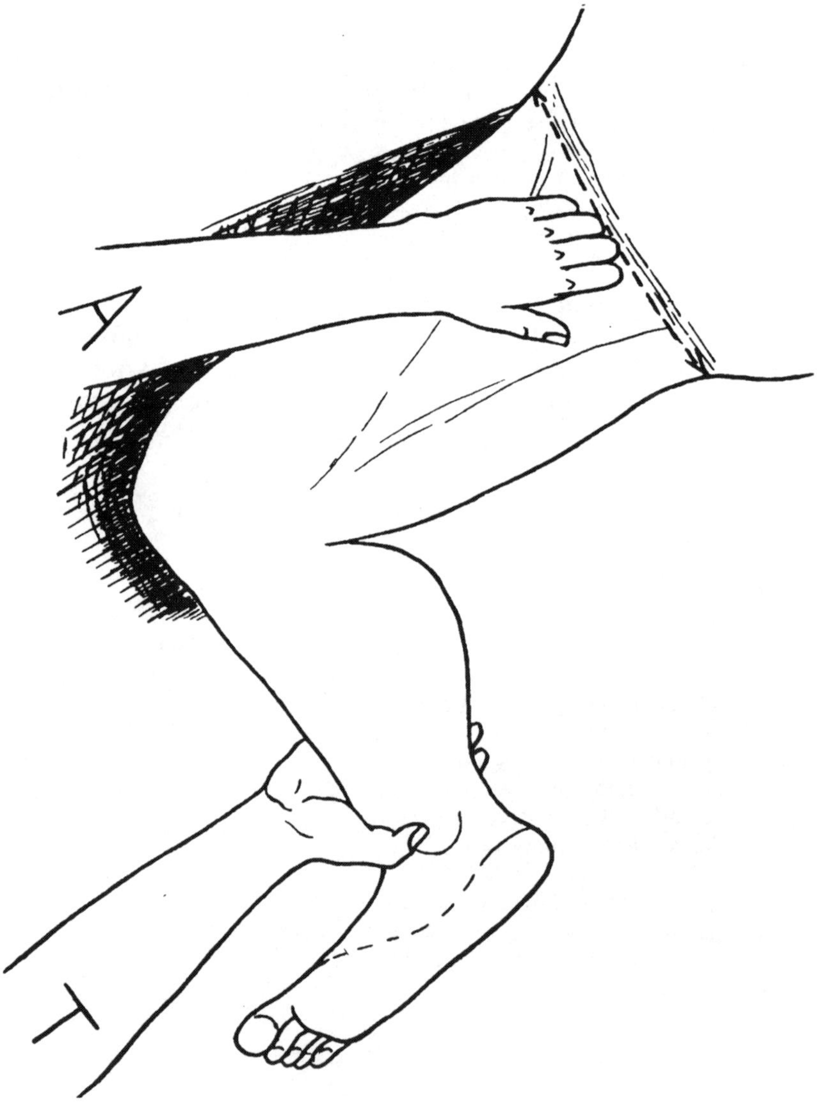

Fig. 51.

B 47.
D—Th

Leistenmuskeln.

Patient (in Seitenlage möglichst stark zur Bauchlage geneigt): das Bein der unteren Seite liegt, spitzwinklig gebeugt, schlaff auf dem Massagetisch.

Arzt steht vor dem Patienten kopfwärts gewandt:

T: fußwärtige Hand hebt den Fuß so hoch, daß auch das Knie schwebt;

A: kopfwärtige Hand streicht mit den Knöcheln der halb geballten Faust (Metakarpophalangealgelenke sind gestreckt, die ersten Interphalangealgelenke rechtwinklig gebeugt) durch die Leiste zwischen Damm und Spina ilei anterior superior hin und her, möglichst tief drükkend.

Getroffene Gebilde:

M. gracilis,
M. pectineus,
B. m. pectinei,
M. adductor magnus,
M. adductor longus,
M. adductor brevis,
M. adductor minimus,
M. obturator externus,
M. iliopsoas,
B. iliopectinea,
B. iliaca subtendinea,
M. rectus femoris,
M. sartorius,
M. tensor fasciae latae,
M. glutaeus medius,
M. glutaeus minimus,
Articulatio coxae.

D—Th

B 48.

M. iliopsoas und Hüftgelenk.

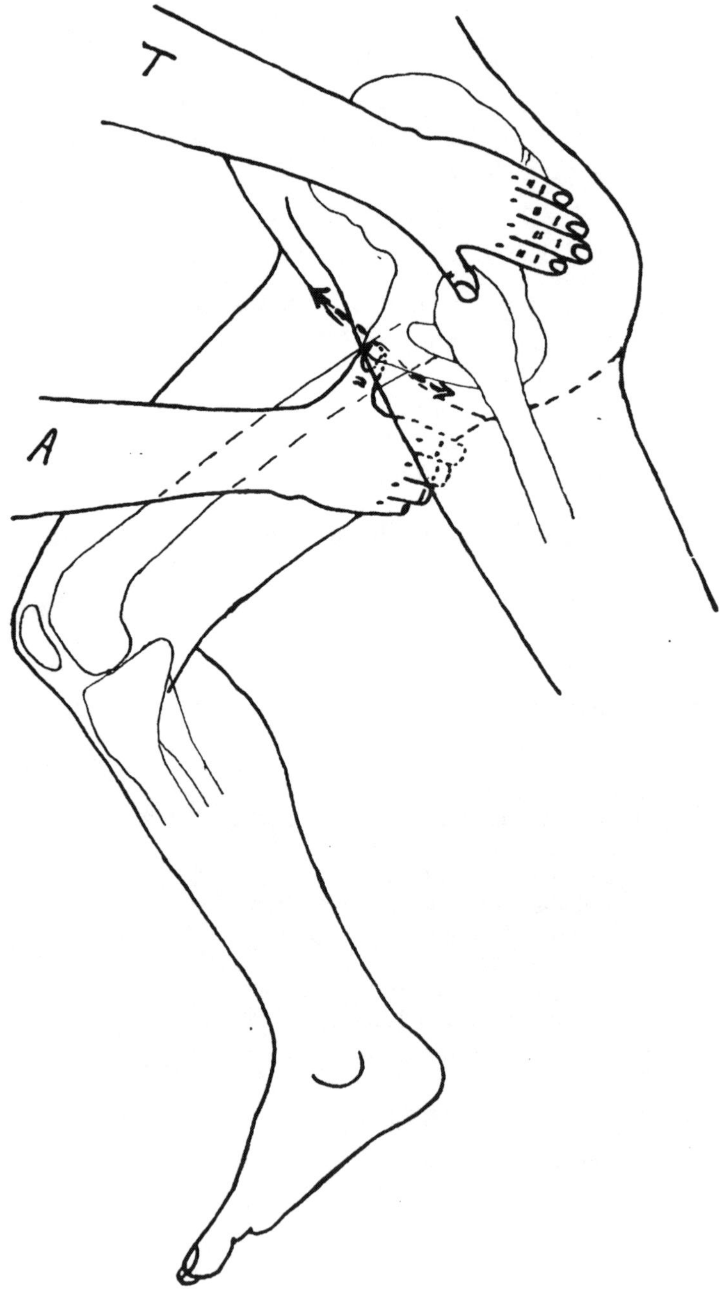

Fig. 52.

B 48. D—Th

M. iliopsoas und Hüftgelenk.

Patient (in Seitenlage möglichst stark zur Bauchlage geneigt): das Bein der unteren Seite liegt rechtwinklig gebeugt schlaff auf dem Massagetisch.

Arzt steht vor dem Patienten fußwärts gewandt:

T: kopfwärtige Hand drückt auf die Hüfte der oberen Seite, um den Patienten möglichst in Bauchlage zu erhalten;

A: fußwärtige Hand stützt sich auf der medialen Fläche des Oberschenkels auf und streicht mit der Spitze des Daumens durch die Leiste, bis auf Collum und Caput femoris durchdrückend.

Getroffene Gebilde:

M. tensor fasciae latae,
M. glutaeus minimus,
M. sartorius,
M. rectus femoris,
B. m. recti femoris,
M. iliopsoas,
B. iliopectinea,
M. pectineus,
M. adductor longus,
M. obturator externus,
Art. coxae,
Lig. iliofemorale.

D—Th

B 49.
Artt. sacrovertebralis und sacroiliaca.

(Arzt **vor** dem Patienten.)

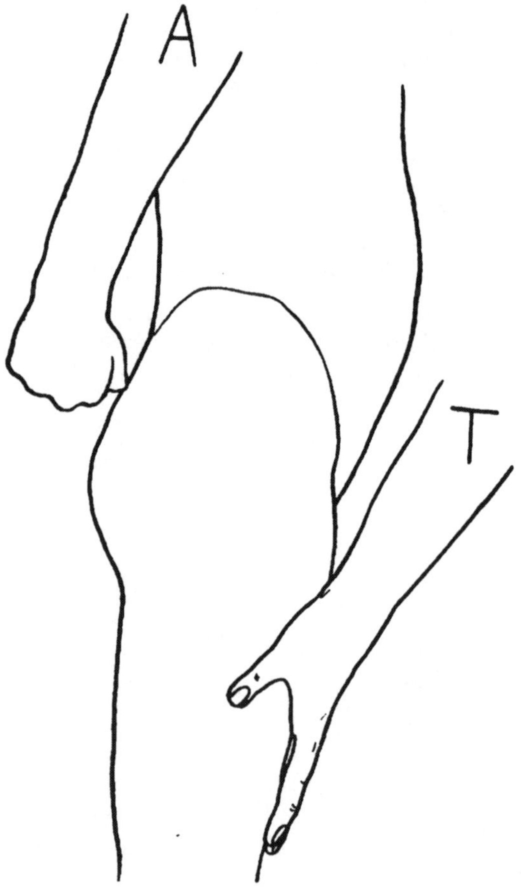

Fig. 53.

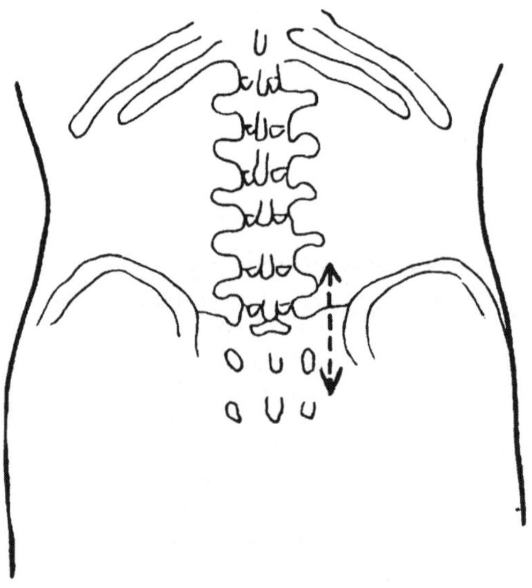

Fig. 54.

B 49. D—Th

Artt. sacrovertebralis und sacroiliaca.

Patient (in Seitenlage): das Bein der oberen Seite ist in der Hüfte rückwärts gestreckt.

Arzt steht v o r dem Patienten fußwärts gewandt:

T: fußwärtige Hand drückt gegen den Oberschenkel, um diesen in Hüftstreckung zu erhalten;

A: kopfwärtige Hand, zur Faust geballt, setzt sich mit dem Daumenknöchel in die Lücke zwischen Spina ilei posterior superior und Crista sacralis media und streicht in ihr in Längsrichtung auf und ab möglichst in die Tiefe drückend.

Getroffene Gebilde:

Fascia lumbodorsalis,
M. sacrospinalis,
M. multifidus,
Mm. rotatores,
Mm. intertransversarii,
Art. sacrovertebralis,
Lig. iliolumbale,
Lig. sacroiliacum posterius breve,
Art. sacroiliaca,
Lig. sacroiliacum posterius longum,
M. psoas major,
M. quadratus lumborum.

D—Th

B 50.

Lendenmuskelinsertionen am Darmbeinkamm.

(Arzt **vor** dem Patienten.)

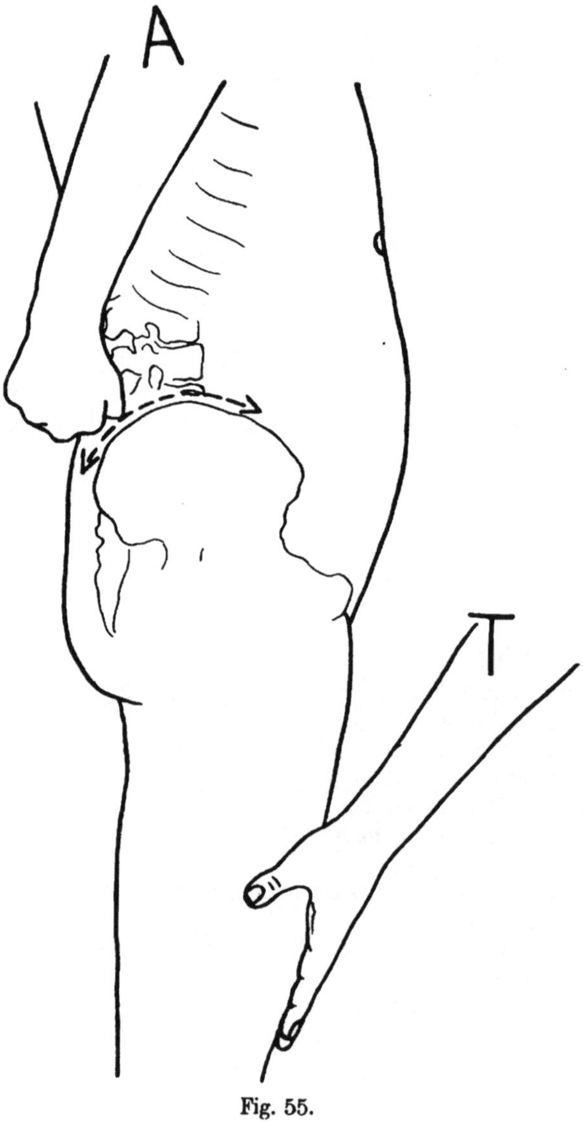

Fig. 55.

B 50. D–Th

Lendenmuskelinsertionen am Darmbeinkamm.

Patient (in Seitenlage zur Rückenlage geneigt): der Oberschenkel der oberen Seite ist in der Hüfte stark nach rückwärts gestreckt.

Arzt steht vor dem Patienten fußwärts gewandt:
T: fußwärtige Hand drückt gegen den Oberschenkel, um diesen in Hüftstreckung zu erhalten;
A: kopfwärtige Hand, zur Faust geballt, streicht mit dem Daumenknöchel den Darmbeinkamm entlang über die Lende zwischen Spina anterior und posterior superior ossis ilei auf und ab.

Getroffene Gebilde:

Fascia lumbodorsalis,
M. latissimus dorsi,
M. sacrospinalis,
M. multifidus,
Mm. rotatores longi et breves,
Mm. intertransversarii,
Art. sacrovertebralis,
Capsulae articulares vertebrarum lumbalium,
M. quadratus lumborum,
M. obliquus abdominis externus,
M. obliquus abdominis internus,
M. transversus abdominis,
Ligg. sacroiliaca posteriora,
M. iliopsoas.

D—Th

B 51.
Lendenmuskulatur.
(Arzt **vor** dem Patienten.)

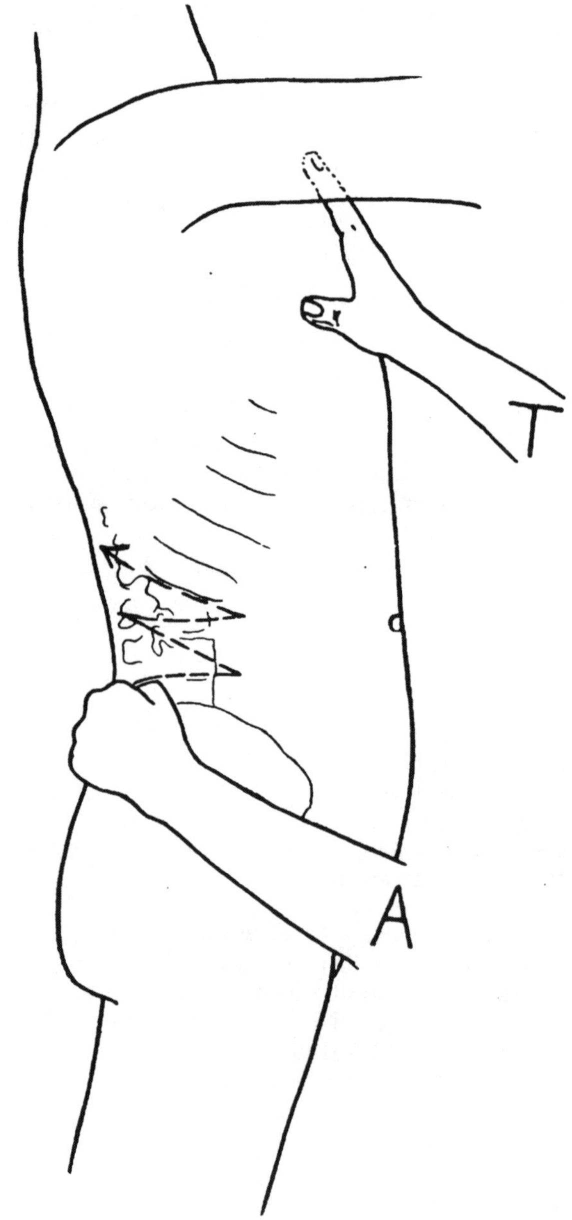

Fig. 56.

B 51.

D—Th

Lendenmuskulatur.

Patient (in Seitenlage zur Rückenlage geneigt): das Bein der oberen Seite ist in der Hüfte nach rückwärts gestreckt, Brust und Kopf nach rückwärts gebeugt.

Arzt steht vor dem Patienten kopfwärts gewandt:

T: kopfwärtige Hand drückt gegen die Brust um den Oberkörper hintenüber gebeugt zu erhalten;

A: fußwärtige Hand zur Faust geballt, durchknetet mit dem Daumenknöchel die Lende in querer Richtung zwischen Darmbeinkamm und letzter Rippe.

Getroffene Gebilde:

Fascia lumbodorsalis,
M. latissimus dorsi,
M. sacrospinalis,
M. multifidus,
Mm. intertransversarii,
Mm. rotatores longi et breves,
Capsulae articulares vertebrarum lumbalium,
M. serratus posterior inferior,
M. quadratus lumborum,
M. obliquus abdominis externus,
M. obliquus abdominis internus,
M. transversus abdominis.

Th

B 52.

Lendenwirbelgelenke.

(Arzt **vor** dem Patienten.)

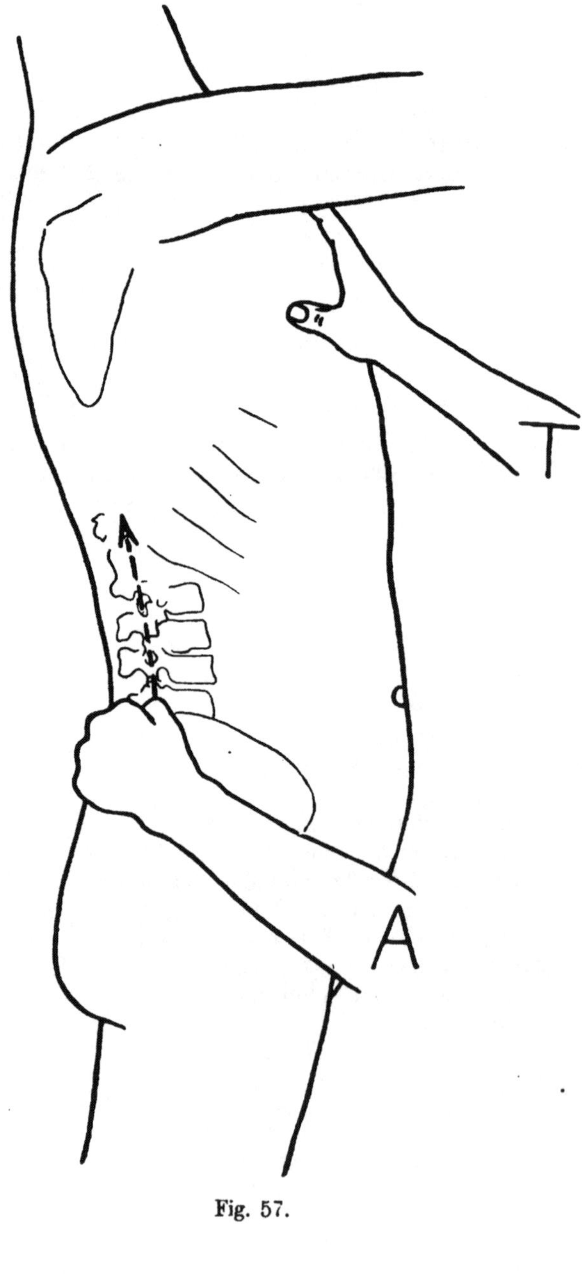

Fig. 57.

B 52. Th

Lendenwirbelgelenke.

Patient (in Seitenlage stark zur Rückenlage geneigt): das Bein der oberen Seite ist in der Hüfte rückwärts gestreckt, der Oberkörper hintenüber gebeugt.

Arzt steht vor dem Patienten kopfwärts gewandt:

T: kopfwärtige Hand drückt gegen die Brust, um den Oberkörper hintenüber gebeugt zu erhalten;

A: fußwärtige Hand, zur Faust geballt, setzt sich mit dem Daumenknöchel dicht oberhalb der Spina ilei posterior superior in die Furche zwischen den Processus spinosi und transversi der Lendenwirbel und streicht in ihr in Längsrichtung auf und ab.

Getroffene Gebilde:

Fascia lumbodorsalis,
M. sacrospinalis,
M. multifidus,
Mm. intertransversarii,
Mm. rotatores longi et breves,
Capsulae articulares vertebrarum lumbalium,
M. serratus posterior inferior.

D—Th

B 53.

Mm. quadratus lumborum und obliqui abdominis.

(Arzt **vor** dem Patienten.)

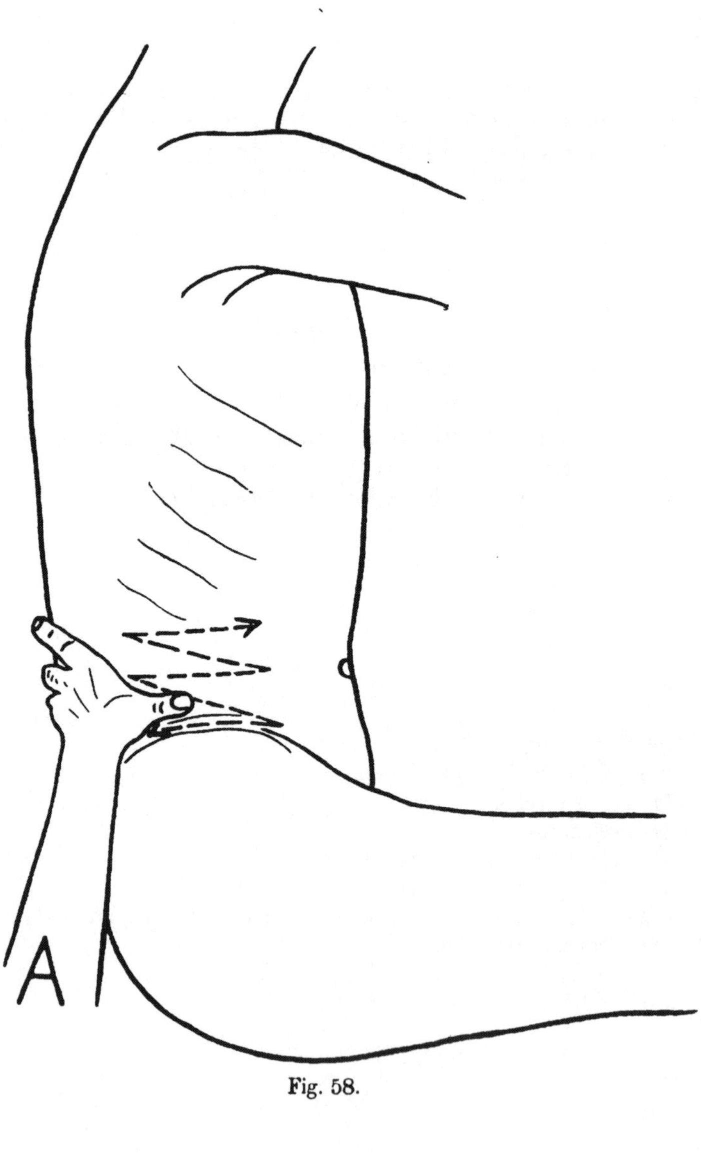

Fig. 58.

B 53. D—Th

Mm. quadratus lumborum und obliqui abdominis.

Patient (in Seitenlage zur Bauchlage geneigt): die Hüften sind gebeugt.

Arzt steht vor dem Patienten kopfwärts gewandt:

A: fußwärtige Hand stützt sich in der Kreuzgegend auf und streicht mit dem Daumen zwischen Rippen und Darmbeinkamm in querer Richtung möglichst weit nach vorn hin und her.

Getroffene Gebilde:

Fascia lumbodorsalis,
M. sacrospinalis,
M. latissimus dorsi,
M. serratus posterior inferior,
M. quadratus lumborum,
M. obliquus abdominis externus,
M. obliquus abdominis internus,
M. transversus abdominis,
M. psoas major.

D—Th

B 54.

Artt. sacrovertebrales und Muskelinsertionen an Kreuz- und Darmbein
(Mitte).

(Arzt **vor** dem Patienten.)

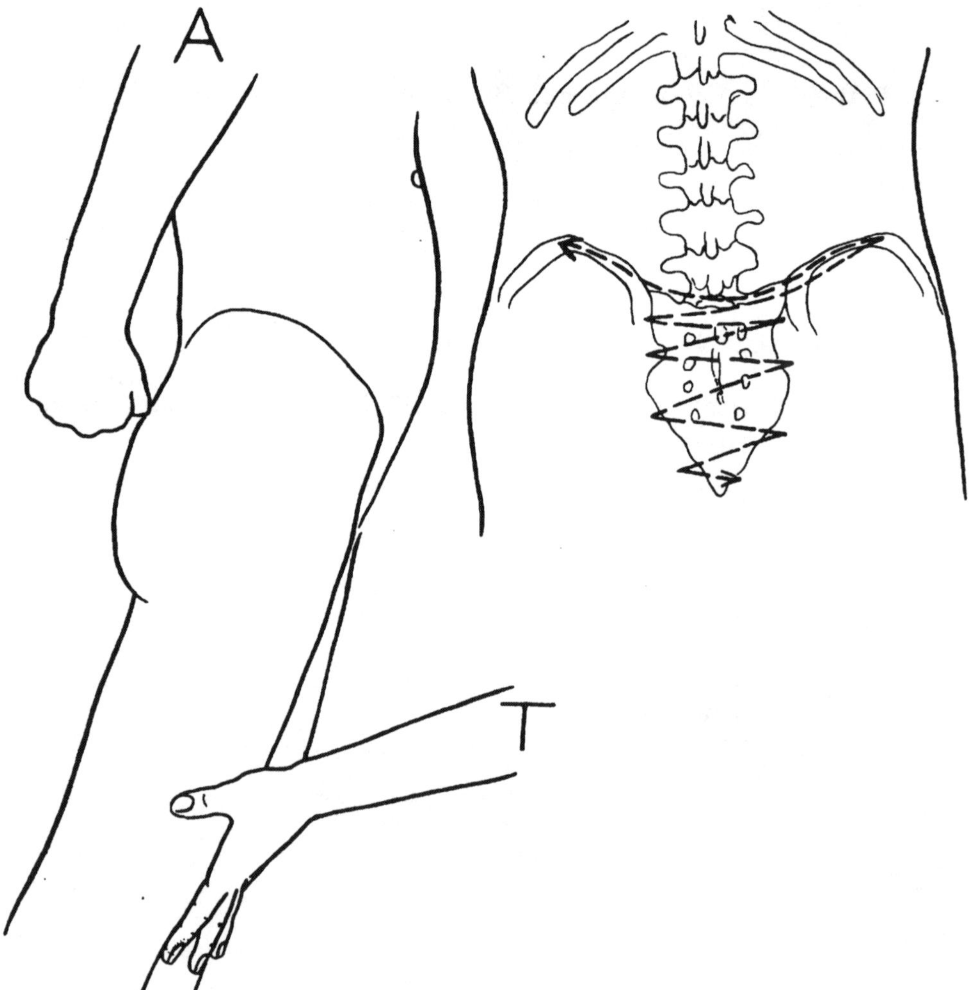

Fig. 59, oben rechts Fig. 60.

B 54.

D—Th

Artt. sacrovertebrales und Muskelinsertionen an Kreuz- und Darmbein (Mitte).

Patient (in Seitenlage zur Rückenlage geneigt) hält sich mit der Hand der oben liegenden Seite am Kopfende des Massagetisches fest; beide Beine liegen, lose nach rückwärts gestreckt, aufeinander.

Arzt steht vor dem Patienten fußwärts gewandt:

T: fußwärtige Hand drückt beide Oberschenkel nach rückwärts;

A: kopfwärtige Hand, zur Faust geballt, setzt sich mit dem Daumenknöchel in den Spalt zwischen letztem Lendenwirbel und Kreuzbein und fährt von hier in einem Zuge über die Darmbeinkämme weg nach beiden Seiten hin und her, sodann in Querzügen das Kreuzbein abwärts.

Getroffene Gebilde:

Fascia lumbodorsalis,
Mm. sacrospinales,
Mm. multifidi,
Mm. glutaei maximi,
Mm. glutaei medii,
Mm. interspinales, Cavum epidurale, Dura mater spinalis } zwischen letztem Lendenwirbel und Kreuzbein,
Artt. sacrovertebrales,
Lig. supraspinale,
Ligg. interspinalia,
Lig. sacrococcygeum posterius,
Ligg. sacroiliaca posteriora brevia et longa,
Artt. sacroiliacae,
Ligg. iliolumbalia.

Bemerkung. Dieser Griff ist im allgemeinen nur einmal, und zwar bei Massage der zuletzt vorgenommenen Körperhälfte auszuführen.

D—Th

B 55.

Bänder und Muskelinsertionen an Darmbein und Lendenwirbeldornfortsätzen
(Mitte).

(Arzt **vor** dem Patienten.)

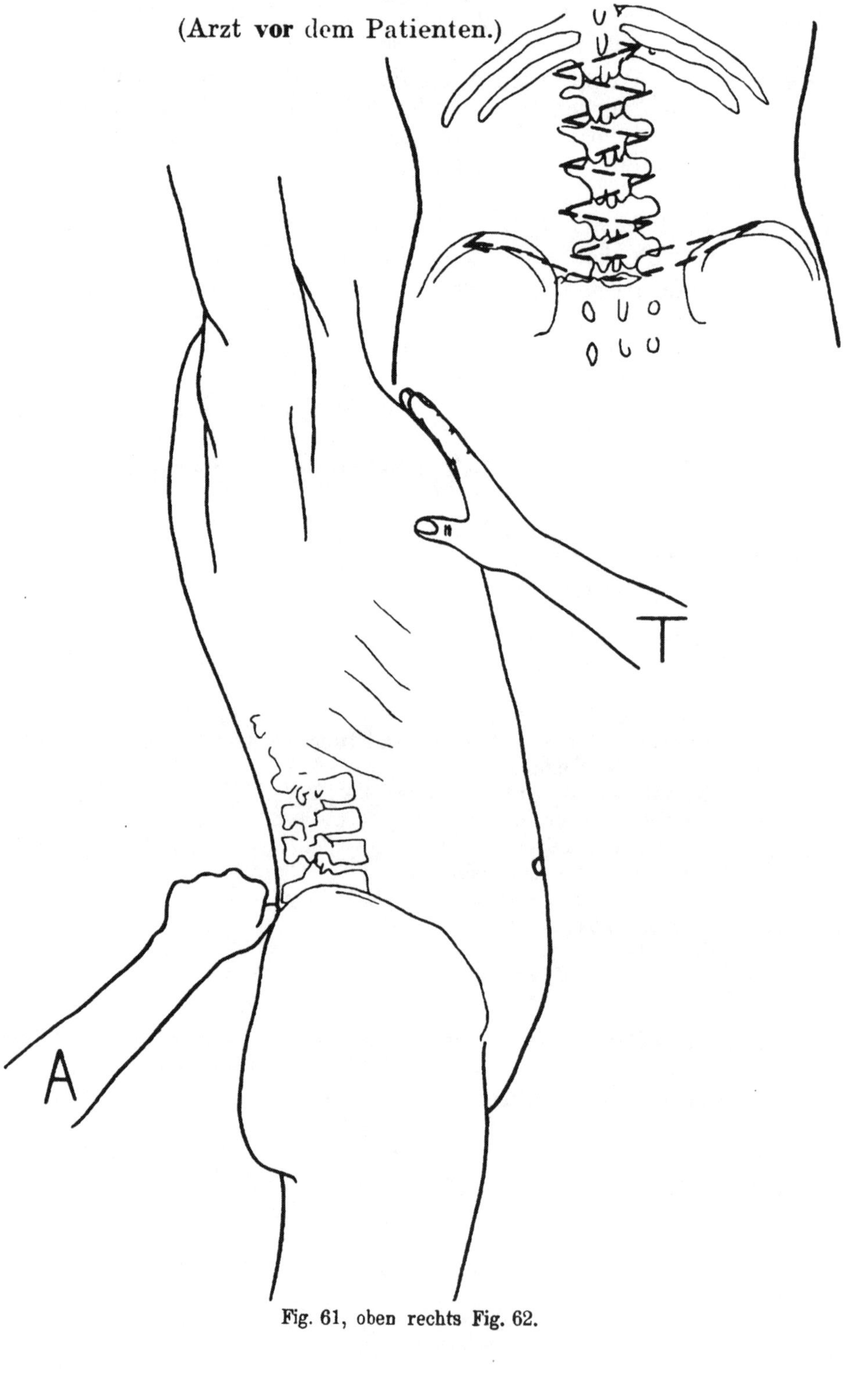

Fig. 61, oben rechts Fig. 62.

B 55. D—Th

Bänder und Muskelinsertionen an Darmbein und Lendenwirbeldornfortsätzen
(Mitte).

Patient (in Seitenlage zur Rückenlage geneigt) hält sich mit der Hand der oben liegenden Seite am Kopfende des Massagetisches fest; beide Beine liegen, lose nach rückwärts gestreckt, aufeinander; der Oberkörper ist hintenüber gebeugt.

Arzt steht v o r dem Patienten kopfwärts gewandt:

T: kopfwärtige Hand drückt die Brust nach rückwärts;

A: fußwärtige Hand, zur Faust geballt, setzt sich mit dem Daumenknöchel in den Spalt zwischen letztem Lendenwirbel und Kreuzbein und fährt von hier in einem Zuge über die Darmbeinkämme weg nach beiden Seiten, sodann in Querzügen die Lendenwirbelsäule aufwärts.

Getroffene Gebilde:

Fascia lumbodorsalis,
Mm. sacrospinales,
Mm. multifidi.
Mm. obliqui abdominis externi,
Mm. rotatores,
Mm. interspinales,
Mm. intertransversarii,
Cavum epidurale } zwischen letztem Lendenwirbel und Kreuzbein,
Dura mater spinalis }
Ligg. sacroiliaca posteriora brevia et longa,
Ligg. iliolumbalia,
Lig. supraspinale,
Ligg. interspinalia,
Capsulae articulares vertebrarum lumbalium,
Artt. sacrovertebrales,
Mm. serrati posteriores inferiores.

Bemerkung. Dieser Griff ist im allgemeinen nur einmal, und zwar bei Massage der zuletzt vorgenommenen Körperhälfte auszuführen.

D—Th

B 56.

Muskelinsertionen an den Querfortsätzen der Lendenwirbel

(beiderseits zugleich).

(Arzt **vor** dem Patienten.)

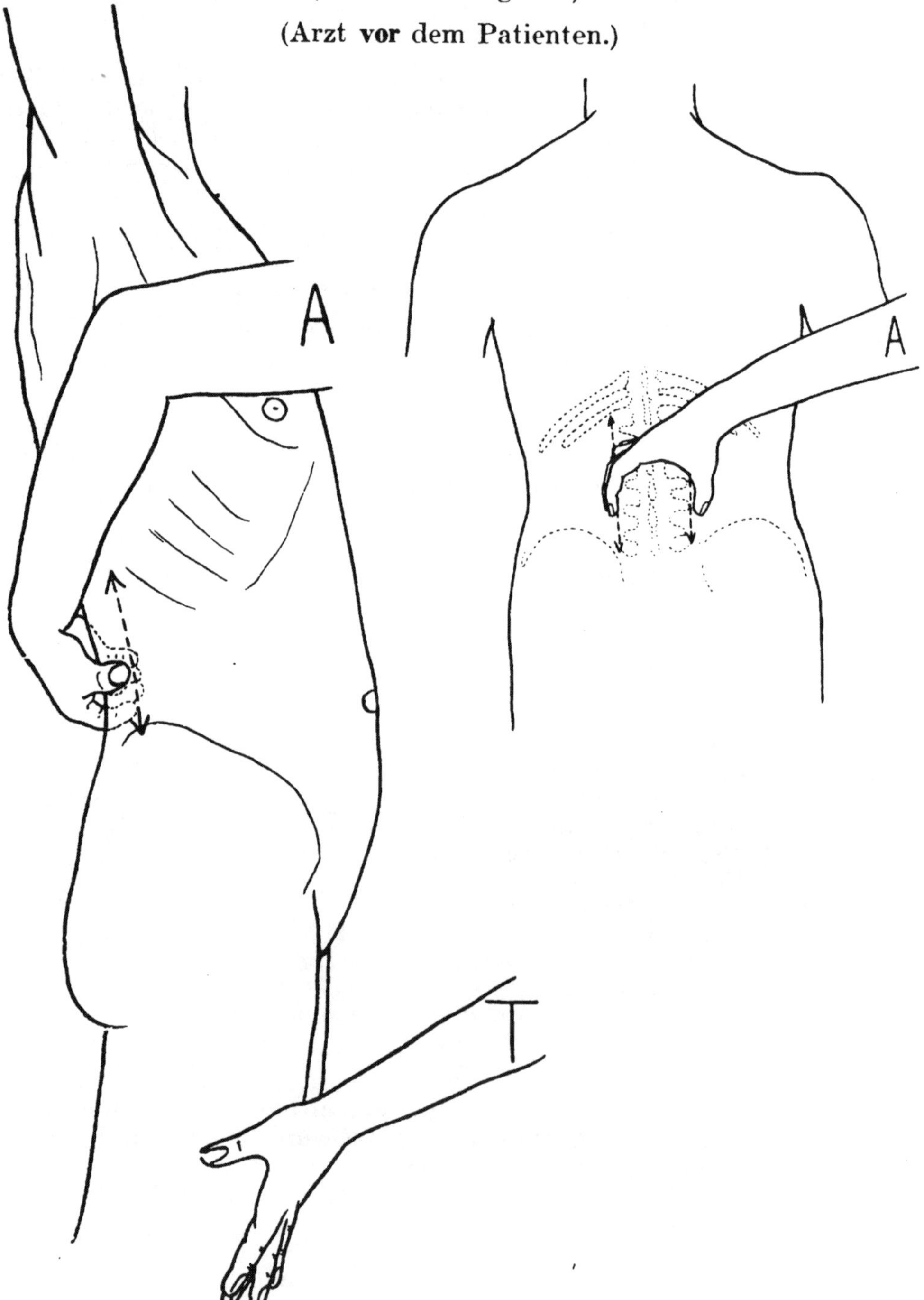

Fig. 63, oben rechts Fig. 64.

B 56. D—Th

Muskelinsertionen an den Querfortsätzen der Lendenwirbel
(beiderseits zugleich).

Patient (in Seitenlage zur Rückenlage geneigt) hält sich mit der Hand der oben liegenden Seite am Kopfende des Massagetisches fest; beide Beine liegen, lose nach rückwärts gestreckt, aufeinander, der Rücken ist hintenüber gebeugt.

Arzt steht vor dem Patienten fußwärts gewandt:
T: fußwärtige Hand drückt beide Oberschenkel nach rückwärts;
A: kopfwärtige Hand umgreift zangenartig mit dem Daumen auf der einen, den Fingerspitzen auf der anderen Seite die Processus transversi der mittleren Lendenwirbel und streicht unter knetenden Bewegungen die Reihe der Processus transversi entlang möglichst weit nach auf- und abwärts.

Getroffene Gebilde:

Mm. latissimi dorsi,
Mm. sacrospinales,
Mm. multifidi,
Mm. intertransversarii,
Mm. quadrati lumborum,
Mm. psoades majores,
Mm. serrati posteriores inferiores,
Mm. obliqui abdominis externi,
Mm. obliqui abdominis interni,
Mm. transversi abdominis,
Capsulae adiposae renum,
Ligg. intertransversaria,
Capsulae articulares vertebrarum.

Bemerkung. Dieser Griff ist im allgemeinen nur einmal, und zwar bei Massage der zuletzt vorgenommenen Körperhälfte auszuführen.

Derselbe ist, da er eine weitgehende Entspannung der gesamten Lendenmuskulatur voraussetzt, gewöhnlich erst nach längerer Behandlung ausführbar.

D–Th

B 57.

Rückenmuskeln, Wirbel- und Rippengelenke.

(Arzt **vor** dem Patienten.)

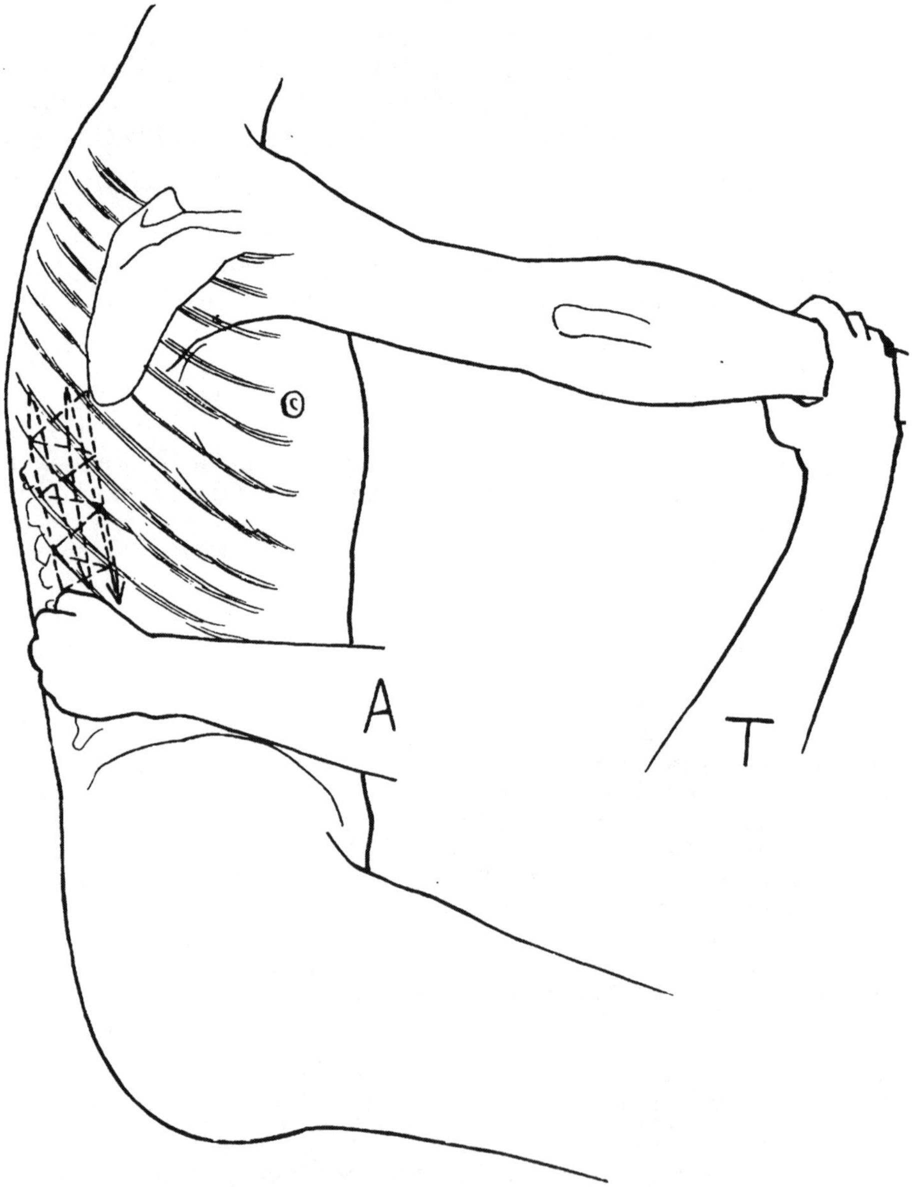

Fig. 65.

B 57.

D—Th

Rückenmuskeln, Wirbel- und Rippengelenke.

Patient (in Seitenlage zur Bauchlage geneigt): die Knie sind etwas angezogen, der Kopf auf die Brust gebeugt, der Arm der oben liegenden Seite hängt über die vordere Kante des Massagetisches herab.

Arzt steht vor dem Patienten kopfwärts gewandt:

T: kopfwärtige Hand zieht, am Handgelenk anfassend, den Arm nach abwärts;

A: fußwärtige Hand, zur Faust geballt, streicht mit dem Daumenknöchel zwischen Spinal- und Skapularlinie von der untersten Rippe bis zum Schulterblatt in Längs- und Querrichtung hin und her.

Getroffene Gebilde:

Fascia lumbodorsalis,
M. latissimus dorsi,
M. trapezius,
M. serratus posterior inferior,
M. iliocostalis,
M. longissimus dorsi,
M. spinalis,
M. semispinalis dorsi,
M. multifidus,
M. rotatores longi et breves,
M. levatores costarum,
Capsulae articulares vertebrarum,
Artt. costotransversariae.

Bemerkung. Die oberen Muskelinsertionen können zum Teil nur getroffen werden, wenn das Schulterblatt vermittelst des Armes von der T-Hand genügend zur Seite gezogen ist.

D—Th

B 58.

M. latissimus dorsi.

(Arzt **vor** dem Patienten.)

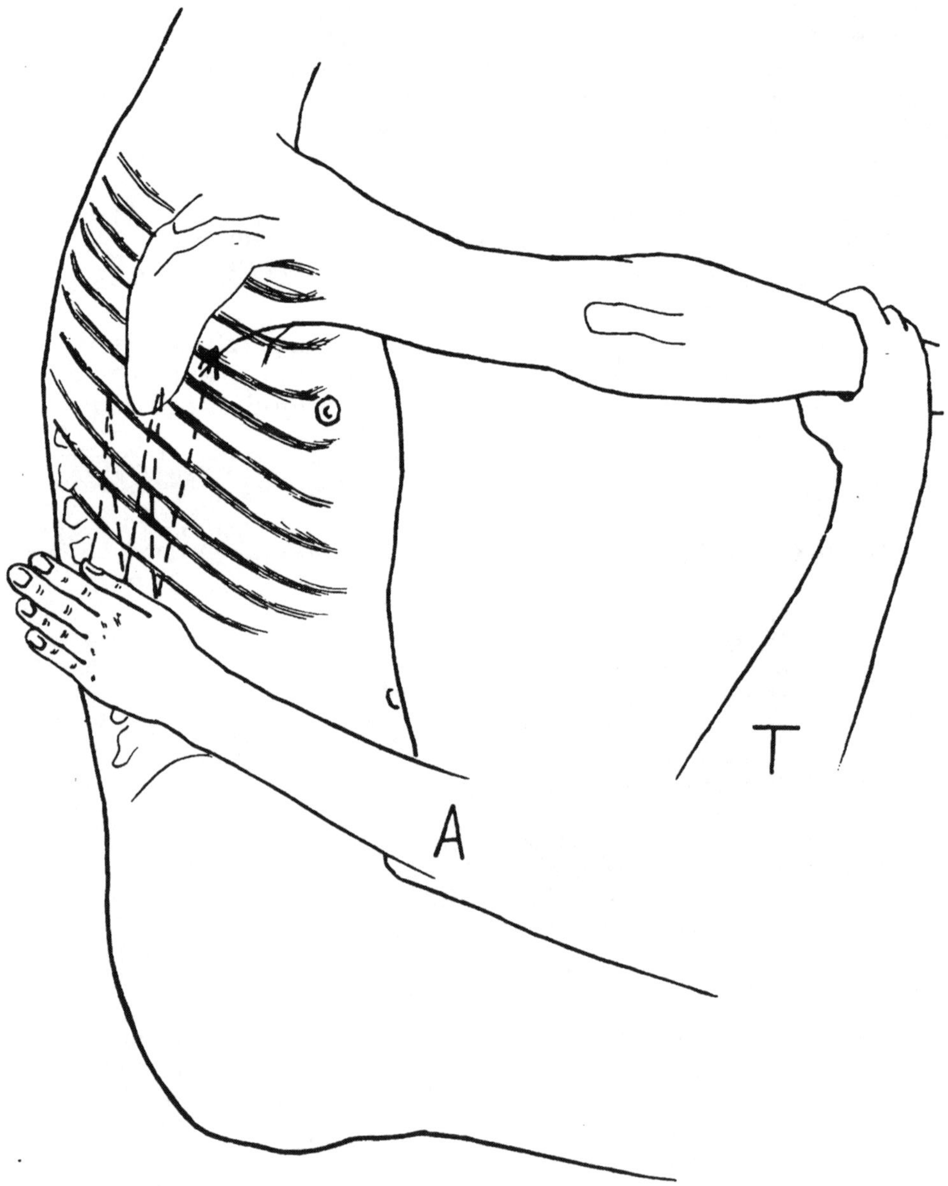

Fig. 66.

B 58.

D—Th

M. latissimus dorsi.

Patient (in Seitenlage zur Bauchlage geneigt): die Knie sind etwas angezogen, der Kopf auf die Brust gebeugt, der Arm der oben liegenden Seite hängt über die vordere Kante des Massagetisches herab.

Arzt steht vor dem Patienten kopfwärts gewandt:

T: kopfwärtige Hand zieht, am Handgelenk anfassend, den Arm nach abwärts;

A: fußwärtige Hand streicht mit der Daumenkante zwischen letzter Rippe und lateralem Schulterblattrand in schräger Richtung hin und her.

Getroffene Gebilde:

Fascia lumbodorsalis,
M. latissimus dorsi,
M. serratus posterior inferior,
M. serratus anterior,
Mm. intercostales externi es interni,
M. obliquus abdominis externus,
M. rhomboideus major,
M. teres major,
M. teres minor,
M. infraspinatus.

D—Th

B 59.

Muskulatur zwischen Schulterblatt und Wirbelsäule

(Arzt **vor** dem Patienten.)

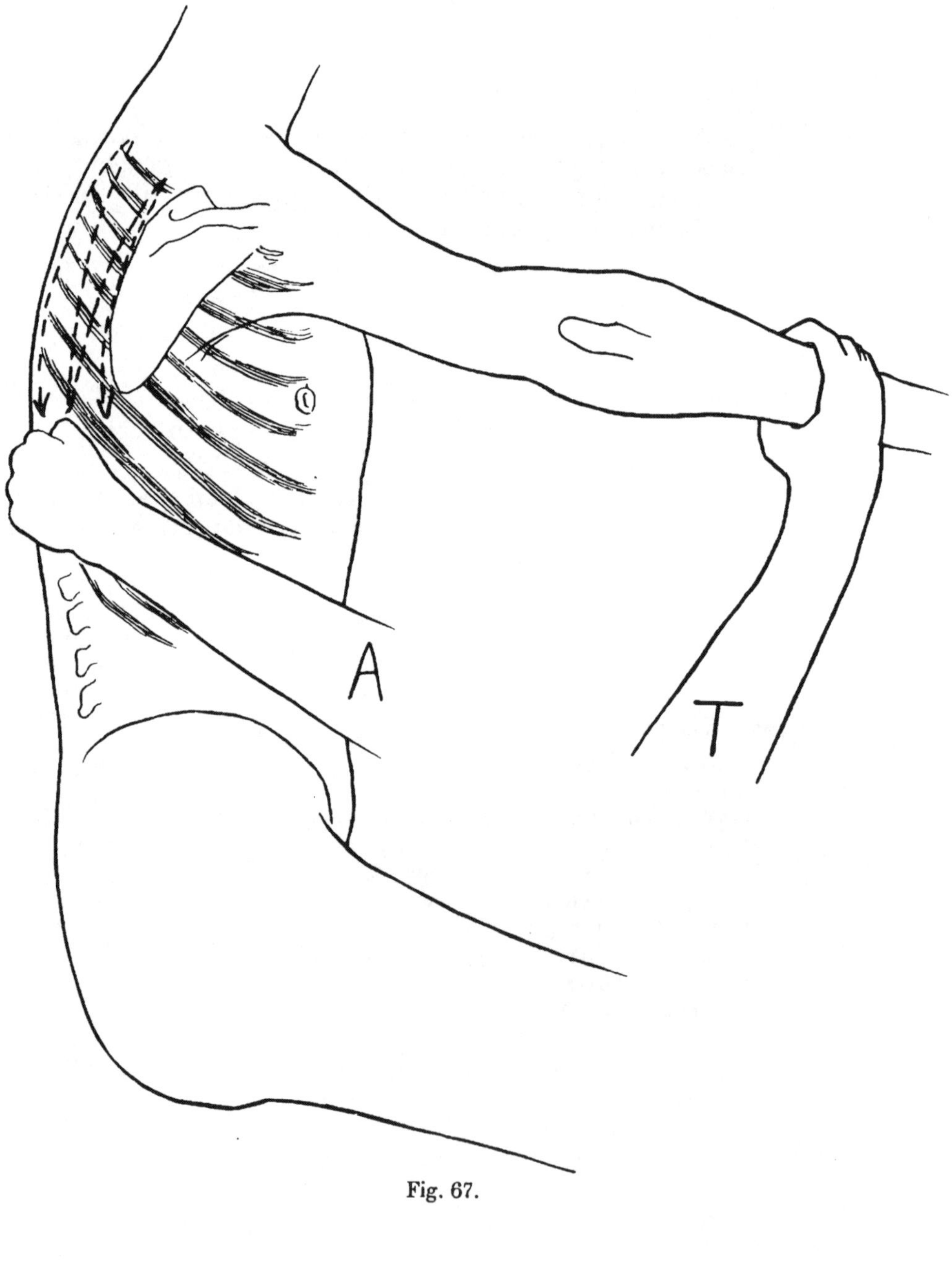

Fig. 67.

B 59.

D—Th

Muskulatur zwischen Schulterblatt und Wirbelsäule

Patient (in Seitenlage zur Bauchlage geneigt): die Knie sind etwas angezogen, der Kopf auf die Brust gebeugt, der Arm der oben liegenden Seite hängt über die vordere Kante des Massagetisches herab.

Arzt steht vor dem Patienten kopfwärts gewandt:
T: kopfwärtige Hand zieht, am Handgelenk anfassend, den Arm nach abwärts;
A: fußwärtige Hand, zur Faust geballt, streicht mit dem Daumenknöchel zwischen dem medialen Rande des Schulterblattes und den Dornfortsätzen der Brustwirbelsäule in Längszügen auf und ab.

Getroffene Gebilde:

M. trapezius,
M. rhomboideus major,
M. rhomboideus minor,
M. latissimus dorsi,
M. serratus posterior superior,
M. splenius capitis et cervicis,
Fascia lumbodorsalis,
M. iliocostalis dorsi,
M. longissimus dorsi,
M. spinalis dorsi,
M. semispinalis dorsi,
M. multifidus,
Mm. rotatores longi et breves,
Mm. levatores costarum,
Capsulae articulares vertebrarum.
Artt. costotransversariae.

Bemerkung. Die sehr wichtigen Rippeninsertionen des M. iliocostalis können nur getroffen werden, wenn das Schulterblatt vermittelst des Armes von der T-Hand genügend zur Seite gezogen ist.

Tb

B 60.
Muskelinsertionen an den Brustwirbeldornfortsätzen
(Mitte).

(Arzt **vor** dem Patienten.)

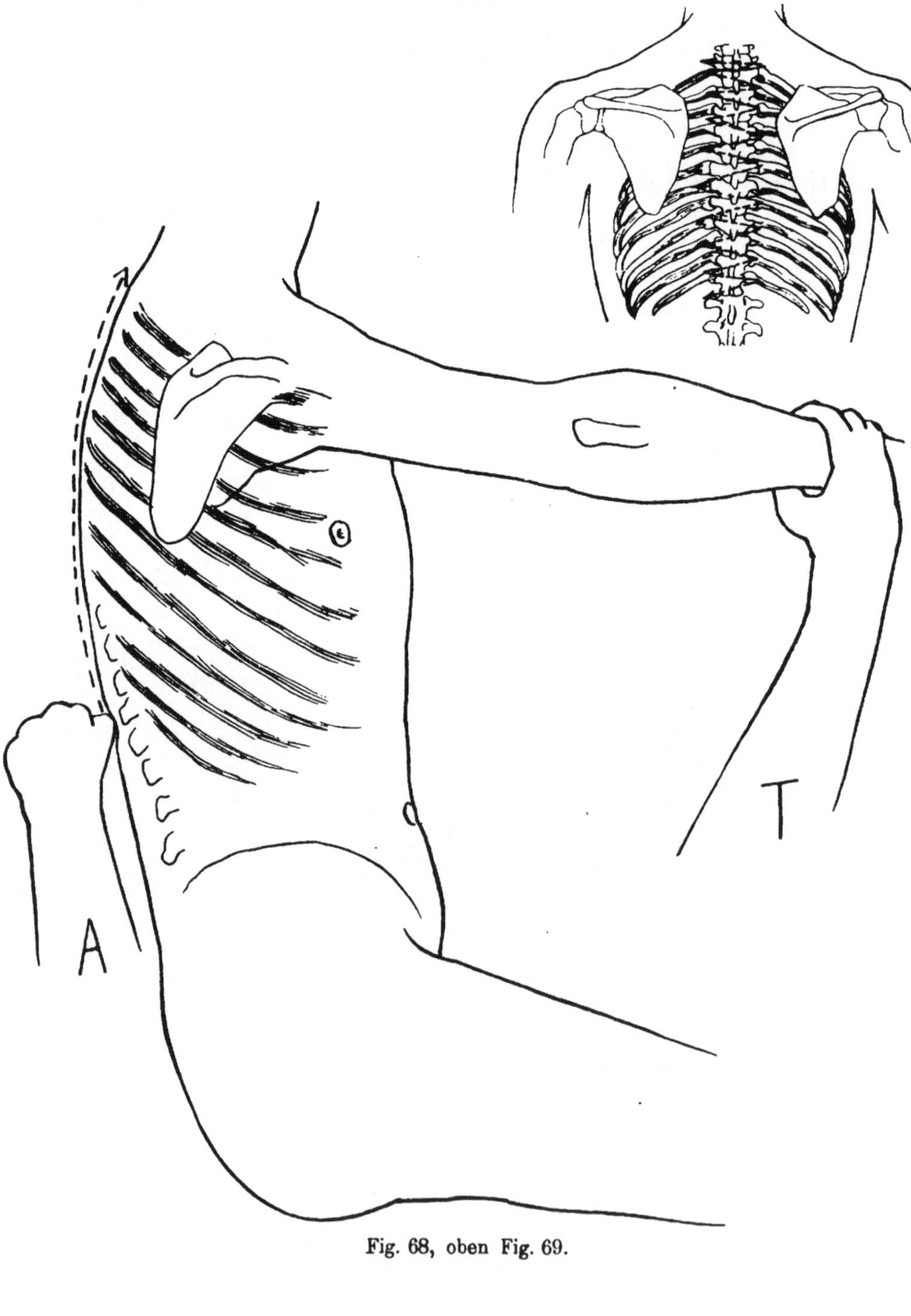

Fig. 68, oben Fig. 69.

B 60. Th

Muskelinsertionen an den Brustwirbeldornfortsätzen
(Mitte).

Patient (in Seitenlage zur Bauchlage geneigt): die Knie sind etwas angezogen, der Kopf auf die Brust gebeugt, der Arm der oben liegenden Seite hängt über die vordere Kante des Massagetisches herab.

Arzt steht vor dem Patienten kopfwärts gewandt:
T: kopfwärtige Hand zieht, am Handgelenk anfassend, den Arm nach abwärts;
A: fußwärtige Hand, zur Faust geballt, streicht mit dem Daumenknöchel die Brustwirbelsäule in Zickzackzügen auf und ab.

Getroffene Gebilde:
Fascia lumbodorsalis,
Lig. supraspinale,
Ligg. interspinalia,
Mm. trapezii,
Mm. latissimi dorsi,
Mm. rhomboidei majores,
Mm. serrati posteriores inferiores et superiores,
Mm. splenii capitis et cervicis,
Mm. longissimi dorsi,
Mm. spinales dorsi,
Mm. multifidi,
Mm. semispinales dorsi,
Mm. rotatores longi et breves,
Mm. levatores costarum longi et breves,
Capsulae articulares vertebrarum,
Artt. costotransversariae.

Bemerkung. Dieser Griff ist im allgemeinen nur einmal, und zwar bei Massage der zuletzt vorgenommenen Körperhälfte auszuführen.

D—Th

B 61.

Mm. trapezius und levator scapulae.

(Arzt **vor** dem Patienten.)

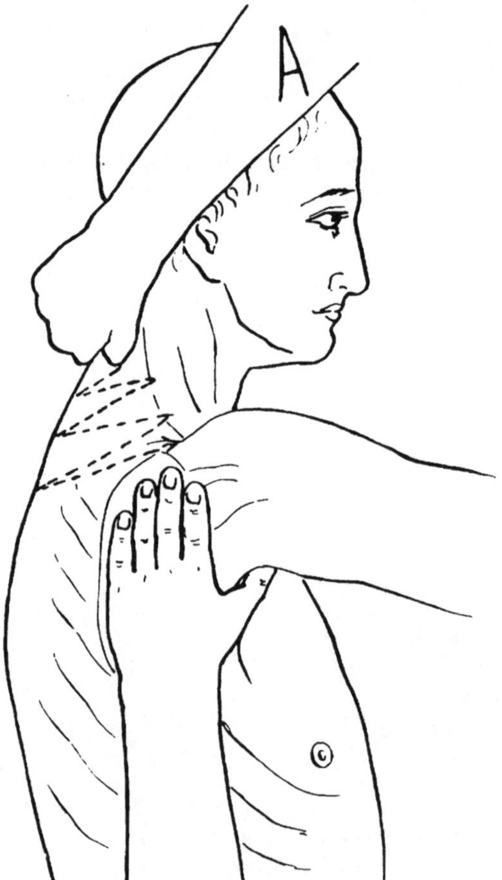

Fig. 70.

B 61.

D—Th

Mm. trapezius und levator scapulae.

Patient (in Seitenlage möglichst stark zur Bauchlage geneigt): die Knie sind angezogen, der Kopf gebeugt, der Arm der oben liegenden Seite hängt schlaff über die vordere Kante des Massagetisches herab.

Arzt steht vor dem Patienten:

T: fußwärtige Hand legt sich mit der Hohlhand auf das Schulterblatt, mit dem Daumen in die Achselhöhle und drängt die Schulter nach vorn und oben;

A: kopfwärtige Hand, zur Faust geballt, setzt sich mit dem Daumenknöchel an den Angulus medialis scapulae, streicht diesen entlang, sodann in Querstrichen über die Rückfläche der Schulter bis zur Wirbelsäule.

Getroffene Gebilde:

M. trapezius,
M. rhomboideus minor,
M. rhomboideus major,
M. levator scapulae,
M. serratus posterior superior,
M. scalenus posterior,
M. splenius cervicis et capitis,
M. iliocostalis cervicis,
M. longissimus cervicis et capitis,
M. semispinalis cervicis et capitis,
M. multifidus.

Bemerkung. Patient darf den Arm der unten liegenden Seite nicht, wozu er geneigt ist, unter dem Körper weg nach rückwärts ziehen, weil dadurch die zu massierende Muskulatur wieder mehr in Spannung versetzt wird.

Th

B 62.

Klavikularportion des M. trapezius.

(Arzt **vor** dem Patienten.)

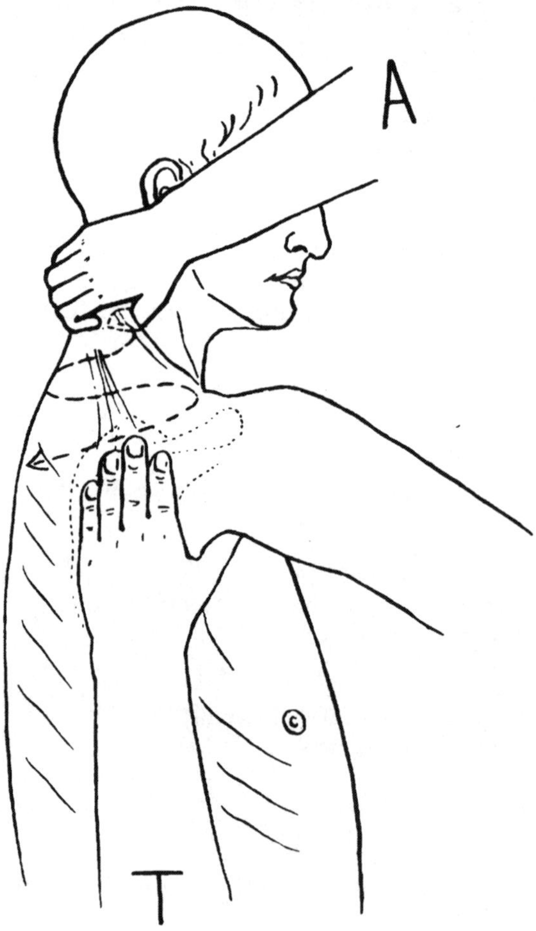

Fig. 71.

B 62. Th

Klavikularportion des M. trapezius.

Patient (in Seitenlage möglichst stark zur Bauchlage geneigt): die Knie sind angezogen, der Kopf gebeugt, der Arm der oben liegenden Seite hängt schlaff über die vordere Kante des Massagetisches herab.

Arzt steht vor dem Patienten fußwärts gewandt:

T: fußwärtige Hand legt sich mit der Hohlhand auf das Schulterblatt, mit dem Daumen in die Achselhöhle und drängt die Schulter nach vorn und oben;

A: kopfwärtige Hand faßt den Wulst des M. trapezius auf der Schulterwölbung zwischen Daumen und Finger und knetet ihn, möglichst tief gegen Spina scapulae und Wirbelsäule greifend.

Getroffene Gebilde:

M. trapezius,
M. rhomboideus minor,
M. levator scapulae,
M. serratus posterior superior,
M. supraspinatus,
M. splenius cervicis,
M. semispinalis cervicis et capitis,
M. iliocostalis cervicis,
M. longissimus cervicis et capitis,
M. scalenus posterior.

Bemerkungen. Patient darf den Arm der unten liegenden Seite nicht, wozu er geneigt ist, unter dem Körper weg nach rückwärts ziehen, weil dadurch die zu massierende Muskulatur wieder mehr in Spannung versetzt wird.

Besonders wichtig ist die Insertion des M. trapezius an der Clavicula.

Th

B 63.

Skapularinsertion des M. levator scapulae.

(Arzt **vor** dem Patienten.)

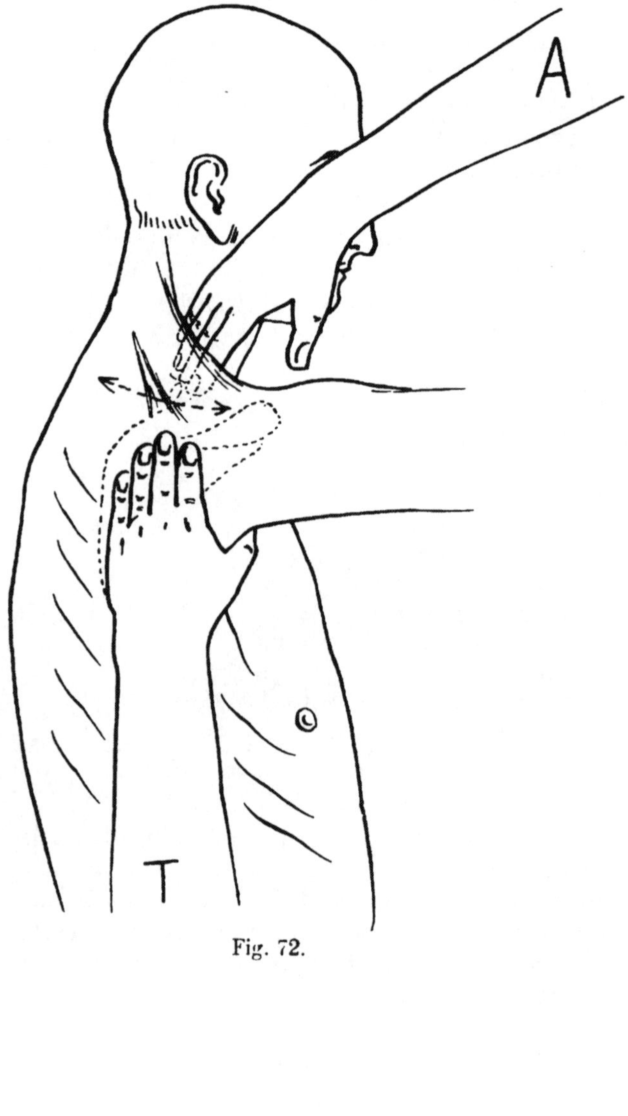

Fig. 72.

B 63. Th

Skapularinsertion des M. levator scapulae.

Patient (in Seitenlage): die Knie sind angezogen, der Kopf gebeugt, der Arm der oben liegenden Seite hängt schlaff über die vordere Kante des Massagetisches herab.

Arzt steht vor dem Patienten kopfwärts gewandt:

T: fußwärtige Hand legt sich mit der Hohlhand auf das Schulterblatt, mit dem Daumen in die Achselhöhle und drängt die Schulter nach vorn und oben;

A: kopfwärtige Hand geht mit den Fingerspitzen unter dem Rande des M. trapezius her gegen den Angulus medialis scapulae und streicht zwischen Akromion und Wirbelsäule den oberen Rand des Schulterblattes entlang hin und her.

Getroffene Gebilde:

M. trapezius,
M. rhomboideus minor,
M. rhomboideus major,
M. serratus posterior superior,
M. splenius cervicis et capitis,
M. iliocostalis cervicis,
M. longissimus cervicis et capitis,
M. semispinalis cervicis et capitis,
M. multifidus,
M. levator scapulae,
M. supraspinatus,
M. serratus anterior (oberste Zacke),
M. omohyoideus.

Bemerkung. Die Insertion des M. levator scapulae am Angulus medialis scapulae ist nur erreichbar bei völliger Entspannung des M. trapezius. Gelingt diese durch das Hochdrängen des Schulterblattes und die Hängelage des Armes des Patienten noch nicht, so kann dieselbe noch weiter dadurch gefördert werden, daß der Arzt seinen Körper gegen den Oberarm des Patienten lehnt und die Schulter dadurch noch weiter hochdrängt.

D—Th

B 64.
Oberflächliche Nackenmuskulatur.
(Arzt **vor** dem Patienten.)

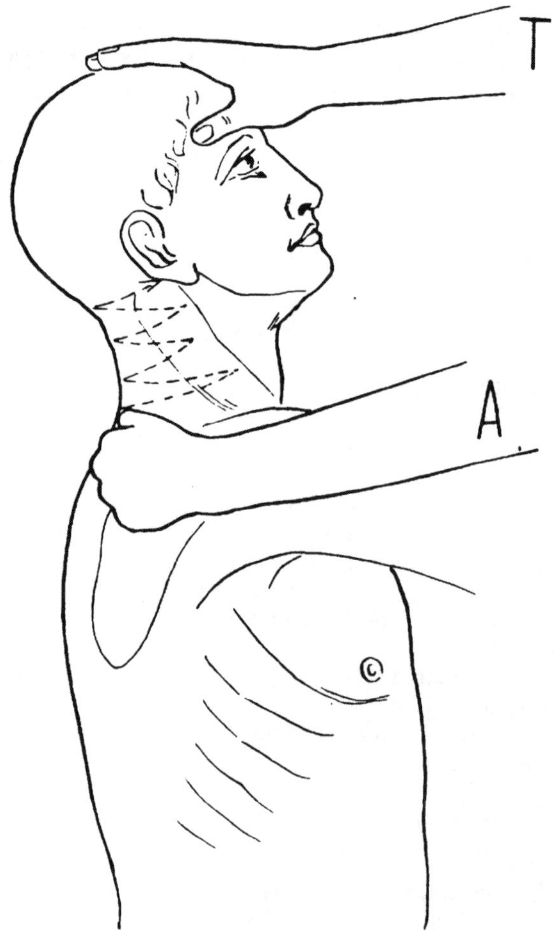

Fig. 73.

B 64.

D—Th

Oberflächliche Nackenmuskulatur.

Patient (in Seitenlage zur Bauchlage geneigt): die Knie sind angezogen, der Arm der oben liegenden Seite hängt schlaff über die vordere Kante des Massagetisches herab.

Arzt steht vor dem Patienten:

T: kopfwärtige Hand, gegen die Stirn des Patienten gelegt, beugt dessen Kopf nach rückwärts;

A: fußwärtige Hand, zur Faust geballt, setzt sich mit dem Daumenknöchel an die Vertebra prominens und streicht in Querzügen über die Seite des Halses aufwärts bis zum Hinterkopf.

Getroffene Gebilde:

M. trapezius,
M. levator scapulae,
M. scalenus posterior,
M. scalenius medius,
M. scalenius anterior,
M. rhomboideus minor,
M. serratus posterior superior,
M. splenius capitis et cervicis,
M. iliocostalis cervicis,
M. longissimus capitis et cervicis,
M. semispinalis cervicis et capitis,
M. multifidus,
M. sternocleidomastoideus,
M. obliquus capitis inferior,
M. obliquus capitis superior,
M. rectus capitis posterior major,
M. rectus capitis posterior minor.

Th

B 65.

Lange Nackenmuskeln.

(Arzt **vor** dem Patienten.)

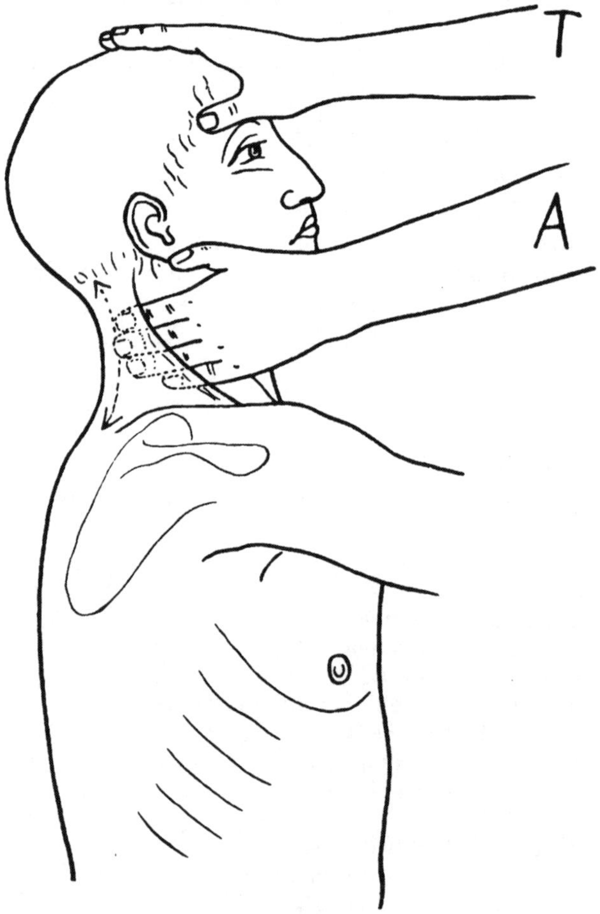

Fig. 74.

B 65.

Th

Lange Nackenmuskeln.

Patient (in Seitenlage zur Bauchlage geneigt): die Knie sind angezogen, der Arm der oben liegenden Seite hängt schlaff über die vordere Kante des Massagetisches herab.

Arzt steht vor dem Patienten:

T: kopfwärtige Hand, gegen die Stirn des Patienten gelegt, beugt dessen Kopf nach rückwärts;

A: fußwärtige Hand geht mit den Fingerspitzen unter dem Rande des M. trapezius her in die Furche zwischen den Dorn- und Querfortsätzen der Halswirbelsäule und streicht unter knetenden Bewegungen zwischen Vertebra prominens und Schädel hin und her.

Getroffene Gebilde:

M. trapezius,
M. rhomboideus minor,
M. rhomboideus major,
M. levator scapulae,
M. serratus posterior superior,
M. splenius cervicis et capitis,
M. iliocostalis cervicis,
M. longissimus cervicis et capitis,
M. semispinalis cervicis et capitis,
M. multifidus,
M. spinalis cervicis,
M. rotatores longi et breves,
Capsulae articulares vertebrarum,
M. rectus capitis posterior major,
M. rectus capitis posterior minor,
M. obliquus capitis superior,
M. obliquus capitis inferior.

Bemerkung. Besonders wichtig sind die Insertionen der tiefen Nackenmuskeln in Höhe des oberen Randes der Skapula.

Th

B 66.

Tiefe Halsmuskulatur.

(Arzt **vor** dem Patienten.)

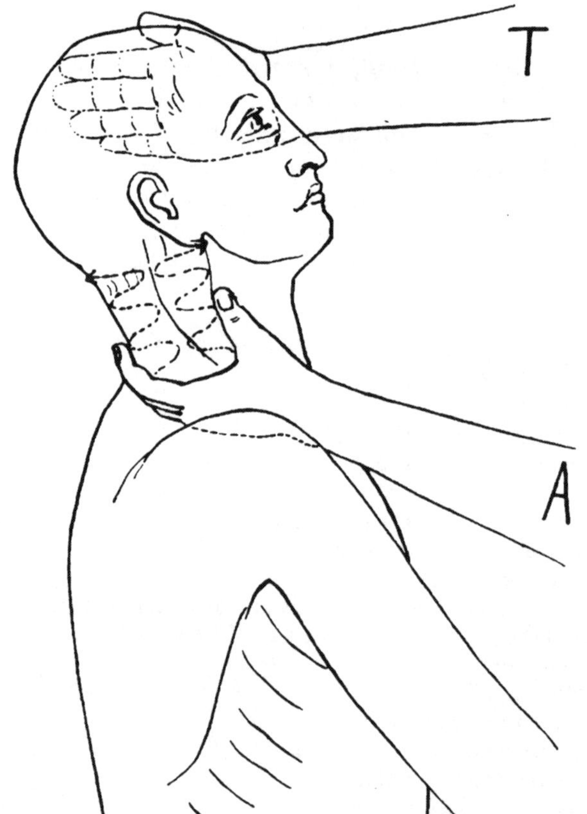

Fig. 75.

B 66. Th

Tiefe Halsmuskulatur.

Patient (in Seitenlage zur Bauchlage geneigt): die Knie sind angezogen, der Arm der oben liegenden Seite hängt schlaff über die vordere Kante des Massagetisches herab.

Arzt steht vor dem Patienten:

T: kopfwärtige Hand hebt den Kopf des Patienten gegen die oben liegende Schulter;

A: fußwärtige Hand faßt mit dem Daumen in die Unterohrgrube, mit den Fingerspitzen in die Nackengrube, umgreift so möglichst bis zur Wirbelsäule das Paket der Nackenmuskeln und knetet es bis zur Mitte des Halses nach abwärts durch.

Getroffene Gebilde:

M. sternocleidomastoideus,
M. digastricus,
M. trapezius,
M. splenius cervicis et capitis,
M. iliocostalis cervicis,
M. longissimus cervicis et capitis,
M. semispinalis cervicis et capitis,
M. obliquus capitis superior,
M. obliquus capitis inferior,
M. rectus capitis minor,
M. rectus capitis major,
M. levator scapulae,
M. rhomboideus minor,
M. scalenus posterior,
M. scalenus medius,
M. scalenus anterior.

D—Th

B 67.

Schädelinsertionen der Nackenmuskeln.

(Arzt **vor** dem Patienten.)

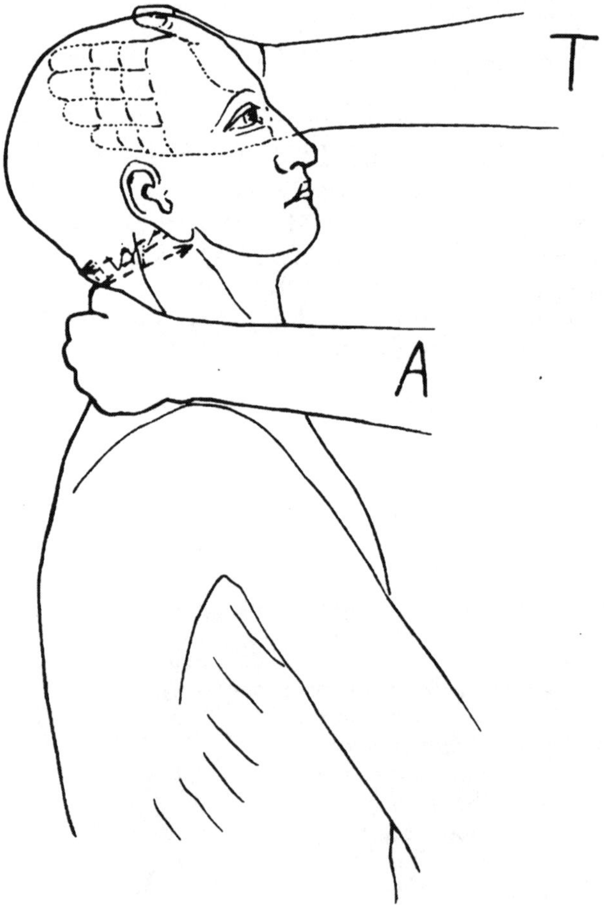

Fig. 76.

B 67.

D—Th

Schädelinsertionen der Nackenmuskeln.

Patient (in Seitenlage zur Bauchlage geneigt): der Arm der oben liegenden Seite hängt schlaff über die Kante des Massagetisches herab.

Arzt steht vor dem Patienten:

T: kopfwärtige Hand hebt den Kopf des Patienten gegen die oben liegende Schulter und beugt ihn zugleich nach rückwärts;

A: fußwärtige Hand, zur Faust geballt, setzt sich mit dem Daumenknöchel dicht unter die Protuberantia occipitalis externa und streicht in Querzügen bis zum Ohr über die Schädelbasis zwischen Linea nuchae superior und Halswirbelsäule.

Getroffene Gebilde:

M. trapezius,
M. transversus nuchae,
M. auricularis posterior,
M. sternocleidomastoideus,
M. splenius capitis,
B. semispinalis capitis,
M. longissimus capitis,
M. obliquus capitis superior,
M. rectus capitis posterior minor,
M. rectus capitis posterior major,
Membrana atlantooccipitalis posterior.

Bemerkung. Besonders wichtig sind die Mm. recti capitis posteriores und M. obliquus capitis superior. Diese sind nur bei genügender Entspannung der oberflächlichen Muskeln erreichbar. Letztere wird erreicht durch größtmögliche Schulterneigung und Rückwärtsbeugung des Kopfes.

Th

B 68.

Muskelinsertionen am Schädel und den Halswirbeln, Lig. nuchae
(Mitte).

(Arzt **vor** dem Patienten.)

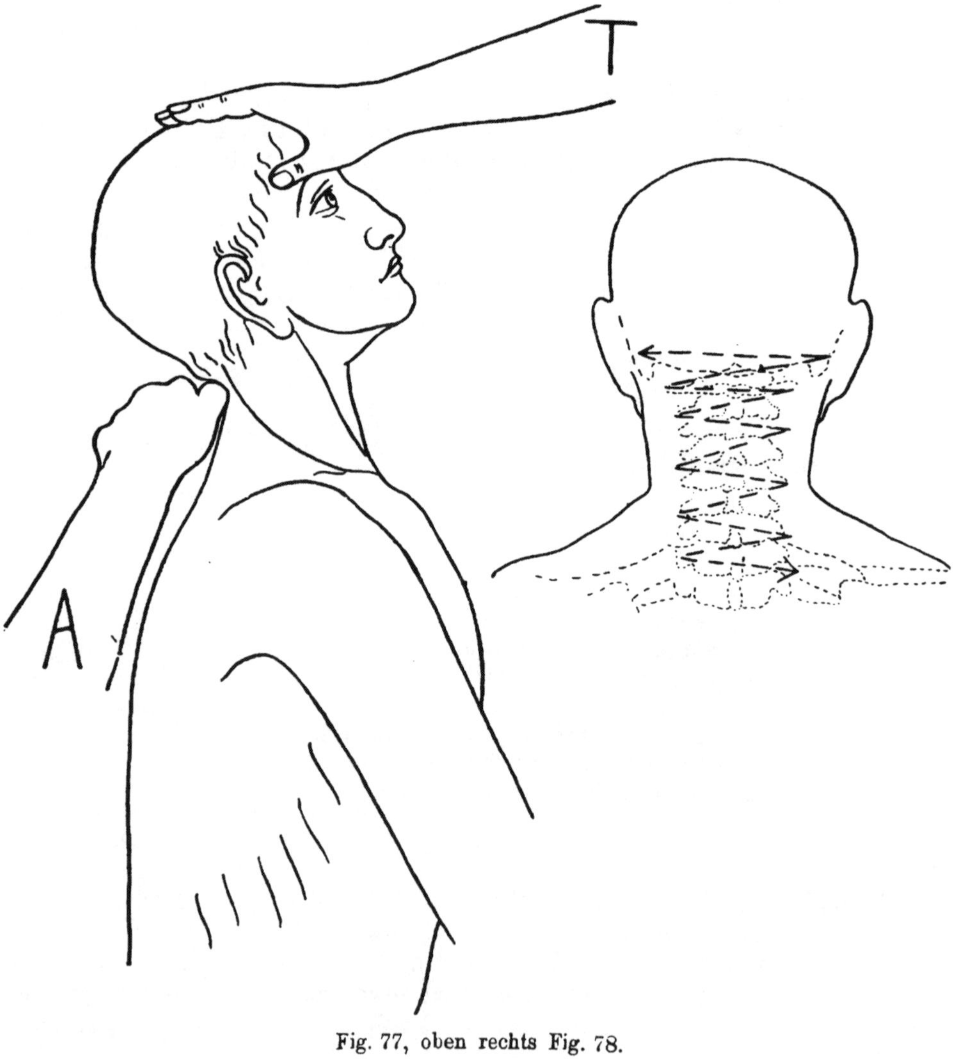

Fig. 77, oben rechts Fig. 78.

B 68.

Th

Muskelinsertionen am Schädel und den Halswirbeln, Lig. nuchae (Mitte).

Patient (in Seitenlage zur Bauchlage geneigt): der Arm der oben liegenden Seite hängt schlaff über die vordere Kante des Massagetisches herab.

Arzt steht vor dem Patienten:

T: kopfwärtige Hand, gegen die Stirn gelegt, drückt den Kopf des Patienten nach rückwärts;

A': fußwärtige Hand, zur Faust geballt, setzt den Daumenknöchel auf die Protuberantia occipitalis externa, fährt in einem Zuge von einem Ohr zum anderen, sodann in Querzügen nach beiden Seiten abwärts bis zur Vertebra prominens.

Getroffene Gebilde:

Mm. transversi nuchae,
M. auriculares posteriores,
Lig. nuchae
Mm. trapezii,
M. semispinales capitis et cervicis,
Mm. splenii capitis et cervicis,
Mm. recti capitis posteriores minores,
Mm. recti capitis posteriores majores,
Mm. obliqui capitis superiores,
Mm. obliqui capitis inferiores,
Membrana atlantooccipitalis posterior,
Mm. interspinales cervicis,
Mm. spinales cervicis,
Mm. rhomboidei minores,
Mm. rhomboidei majores,
Mm. serrati posteriores superiores,
Mm. multifidi,
Mm. rotatores breves et longi.

Bemerkungen. Besonders wichtig sind die kurzen Nackenmuskeln zwischen Hinterhaupt und Atlas bzw. Epistropheus.

Dieser Griff ist im allgemeinen nur einmal, und zwar bei Massage der zuletzt vorgenommenen Körperhälfte auszuführen.

D—Th

B 69.

M. occipitalis und Galea aponeurotica.

(Arzt **vor** dem Patienten.)

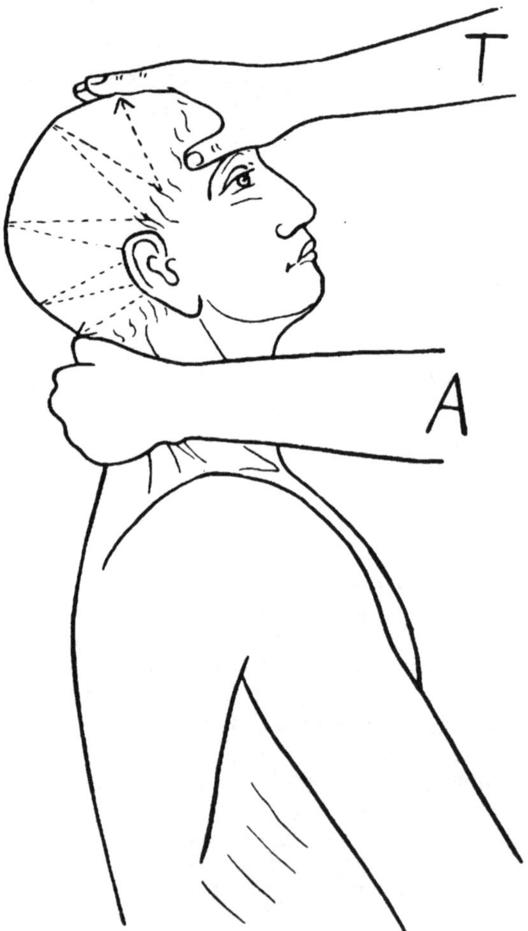

Fig. 79.

B 69. D—Th

M. occipitalis und Galea aponeurotica.

Patient (in Seitenlage zur Bauchlage geneigt): der Arm der oben liegenden Seite hängt schlaff über die vordere Kante des Massagetisches.

Arzt steht vor dem Patienten:

T: kopfwärtige Hand drückt den Kopf etwas nach rückwärts;

A: fußwärtige Hand, zur Faust geballt, setzt sich mit dem Daumenknöchel auf die Protuberantia occipitalis externa, streicht von hier bis zur Ohrmuschel, sodann in Querstrichen über den ganzen Schädel bis zur Stirn.

Getroffene Gebilde:

M. transversus nuchae,
M. auricularis posterior,
M. occipitalis,
Galea aponeurotica,
M. auricularis superior,
M. temporalis.

Bemerkung. Bei der Massage der zweiten Körperhälfte fährt die A-Hand über die Mitte weg zur anderen Seite.

D—Th

B 70.
Metatarsophalangealgelenke
(Sohlenseite).

(Arzt **hinter** dem Patienten.)

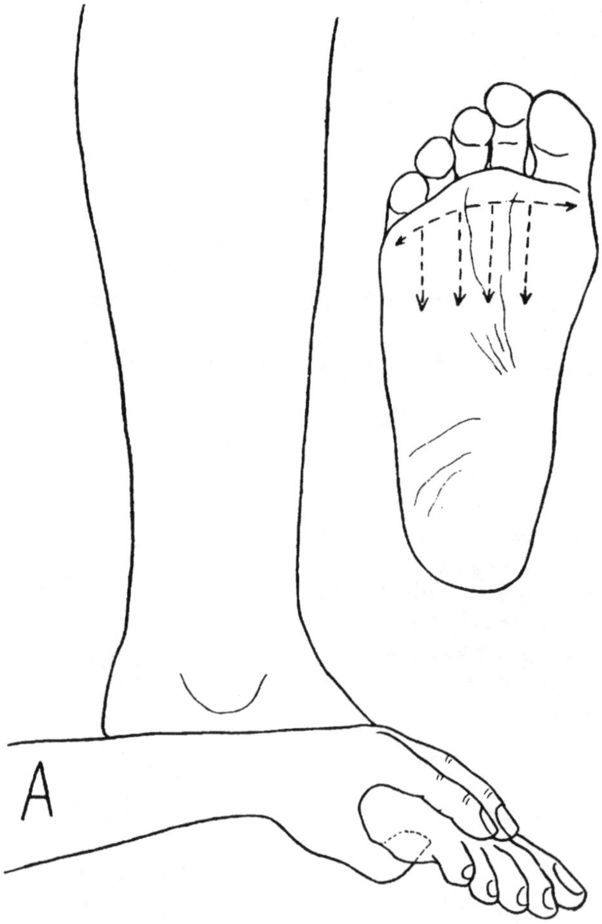

Fig. 80, oben rechts Fig. 81.

B 70.

D—Th

Metatarsophalangealgelenke
(Sohlenseite).

Patient (in Seitenlage): Fuß und Unterschenkel der oberen Seite liegen schlaff auf dem Massagetisch.

Arzt steht hinter dem Patienten fußwärts gewandt:

A: kopfwärtige Hand stützt die Finger am Fußrücken auf und knetet mit dem Daumen auf der Sohlenseite die Zehenwurzel und die Zwischenknochenräume einzeln nacheinander.

Getroffene Gebilde:

Aponeurosis plantaris, besonders deren
Fasciculi transversi,
M. flexor digitorum longus }
M. flexor digitorum brevis } Sehnen und Sehnenscheiden,
M. flexor hallucis longus }
M. flexor hallucis brevis }
M. lumbricales pedis,
Bb. mm. lumbricalium pedis,
M. adductor hallucis (caput transversum),
Mm. interossei plantares,
Bb. intermetatarsophalangeae,
Artt. metatarsophalangeae.

D—Th

B 71.
Metatarsophalangealgelenke
(Fußrückenseite)
Mm. interossei.

(Arzt **hinter** dem Patienten.)

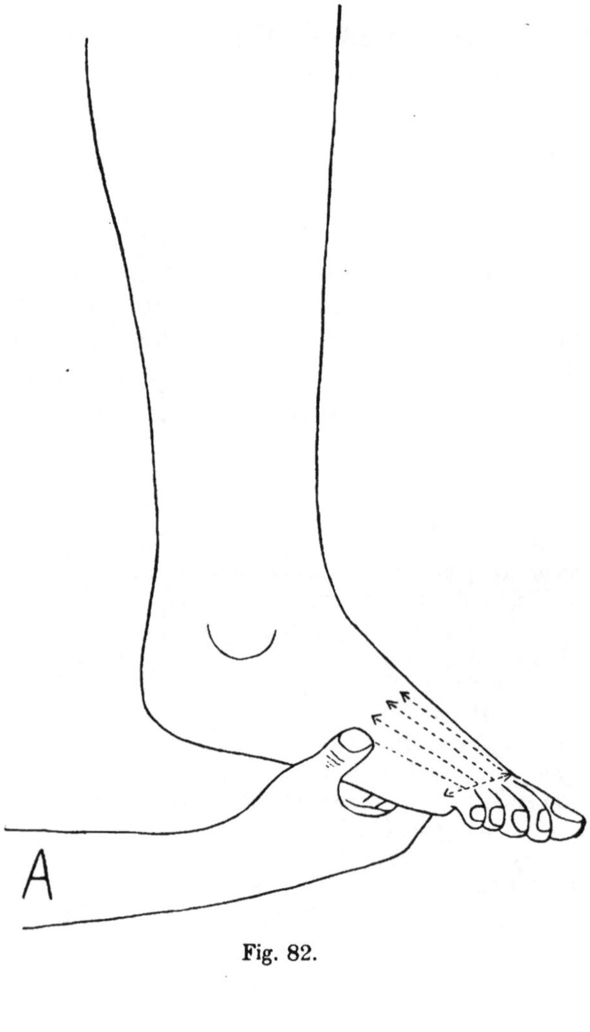

Fig. 82.

B 71.

D—Th

Metatarsophalangealgelenke
(Fußrückenseite)
Mm. interossei.

Patient (in Seitenlage): Fuß und Unterschenkel der oberen Seite liegen schlaff auf dem Massagetisch.

Arzt steht hinter dem Patienten kopfwärts gewandt:

A: fußwärtige Hand stützt die Finger an der Fußsohle auf und knetet mit dem Daumen auf dem Fußrücken die Zehenwurzelgelenke und die Zwischenknochenräume einzeln nacheinander.

Getroffene Gebilde:

M. extensor digitorum longus, M. extensor digitorum brevis, M. extensor hallucis longus, M. extensor hallucis brevis } Sehnen,
M. interossei dorsales,
Artt. metatarsophalangeae,
Bb. intermetatarsophalangeae.

Bemerkung. Die Metatarsophalangealgelenke werden in manchen Fällen zweckmäßiger in Bauchlage (Lagerung siehe Band I, Fig. 58, S. 168) von Sohlen- und Fußrückenseite zugleich zwischen Daumen und Fingerspitzen massiert.

D—Th

B 71.

Metatarsophalangealgelenke
(Fußrückenseite)
Mm. interossei.

(Arzt **hinter** dem Patienten.)

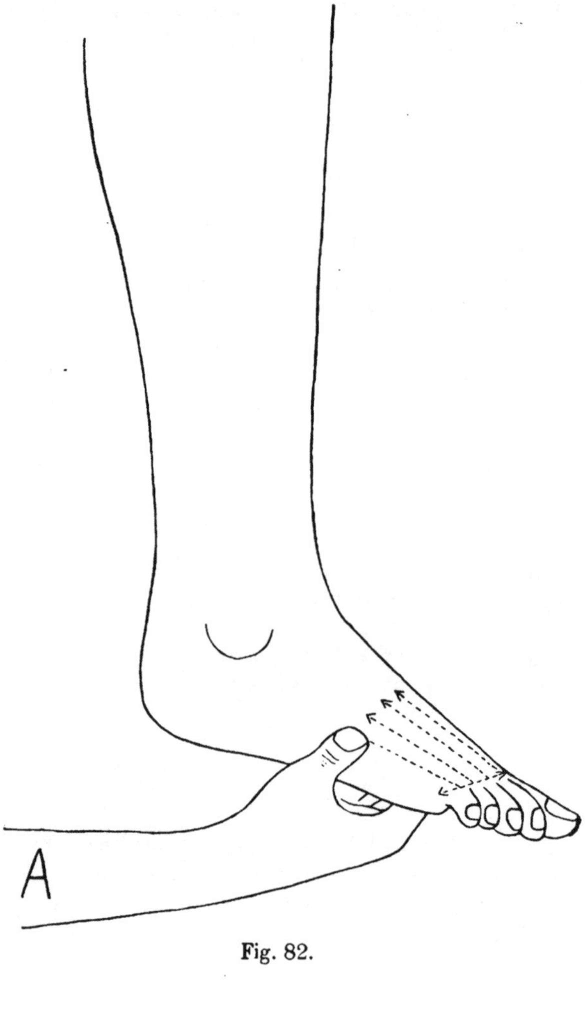

Fig. 82.

D—Th

B 71.
Metatarsophalangealgelenke
(Fußrückenseite)
Mm. interossei.

Patient (in Seitenlage): Fuß und Unterschenkel der oberen Seite liegen schlaff auf dem Massagetisch.

Arzt steht hinter dem Patienten kopfwärts gewandt:

A: fußwärtige Hand stützt die Finger an der Fußsohle auf und knetet mit dem Daumen auf dem Fußrücken die Zehenwurzelgelenke und die Zwischenknochenräume einzeln nacheinander.

Getroffene Gebilde:

M. extensor digitorum longus
M. extensor digitorum brevis
M. extensor hallucis longus
M. extensor hallucis brevis } Sehnen,
M. interossei dorsales,
Artt. metatarsophalangeae,
Bb. intermetatarsophalangeae.

Bemerkung. Die Metatarsophalangealgelenke werden in manchen Fällen zweckmäßiger in Bauchlage (Lagerung siehe Band I, Fig. 58, S. 168) von Sohlen- und Fußrückenseite zugleich zwischen Daumen und Fingerspitzen massiert.

D—Th

B 73.
Laterale Sohlenmuskulatur.
(Arzt **hinter** dem Patienten.)

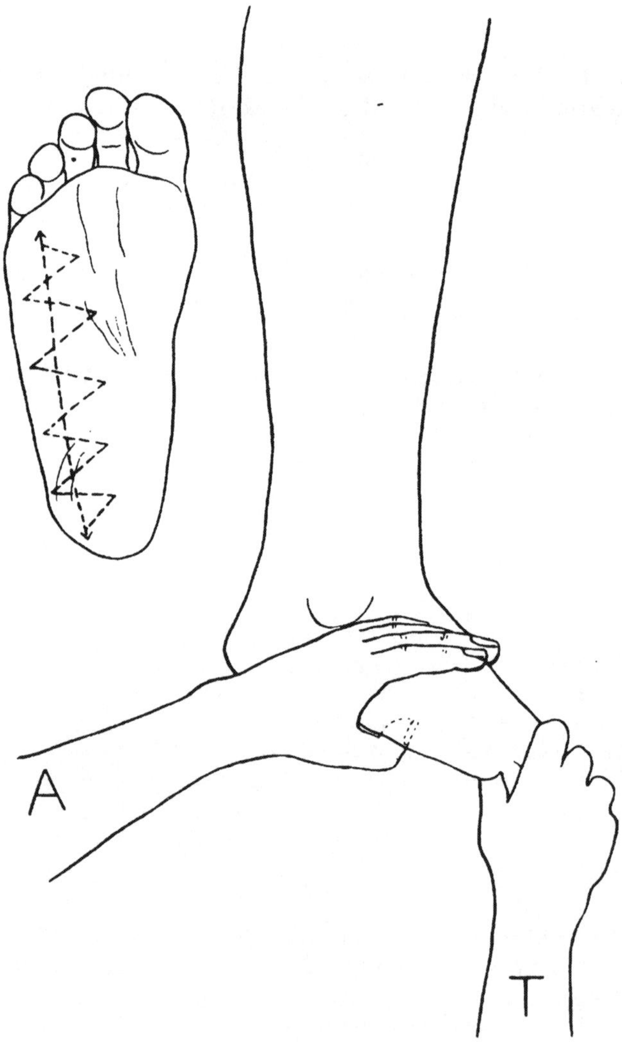

Fig. 84, oben links Fig. 85.

D—Th

B 73.
Laterale Sohlenmuskulatur.

Patient (in Seitenlage): Fuß und Unterschenkel der oberen Seite liegen schlaff auf dem Massagetisch.

Arzt steht hinter dem Patienten kopfwärts gewandt:
T: fußwärtige Hand beugt die Zehen sohlenwärts;
A: kopfwärtige Hand stützt die Finger auf den Fußrücken, setzt die Spitze des Daumens medial von der Tuberositas ossis metatarsi V in die Fußsohle und streicht von hier in Längs- und Querzügen zehen- und fersenwärts hin und zurück.

Getroffene Gebilde:

Aponeurosis plantaris,
M. abductor digiti V,
M. flexor digiti V brevis,
M. opponens digiti V,
M. quadratus plantae,
M. adductor hallucis (caput obliquum),
Mm. interossei plantares II et III,
M. peronaeus longus
M. flexor digitorum longus } Sehnen und Sehnenscheiden,
M. flexor digitorum brevis
M. lumbricales,
Lig. plantare longum,
Art. tarsometatarsea digiti V.

D—Th

B 74.

Fußrückenmuskeln und -gelenke.

(Arzt **hinter** dem Patienten.)

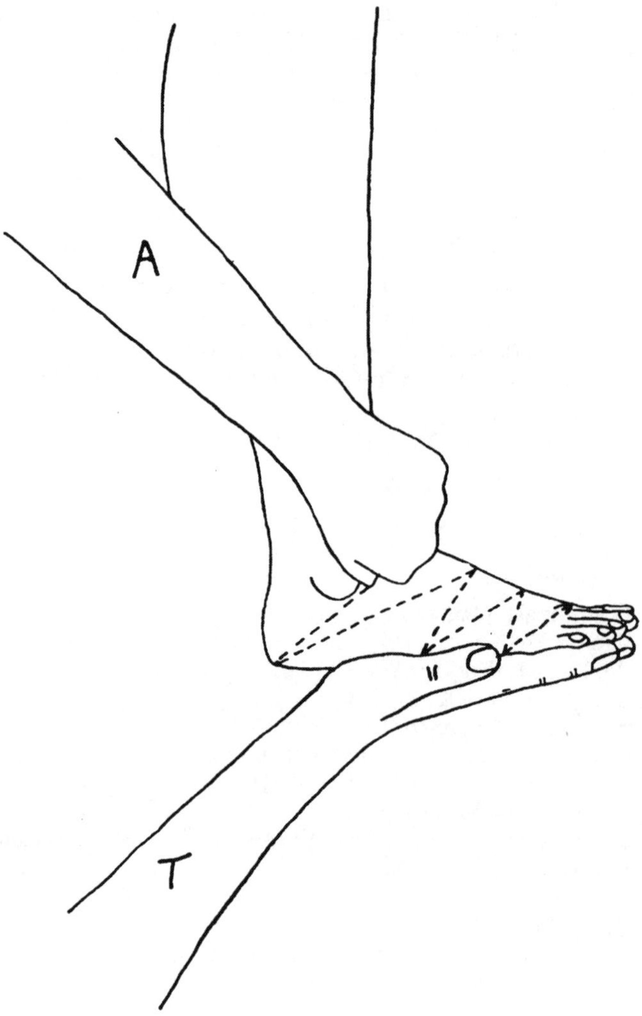

Fig. 86.

B 74.

D—Th

Fußrückenmuskeln und -gelenke.

Patient (in Seitenlage): der Unterschenkel der oberen Seite liegt schlaff auf dem Massagetisch.

Arzt steht hinter dem Patienten kopfwärts gewandt:

T: fußwärtige Hand legt sich flach gegen die Fußsohle des Patienten, diese stützend;

A: kopfwärtige Hand, zur Faust geballt, streicht mit dem Daumenknöchel in Querzügen über den ganzen Fußrücken von den Zehen bis zum Sprunggelenk.

Getroffene Gebilde:

M. abductor digiti V.
M. extensor digitorum longus (Sehnen und Sehnenscheide),
M. extensor digitorum brevis,
M. extensor hallucis longus (Sehnen und Sehnenscheide),
M. extensor hallucis brevis,
Mm. interossei dorsales,
M. peronaeus longus } Sehnen und Sehnenscheide.
M. peronaeus brevis }
Lig. cruciatum cruris,
Retinaculum mm. peronaeorum inferius,
Artt. metatarsophalangeae,
Artt. tarsometatarseae,
Artt. intertarseae,
Ligg. tarsi dorsalia.

D—Th

B 75.

Oberes Sprunggelenk

(laterale Seite).

(Arzt **hinter** dem Patienten.)

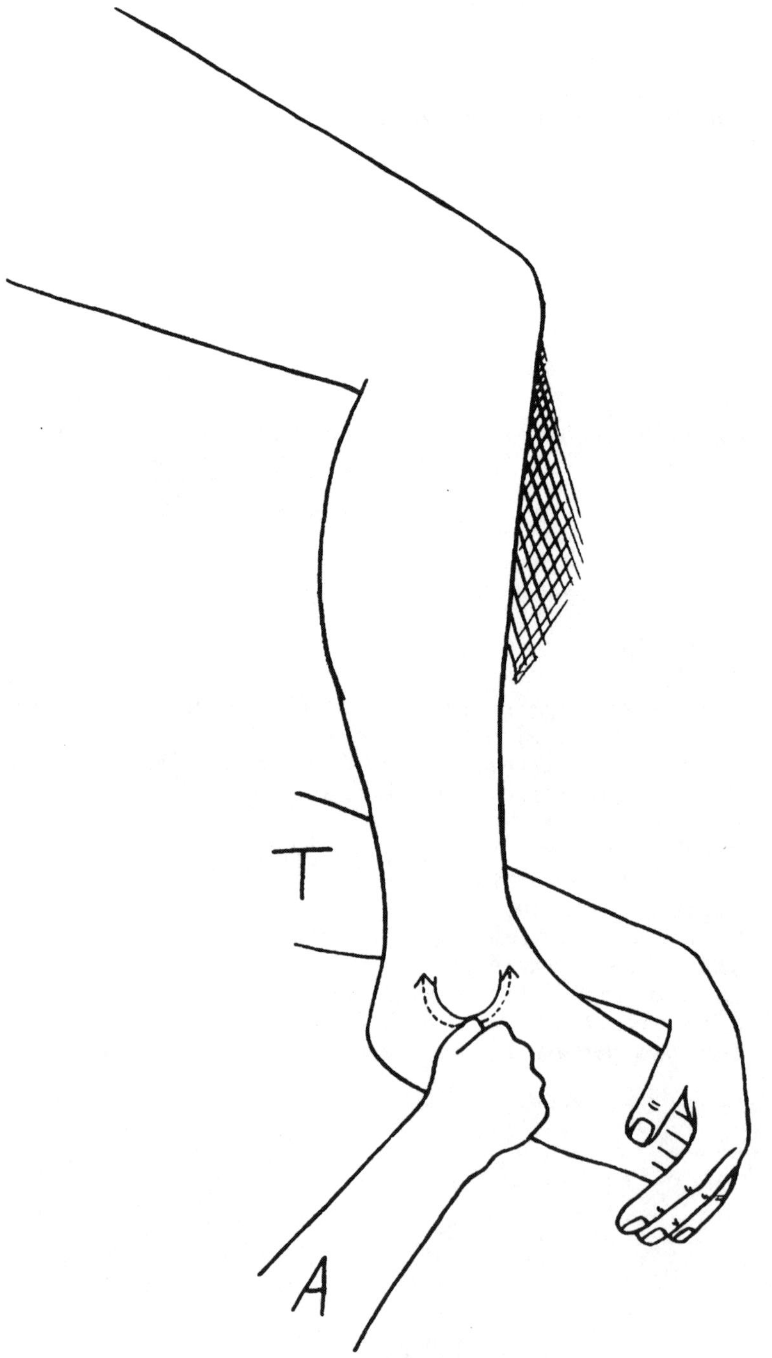

Fig. 87.

B 75. D—Th

Oberes Sprunggelenk
(laterale Seite).

Patient (in Seitenlage): das Knie der oberen Seite liegt schlaff auf dem Massagetisch.

Arzt steht hinter dem Patienten fußwärts gewandt:

T: kopfwärtige Hand umgreift von unten her den Fuß, hebt ihn und knickt mit den Fingern die Fußspitze abwärts gegen die Tischfläche;

A: fußwärtige Hand, zur Faust geballt, umstreicht mit dem Daumenknöchel den Außenknöchel, möglichst tief in die Buchten des Gelenkes hineinbohrend.

Getroffene Gebilde:

Retinacula mm. peronaeorum superius et inferius,
Lig. cruciatum cruris,
M. peronaeus longus, M. peronaeus brevis } Sehnen und Sehnenscheide,
M. extensor digitorum longus, M. extensor hallucis longus, M. tibialis anterior } mit Sehnenscheiden,
Capsula articularis talocruralis,
Lig. malleoli lateralis anterius,
Lig. malleoli lateralis posterius,
Lig. talofibulare anterius,
Lig. talofibulare posterius,
Lig. calcaneofibulare,
Ligg. talocalcanea.

Bemerkung. Der Griff kann auch in der Weise ausgeführt werden, daß der Arzt sich mit dem Rücken gegen den Patienten kopfwärts gewandt auf den Massagetisch setzt, den Fuß auf seinen kopfwärtigen Oberschenkel legt, die die Fußspitze mit der fußwärtigen Hand abwärts knickt und mit der Daumenspitze oder dem Daumenknöchel der kopfwärtigen Hand den Außenknöchel umstreicht.

D—Th

B 76.

M. extensor hallucis longus, Syndesmosis tibiofibularis.

(Arzt **hinter** dem Patienten.)

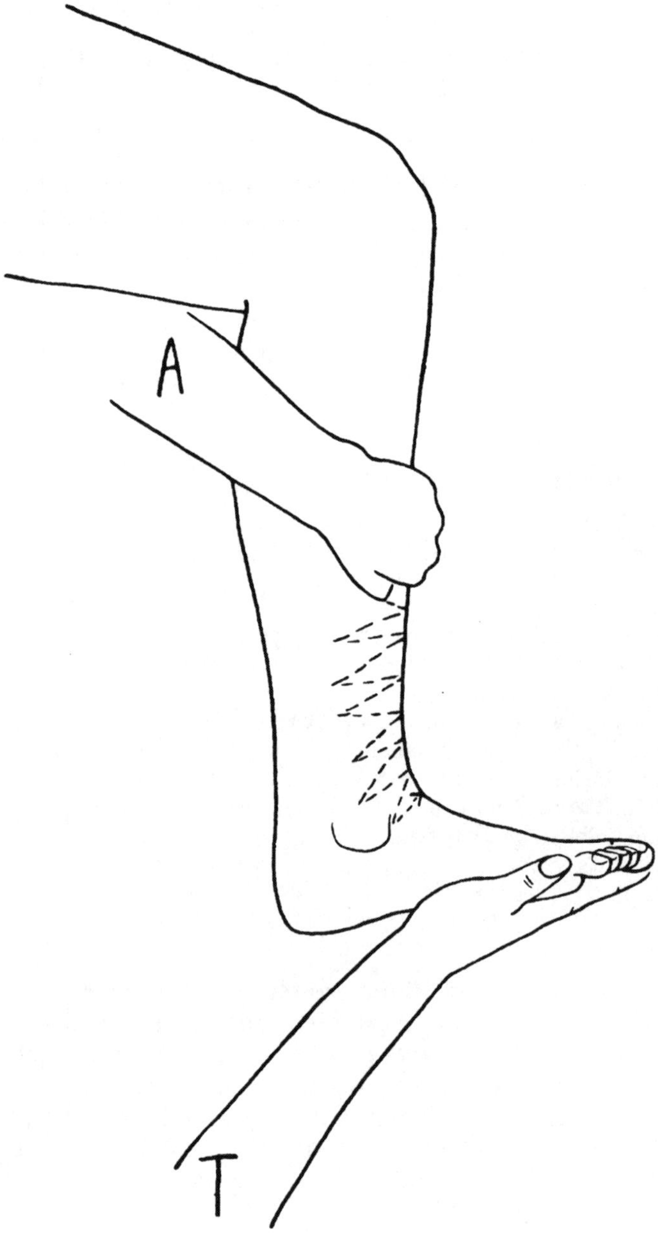

Fig. 88.

B 76.

D—Th

M. extensor hallucis longus, Syndesmosis tibiofibularis.

Patient (in Seitenlage): das Knie der oberen Seite ist leicht gebeugt, Knie und Unterschenkel liegen schlaff auf dem Massagetisch.

Arzt steht hinter dem Patienten fußwärts gewandt:

T: fußwärtige Hand drückt von der Sohle her den Fuß in starke Dorsalbeugung;

A: kopfwärtige Hand, zur Faust geballt, streicht mit dem Daumenknöchel zwischen Schien- und Wadenbein in Querzügen aufwärts vom Talokruralgelenk bis zur Mitte des Unterschenkels.

Getroffene Gebilde:

Lig. transversum cruris,
Lig. cruciatum cruris,
M. extensor hallucis longus ⎫
M. extensor digitorum longus ⎬ mit Sehnenscheiden,
M. tibialis anterior ⎭
Lig. malleoli lateralis anterius,
Syndesmosis tibiofibularis,
Art. talocruralis,
M. peronaeus brevis,
Membrana interossea cruris.

Bemerkung. Die sehr wichtige Syndesmosis tibiofibularis ist nur bei völliger Entspannung der Streckmuskulatur zu erreichen. Die Entspannung derselben kann der Patient, wenn nötig, noch dadurch unterstützen, daß er mit den Zehen gegen die T-Hand tritt.

D—Th

B 77.

Mm. tibialis anterior und extensor digitorum longus.

(Arzt **hinter** dem Patienten.)

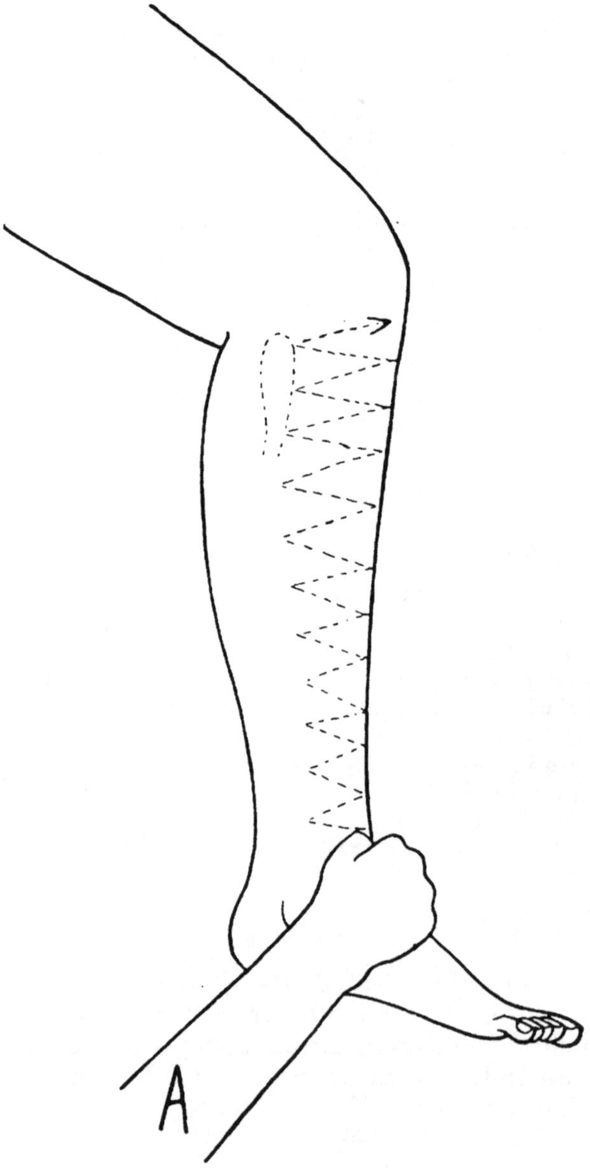

Fig. 89.

B 77.

D—Th

Mm. tibialis anterior und extensor digitorum longus.

Patient (in Seitenlage): das Knie der oberen Seite ist leicht gebeugt, Knie und Unterschenkel liegen schlaff auf dem Massagetisch.

Arzt steht hinter dem Patienten kopfwärts gewandt:

A: fußwärtige Hand, zur Faust geballt, streicht mit dem Daumenknöchel zwischen Schien- und Wadenbein in Querzügen aufwärts vom Sprunggelenk bis zum Knie.

Getroffene Gebilde:

Lig. transversum cruris,
M. extensor hallucis longus,
M. extensor digitorum longus,
M. tibialis anterior,
M. peronaeus brevis,
M. peronaeus longus,
Septum intermusculare anterius,
Membrana interossea cruris,
Art. tibiofibularis,
Lig. capituli fibulae.

Bemerkung. Besonders wichtig sind die nur durch tiefen Druck erreichbaren Insertionen lateral von der Tuberositas tibiae.

D—Th

B 78.

Mm. peronaei.

(Arzt **hinter** dem Patienten.)

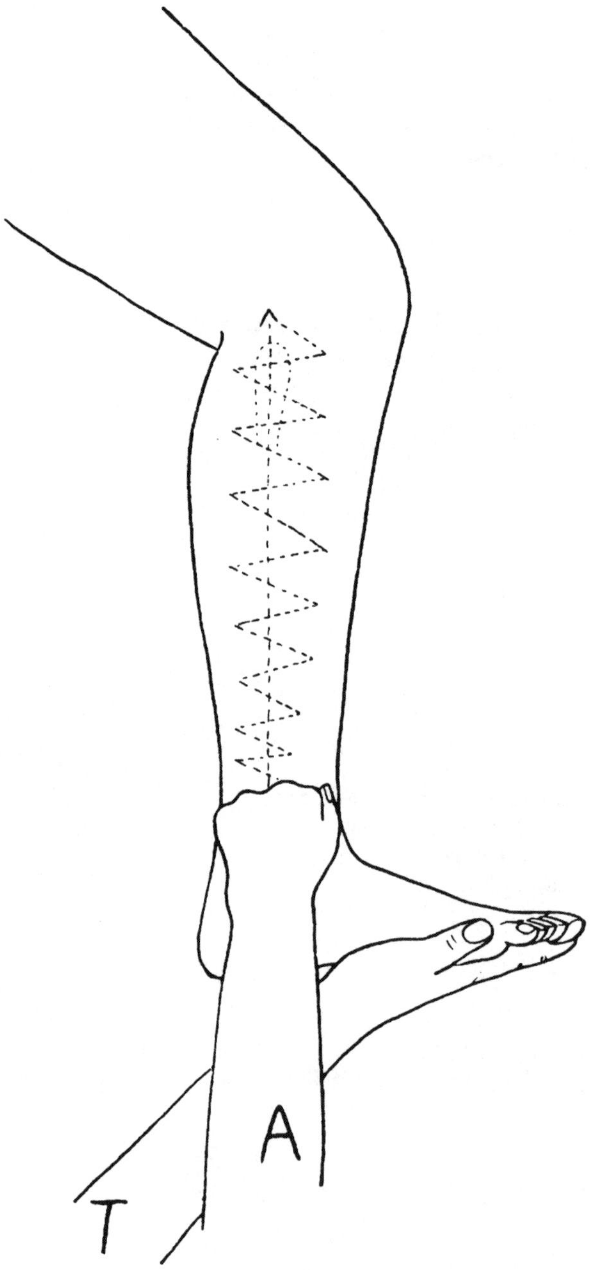

Fig. 90.

B 78.

D—Th

Mm. peronaei.

Patient (in Seitenlage): das Bein der oberen Seite liegt, im Knie leicht gebeugt, schlaff auf dem Massagetisch.

Arzt steht hinter dem Patienten kopfwärts gewandt:

T: fußwärtige Hand drückt von der Sohle her den Fuß in Dorsalbeugung;

A kopfwärtige Hand, zur Faust geballt, streicht mit den Knöcheln in Längs- und Querzügen die Fibula entlang vom Malleolus lateralis bis über das Capitulum fibulae weg.

Getroffene Gebilde:

B. subcutanea malleoli lateralis,
Retinaculum mm. perinaeorum superius,
Lig. transversum cruris,
M. peronaeus longus,
M. peronaeus brevis,
M. soleus,
M. extensor digitorum longus,
Septum intermusculare anterius,
Septum intermusculare posterius,
M. biceps femoris (Endsehne),
B. m. bicipitis femoris inferior,
Lig. collaterale fibulare.

D—Th

B 79.

Wadenmuskulatur.

(Arzt **hinter** dem Patienten.)

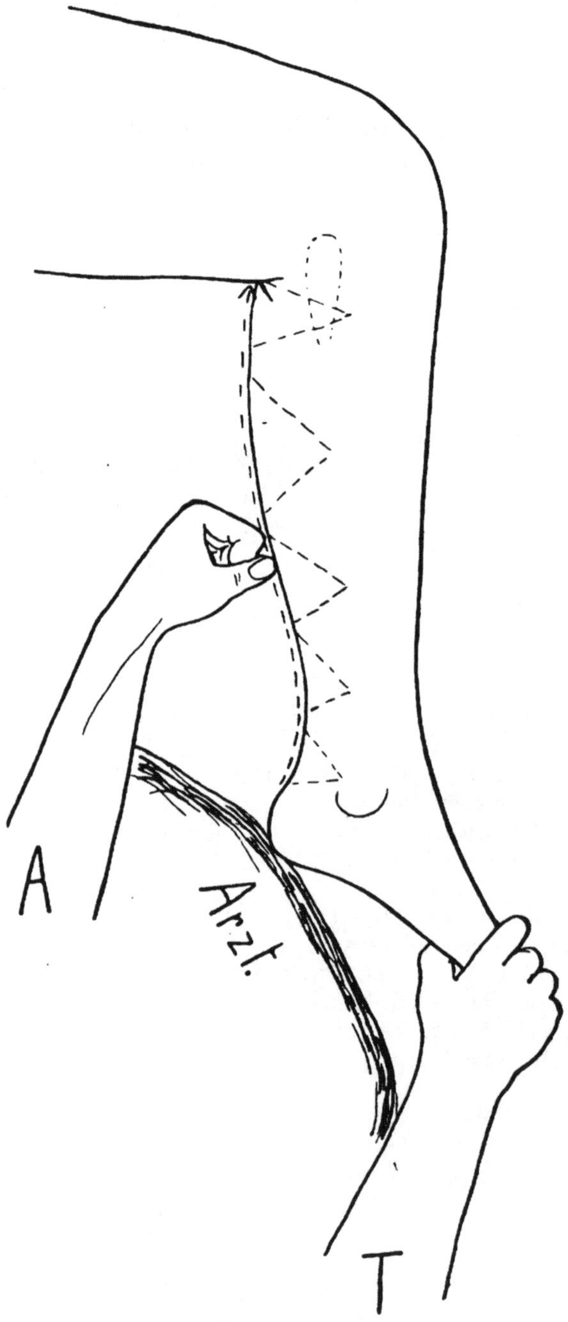

Fig. 91.

B 79.

D—Th

Wadenmuskulatur.

Patient (in Seitenlage): das Knie der oberen Seite ist rechtwinklig gebeugt; Oberschenkel und Knie liegen schlaff auf dem Massagetisch.

Arzt steht hinter dem Patienten kopfwärts gewandt:

T: fußwärtige Hand umfaßt den Vorderfuß, hebt mit ihm den Unterschenkel und stützt die Ferse gegen den Leib des Arztes;

A: kopfwärtige Hand, zur Faust geballt, streicht in Längs- und Querzügen über die Wade von der Ferse bis zur Kniekehle.

Getroffene Gebilde:

B. subcutanea tendinis calcanei (Achillis),
Tendo calcaneus (Achillis),
B. tendinis calcanei (Achillis),
Lig. laciniatum,
Retinaculum mm. peronaeorum superius,
Art. talocruralis,
M. gastrocnemius,
M. plantaris,
M. soleus,
M. popliteus,
M. flexor digitorum longus,
M. flexor hallucis longus,
M. peronaeus longus,
M. peronaeus brevis,
Septum intermusculare posterius,
M. tibialis posterior.

Bemerkung. Besonders zu berücksichtigen ist die Muskulatur an der medialen Kante der Tibia und der lateralen Kante der Fibula im oberen Drittel der Wade.

D—Th

B 80.

Proximale Insertionen und Schleimbeutel des M. gastrocnemius.

(Arzt **hinter** dem Patienten.)

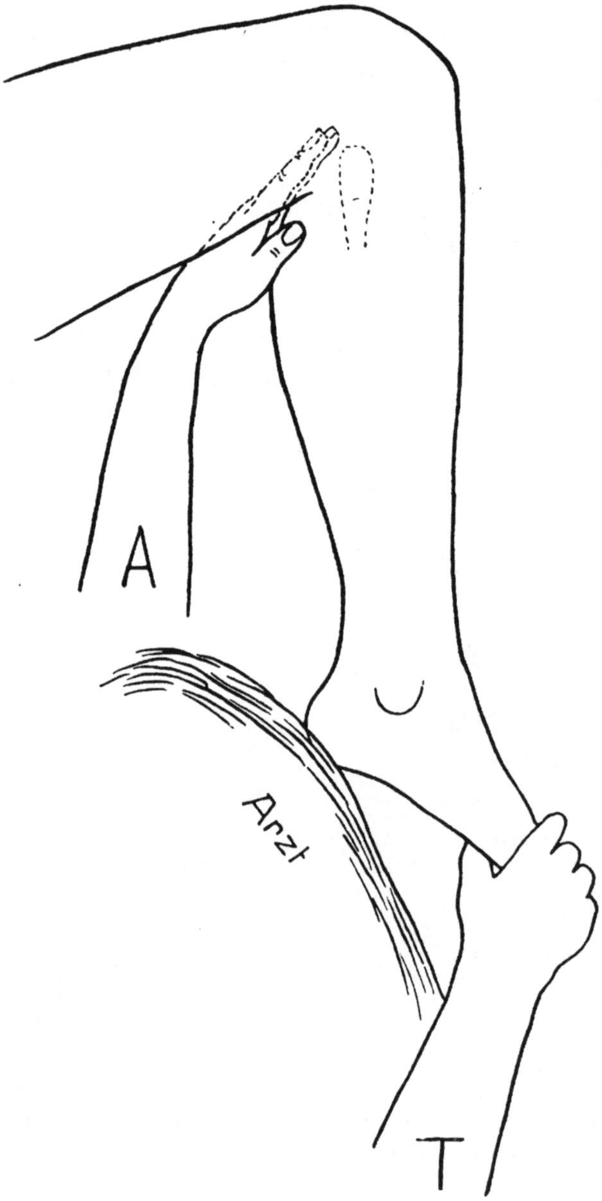

Fig. 92.

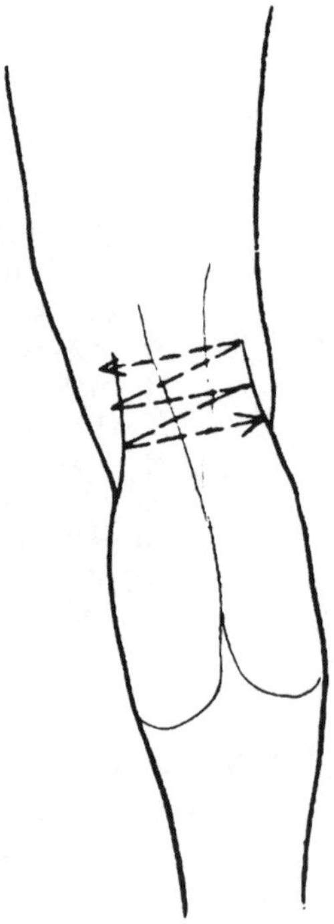

Fig. 93.

B 80.

D—Th

Proximale Insertionen und Schleimbeutel des M. gastrocnemius.

Patient (in Seitenlage zur Bauchlage geneigt): das Knie der oberen Seite ist spitzwinklig gebeugt; Oberschenkel und Knie liegen schlaff auf dem Massagetisch.

Arzt steht hinter dem Patienten kopfwärts gewandt:
T: fußwärtige Hand umfaßt den Vorderfuß, hebt mit ihm den Unterschenkel und stützt die Ferse gegen den Leib des Arztes;
A: kopfwärtige Hand durchknetet mit den Fingerspitzen oder dem Daumen die Kniekehle in querer Richtung.

Getroffene Gebilde:

Fascia lata,
M. gastrocnemius,
M. plantaris,
B. m. semimembranosi,
B. m. gastrocnemii medialis,
B. m. gastrocnemii lateralis,
M. popliteus,
B. m. poplitei,
M. biceps femoris,
B. bicipitogastrocnemialis,
B. m. bicipitis femoris inferior,
M. semitendinosus,
M. semimembranosus,
M. gracilis,
M. adductor magnus,
M. vastus medialis,
Capsula articularis genu,
Lig. popliteum arcuatum,
Lig. popliteum obliquum,
Ligg. cruciata posterius et anterius,
Menisci,
Art. tibiofibularis,
Lig. capituli fibulae,
Lig. collaterale fibulare,
Lig. collaterale tibiale.

D

B 81.

Adduktoren.

(Arzt **hinter** dem Patienten.)

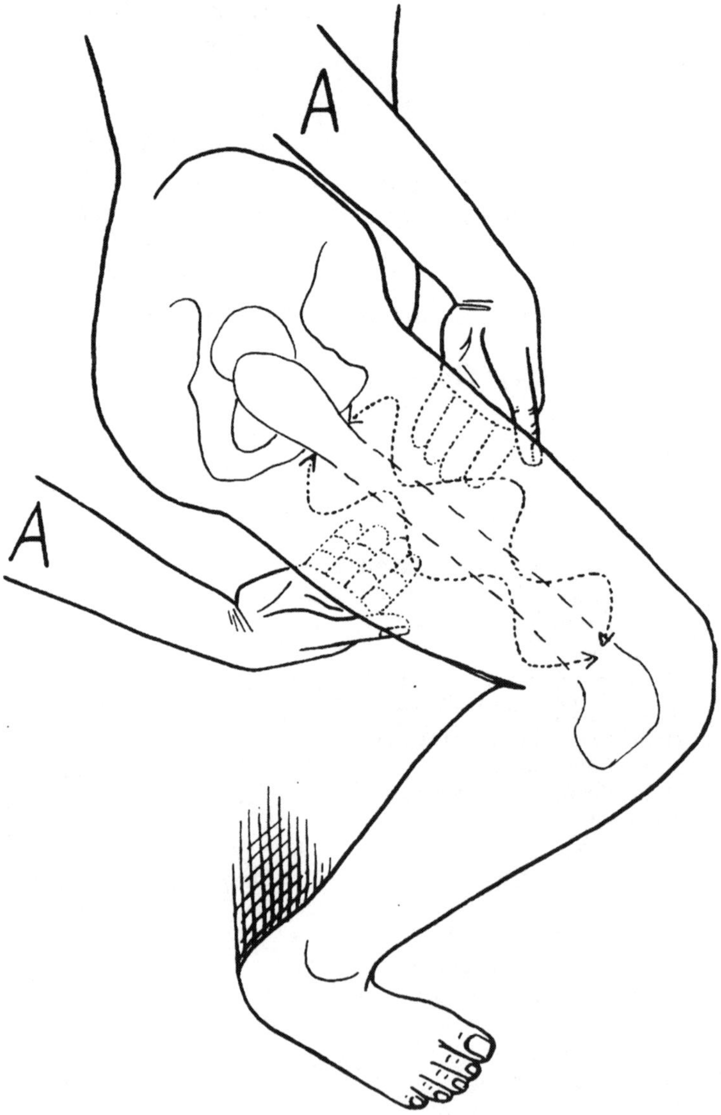

Fig. 94.

B 81.

D

Adduktoren.

Patient (in Seitenlage): der Fuß der oberen Seite steht auf dem Massagetisch, das Knie ist spitzwinklig gebeugt und hängt gegen die Tischplatte.

Arzt steht hinter dem Patienten fußwärts gewandt:

A: beide Hände, die kopfwärtige von der Bauchseite, die fußwärtige von der Rückseite des Patienten her, umgreifen den Oberschenkel und durchkneten mit den Fingerspitzen einander entgegenarbeitend, die Innenseite desselben vom Knie bis zur Seite.

Getroffene Gebilde:

Fascia lata,
M. semitendinosus,
M. semimembranosus,
M. gracilis,
M. sartorius,
M. vastus medialis,
M. adductor magnus,
Canalis adductorius (Hunteri),
M. biceps femoris (caput longum),
M. adductor longus,
M. adductor brevis,
M. adductor minimus,
M. pectineus,
M. iliopsoas,
M. quadratus femoris,
M. obdurator externus.

D—Th

B 82.

Distale Insertionen der Adduktoren und Beuger.

(Arzt **hinter** dem Patienten.)

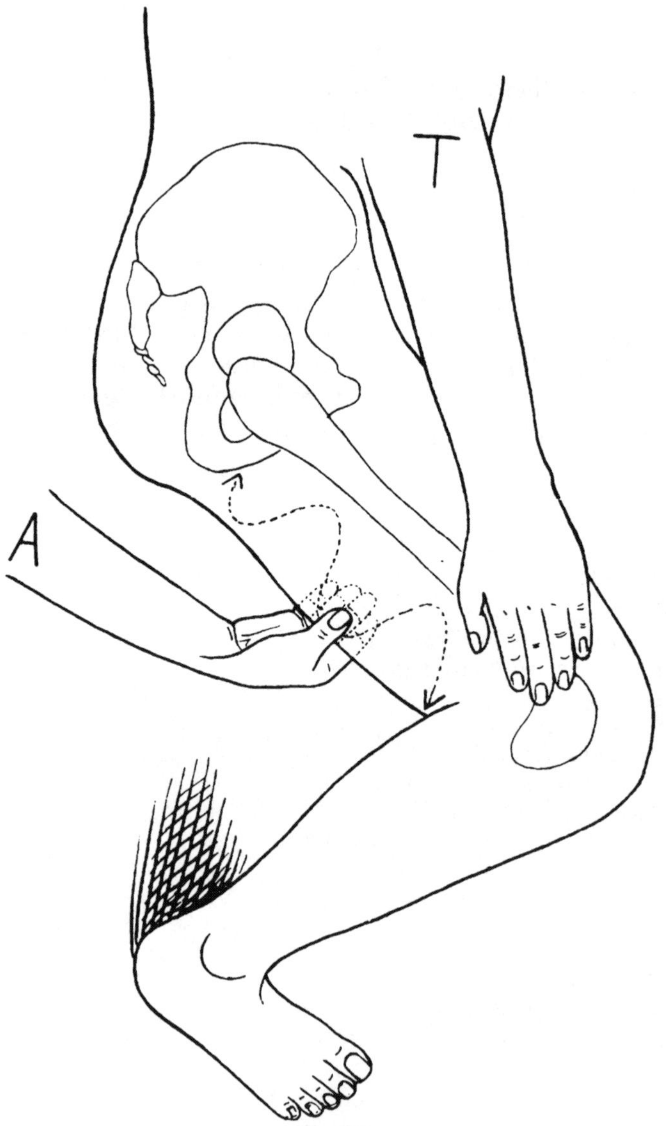

Fig. 95.

B 82.

D—Th

Distale Insertionen der Adduktoren und Beuger.

Patient (in Seitenlage): der Fuß der oberen Seite steht auf dem Massagetisch, das Knie ist spitzwinklig gebeugt und hängt gegen die Tischplatte.

Arzt steht hinter dem Patienten fußwärts gewandt:

T: kopfwärtige Hand drückt den Oberschenkel auf die Tischplatte zu;

A: fußwärtige Hand faßt von hinten und unten her möglichst tief greifend den Wulst der Adduktoren und Beuger über der medialen Seite des Knies zwischen Daumen und Finger und knetet ihn vom Knie bis zur Leiste durch.

Getroffene Gebilde:

Fascia lata,
M. semitendinosus,
M. semimembranosus,
M. gracilis,
M. sartorius,
M. vastus medialis,
M. adductor magnus,
M. biceps femoris (caput longum),
M. adductor longus,
M. adductor brevis,
M. adductor minimus,
M. pectineus.

Bemerkung. Besonders wichtig ist das distale Ende des Wulstes dicht oberhalb des Knies.

Th

B 83.

M. vastus medialis und distale Insertionen der Adduktoren.

(Arzt **hinter** dem Patienten.)

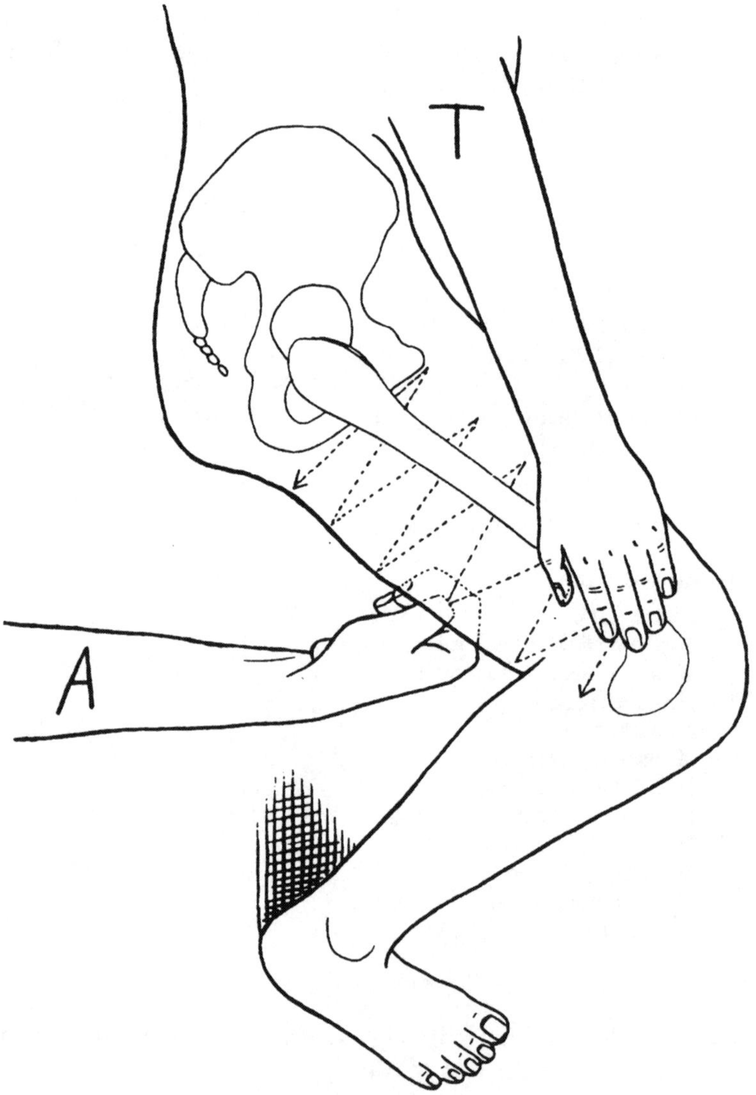

Fig. 96.

B 83.

Th

M. vastus medialis und distale Insertionen der Adduktoren.

Patient (in Seitenlage): der Fuß der oberen Seite steht auf dem Massagetisch, das Knie ist spitzwinklig gebeugt und hängt gegen die Tischplatte.

Arzt steht hinter dem Patienten fußwärts gewandt:
T: kopfwärtige Hand drückt den Oberschenkel auf die Tischplatte zu;
A: fußwärtige Hand, zur Faust geballt, greift von der Rückseite des Patienten her unter den Oberschenkel und streicht mit dem Daumenknöchel in Querzügen über die Innenseite desselben vom Knie bis zur Leiste, möglichst gegen den Femur drückend.

Getroffene Gebilde:

Fascia lata,
M. semitendinosus,
M. semimembranosus,
M. gracilis,
M. sartorius,
M. vastus medialis,
M. adductor magnus,
Canalis adductorius (Hunteri),
M. biceps femoris (caput longum),
M. adductor longus,
M. adductor brevis,
M. adductor minimus,
M. pectineus,
M. iliopsoas,
M. quadratus femoris,
M. obturator externus.

Bemerkung. Dieser Griff wird angewandt, wenn bei dem Griff B 38 keine genügende Entspannung der Muskulatur erreichbar ist.

D—Th

B 84.
Muskelinsertionen und Schleimbeutel am Capitulum fibulae.
(Arzt **hinter** dem Patienten.)

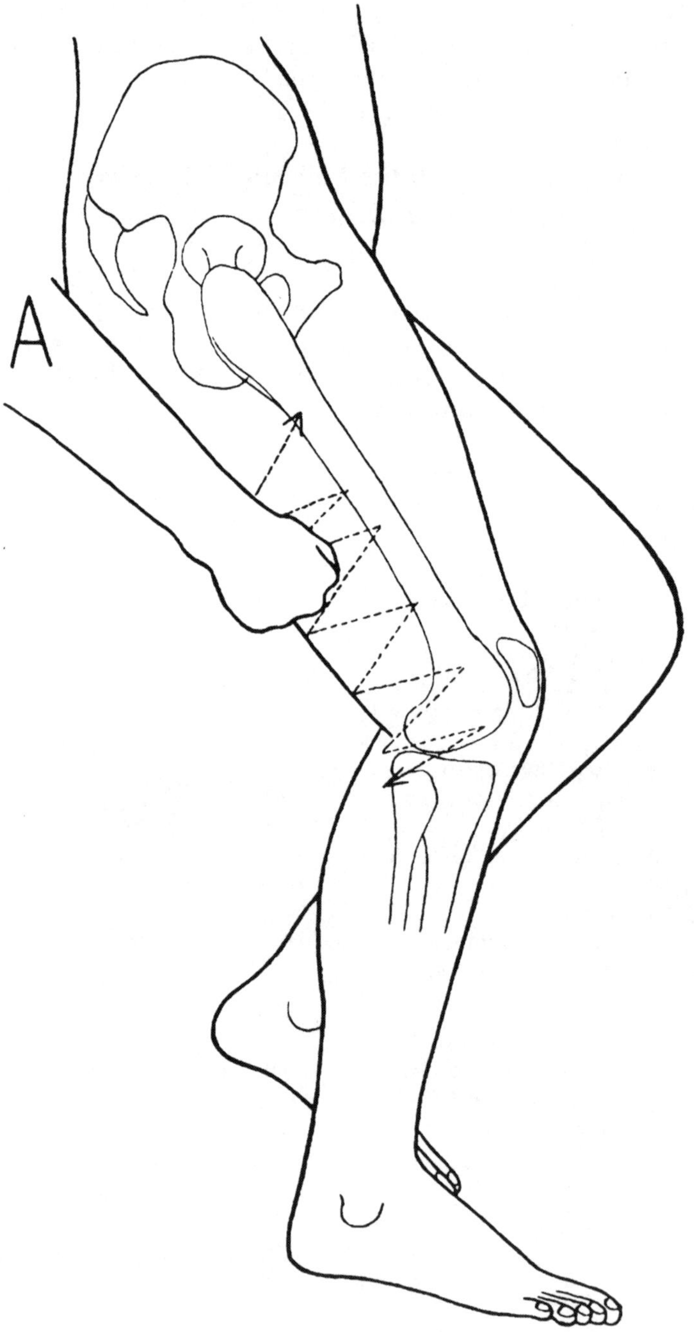

Fig. 97.

B 84. D—Th

Muskelinsertionen und Schleimbeutel am Capitulum fibulae.

Patient (in Seitenlage zur Bauchlage geneigt): das Bein der unteren Seite liegt, im Knie gebeugt, auf dem Massagetisch; das Bein der oberen Seite, in Hüfte und Knie gebeugt, liegt auf dem der unteren.

Arzt steht hinter dem Patienten fußwärts gewandt:

A: fußwärtige Hand streicht mit den Knöcheln der geballten Faust in kurzen Querzügen von der Mitte des Oberschenkels abwärts zum Capitulum fibulae.

Getroffene Gebilde:

Fascia lata,
Tractus iliotibialis,
M. biceps femoris,
M. vastus lateralis,
M. articularis genu,
B. suprapatellaris,
M. gastrocnemius (caput laterale),
M. plantaris,
B. m. bicipitis femoris inferior,
B. bicipitogastrocnemialis,
Capsula articularis genu,
Lig. collaterale fibulare,
Meniscus lateralis,
M. popliteus.

D—Th

B 85.

M. vastus lateralis.

(Arzt **hinter** dem Patienten.)

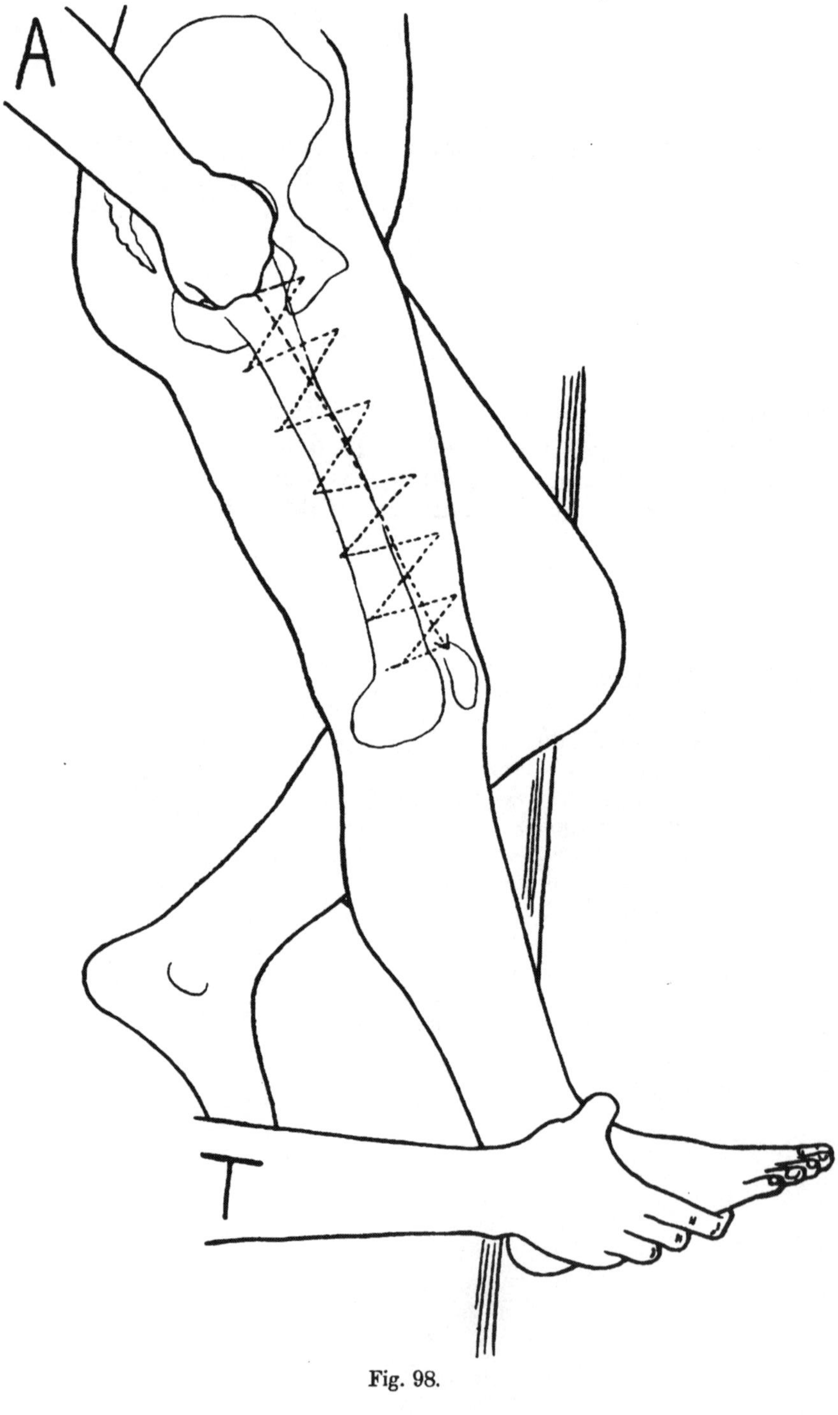

Fig. 98.

B 85. D—Th

M. vastus lateralis.

Patient (in Seitenlage zur Bauchlage geneigt): das Bein der unteren Seite liegt, im Knie gebeugt, auf dem Massagetisch; das Bein der oberen Seite liegt, in der Hüfte gebeugt, im Knie gestreckt, nach innen rotiert, auf dem der unteren; der Fuß desselben hängt über die vordere Kante des Tisches.

Arzt steht hinter dem Patienten fußwärts gewandt:

T: fußwärtige Hand faßt die Fußwurzel und hält mit dieser das Bein in Kniestreckung und Innenrotation;

A: kopfwärtige Hand streicht mit den Knöcheln der geballten Faust über die laterale Seite des Femur zwischen Trochanter major und Kniescheibe in Längs- und Querzügen hin und her.

Getroffene Gebilde:

Fascia lata,
Tractus iliotibialis,
M. vastus lateralis,
M. rectus femoris,
M. vastus intermedius,
M. articularis genu,
M. biceps femoris,
M. glutaeus maximus,
B. trochanterica m. glutaei maximi,
Bb. glutaeofemorales,
B. suprapatellaris.

Bemerkung. Die Muskulatur erschlafft nur bei Einwärtsdrehung des Beines vollständig.

D—Th

B 86.
Kniegelenk.

(Arzt **hinter** dem Patienten.)

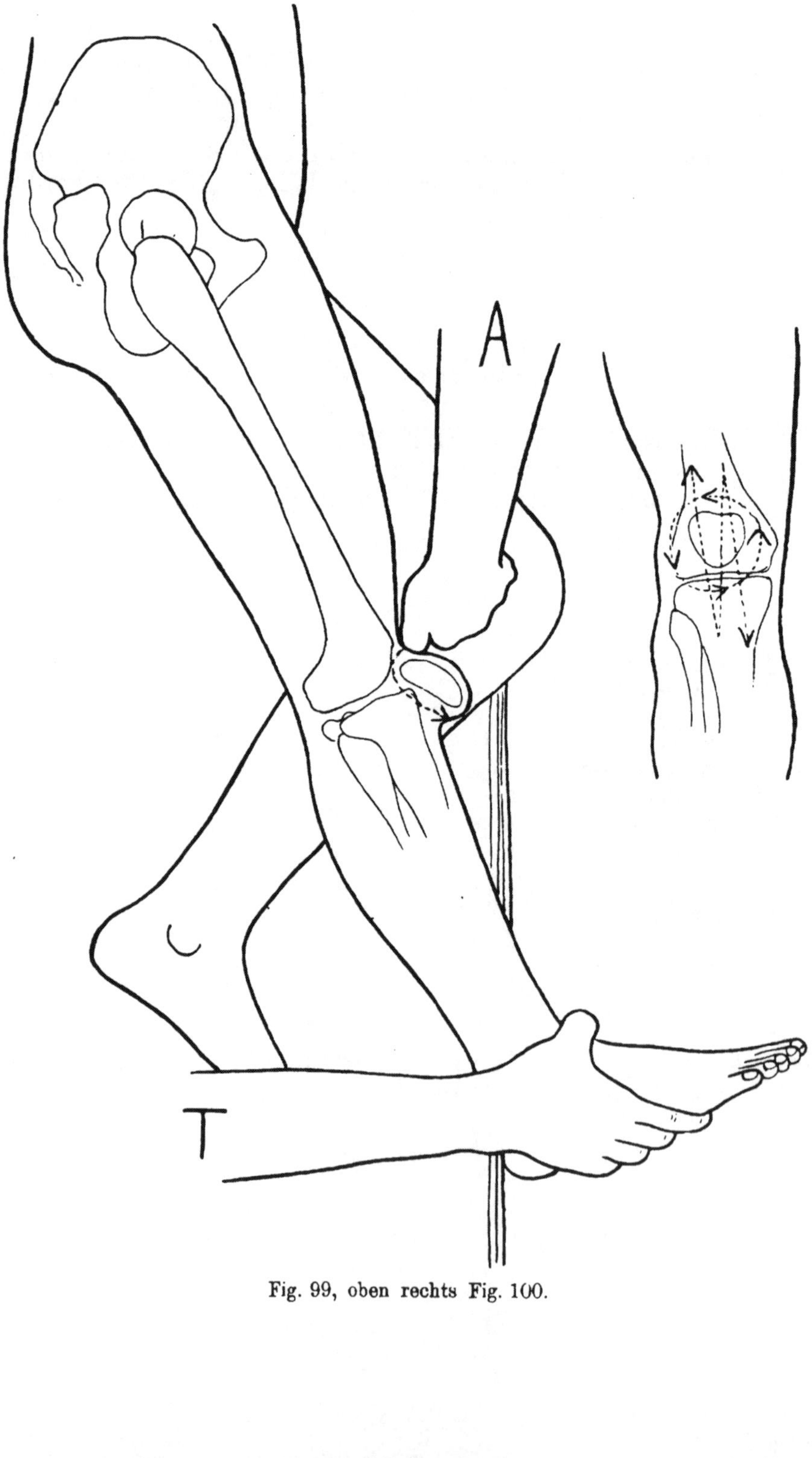

Fig. 99, oben rechts Fig. 100.

B 86.

D—Th

Kniegelenk.

Patient (in Seitenlage zur Bauchlage geneigt): das Bein der unteren Seite liegt, im Knie gebeugt, auf dem Massagetisch; das Bein der oberen Seite liegt, in der Hüfte leicht gebeugt, im Knie gestreckt, nach innen rotiert, auf dem der unteren; der Fuß desselben hängt über die vordere Kante des Tisches.

Arzt steht hinter dem Patienten fußwärts gewandt:

T: fußwärtige Hand faßt die Fußwurzel und hält mit dieser das Bein in Kniestreckung und Innenrotation;

A: kopfwärtige Hand fährt zuerst mit den Knöcheln der geballten Faust von oben nach unten über die Kniescheibe weg hin und her und umkreist dann mit dem Daumenknöchel die Kniescheibe, sie möglichst wegdrückend, um in das Innere des Gelenkes zu kommen.

Getroffene Gebilde:

M. vastus lateralis
M. rectus femoris
M. vastus medialis
M. vastus intermedius } M. quadriceps femoris,
Bb. praepatellares,
Retinacula patellae mediale et laterale,
Capsula articularis genu,
B. suprapatellaris,
Plicae alares,
Plica synovialis patellaris,
Menisci,
Lig. patellae,
B. infrapatellaris profunda,
Art. tibiofibularis,
Lig. capituli fibulae.

Bemerkung. Nur bei Einwärtsdrehung des Beines erschlafft die Muskulatur so weit, daß die Kniescheibe genügend beweglich wird.

D—Th

B 87.

Muskelinsertionen von den Spinae iliacae anteriores abwärts.

(Arzt **hinter** dem Patienten.)

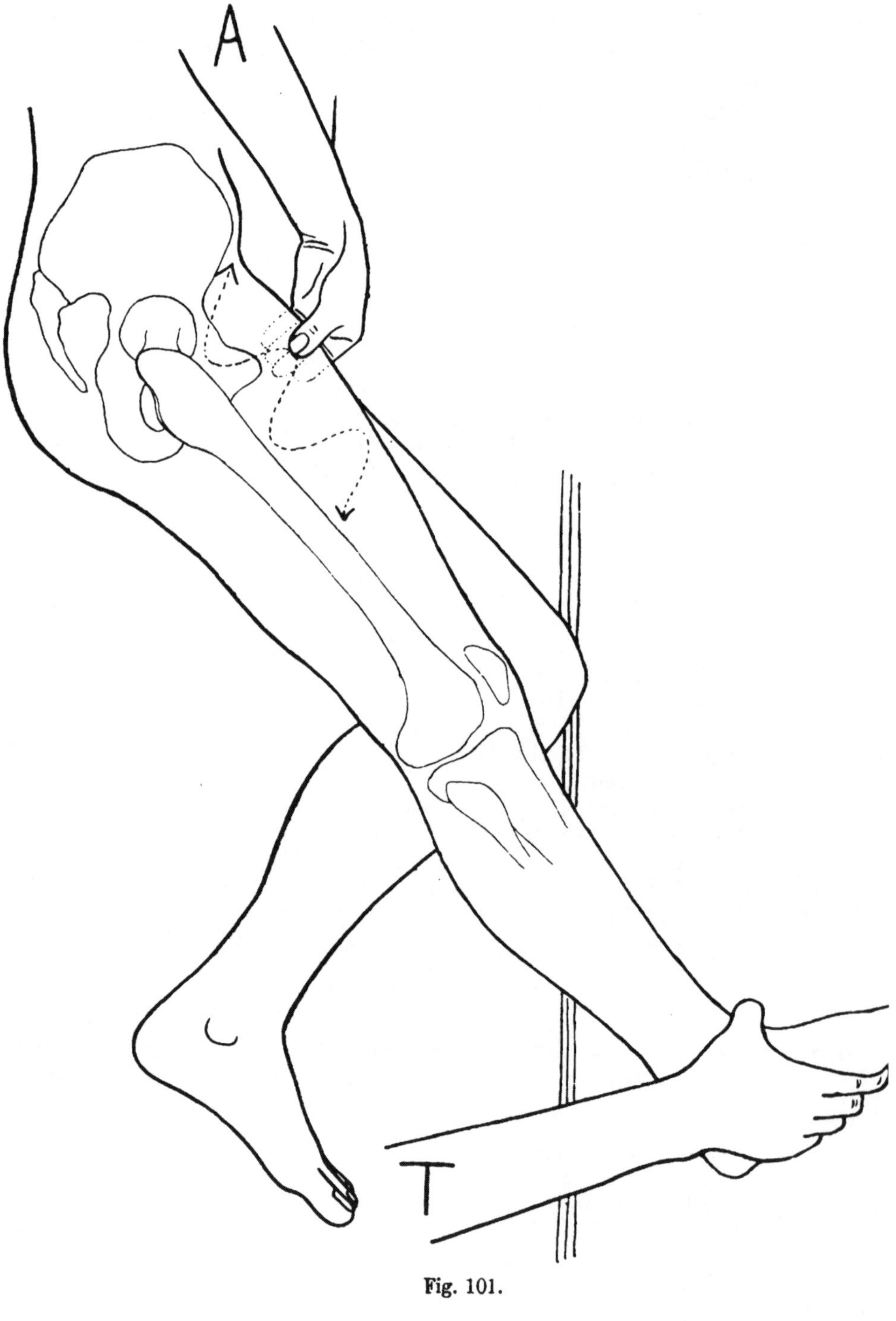

Fig. 101.

B 87.

D—Th

Muskelinsertionen von den Spinae iliacae anteriores abwärts.

Patient (in Seitenlage zur Bauchlage geneigt): das Bein der unteren Seite liegt, im Knie gebeugt, auf dem Massagetisch; das Bein der oberen Seite liegt, in der Hüfte gebeugt, im Knie gestreckt, nach innen rotiert, auf dem der unteren; der Fuß desselben hängt über die vordere Kante des Tisches.

Arzt steht hinter dem Patienten fußwärts gewandt:

T: fußwärtige Hand faßt die Fußwurzel, hält mit dieser das Bein in Kniestreckung und Innenrotation und drückt es möglichst weit nach vorn in starke Hüftbeugung;

A: kopfwärtige Hand faßt den von der Spina anterior superior ossis ilei abwärts gehenden Muskelwulst zwischen Daumen und Fingerspitzen und knetet ihn möglichst tief greifend bis zur Mitte des Oberschenkels durch.

Getroffene Gebilde:

Fascia lata,
M. tensor fasciae latae,
M. glutaeus medius,
M. glutaeus minimus,
M. glutaeus maximus,
M. sartorius,
M. rectus femoris,
B. m. recti femoris,
M. iliopsoas,
M. vastus medialis,
M. vastus lateralis,
M. vastus intermedius.

Bemerkung. Die Muskulatur erschlafft nur bei Innenrotation des Beines genügend.

D—Th

B 88.

Mm. rectus femoris und vastus intermedius.

(Arzt **hinter** dem Patienten.)

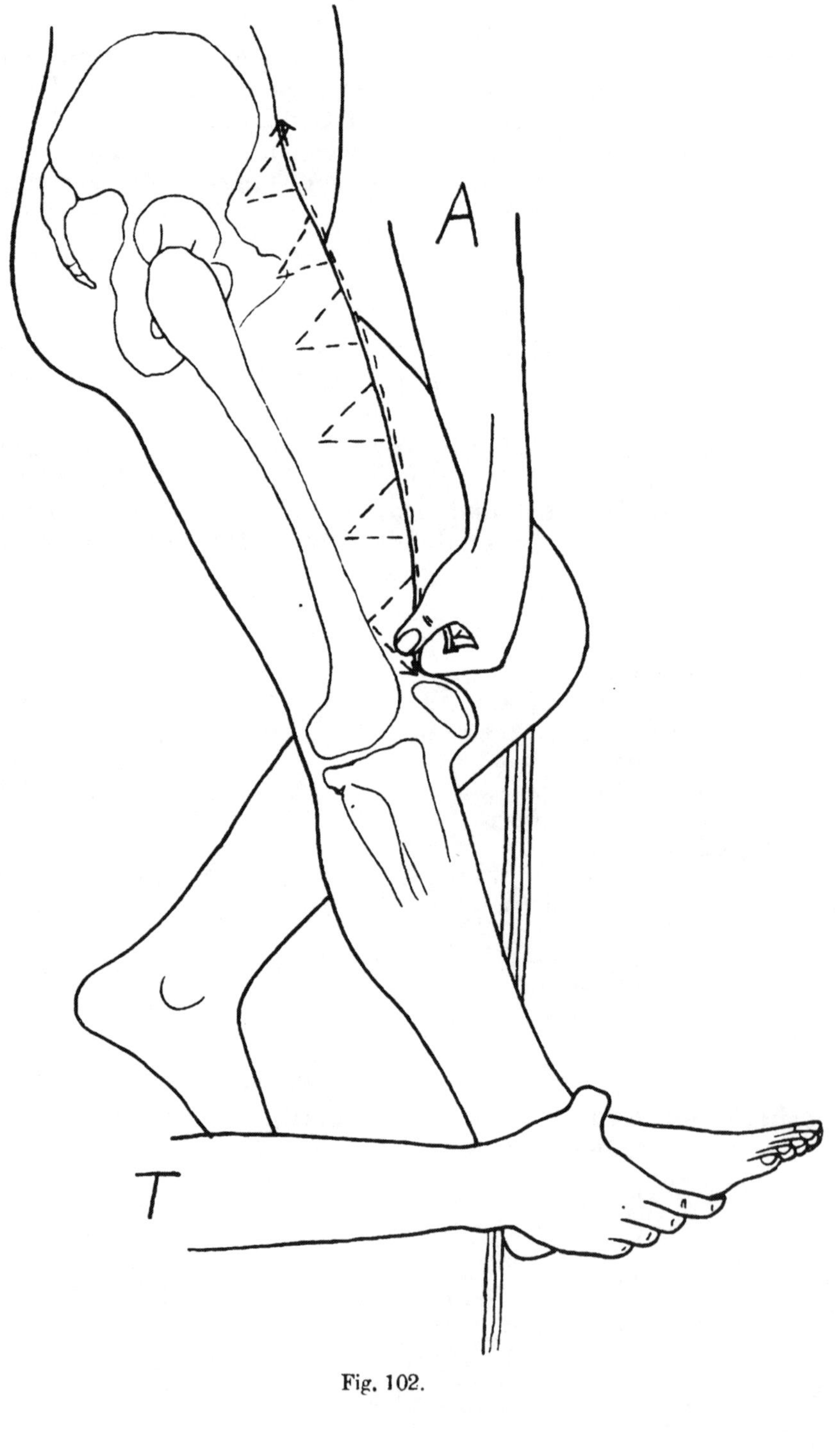

Fig. 102.

B 88.

D—Th

Mm. rectus femoris und vastus intermedius.

Patient (in Seitenlage zur Bauchlage geneigt): das Bein der unteren Seite liegt, im Knie gebeugt, auf dem Massagetisch; das Bein der oberen Seite, in der Hüfte leicht gebeugt, im Knie gestreckt, nach innen rotiert, liegt auf dem der unteren; der Fuß desselben hängt über die vordere Kante des Tisches.

Arzt steht hinter dem Patienten fußwärts gewandt:

T: fußwärtige Hand faßt die Fußwurzel und hält mit dieser das Bein in Kniestreckung und Innenrotation;

A: kopfwärtige Hand streicht mit den Knöcheln der geballten Faust über die vordere Seite des Oberschenkels zwischen Spina anterior superior ossis ilei und Kniescheibe in Längs- und Querzügen hin und her.

Getroffene Gebilde:

Fascia lata,
M. rectus femoris,
M. vastus medialis,
M. vastus lateralis,
M. vastus intermedius,
M. sartorius,
M. tensor fasciae latae,
M. glutaeus medius,
M. glutaeus minimus,
M. iliopsoas,
M. articularis genu,
B. suprapatellaris.

Bemerkung. Die Muskulatur erschlafft nur bei Innenrotation des Beines genügend.

D—Th

B 89.

M. gracilis, Canalis adductorius (Hunteri).

(Arzt **hinter** dem Patienten.)

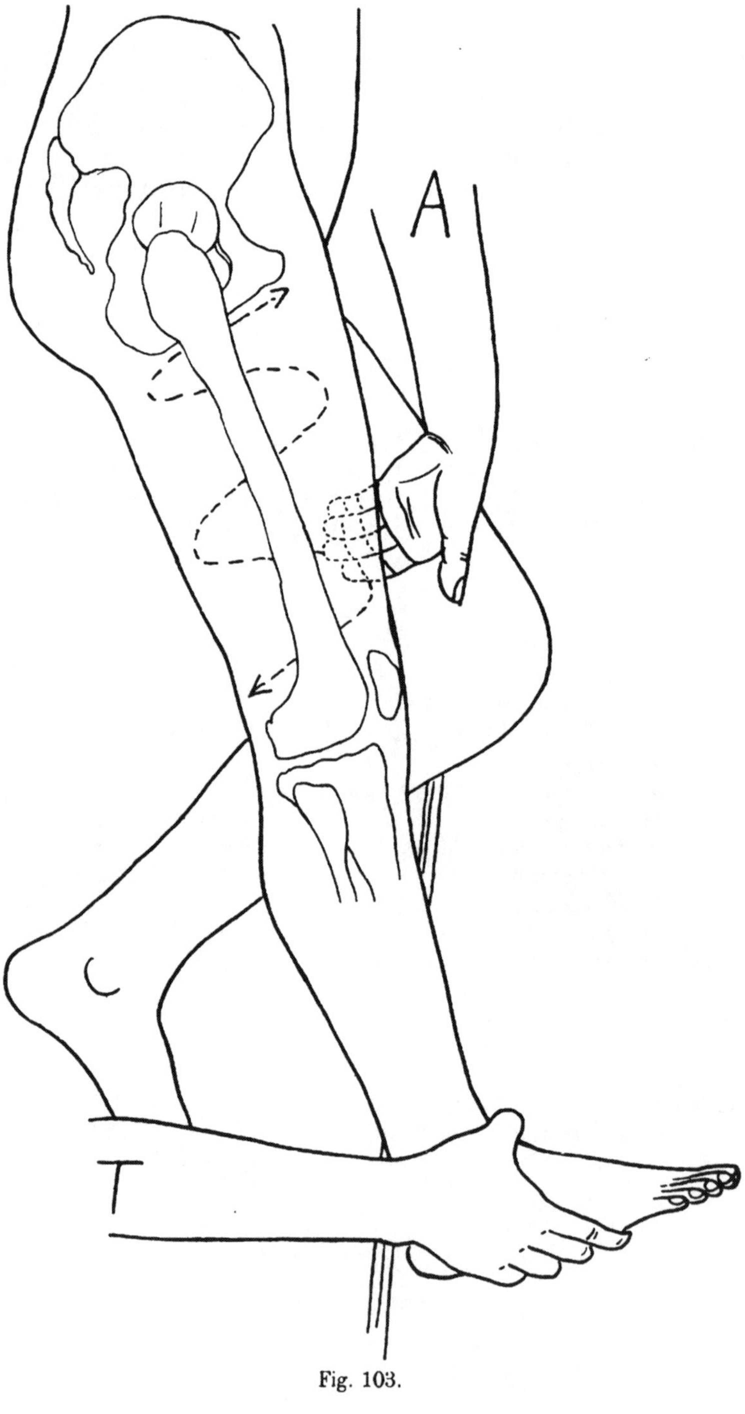

Fig. 103.

B 89. D—Th

M. gracilis, Canalis adductorius (Hunteri).

Patient (in Seitenlage zur Bauchlage geneigt): das Bein der unteren Seite liegt, im Knie gebeugt, auf dem Massagetisch; das Bein der oberen Seite, in der Hüfte leicht gebeugt, im Knie gestreckt, nach innen rotiert, liegt auf dem der unteren; der Fuß desselben hängt über die vordere Kante des Tisches.

Arzt steht hinter dem Patienten fußwärts gewandt:

T: fußwärtige Hand faßt die Fußwurzel und hält mit dieser das Bein in Kniestreckung und Innenrotation;

A: kopfwärtige Hand umgreift von vorn her den Oberschenkel und streicht mit den Fingerspitzen (oder dem Daumenknöchel) über die mediale Fläche des Oberschenkels in Querzügen aufwärts vom Condylus medialis femoris bis zur Symphyse, möglichst bis auf den Femur drückend.

Getroffene Gebilde:

Fascia lata,
M. sartorius,
M. gracilis,
M. semimembranosus,
M. semitendinosus,
M. vastus medialis,
M. adductor magnus,
Canalis adductorius (Hunteri),
M. adductor longus,
M. adductor brevis,
M. adductor minimus,
M. pectineus,
M. obturator externus.

Bemerkung. Zu möglichster Erschlaffung der Muskulatur ist die Innenrotation notwendig.

Th

B 90.
Unterschenkelbeuger
(Oberfläche).

(Arzt **hinter** dem Patienten.)

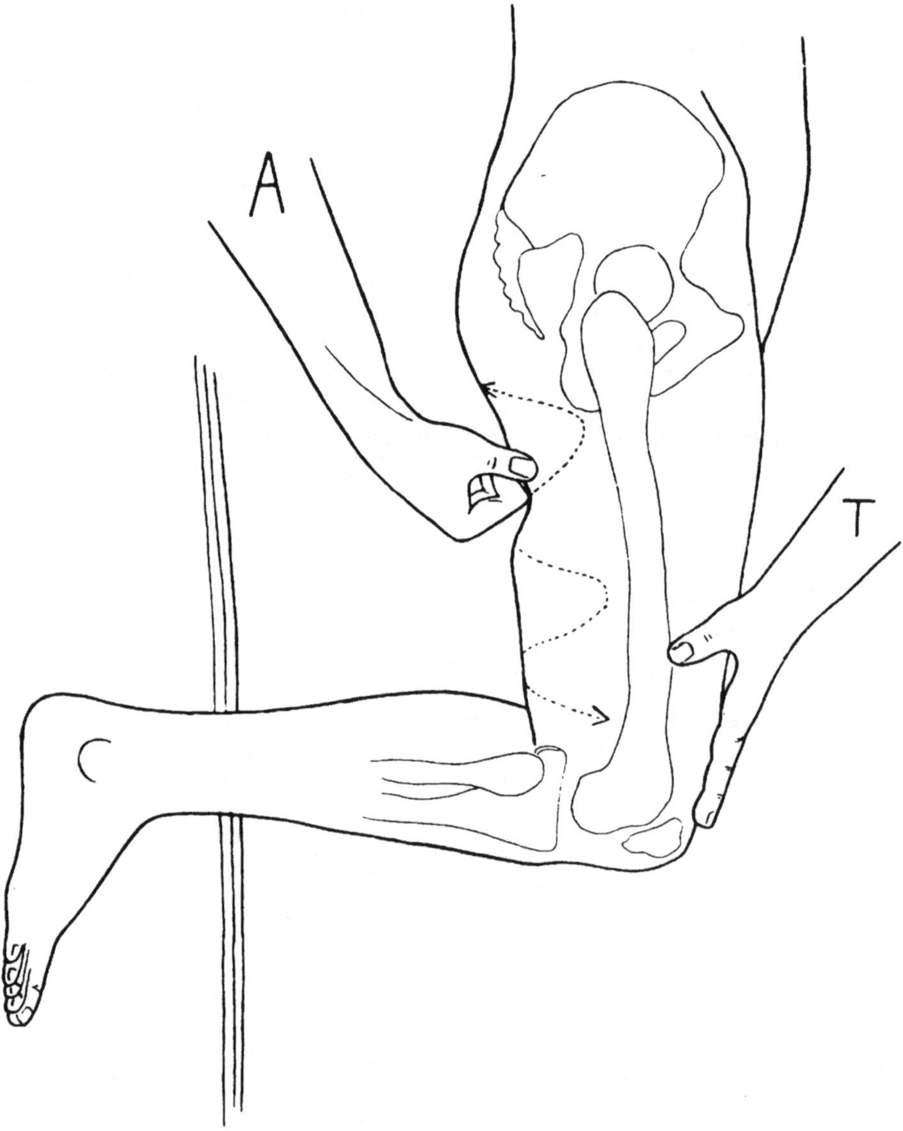

Fig. 104.

B 90. Th

Unterschenkelbeuger

(Oberfläche).

Patient (in Seitenlage zur Bauchlage geneigt): das Bein der oberen Seite ist in der Hüfte gestreckt, im Knie rechtwinklig gebeugt, der Fuß hängt über die hintere Kante des Massagetisches.

Arzt steht hinter dem Patienten fußwärts gewandt:

T: kopfwärtige Hand drückt von vorn her gegen das Knieende des Oberschenkels, um diesen in Hüftstreckung zu erhalten;

A: fußwärtige Hand, zur Faust geballt, streicht in Querzügen über die Rückseite des Oberschenkels vom Gesäß bis zum Knie.

Getroffene Gebilde:

Fascia lata,
Tractus iliotibialis,
M. glutaeus maximus,
M. biceps femoris,
M. semitendinosus,
M. semimembranosus,
M. vastus lateralis,
M. vastus intermedius,
M. adductor magnus,
M. gracilis,
M. sartorius.

Bemerkung. Zur Erschlaffung der Muskulatur ist Hüftstreckung, halbe Bauchlage und starke Kniebeugung nötig; bei starker Neigung das Knie zu strecken, muß die T-Hand den Fuß, wie bei Griff 91 fassen. Genügt auch das nicht, so muß der Griff in Bauchlage des Patienten ausgeführt werden, indem der Arzt auf dem Massagetisch sitzt, den Fuß des im Knie rechtwinklig gebeugten Beins des Patienten gegen seine Schulter stützt und die Rückseite des Oberschenkels desselben mit den Knöcheln der geballten Faust längs streicht.

Th

B 91.

Unterschenkelbeuger

(Tiefe).

(Arzt **hinter** dem Patienten.)

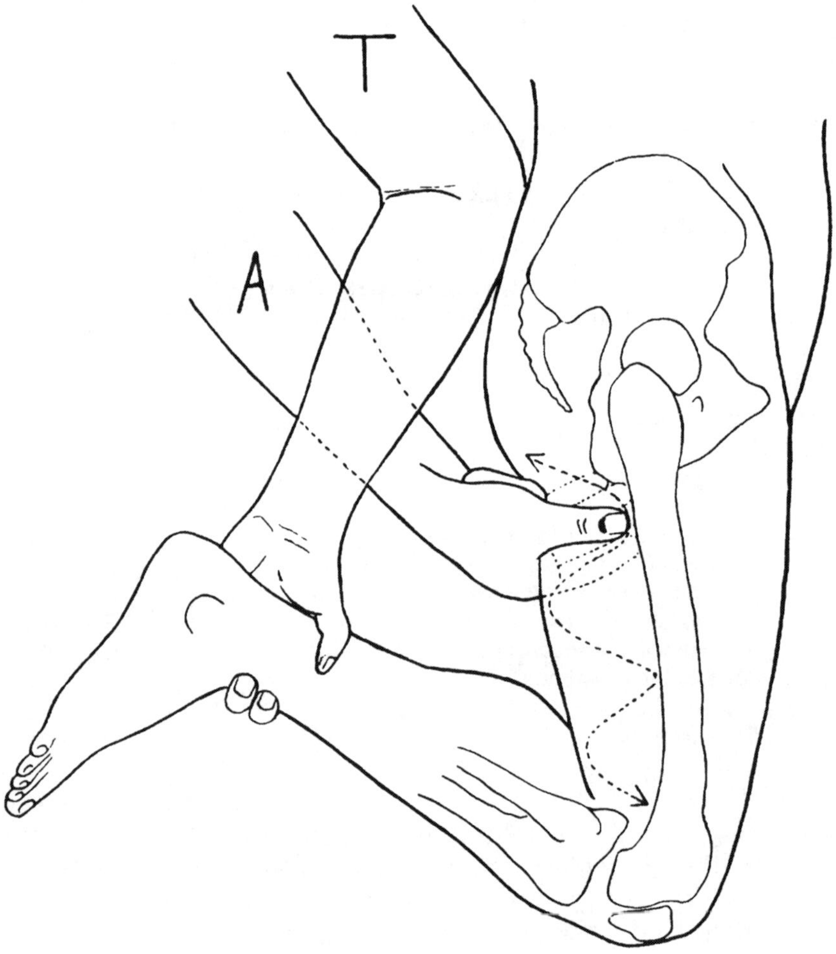

Fig. 105.

B 91.
Th

Unterschenkelbeuger
(Tiefe).

Patient (in Seitenlage zur Bauchlage geneigt): das Bein der oberen Seite ist in der Hüfte gestreckt, im Knie spitzwinklig gebeugt.

Arzt steht hinter dem Patienten fußwärts gewandt:

T: kopfwärtiger Arm stützt den Ellbogen gegen das Kreuz des Patienten, um diesen in Bauchlage zu erhalten und faßt mit der Hand die Fußwurzel;

A: fußwärtige Hand faßt den Wulst der Unterschenkelbeuger zwischen Daumen und Finger und knetet ihn vom Tuber ischii abwärts bis zur Kniekehle.

Getroffene Gebilde:

Fascia lata,
M. glutaeus maximus,
M. biceps femoris,
B. m. bicipitis femoris superior,
M. semitendinosus,
M. semimembranosus,
M. vastus lateralis,
M. vastus intermedius,
M. adductor magnus,
M. gracilis,
M. sartorius.

Bemerkung. Zur Erschlaffung der Muskulatur ist Hüftstreckung und halbe Bauchlage, die der Patient unwillkürlich zu vermeiden sucht, notwendig. Ist in Seitenlage des Patienten eine genügende Erschlaffung der Muskulatur nicht zu erzielen, so muß der Griff in Bauchlage ausgeführt werden, indem der Arzt auf dem Massagetisch sitzt, den Fuß des Patienten bei rechtwinkliger Beugung des Knies gegen seine Schulter stützt und die Rückseite des Oberschenkels des Patienten mit den Knöcheln der geballten Faust längs und quer knetet.

D—Th

B 92.

Muskelinsertionen und Schleimbeutel in der Kniekehle, Kniegelenk.

(Arzt **hinter** dem Patienten.)

a)

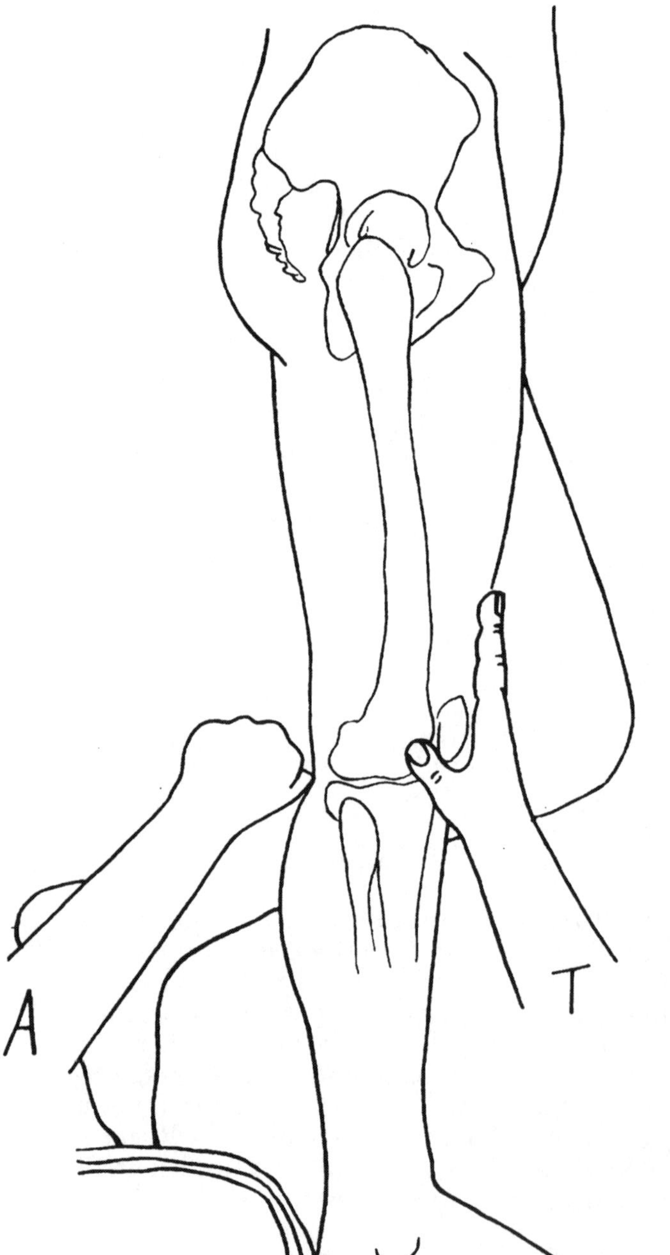

Fig. 106a.

b)

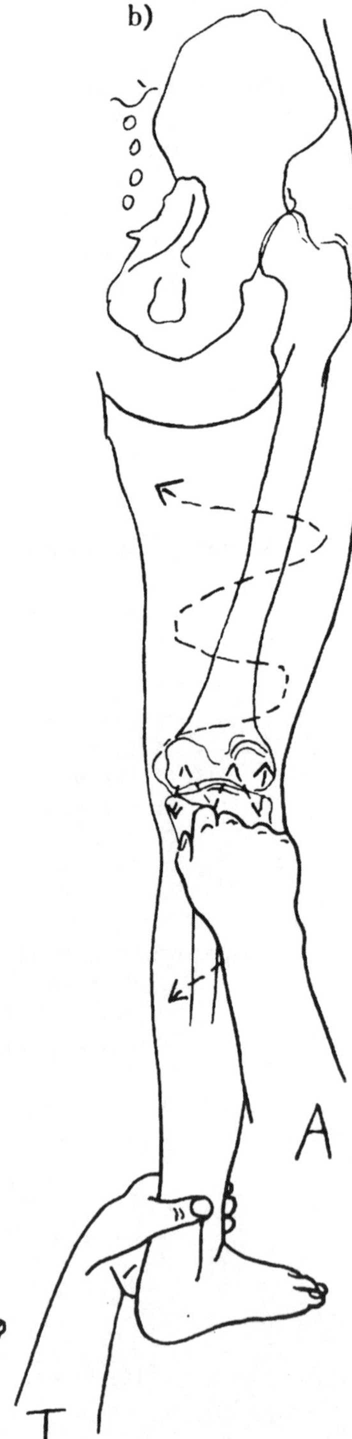

Fig. 106b.

B 92.

D—Th

Muskelinsertionen und Schleimbeutel in der Kniekehle, Kniegelenk.

a)

Patient (in Seitenlage zur Bauchlage geneigt): das Bein der unteren Seite liegt, im Knie gebeugt, auf dem Massagetisch; das Bein der oberen Seite liegt, in Hüfte und Knie gestreckt, nach innen rotiert, auf dem der unteren.

Arzt, hinter dem Patienten, setzt sich kopfwärts gewandt halb auf den Massagetisch und stützt die Ferse des Patienten gegen seine Hüfte:

T: fußwärtige Hand drückt von vorn her gegen das Knie, um dieses in Streckung zu erhalten;

A: kopfwärtige Hand streicht mit dem Daumenknöchel (oder den Knöcheln der geballten Faust)

b)

Patient (in Bauchlage): das Bein ist einwärts rotiert.

Arzt auf der Seite des Beines kopfwärts gewandt:

T: fußwärtige Hand drückt die Ferse gegen die Tischplatte;

A: kopfwärtige Hand streicht mit den Knöcheln der geballten Faust

in Quer- und Längszügen über die Kniekehle, den oberen Teil der Wade und die Rückfläche des Oberschenkels.

Getroffene Gebilde:

Fascia lata,
M. semimembranosus,
M. sartorius,
M. gracilis,
M. adductor magnus,
M. vastus medialis,
M. biceps femoris,
M. vastus lateralis,
M. gastrocnemius,
M. plantaris,
M. popliteus,
M. soleus,
B. m. semimembranosi.
Bb. m. gastrocnemii medialis et lateralis,
B. bicipitogastrocnemialis,
Capsula articularis genu,
Lig. popliteum obliquum,
Lig. popliteum arcuatum,
Lig. cruciatum posterius,
Lig. cruciatum anterius,
Menisci,
Lig. collaterale tibiale,
Lig. collaterale fibulare,
Art. tibiofibularis.

Bemerkung. Die Ausführung b) wird gewählt, wenn Schmerzhaftigkeit und Spannung in der Kniekehle besonders stark sind.

D—Th

B 93.

Tractus iliotibialis, Muskelinsertionen u. Schleimbeutel am Trochanter major.

(Arzt **hinter** dem Patienten.)

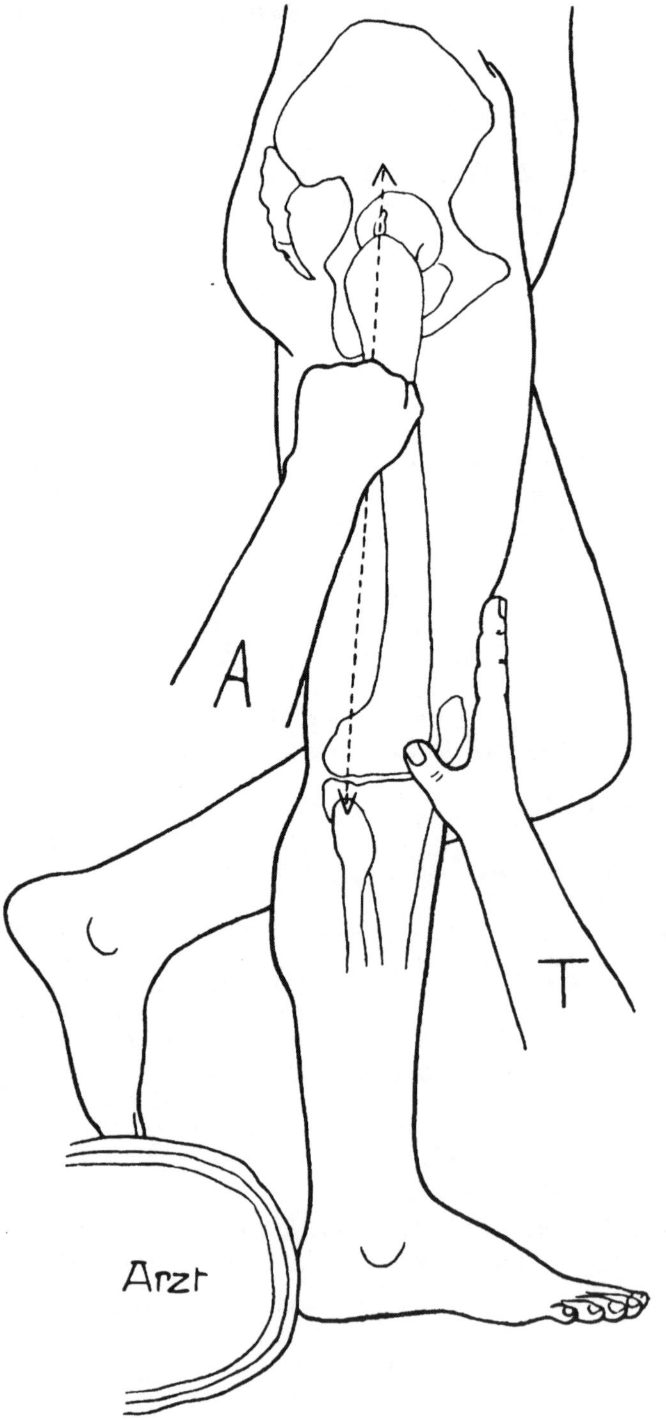

Fig. 107.

B 93. D—Th

Tractus iliotibialis, Muskelinsertionen u. Schleimbeutel am Trochanter major.

Patient (in Seitenlage zur Bauchlage geneigt): das Bein der unteren Seite liegt, im Knie gebeugt, auf dem Massagetisch; das Bein der oberen Seite liegt, in Hüfte und Knie gestreckt, nach innen rotiert, auf dem der unteren.

Arzt hinter dem Patienten, setzt sich kopfwärts gewandt auf den Massagetisch und stützt die Ferse des Patienten gegen seine Hüfte:

T: fußwärtige Hand drückt von vorn her gegen das Knie, um dieses in Streckung zu erhalten;

A: kopfwärtige Hand streicht mit den Knöcheln der geballten Faust über die laterale Seite des Femur vom Capitulum fibulae an über den Trochanter major hinweg auf und ab.

Getroffene Gebilde:

Fascia lata,
Tractus iliotibialis,
M. biceps femoris,
Art. tibiofibularis,
B. bicipitogastrocnemialis,
B. m. bicipitis femoris inferior,
Lig. collaterale fibulare,
M. plantaris,
M. vastus lateralis,
M. glutaeus maximus,
B. trochanterica m. glutaei maximi,
Bb. glutaeofemorales,
M. glutaeus medius,
M. glutaeus minimus,
B. trochanterica m. glutaei minimi.

D—Th

B 94.
Muskelinsertionen am Scham- und Sitzbein.
(Arzt **hinter** dem Patienten.)

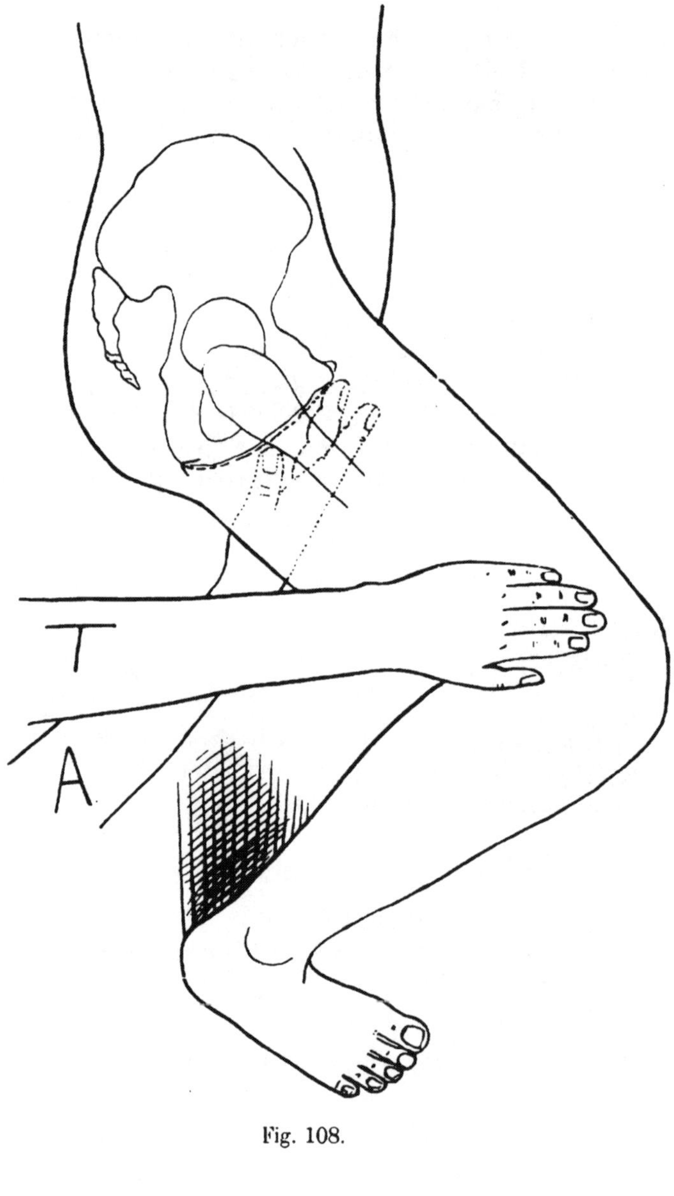

Fig. 108.

B 94.

D—Th

Muskelinsertionen am Scham- und Sitzbein.

Patient (in Seitenlage): der Fuß der oberen Seite steht auf dem Massagetisch, das Knie ist spitzwinklig gebeugt und hängt in möglichster Adduktion gegen die Tischplatte.

Arzt steht hinter dem Patienten fußwärts gewandt:

T: kopfwärtige Hand drückt den Oberschenkel auf die Tischplatte zu;

A: fußwärtige Hand geht von der Rückseite des Patienten unter dem Oberschenkel her nach vorn, setzt die Spitze des Mittelfingers auf das Tuberculum pubicum und streicht von hier nach rückwärts die Kante des Scham- und Sitzbeins entlang bis zum Tuber ischii, möglichst bis auf den Knochen drückend.

Getroffene Gebilde:

M. pectineus,
M. rectus abdominis,
M. pyramidalis,
M. gracilis,
M. adductor longus,
M. adductor brevis,
M. adductor minimus,
M. adductor magnus,
M. obturator externus,
M. glutaeus maximus,
B. ischiadica m. glutaei maximi,
M. semitendinosus,
M. biceps femoris,
B. m. bicipitis femoris superior,
M. semimembranosus,
M. quadratus femoris,
M. ischiocavernosus,
M. transversus perinaei superficialis.

D—Th

B 95.

Insertionen der Adduktoren am Schambein.

(Arzt **hinter** dem Patienten.)

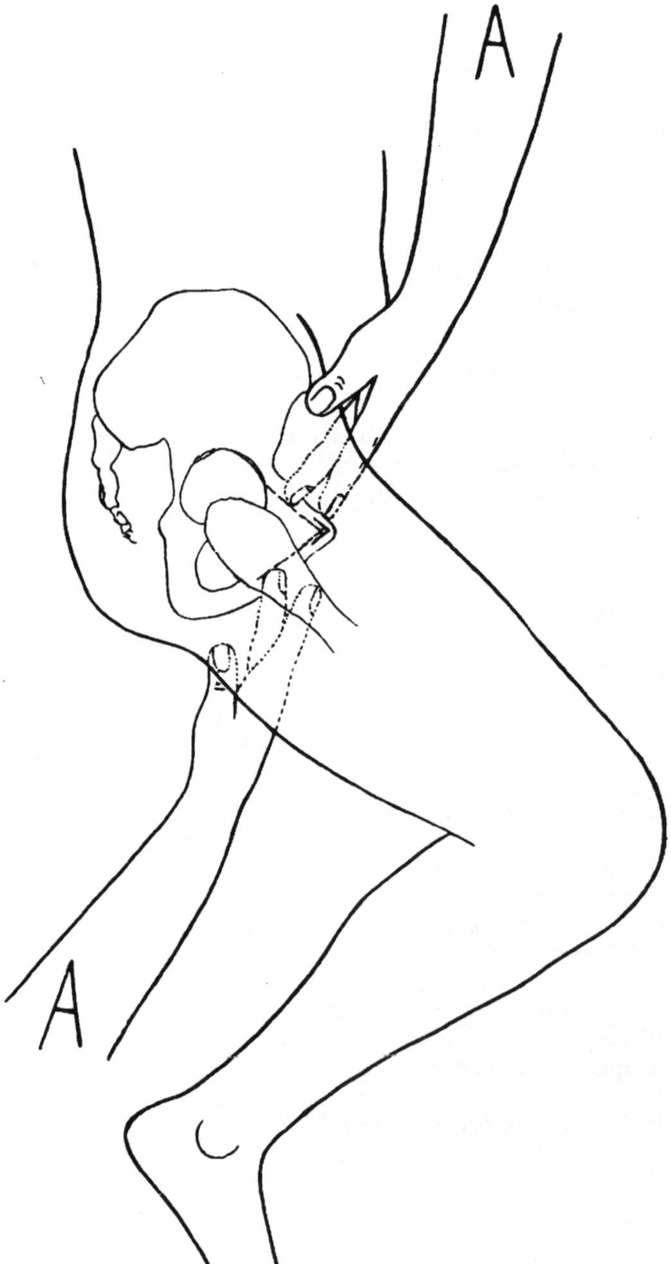

Fig. 109.

B 95. D—Th

Insertionen der Adduktoren am Schambein.

Patient (in Seitenlage zur Bauchlage geneigt): beide Beine sind in Hüften und Knien gebeugt und liegen mit den Knien aufeinander schlaff auf dem Massagetisch.

Arzt steht hinter dem Patienten fußwärts gewandt:

A: beide Hände, die kopfwärtige von der Bauchwand, die fußwärtige vom Damm her, gleiten mit den Spitzen der Mittelfinger zum Tuberculum pubicum und kneten, in querer Richtung gegeneinander arbeitend, das von hier ausgehende Ende des Adduktorenwulstes.

Getroffene Gebilde:

Fascia lata,
M. rectus abdominis,
M. pyramidalis,
M. pectineus,
M. adductor longus,
M. adductor brevis,
M. gracilis,
M. adductor minimus,
M. obturator externus.

D—Th

B 96.

Mm. adductor longus und pectineus.

(Arzt **hinter** dem Patienten.)

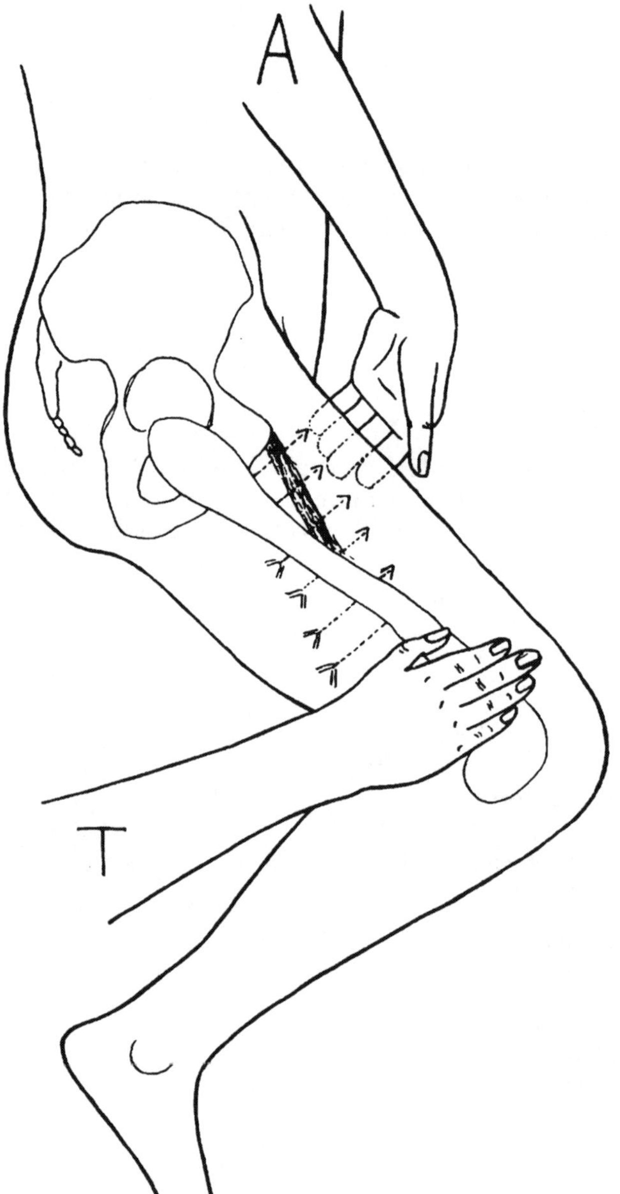

Fig. 110.

B 96.

D—Th

Mm. adductor longus und pectineus.

Patient (in Seitenlage): beide Beine sind in Hüften und Knien gebeugt und liegen mit den Knien aufeinander schlaff auf dem Massagetisch.

Arzt steht hinter dem Patienten fußwärts gewandt:

T: fußwärtige Hand drückt den Oberschenkel, den der Patient zu heben sucht, auf die Tischplatte zu;

A: kopfwärtige Hand geht mit den Fingerspitzen von der Bauchseite des Patienten her zur Innenseite des Oberschenkels und läßt, möglichst gegen den Femur drückend, den vom Tuberculum pubicum zur Mitte des Oberschenkels ziehenden Strang in einzelnen aufeinander folgenden Querzügen in seiner ganzen Länge unter den Fingern weggleiten.

Getroffene Gebilde:

Fascia lata,
M. adductor longus,
M. pectineus,
M. adductor brevis,
M. gracilis,
M. adductor magnus,
M. sartorius,
M. vastus medialis.

D—Th

B 97.

Muskelinsertionen am Trochanter major, Hüftgelenk.

(Arzt **hinter** dem Patienten.)

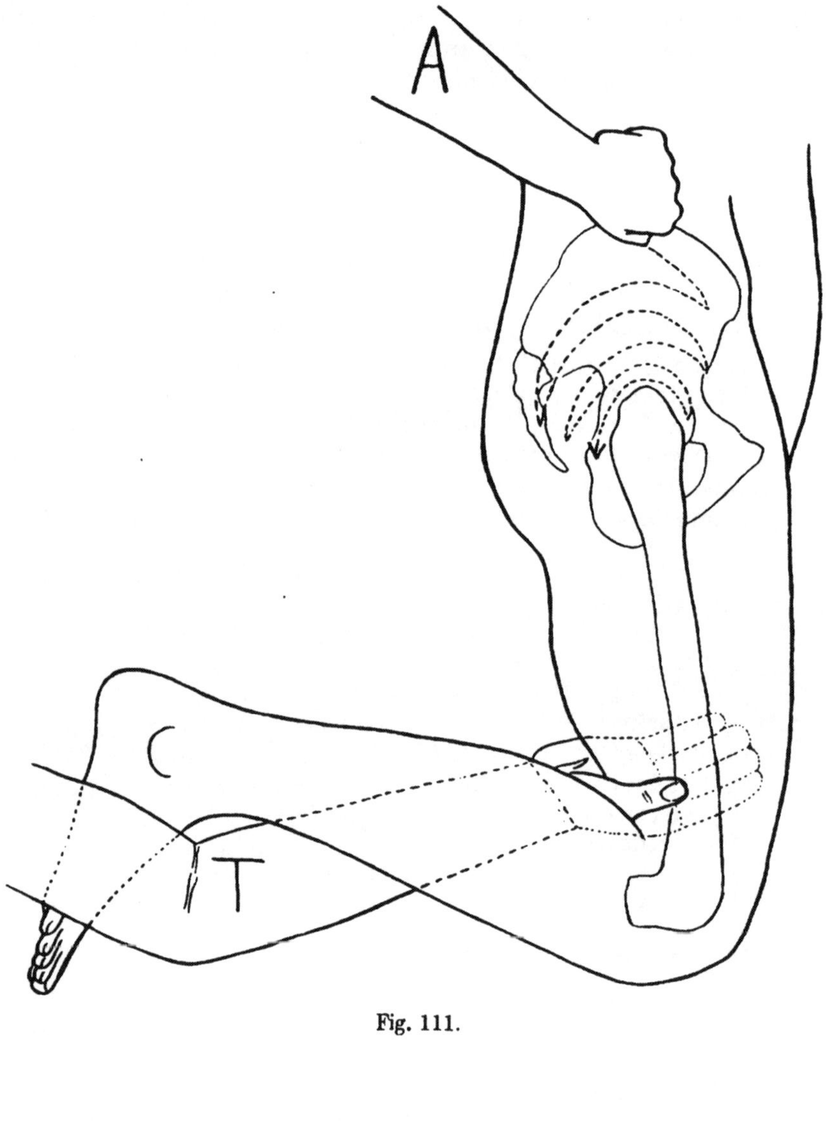

Fig. 111.

B 97.

D—Th

Muskelinsertionen am Trochanter major, Hüftgelenk.

Patient (in Seitenlage zur Bauchlage geneigt): das Bein der oberen Seite ist im Knie spitzwinklig gebeugt.

Arzt steht hinter dem Patienten:

T: fußwärtiger Arm umgreift von unten her das Bein, hebt es in starke Adduktion und Hüftstreckung und dreht es mit dem durch die Kniekehle geführten Daumen in Innenrotation;

A: kopfwärtige Hand, zur Faust geballt, umkreist mit dem Daumenknöchel den Trochanter major bis zum Darmbeinkamm hinauf möglichst in die Tiefe drückend.

Getroffene Gebilde:

Fascia lata,
M. tensor fasciae latae,
M. sartorius,
M. glutaeus maximus,
M. glutaeus medius,
Bb. trochantericae m. glutaei medii anterior et posterior,
M. glutaeus minimus,
M. piriformis,
B. m. piriformis,
M. obturator internus,
B. m. obturatoris interni,
M. gemelli,
M. quadratus femoris,
M. iliopsoas,
M. rectus femoris,
M. pectineus,
Art. coxae.

Bemerkung: Die Muskulatur erschlafft nur dann genügend, wenn Patient zur Bauchlage geneigt ist und die Neigung, selbst den Oberschenkel zu heben, völlig unterdrückt. Erschlafft die Muskulatur auch dann nicht genügend, so muß der Griff in Bauchlage bei abgespreiztem Bein ausgeführt werden.

D—Th

B 98.

Muskelinsertionen und Schleimbeutel in der Leiste, Hüftgelenk.

(Arzt **hinter** dem Patienten.)

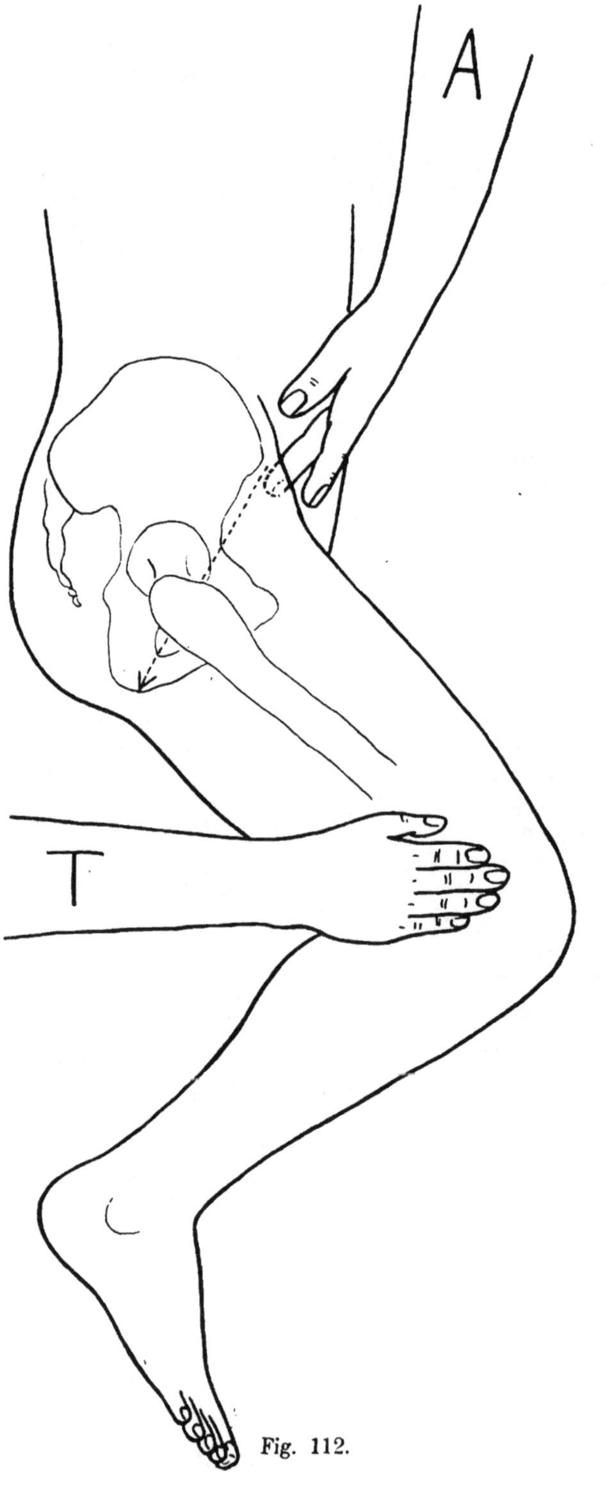

Fig. 112.

B 98.

D—Th

Muskelinsertionen und Schleimbeutel in der Leiste, Hüftgelenk.

Patient (in Seitenlage zur Bauchlage geneigt): das Bein der oberen Seite ist in Hüfte und Knie gebeugt; das Knie liegt auf dem Massagetisch.

Arzt steht hinter dem Patienten fußwärts gewandt:

T: fußwärtige Hand, auf das Knie gelegt, hält dieses in seiner Lage;

A: kopfwärtige Hand streicht mit der Spitze des Mittelfingers zwischen Tuberculum pubicum und Spina anterior superior ossis ilei durch die Leiste in kurzen Querstrichen bis auf Caput und Collum femoris drückend.

Getroffene Gebilde:

M. obliquus abdominis externus,
M. obliquus abdominis internus,
M. transversus abdominis,
Lig. inguinale (Pouparti),
Canalis inguinalis,
Funiculus spermaticus,
M. cremaster,
Fascia lata,
Margo falciformis,
M. sartorius,
M. rectus femoris,
B. m. recti femoris,
M. iliopsoas,
B. iliopectinea,
B. iliaca subtendinea,
M. pectineus,
B. m. pectinei,
M. obturator externus,
Art. coxae,
Lig. iliofemorale.

D—Th

B 99.

Rippeninsertionen der Mm. serratus anterior und obliquus abdominis externus.

(Arzt **hinter** dem Patienten.)

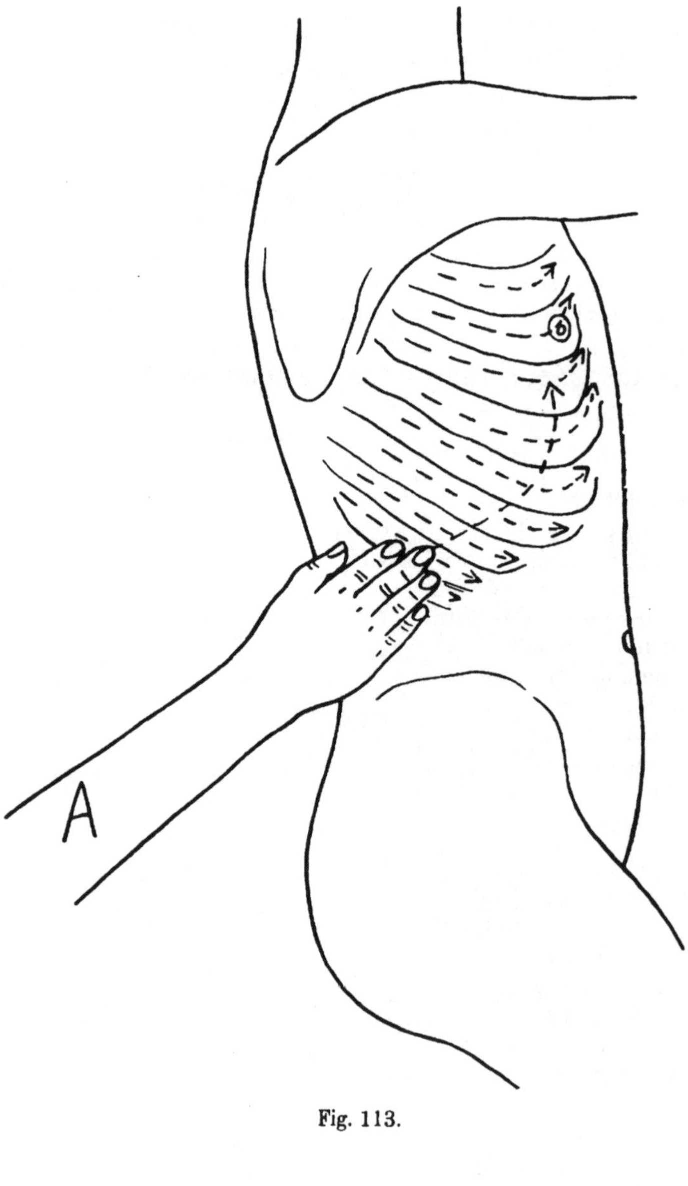

Fig. 113.

B 99.

D—Th

Rippeninsertionen der Mm. serratus anterior und obliquus abdominis externus.

Patient (in Seitenlage zur Bauchlage geneigt): Knie und Hüften sind leicht gebeugt; der Arm der oben liegenden Seite hängt schlaff über die vordere Kante des Massagetisches herab.

Arzt steht hinter dem Patienten:

A: fußwärtige Hand streicht mit den Fingerspitzen zuerst parallel dem Rippenbogen über die untere Hälfte des Brustkorbes, dann durch die einzelnen Zwischenrippenräume.

Getroffene Gebilde:

M. latissimus dorsi,
M. serratus anterior,
M. pectoralis minor,
M. pectoralis major,
M. obliqus abdominis externus,
M. obliquus abdominis internus,
M. rectus abdominis,
Mm. intercostales externi,
Mm. intercostales interni.

D—Th

B 100.
Mm. obliquus abdominis externus.
(Arzt **hinter** dem Patienten.)

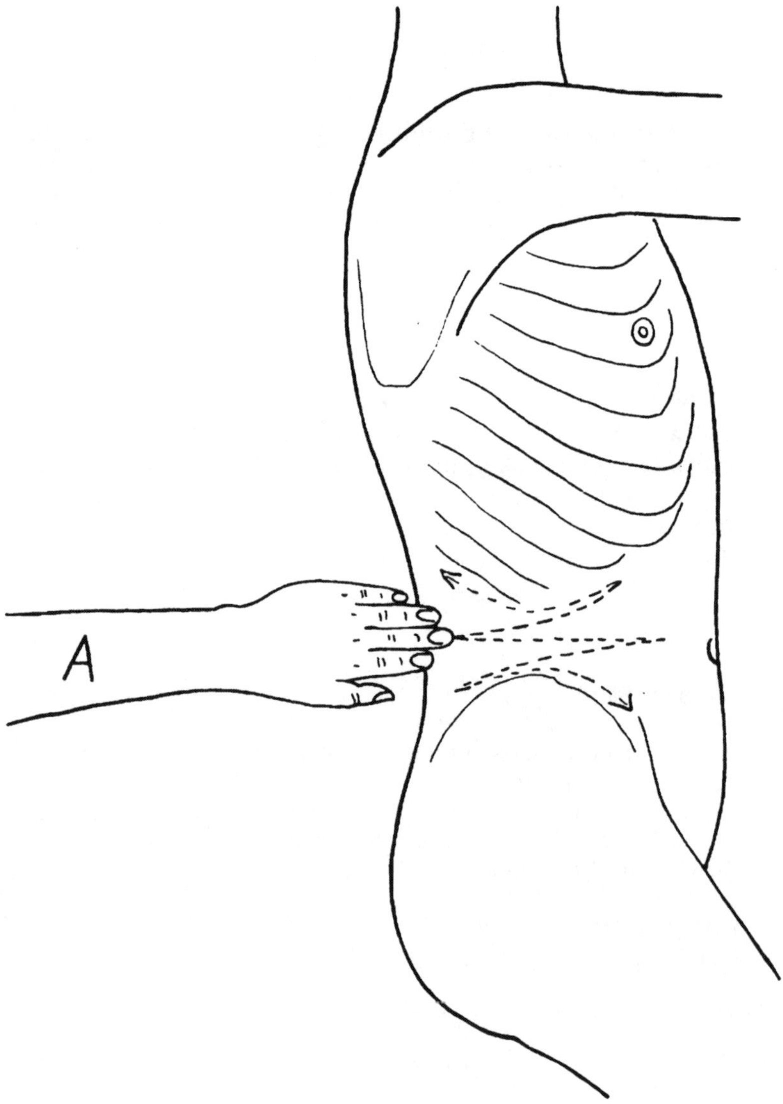

Fig. 114.

B 100. D—Th

Mm. obliquus abdominis externus.

Patient (in Seitenlage stark zur Bauchlage geneigt): Knie und Hüften sind leicht gebeugt, der Arm der oben liegenden Seite hängt schlaff über die vordere Kante des Massagetisches herab.

Arzt steht hinter dem Patienten:

A: kopfwärtige Hand streicht mit den Fingerspitzen quer über die Weiche zwischen Rippenbogen und Darmbeinkamm hin und her.

Getroffene Gebilde:

M. sacrospinalis,
M. latissimus dorsi,
M. serratus posterior inferior,
M. quadratus lumborum,
M. obliquus abdominis externus,
M. obliquus abdominis internus,
M. transversus abdominis.

Bemerkung. Dieser Griff trifft die Oberfläche, Griff B 113 die Tiefe des M. obliquus abdominis externus.

D—Th

B 101.
Insertionen der Mm. obliqui abdominis am Rippenbogen.
(Arzt **hinter** dem Patienten.)

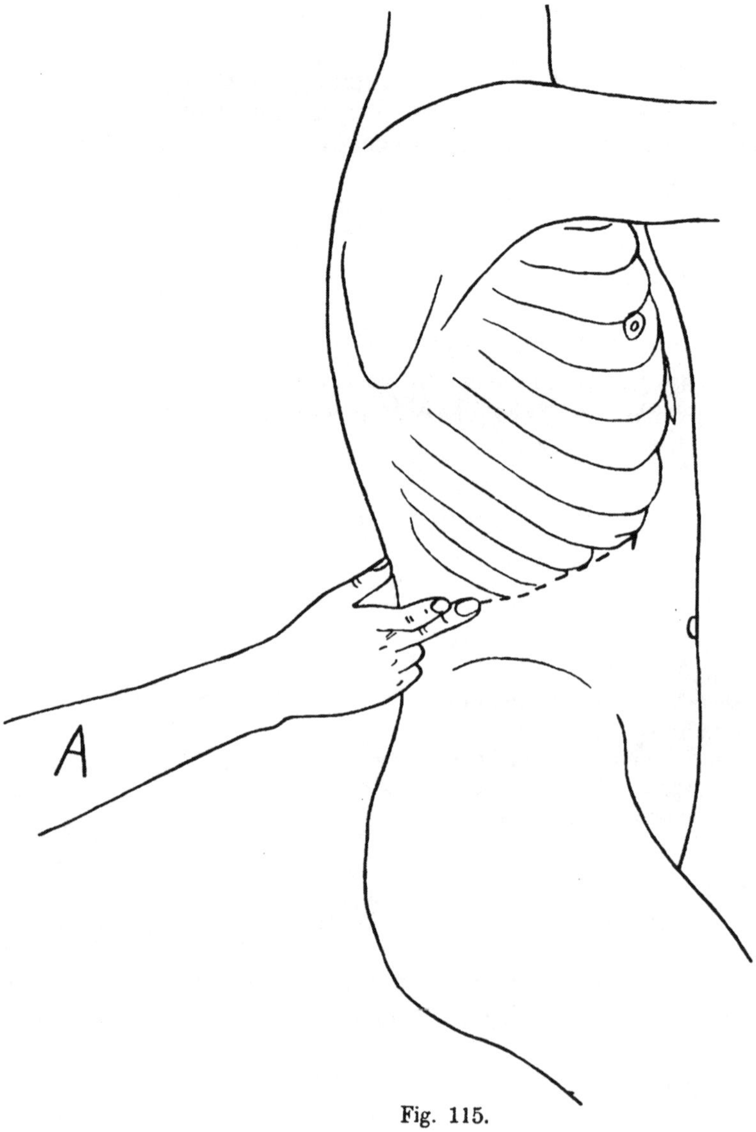

Fig. 115.

B 101. D—Th

Insertionen der Mm. obliqui abdominis am Rippenbogen.

Patient (in Seitenlage stark zur Bauchlage geneigt): Kopf, Hüften und Knie sind stark gebeugt; der Arm der oben liegenden Seite hängt über die vordere Kante des Massagetisches herab.

Arzt steht hinter dem Patienten:

A: kopfwärtige Hand setzt die Spitze des Mittelfingers in der mittleren Axillarlinie auf die Unterkante des Rippenbogens und streicht von hier aus bis zur Mamillar- und Skapularlinie hin und her.

Getroffene Gebilde:

M. obliquus abdominis externus,
M. obliquus abdominis internus,
M. transversus abdominis,
M. latissimus dorsi.

Bemerkung. Ist die Muskelspannung sehr stark, so muß der Daumenknöchel der kopf- oder fußwärtigen Hand genommen werden.

D—Th

B 102.

Darmbeininsertionen der Mm. obliqui abdominis und quadratus lumborum.

(Arzt **hinter** dem Patienten.)

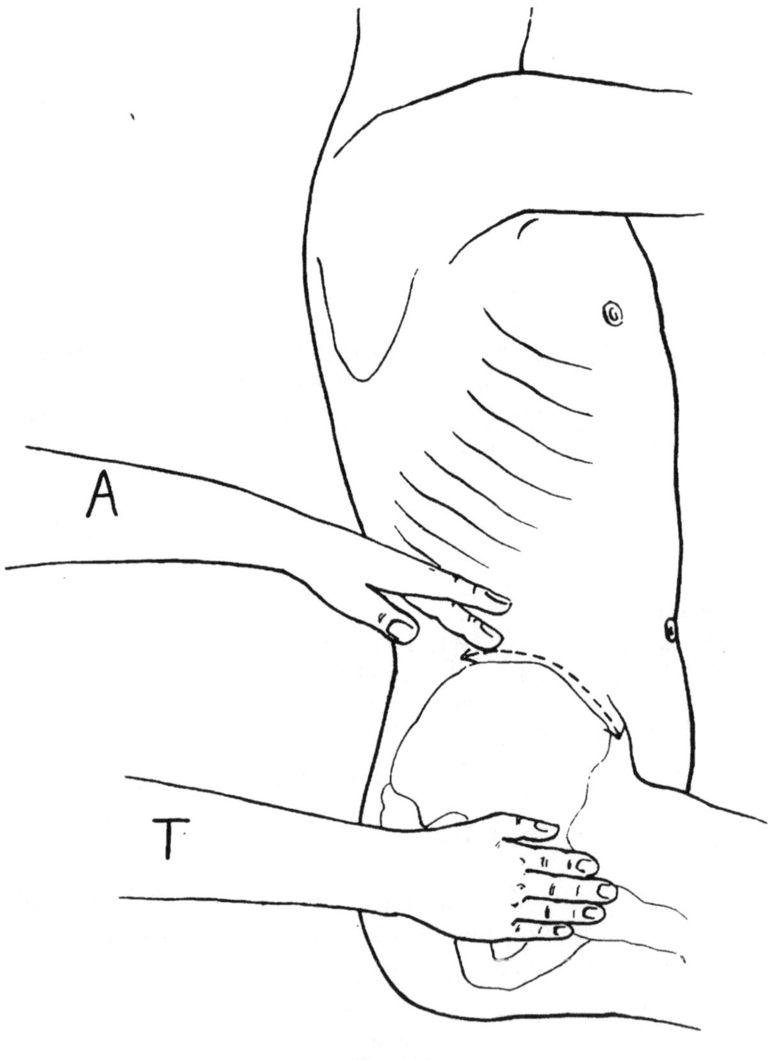

Fig. 116.

B 102. D—Th

Darmbeininsertionen der Mm. obliqui abdominis und quadratus lumborum.

Patient (in Seitenlage stark zur Bauchlage geneigt): Hüften und Knie sind stark gebeugt.

Arzt steht hinter dem Patienten fußwärts gewandt:

T: fußwärtige Hand drückt die oben liegende Hüfte nach vorn, um den Patienten möglichst in Bauchlage zu erhalten.

A: kopfwärtige Hand streicht mit der Spitze des Mittelfingers über den abwärts steigenden Teil des Darmbeinkamms hin und her.

Getroffene Gebilde:

M. obliquus abdominis externus,
M. obliquus abdominis internus,
M. transversus abdominis,
M. quadratus lumborum.

Bemerkung. Ist die Muskelspannung sehr stark, so muß die kopfwärtige A-Hand den Daumenknöchel nehmen.

D—Th

B 103.

Rippeninsertionen des M. rectus abdominis.

(Arzt **hinter** dem Patienten.)

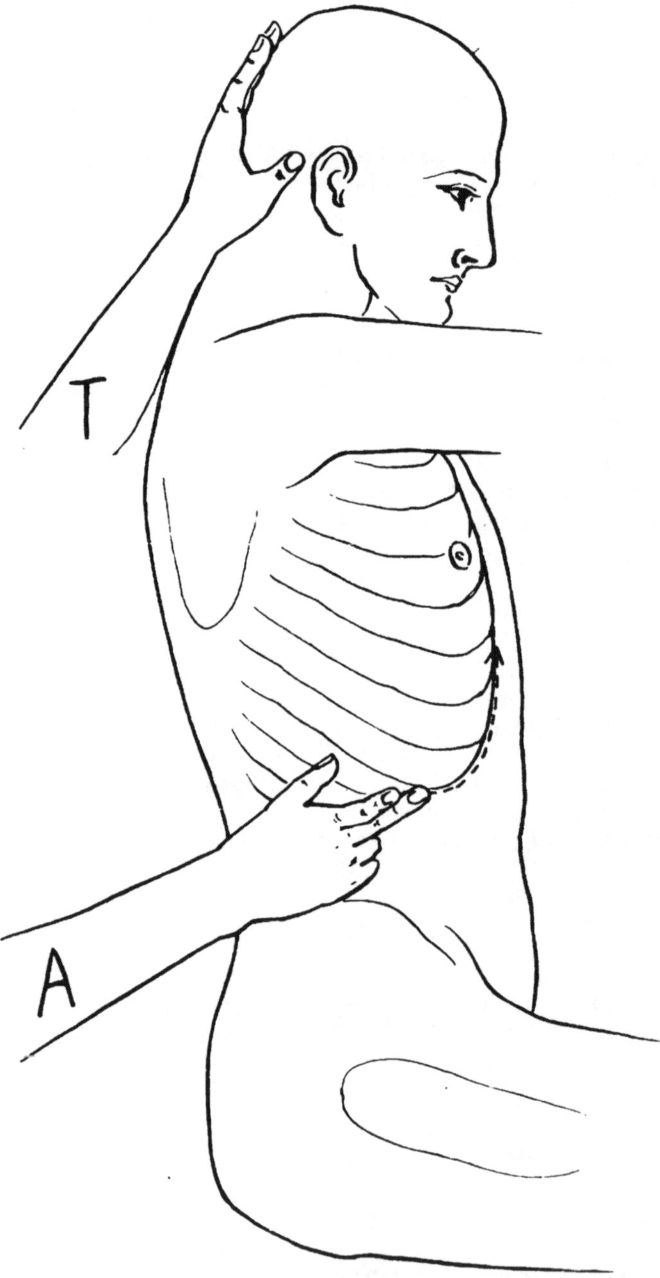

Fig. 117.

B 103.

D—Th

Rippeninsertionen des M. rectus abdominis.

Patient (in Seitenlage stark zur Bauchlage geneigt): der Kopf ist gegen die Brust geneigt — die Knie sind stark gebeugt und möglichst an den Bauch herangezogen —, der Arm der oben liegenden Seite hängt über die vordere Kante des Massagetisches herab.

Arzt steht hinter dem Patienten kopfwärts gewandt:

T: kopfwärtige Hand drückt den Kopf gegen die Brust;

A: fußwärtige Hand setzt die Spitze des Mittelfingers in der Mamillarlinie auf den Rippenbogen und streicht über den Rand des Rippenbogens bis zum Schwertfortsatz hin und her.

Getroffene Gebilde:

M. obliquus abdominis externus,
M. obliquus abdominis internus,
M. transversus abdominis,
Vagina mm. rectorum abdominis,
M. rectus abdominis,
M. pectoralis major.

Bemerkung. Ist die Muskelspannung sehr stark, so muß die fußwärtige A-Hand den Daumenknöchel nehmen.

D—Th

B 104.

Sternalinsertion des M. rectus abdominis.

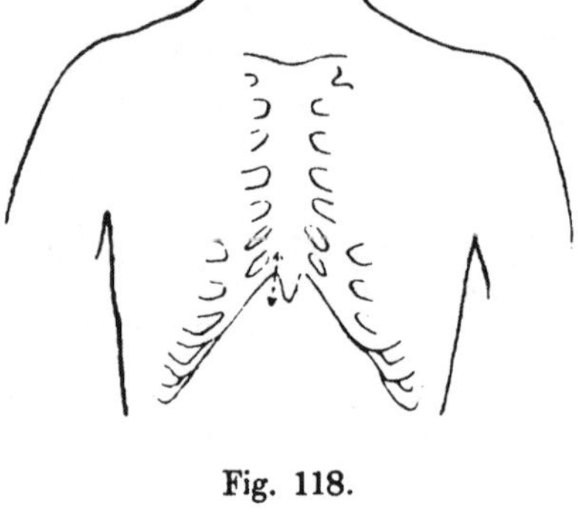

Fig. 118.

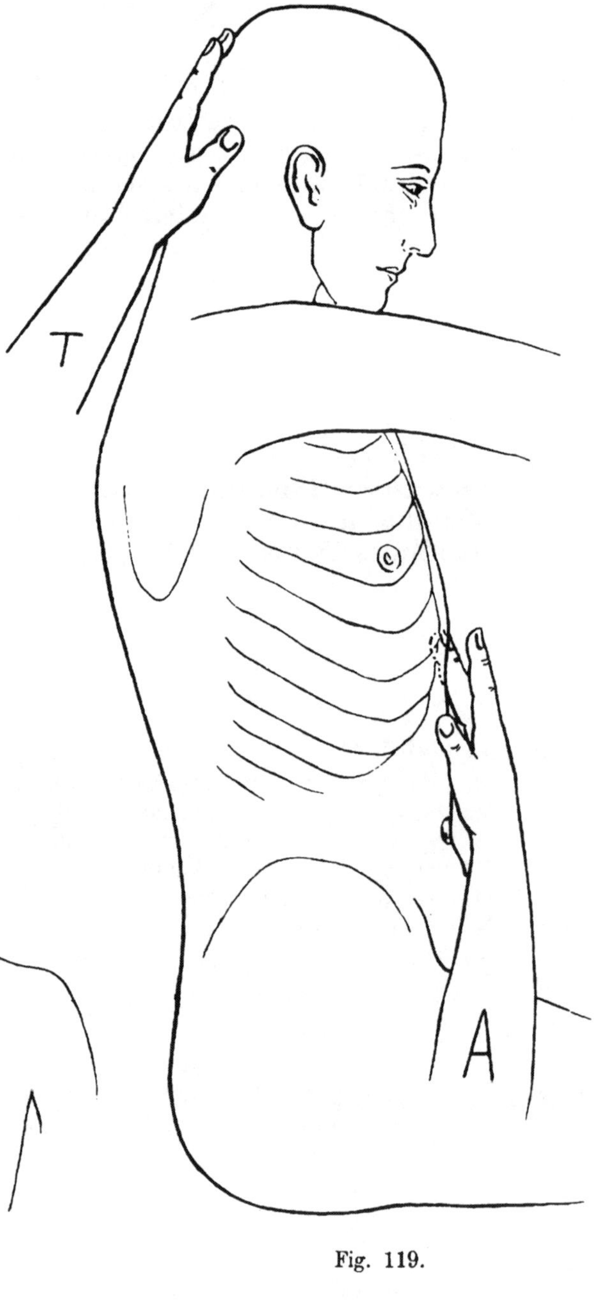

Fig. 119.

B 104.

D—Th

Sternalinsertion des M. rectus abdominis.

(Arzt **hinter** dem Patienten.)

Patient (in Seitenlage stark zur Bauchlage geneigt): der Kopf ist gegen die Brust geneigt, die Knie sind stark gebeugt und möglichst an den Bauch herangezogen, der Arm der oben liegenden Seite hängt über die vordere Kante des Massagetisches herab.

Arzt steht hinter dem Patienten kopfwärts gewandt:

A: kopfwärtige Hand drückt den Kopf gegen die Brust;

T: fußwärtige Hand setzt die Spitze des Mittelfingers in den Winkel zwischen Schwertfortsatz und Rippenbogen und durchknetet diesen in sagittaler Richtung möglichst in die Tiefe drückend.

Getroffene Gebilde:

Vagina m. recti abdominis,
M. rectus abdominis,
M. pectoralis major,
M. transversus abdominis.

Bemerkung. Ist die Muskelspannung sehr stark, so muß die fußwärtige A-Hand den Daumenknöchel nehmen.

D—Th

B 105.

Rippeninsertionen des M. transversus abdominis.

(Arzt **hinter** dem Patienten.)

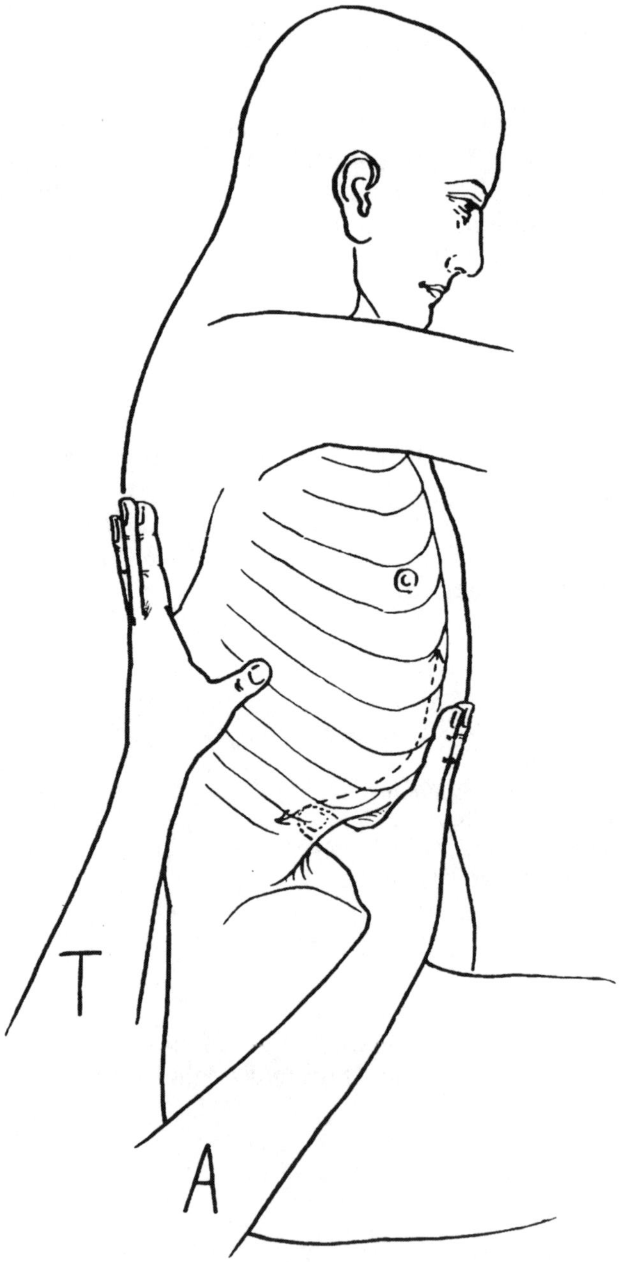

Fig. 120.

B 105.

D—Th

Rippeninsertionen des M. transversus abdominis.

Patient (in Seitenlage stark zur Bauchlage geneigt): der Kopf ist gegen die Brust geneigt, Knie und Hüften sind gebeugt, der Arm der oben liegenden Seite hängt über die vordere Kante des Massagetisches herab. Patient muß möglichst ruhig und gleichmäßig atmen.

Arzt steht hinter dem Patienten kopfwärts gewandt:

T: kopfwärtige Hand drückt gegen die Rückseite der oben liegenden Brustkorbhälfte, um den Rippenbogen und den Patienten selbst am Ausweichen zu verhindern;

A: fußwärtige Hand setzt sich mit der Daumenspitze auf den Rippenbogen, gleitet bei einer Inspirationsbewegung unter denselben auf die Innenseite des Brustkorbes und streicht den Innenrand des Rippenbogens entlang von der mittleren Axillarlinie bis möglichst weit zum Sternum hin und her.

Getroffene Gebilde:

M. rectus abdominis,
M. obliquus abdominis externus,
M. obliquus abdominis internus,
M. transversus abdominis,
Diaphragma.

Bemerkung. Patient darf den Atem nicht anhalten, weil dann infolge der hiermit verbundenen Anspannung der Bauchmuskulatur das Hinuntergleiten des Daumens unter den Rippenbogen unmöglich ist.

D—Th

B 106.

M. obliquus abdominis internus.

(Arzt **hinter** dem Patienten.)

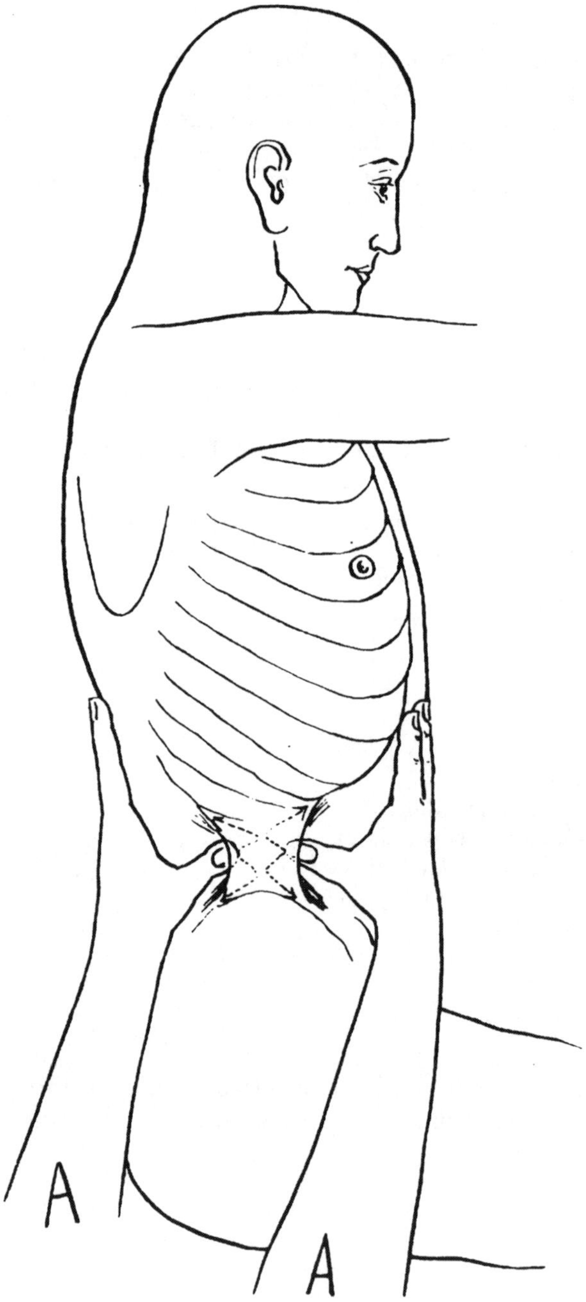

Fig. 121.

B 106.

D—Th

M. obliquus abdominis internus.

Patient (in Seitenlage s t a r k zur Bauchlage geneigt): der Kopf ist gegen die Brust geneigt, die Knie sind stark gebeugt und möglichst an den Bauch herangezogen, der Arm der oben liegenden Seite hängt über die vordere Kante des Massagetisches herab.

Arzt steht h i n t e r dem Patienten kopfwärts gewandt:

A: beide Hände, auf den Bauch bzw. Rücken gestützt, durchkneten, mit den Spitzen der Daumen einander entgegenarbeitend, die Weiche vom Darmbeinkamm bis zum Rippenbogen, möglichst tief greifend.

Getroffene Gebilde:

M. o b l i q u u s a b d o m i n i s e x t e r n u s,
M. o b l i q u u s a b d o m i n i s i n t e r n u s,
M. latissimus dorsi,
M. transversus abdominis,
M. quadratus lumborum,
M. sacrospinalis,
M. psoas major.

D—Th

B 107.

M. transversus abdominis.

(Arzt **hinter** dem Patienten.)

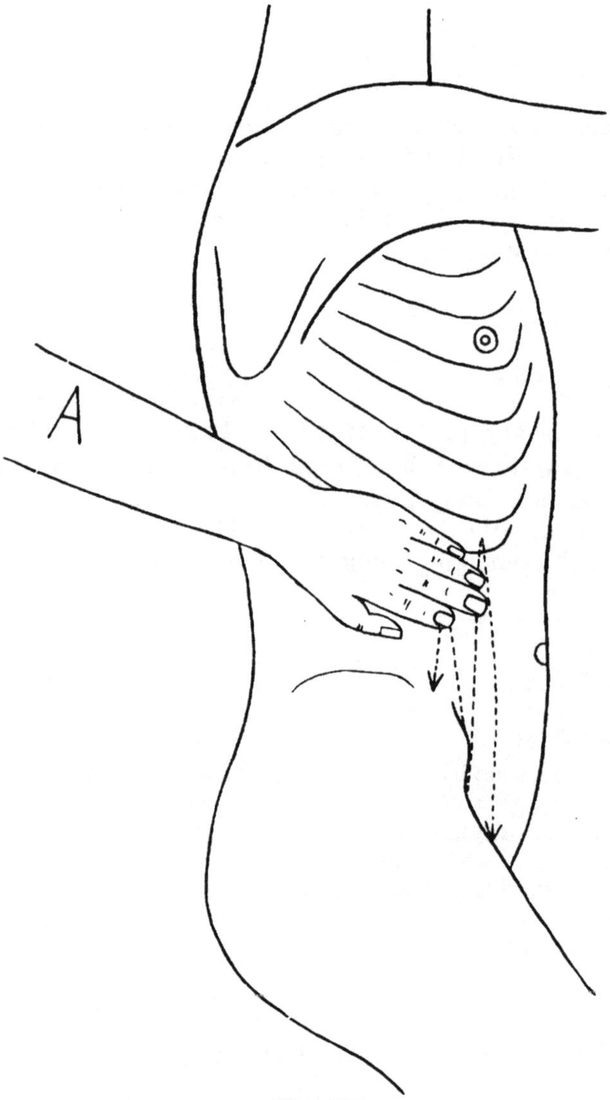

Fig. 122.

B 107. D—Th

M. transversus abdominis.

Patient (in Seitenlage, zur Bauchlage geneigt): Knie und Hüften sind leicht gebeugt, der Arm der oben liegenden Seite hängt über die vordere Kante der Massagebank herab.

Arzt steht hinter dem Patienten fußwärts gewandt:
A: kopfwärtige Hand streicht mit den Fingerspitzen in der Mamillarlinie vom Rippenbogen zur Leiste auf und ab.

Getroffene Gebilde:

M. obliquus abdominis externus,
M. obliquus abdominis internus,
M. transversus abdominis,
Vagina mm. rectorum abdominis,
M. rectus abdominis,
Lig. inguinale (Pouparti).

D—Th

B 108.
Muskelinsertionen am Tuberculum pubicum.

(Arzt **hinter** dem Patienten.)

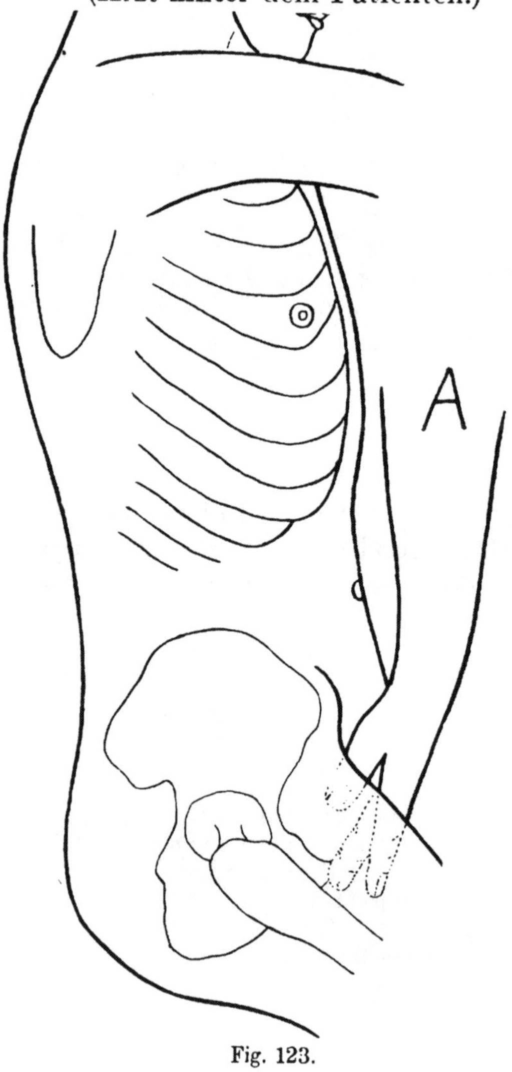

Fig. 123.

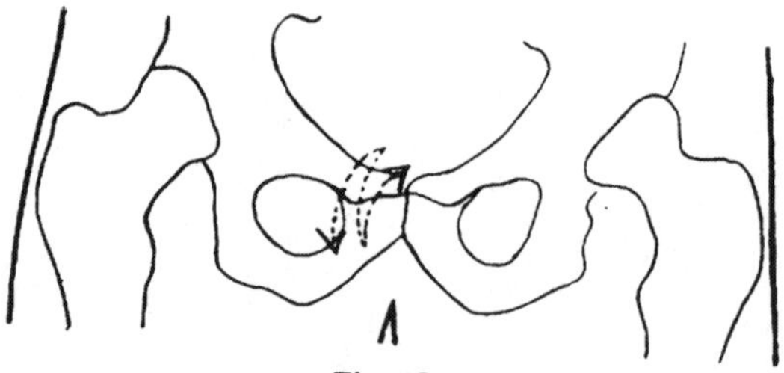

Fig. 124.

B 108.

D—Th

Muskelinsertionen am Tuberculum pubicum.

Patient (in Seitenlage stark zur Bauchlage geneigt): der Kopf ist gegen die Brust geneigt, die Knie sind stark gebeugt und möglichst an den Bauch herangezogen, der Arm der oben liegenden Seite hängt über die vordere Kante des Massagetisches herab.

Arzt steht hinter dem Patienten fußwärts gewandt:

A: kopfwärtige Hand streicht mit der Spitze des Mittelfingers in schräger Richtung über und um das Tuberculum pubicum und die Schambeinäste.

Getroffene Gebilde:

M. rectus abdominis,
M. obliquus abdominis externus,
M. obliquus abdominis internus,
M. transversus abdominis,
Lig. inguinale (Pouparti),
Canalis inguinalis,
Funiculus spermaticus,
M. cremaster,
M. pectineus,
M. adductor longus,
M. pyramidalis.

D—Th

B 109.

M. rectus abdominis.

(Arzt **hinter** dem Patienten.)

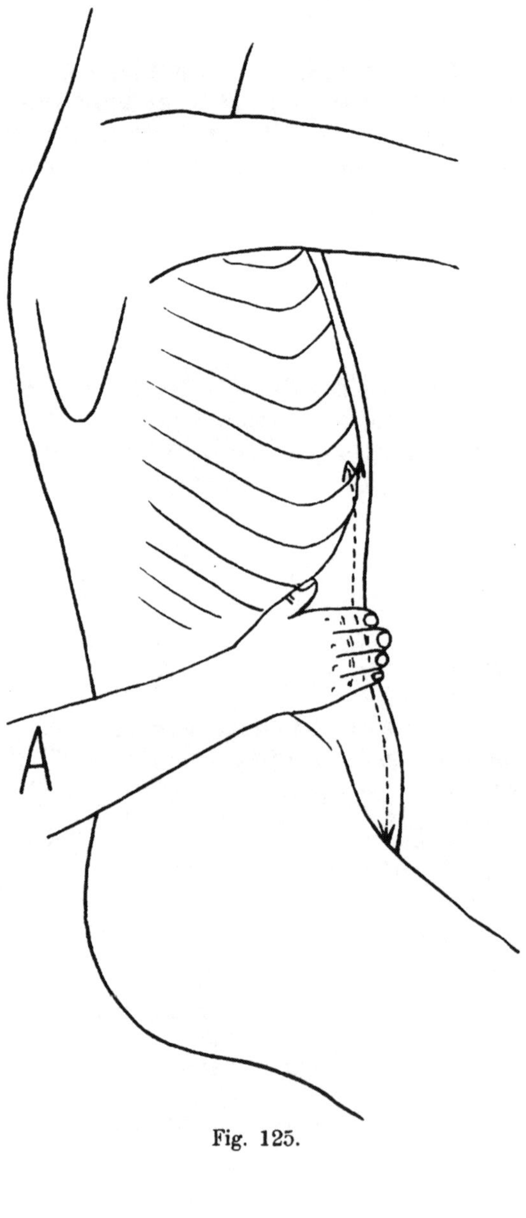

Fig. 125.

B 109.

D—Th

M. rectus abdominis.

Patient (in Seitenlage zur Bauchlage geneigt): der Kopf ist gegen die Brust geneigt, Hüften und Knie sind leicht gebeugt, der Arm der oberen Seite hängt über die vordere Kante des Massagetisches herab.

Arzt steht hinter dem Patienten:

A: fußwärtige Hand streicht neben dem Nabel vorbei vom Schambein bis zum Schwertfortsatz auf und ab.

Getroffene Gebilde:

Vagina m. recti abdominis,
M. rectus abdominis,
M. pyramidalis,
M. obliquus abdominis externus,
M. obliquus abdominis internus,
M. transversus abdominis.

Bemerkung. Besonders zu berücksichtigen sind die Inscriptiones tendineae.

D—Th

B 110.

Symphysis ossium pubis.

(Arzt **hinter** dem Patienten.)

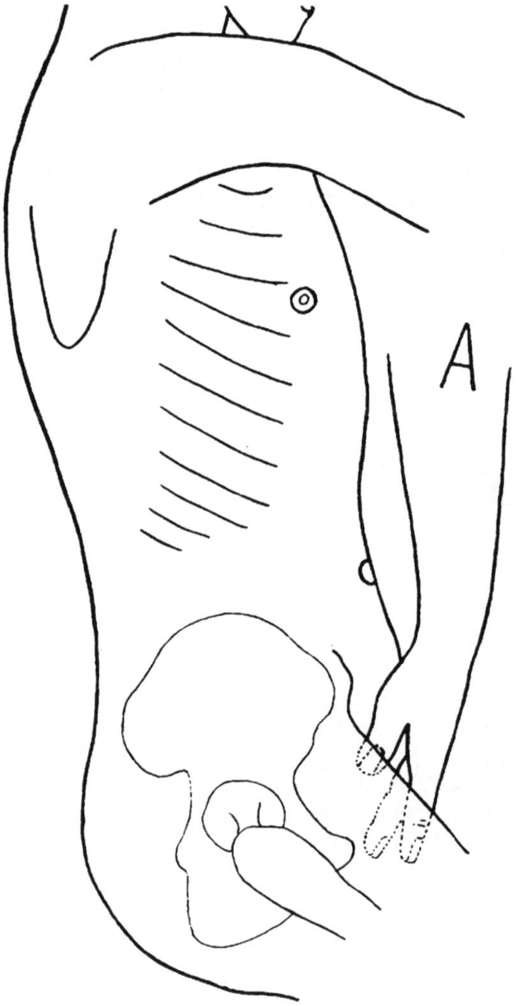

Fig. 126.

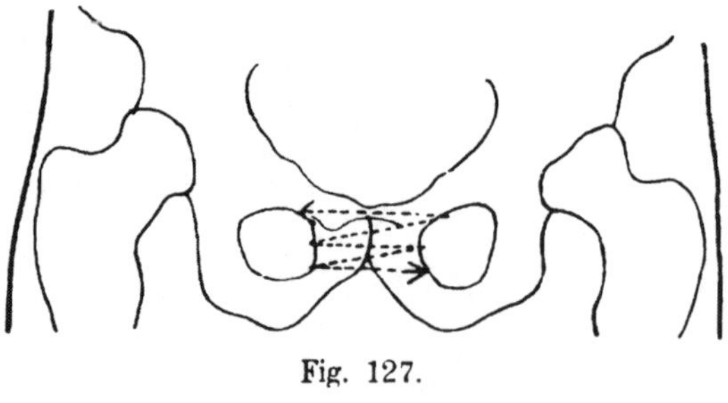

Fig. 127.

B 110. D—Th

Symphysis ossium pubis.

Patient (in Seitenlage stark zur Bauchlage geneigt): Hüften und Knie sind gebeugt; der Arm der oben liegenden Seite hängt schlaff über die vordere Kante des Massagetisches herab.

Arzt steht hinter dem Patienten fußwärts gewandt:

A: kopfwärtige Hand streicht mit der Spitze des Mittelfingers in Querzügen über die vordere Fläche der Symphyse.

Getroffene Gebilde:

Vagina mm. rectorum abdominis,
Lig. fundiforme penis (clitoridis),
Mm. recti abdominis,
Mm. pyramidales,
Ligg. inguinalia (Pouparti),
Funiculi spermatici,
Mm. cremasteres,
Mm. pectinei,
Mm. adductores longi,
Symphysis ossium pubis,
Lig. suspensorium penis (clitoridis).

D—Th

B 111.

M. transversi abdominis

(beiderseits zugleich).

(Arzt **hinter** dem Patienten.)

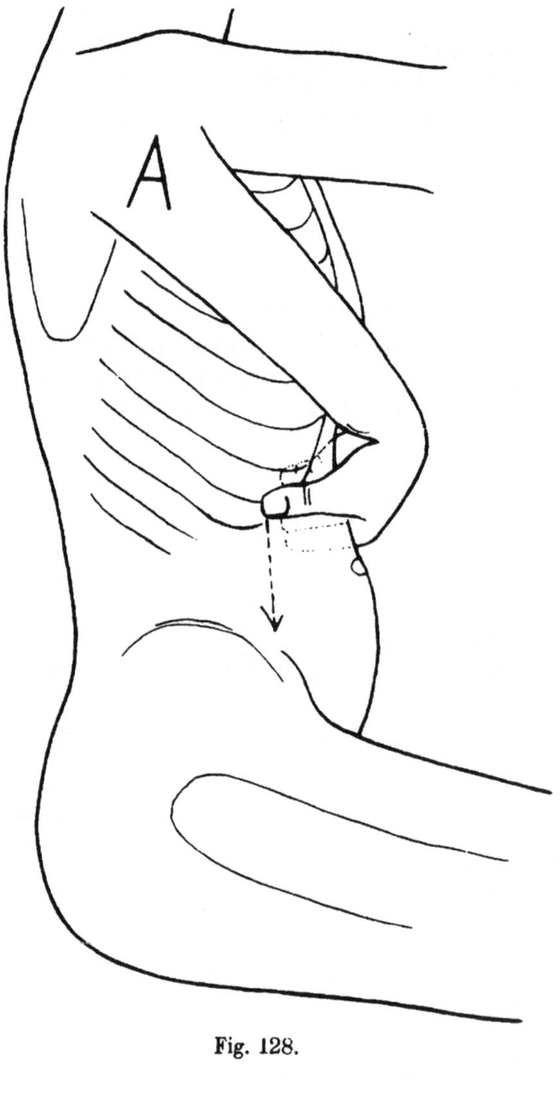

Fig. 128.

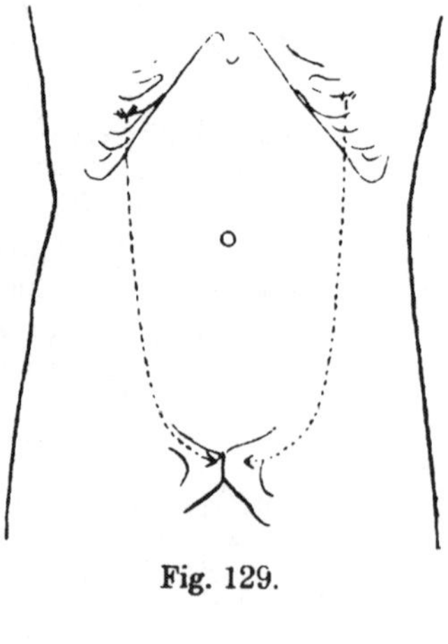

Fig. 129.

B 111.

D—Th

M. transversi abdominis
(beiderseits zugleich).

Patient (in Seitenlage stark zur Bauchlage geneigt): der Kopf ist gegen die Brust geneigt, die Knie sind stark gebeugt und möglichst an den Bauch herangezogen, der Arm der oben liegenden Seite hängt über die vordere Kante des Massagetisches herab.

Arzt steht hinter dem Patienten fußwärts gewandt:

A: kopfwärtige Hand, stark gespreizt, setzt in Höhe des Rippenbogens den Daumen auf die eine, die übrigen Finger auf die andere Mamillarlinie und streicht abwärts gegen die Leisten, dann, Daumen und Finger einander nähernd, zur Symphyse.

Getroffene Gebilde:

M. obliqui abdominis externi,
Mm. obliqui abdominis interni,
M. transversi abdominis,
Vagina mm. rectorum abdominis,
Ligg. inguinalia (Pouparti),
Funiculi spermatici,
Mm. cremasteres,
Mm. recti abdominis,
Mm. pyramidales,
Lig. fundiforme } penis (clitoridis),
Lig. suspensorium } penis (clitoridis),
Symphysis ossium pubis.

D—Th

B 112.

Mm. recti abdominis
(untere Segmente) und
pyramidales
(beiderseits zugleich).

(Arzt **hinter** dem Patienten.)

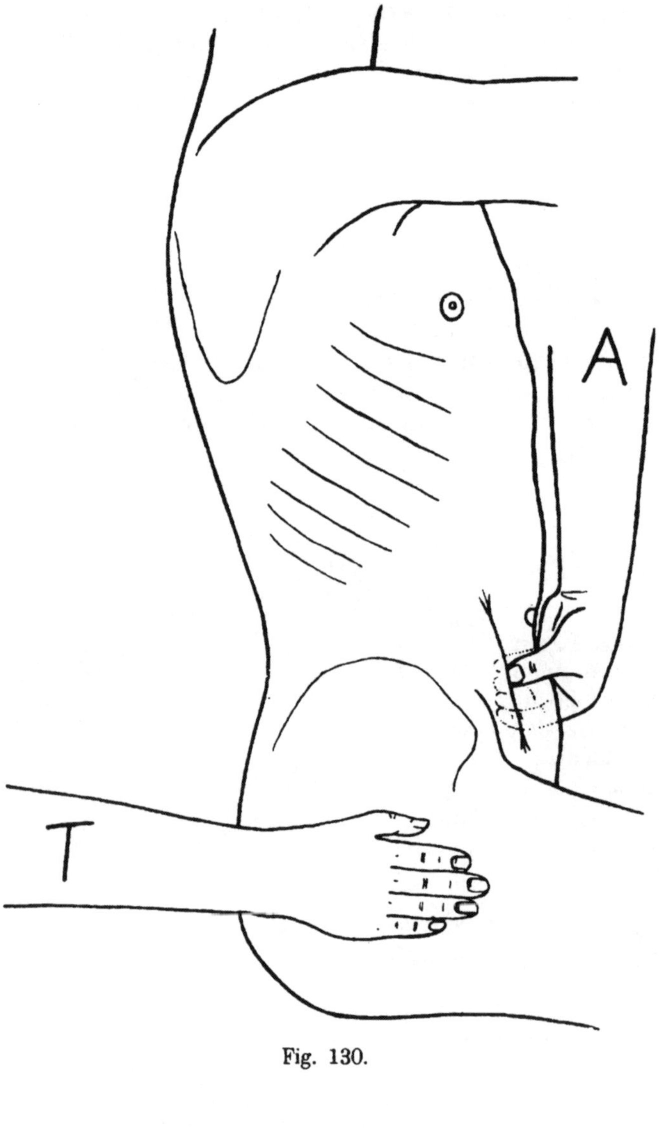

Fig. 130.

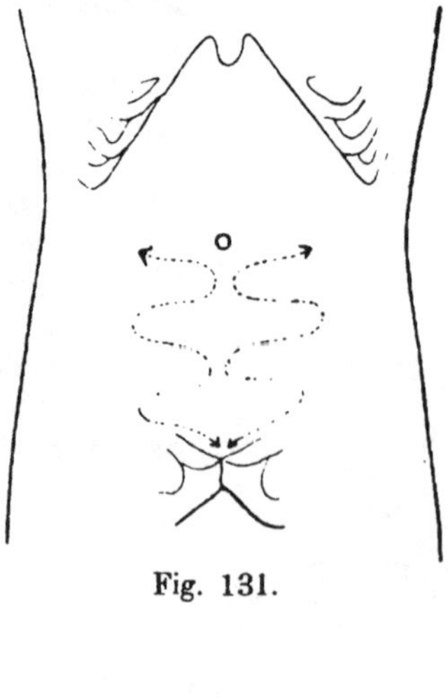

Fig. 131.

B 112. D—Th

Mm. recti abdominis
(untere Segmente) und
pyramidales
(beiderseits zugleich).

Patient (in Seitenlage stark zur Bauchlage geneigt): der Kopf ist gegen die Brust geneigt, die Knie sind stark gebeugt und möglichst an den Bauch herangezogen, der Arm der oben liegenden Seite hängt über die vordere Kante des Massagetisches herab.

Arzt steht hinter dem Patienten fußwärts gewandt:

T: fußwärtige Hand drückt gegen die Gesäßbacke der oben liegenden Seite, um den Patienten möglichst in Bauchlage zu erhalten;

A: kopfwärtige Hand faßt die Bauchwand des Hypogastriums zwischen Daumen und Fingerspitzen und knetet sie, allmählich zur Symphyse abwärts gleitend.

Getroffene Gebilde:

Linea alba,
Vagina mm. rectorum abdominis,
Mm. recti abdominis,
Mm. pyramidales,
Mm. obliqui abdominis externi,
M. obliqui abdominis interni,
Mm. transversi abdominis.

D—Th

B 113.
M. obliquus abdominis externus
(der unten liegenden Seite).

(Arzt **hinter** dem Patienten.)

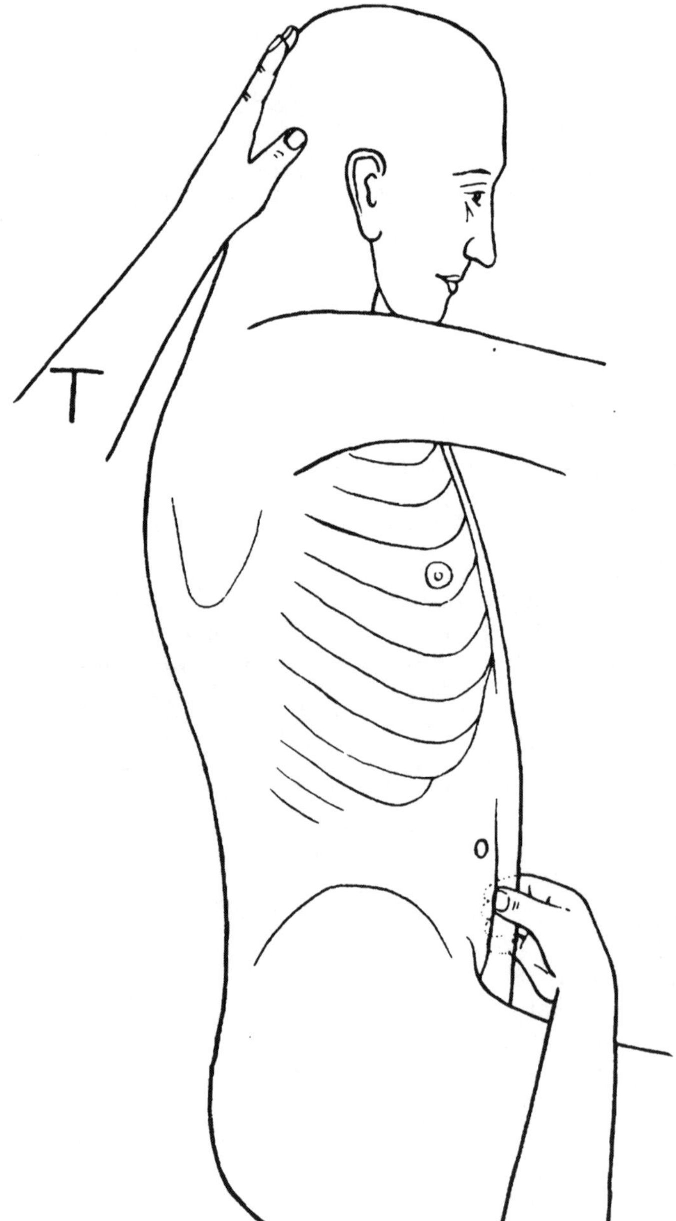

Fig. 132.

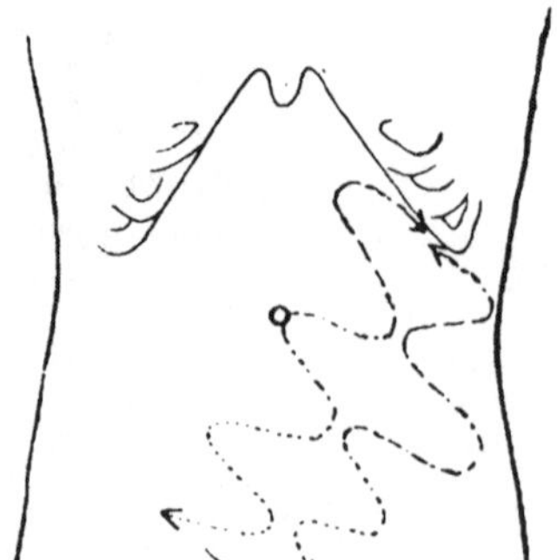

Fig. 133.

B 113. D—Th

M. obliquus abdominis externus

(der unten liegenden Seite).

Patient (in Seitenlage stark zur Bauchlage geneigt): der Kopf ist gegen die Brust geneigt, die Knie sind stark gebeugt und möglichst an den Bauch herangezogen, der Arm der oben liegenden Seite hängt über die vordere Kante des Massagetisches herab.

Arzt steht hinter dem Patienten fußwärts gewandt:

T: kopfwärtige Hand drückt den Kopf des Patienten gegen dessen Brust;

A: fußwärtige Hand faßt die Bauchwand auf der unten liegenden Seite zwischen Daumen und Fingerspitzen und knetet sie von der Symphyse bis zum Rippenbogen der unten liegenden Seite durch.

Getroffene Gebilde:

M. obliquus abdominis externus,
M. obliquus abdominis internus,
M. transversus abdominis,
Vagina m. recti abdominis,
M. rectus abdominis,
Linea alba.

Bemerkung. Patient darf sich nicht, wozu er unwillkürlich geneigt ist, mit der Hand der oben liegenden Seite auf den Massagetisch aufstützen.

Dieser Griff ist nur bei weitgehender Entspannung der Bauchwand, deshalb gewöhnlich erst nach längerer Behandlung ausführbar. Durch denselben wird der Muskel in seiner ganzen Tiefe getroffen, während Griff B 100 nur die Oberfläche desselben trifft.

D—Th

B 114.
Mm. obliqui externi und transversi abdominis
(beiderseits zugleich).

(Arzt **hinter** dem Patienten.)

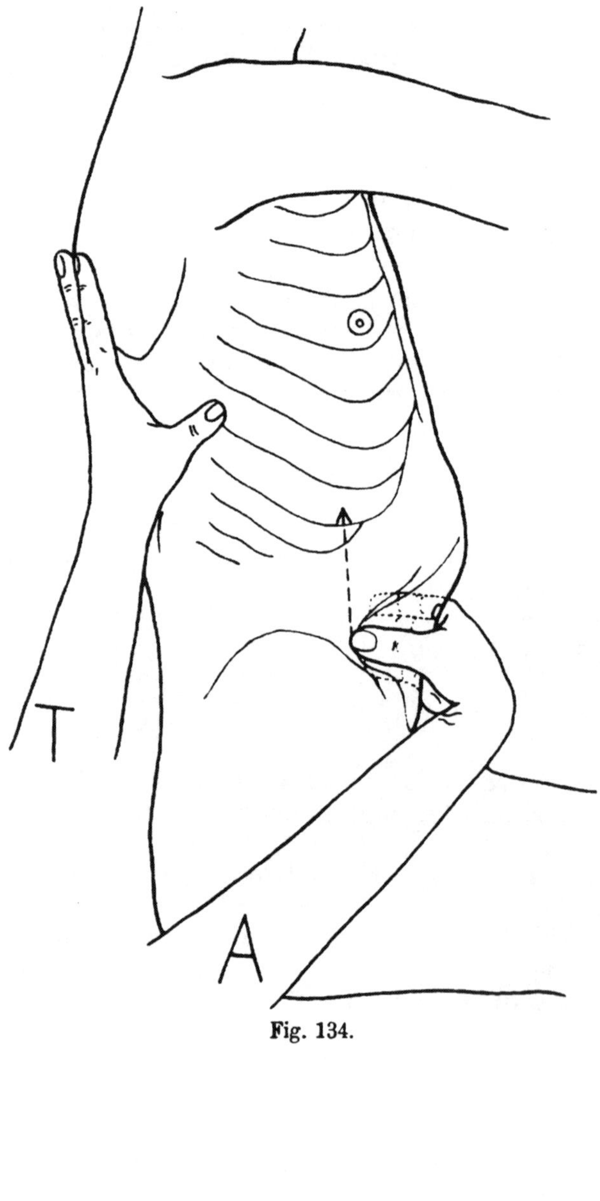

Fig. 134.

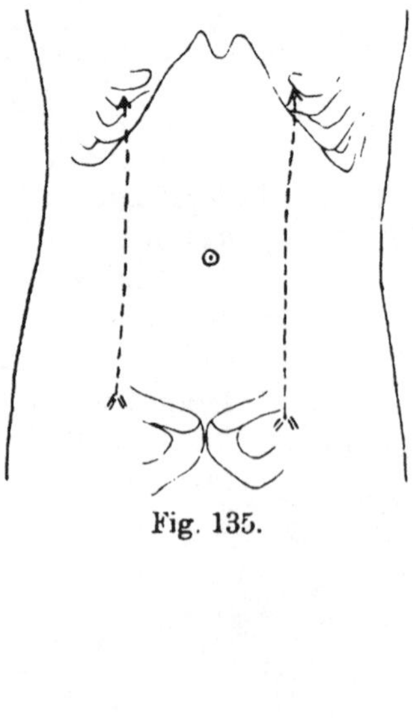

Fig. 135.

B 114. D—Th

Mm. obliqui externi und transversi abdominis
(beiderseits zugleich).

Patient (in Seitenlage stark zur Bauchlage geneigt): der Kopf ist gegen die Brust geneigt, die Knie sind stark gebeugt und möglichst an den Bauch herangezogen, der Arm der oben liegenden Seite hängt über die vordere Kante des Massagetisches herab.

Arzt steht hinter dem Patienten kopfwärts gewandt:

T: kopfwärtige Hand drückt etwas unter Schulterhöhe gegen den Rücken, um den Patienten möglichst in Bauchlage zu erhalten;

A: fußwärtige Hand, stark gespreizt, setzt an den Leisten den Daumen auf die eine, die übrigen Finger auf die andere Mamillarlinie und streicht zwischen Leisten und Rippenbogen auf und ab.

Getroffene Gebilde:

Mm. obliqui abdominis externi,
Mm. obliqui abdominis interni,
Mm. transversi abdominis,
Vagina mm. rectorum abdominis.

D—Th

B 115.
Linea alba.

(Arzt **hinter** dem Patienten.)

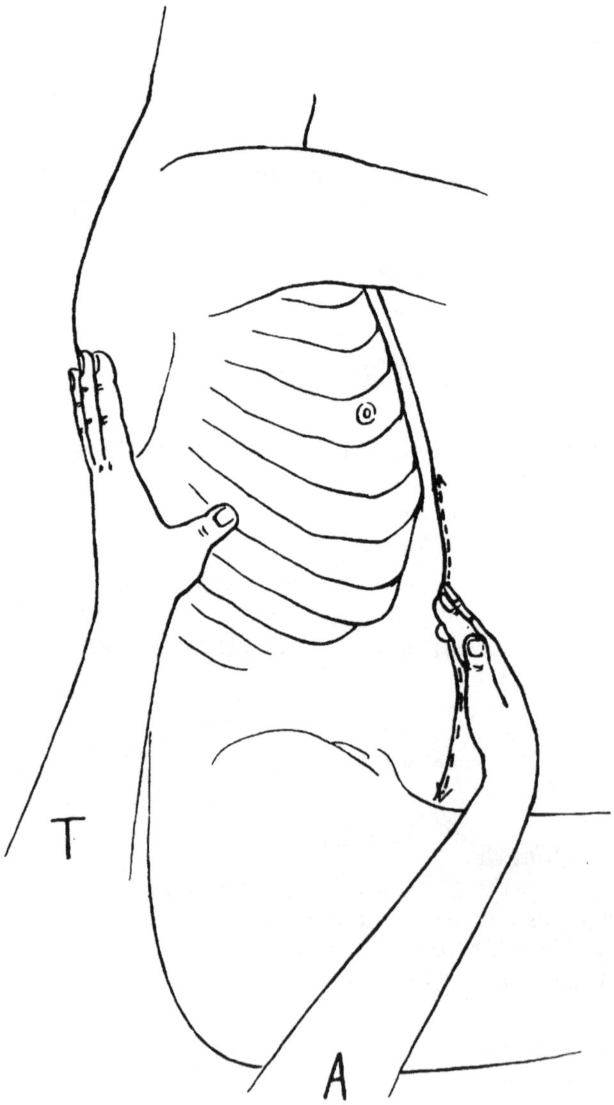

Fig. 136.

B 115. D—Th

Linea alba.

Patient (in Seitenlage stark zur Bauchlage geneigt): der Kopf ist gegen die Brust geneigt, die Knie sind stark gebeugt und möglichst an den Bauch herangezogen, der Arm der oben liegenden Seite hängt über die vordere Kante des Massagetisches herab.

Arzt steht hinter dem Patienten kopfwärts gewandt:

T: kopfwärtige Hand drückt etwas unter Schulterhöhe gegen den Rücken, um den Patienten möglichst in Bauchlage zu erhalten;

A: fußwärtige Hand streicht mit den Fingerspitzen über die Linea alba zwischen Schamfuge und Schwertfortsatz auf und ab.

Getroffene Gebilde:

Linea alba,
Vagina mm. rectorum abdominis,
Mm. recti abdominis,
Mm. pyramidales.

Bemerkung. Besonders zu berücksichtigen ist das Epigastrium.

D—Th

B 116.

Mm. recti abdominis

(obere Segmente beiderseits zugleich).

(Arzt **hinter** dem Patienten.)

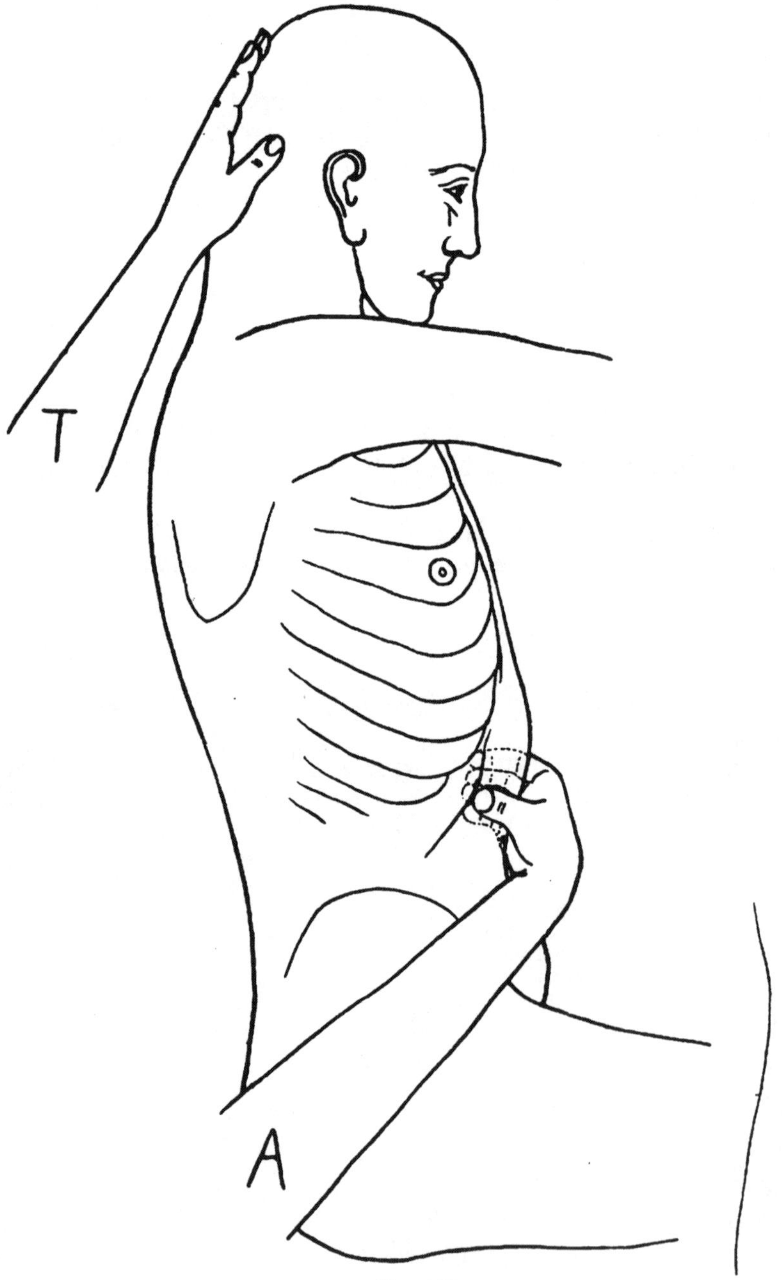

Fig. 137.

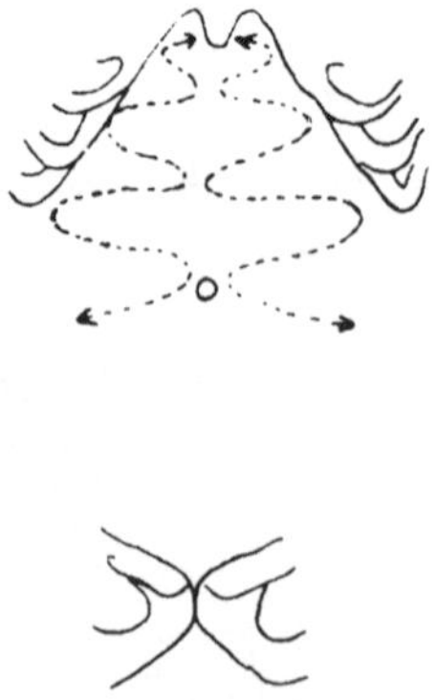

Fig. 138.

B 116. D—Th

Mm. recti abdominis

(obere Segmente beiderseits zugleich).

Patient (in Seitenlage stark zur Bauchlage geneigt): der Kopf ist gegen die Brust geneigt, die Knie sind stark gebeugt und möglichst an den Bauch herangezogen, der Arm der oben liegenden Seite hängt über die vordere Kante des Massagetisches herab. Patient muß möglichst ruhig und gleichmäßig atmen.

Arzt steht hinter dem Patienten kopfwärts gewandt:

T: kopfwärtige Hand drückt den Kopf gegen die Brust;

A: fußwärtige Hand faßt die Bauchwand des Epigastriums zwischen Daumen und Fingerspitzen und knetet sie vom Nabel zum Schwertfortsatz aufwärts steigend.

Getroffene Gebilde:

Linea alba,
Vagina mm. rectorum abdominis,
Mm. recti abdominis,
Mm. obliqui abdominis externi,
Mm. obliqui abdominis interni,
Mm. transversi abdominis.

Bemerkung. Hält der Patient den Atem an, wozu er geneigt ist, so ist es unmöglich, die Muskulatur zwischen die Finger zu fassen.

D—Th

B 117.
Mm. recti
(mittlere Segmente) und
transversi abdominis
(beiderseits).

(Arzt **hinter** dem Patienten.)

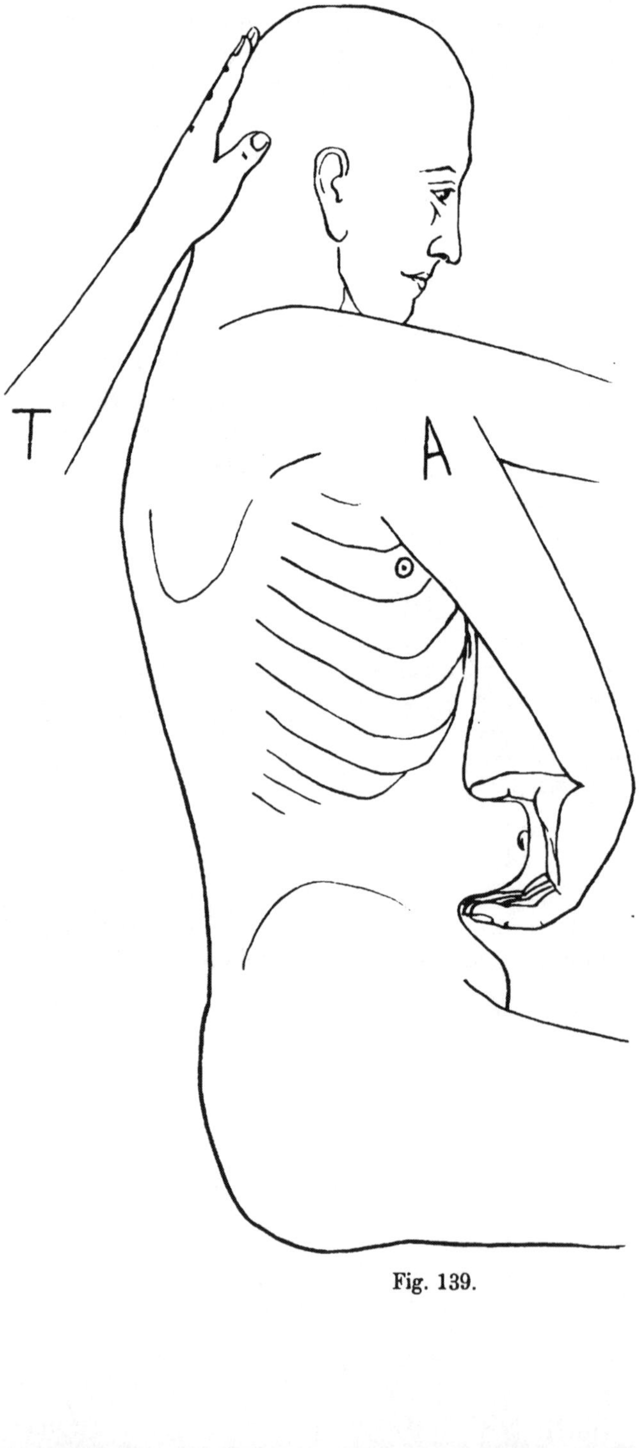

Fig. 139.

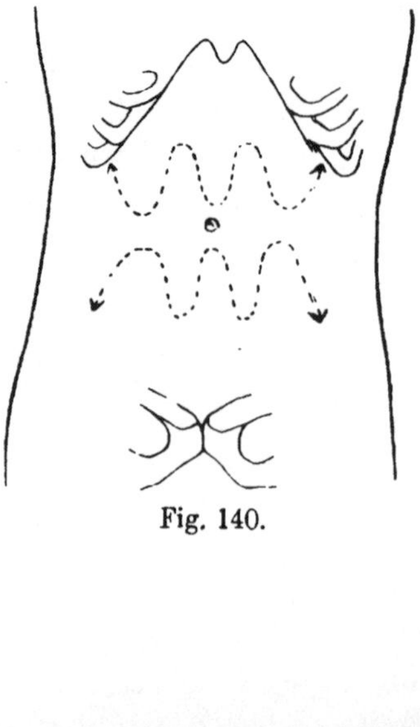

Fig. 140.

B 117. D—Th

Mm. recti
(mittlere Segmente) und
transversi abdominis
(beiderseits).

Patient (in Seitenlage stark zur Bauchlage geneigt): der Kopf ist gegen die Brust geneigt, die Knie sind stark gebeugt und möglichst an den Bauch herangezogen, der Arm der oben liegenden Seite hängt über die vordere Kante des Massagetisches herab. Patient muß möglichst ruhig und gleichmäßig atmen.

Arzt steht hinter dem Patienten kopfwärts gewandt:

T: kopfwärtige Hand drückt den Kopf stark gegen die Brust;

A: fußwärtige Hand faßt die gesamte Bauchwand quer, den Daumen oberhalb, die Spitzen der übrigen Finger unterhalb des Nabels einsetzend, und knetet sie in querer und sagittaler Richtung, möglichst weit nach beiden Seiten gehend, durch.

Getroffene Gebilde:

Linea alba,
Umbilicus,
Vagina mm. rectorum abdominis,
Mm. recti abdominis,
Mm. obliqui abdominis externi,
Mm. obliqui abdominis interni,
Mm. transversi abdominis.

Bemerkung. Dieser Griff ist nur bei weitgehender Entspannung der Bauchwand, deshalb gewöhnlich erst nach längerer Behandlung ausführbar.

D—Th

B 118.

Schambeininsertionen der Mm. recti abdominis
(beiderseits).

(Arzt **hinter** dem Patienten.)

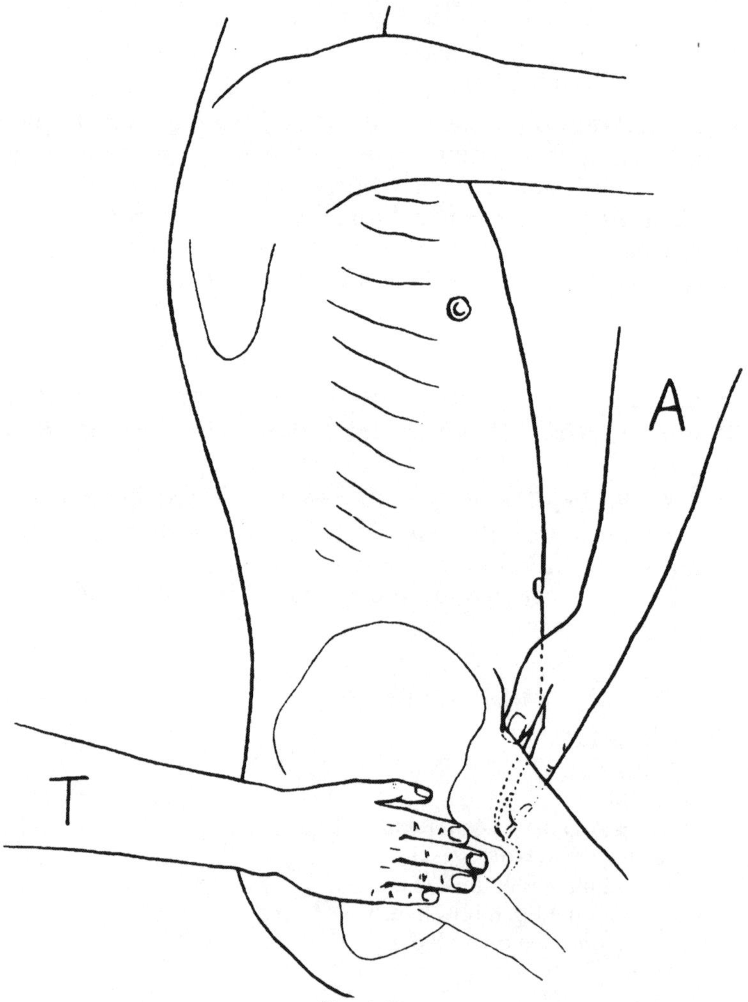

Fig. 141.

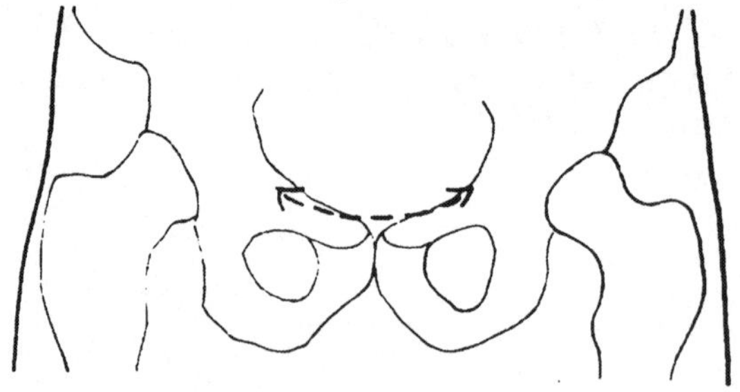

Fig. 142.

B 118.

D—Th

Schambeininsertionen der Mm. recti abdominis
(beiderseits).

Patient (in Seitenlage stark zur Bauchlage geneigt): der Kopf ist gegen die Brust geneigt, die Knie sind stark gebeugt und möglichst an den Bauch herangezogen, der Arm der oben liegenden Seite hängt über die vordere Kante des Massagetisches herab.

Arzt steht hinter dem Patienten fußwärts gewandt:

T: fußwärtige Hand drückt die oben liegende Hüfte nach vorn, um den Patienten möglichst in Bauchlage zu erhalten;

A: kopfwärtige Hand drückt mit den Fingerspitzen in das Hypogastrium von oben her auf die Schamfuge und streicht auf dieser hin und her.

Getroffene Gebilde:

Vagina mm. rectorum abdominis,
Lig. fundiforme penis (clitoridis),
Mm. pyramidales,
Mm. recti abdominis,
Mm. obliqui abdominis externi,
Mm. obliqui abdominis interni,
Mm. transversi abdominis,
Adminiculum lineae albae,
Ligg. inguinalia (Pouparti),
Funiculi spermatici,
Mm. cremasteres,
Lig. pubicum superius,
Symphysis ossium pubis.

Th

B 119.

Mm. recti abdominis im ganzen

(Mitte).

(Arzt **hinter** dem Patienten.)

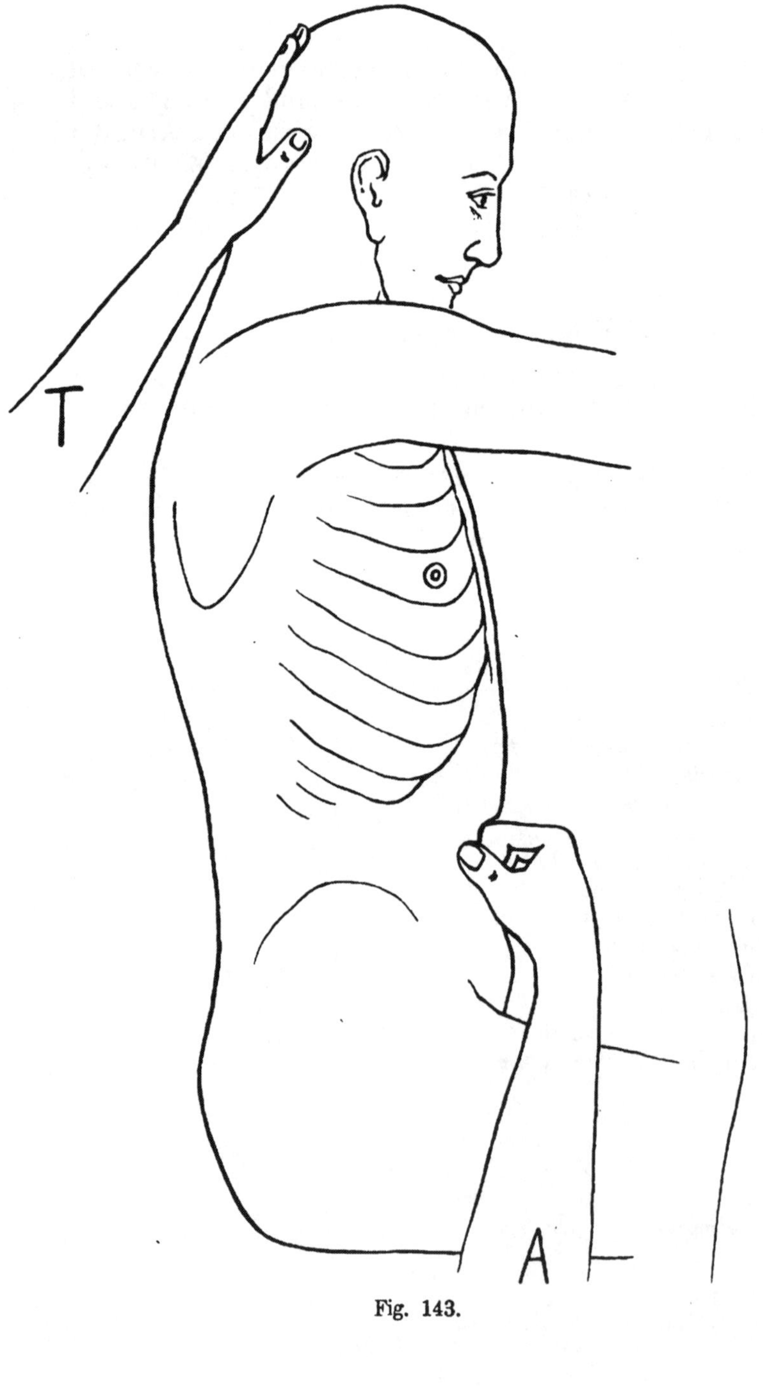

Fig. 143.

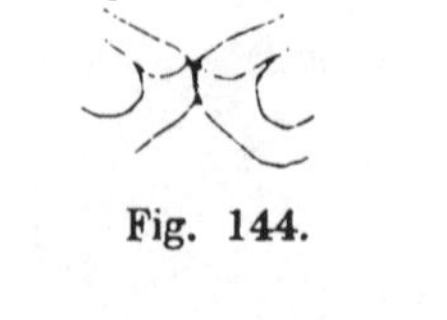

Fig. 144.

B 119. Th

Mm. recti abdominis im ganzen
(Mitte).

Patient (in Seitenlage stark zur Bauchlage geneigt): der Kopf ist gegen die Brust geneigt, die Knie sind stark gebeugt und möglichst an den Bauch herangezogen, der Arm der oben liegenden Seite hängt über die vordere Kante des Massagetisches herab.

Arzt steht hinter dem Patienten kopfwärts gewandt:
T: kopfwärtige Hand drückt den Kopf gegen die Brust;
A: fußwärtige Hand, zur Faust geballt, streicht von der Schamfuge zum Brustbein in Längs- und Querzügen auf und ab.

Getroffene Gebilde:
Linea alba,
Vagina mm. rectorum abdominis,
Mm. recti abdominis,
Mm. pyramidales,
Mm. obliqui abdominis externi,
Mm. obliqui abdominis interni,
Mm. transversi abdominis.

Bemerkung. Besonders zu berücksichtigen sind die Inscriptiones tendineae.

Th

B 120.

Panniculus adiposus.

(Arzt **hinter** dem Patienten.)

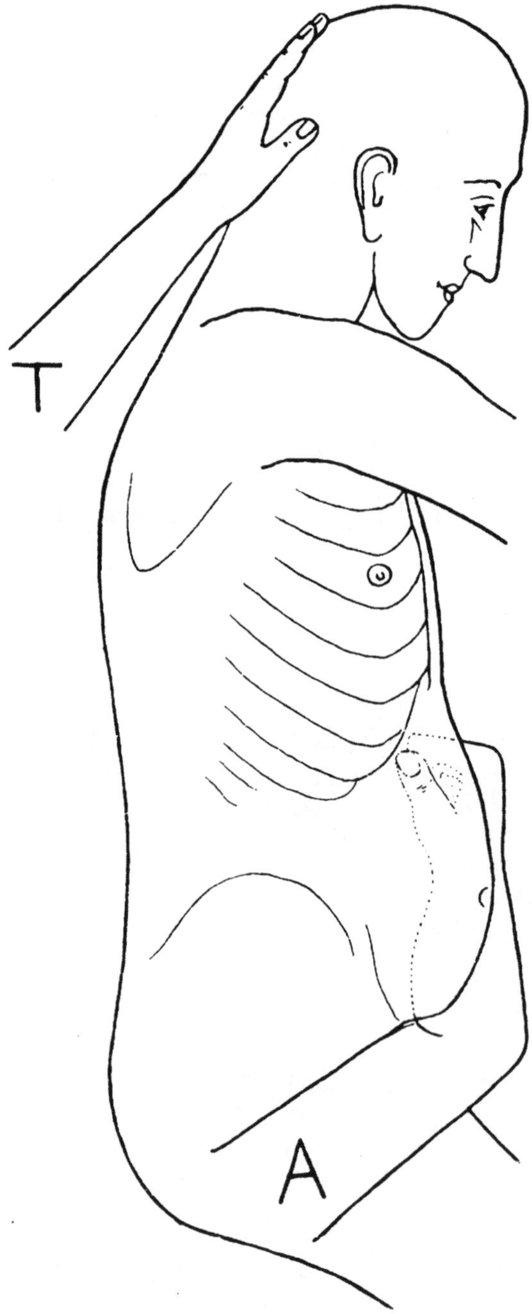

Fig. 145.

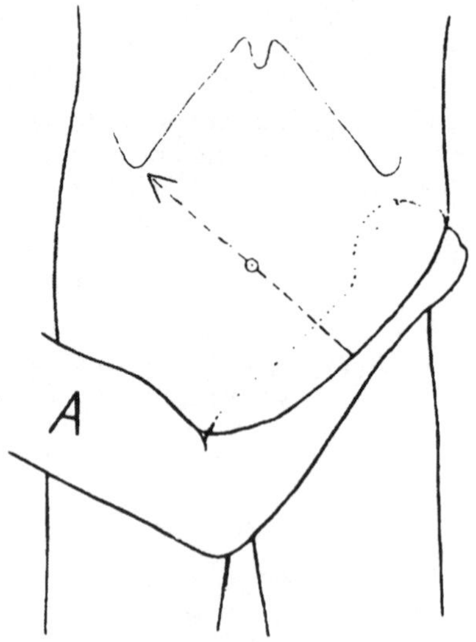

Fig. 146.

B 120. Th

Panniculus adiposus.

Patient (in Seitenlage stark zur Bauchlage geneigt): der Kopf ist gegen die Brust geneigt, Hüften und Knie sind leicht gebeugt, der Arm der oben liegenden Seite hängt über die vordere Kante des Massagetisches herab.

Arzt steht hinter dem Patienten kopfwärts gewandt:

T: kopfwärtige Hand drückt den Kopf gegen die Brust;

A: fußwärtiger Unterarm, der mit der geballten Faust eine Fläche bildet, legt sich unter den Bauch des Patienten und schiebt die Bauchwölbung von der jenseitigen Unterbauchgegend gegen den diesseitigen Rippenbogen streichend mehrmals vor sich her.

Getroffene Gebilde:

Panniculus adiposus,
Mm. obliqui abdominis externi,
Mm. obliqui abdominis interni,
Mm. transversi abdominis,
Mm. recti abdominis,
Vagina mm. rectorum abdominis,
Linea alba.

Bemerkung. Dieser Griff ist nur bei starker Vorwölbung des Bauches infolge Fettansammlung oder Blähung (Meteorismus) und bei ziemlich geringer Muskelspannung ausführbar.

Th

B 121.

Mm. obliqui abdominis

(beiderseits).

(Arzt **hinter** dem Patienten.)

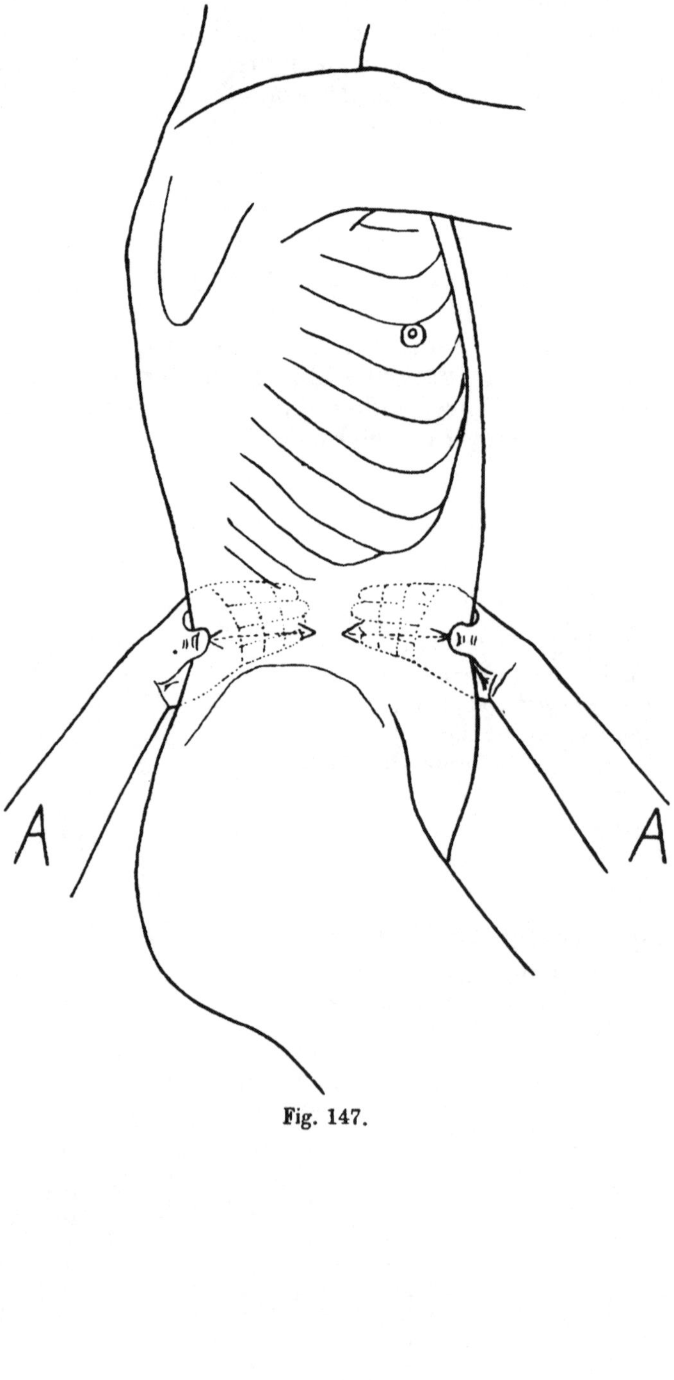

Fig. 147.

B 121. Th

Mm. obliqui abdominis
(beiderseits).

Patient (in Seitenlage stark zur Bauchlage geneigt): der Kopf ist gegen die Brust geneigt, Hüften und Knie sind gebeugt, der Arm der oben liegenden Seite hängt über die vordere Kante des Massagetisches herab.

Arzt steht hinter dem Patienten kopfwärts gewandt:

A: beide Hände, stark gespreizt, die kopfwärtige auf die Lendengegend, die fußwärtige auf den Bauch gelegt, streichen quer über Rücken bzw. Bauch gleichzeitig zur oben bzw. unten liegenden Weiche hin und her und kneten hierbei abwechselnd die obere Weiche zwischen den Daumen, die unten liegende zwischen den Fingerspitzen beider Hände.

Getroffene Gebilde:

Mm. obliqui abdominis externi,
Mm. obliqui abdominis interni,
Mm. transversi abdominis,
Mm. recti abdominis,
Mm. quadrati lumborum,
Mm. latissimi dorsi,
Mm. sacrospinales.

D—Th

B 122.

M. pectoralis major
(Oberfläche).

(Arzt **hinter** dem Patienten.)

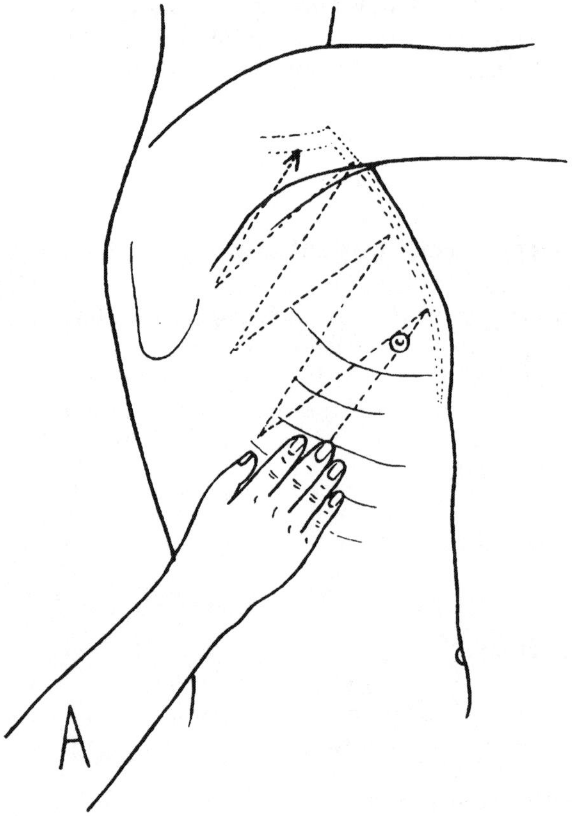

Fig. 148.

B 122.

D—Th

M. pectoralis major
(Oberfläche).

Patient (in Seitenlage zur Bauchlage geneigt): der Arm der oben liegenden Seite hängt über die vordere Kante des Massagetisches herab.

Arzt steht hinter dem Patienten kopfwärts gewandt:

A: fußwärtige Hand streicht mit den Fingerspitzen von der mittleren Axillarlinie her in schrägen Zügen nach vorn und aufwärts bis zum Brust- und Schlüsselbein hin und her.

Getroffene Gebilde:

M. latissimus dorsi,
M. obliquus abdominis externus,
M. serratus anterior,
Mm. intercostales externi,
Mm. intercostales interni,
Vagina m. recti abdominis,
M. rectus abdominis,
M. pectoralis major,
M. pectoralis minor,
M. subclavius,
Mamma.

D—Th

B 123.

Rippeninsertionen des M. pectoralis major und Artt. sternocostales.

(Arzt **hinter** dem Patienten.)

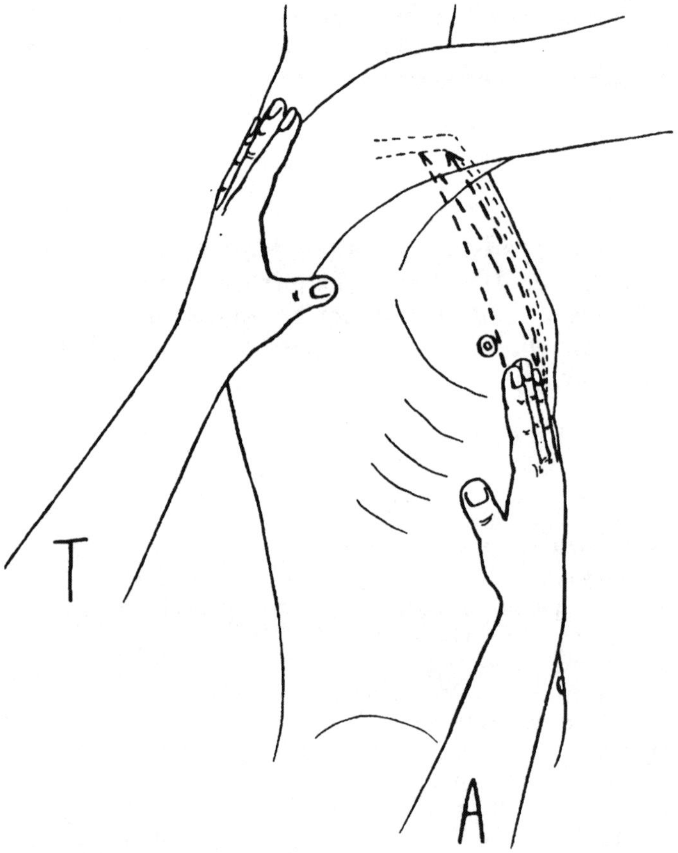

Fig. 149.

B 123.

D—Th

Rippeninsertionen des M. pectoralis major und Artt. sternocostales.

Patient (in Seitenlage stark zur Bauchlage geneigt): der Kopf ist gegen die Brust geneigt, Hüften und Knie sind gebeugt, der Arm der oben liegenden Seite hängt über die vordere Kante des Massagetisches herab.

Arzt steht hinter dem Patienten kopfwärts gewandt:

T: kopfwärtige Hand drückt die Schulter nach vorn;

A: fußwärtige Hand streicht mit den Fingerspitzen zwischen Brustbein und Brustwarze vom Rippenbogen zum Schlüsselbein auf und ab.

Getroffene Gebilde:

Vagina m. recti abdominis,
M. rectus abdominis,
M. pectoralis major,
Artt. sternocostales,
Mamma.

D—Th

B 124.

Brustbeininsertionen der Mm. pectorales majores.

(Arzt **hinter** dem Patienten.)

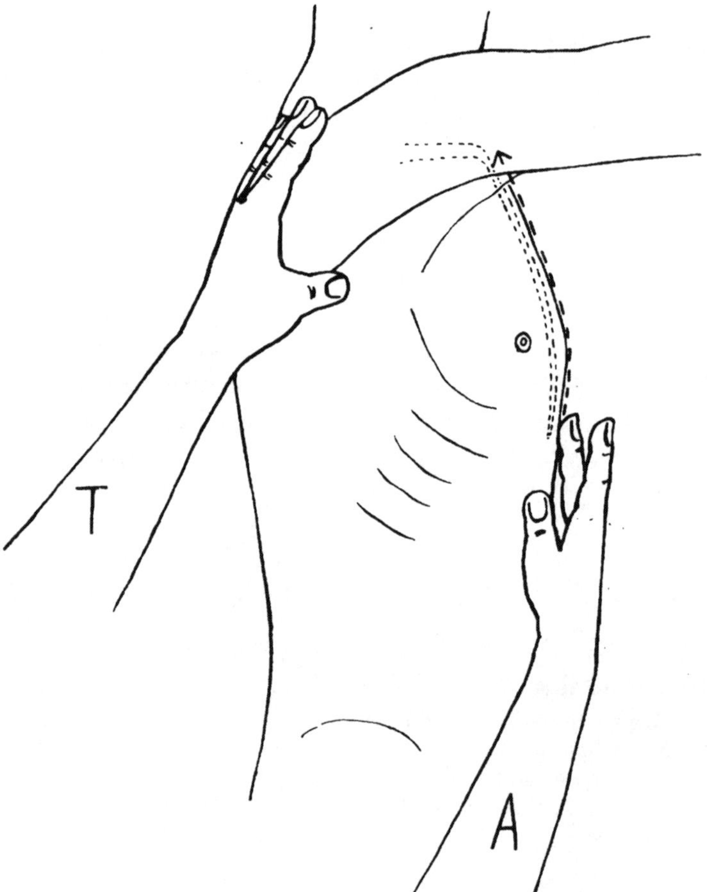

Fig. 150.

B 124.

D–Th

Brustbeininsertionen der Mm. pectorales majores.

Patient (in Seitenlage stark zur Bauchlage geneigt): der Kopf ist gegen die Brust geneigt, Hüften und Knie sind gebeugt, der Arm der oben liegenden Seite hängt über die vordere Kante des Massagetisches herab.

Arzt steht hinter dem Patienten kopfwärts gewandt:

T: kopfwärtige Hand drückt die Schulter nach vorn;

A: fußwärtige Hand streicht mit der Spitze des Mittelfingers über das Brustbein von der Magengrube bis zur Kehle in Längs- und Querzügen auf und ab.

Getroffene Gebilde:

Vagina mm. rectorum abdominis,
Mm. recti abdominis,
Linea alba,
Mm. pectorales majores,
Mm. sternocleidomastoidei,
Artt. sternocostales,
Artt. sternoclaviculares.

D—Th

B 125.

Mm. serratus anterior und pectoralis minor.

(Arzt **hinter** dem Patienten.)

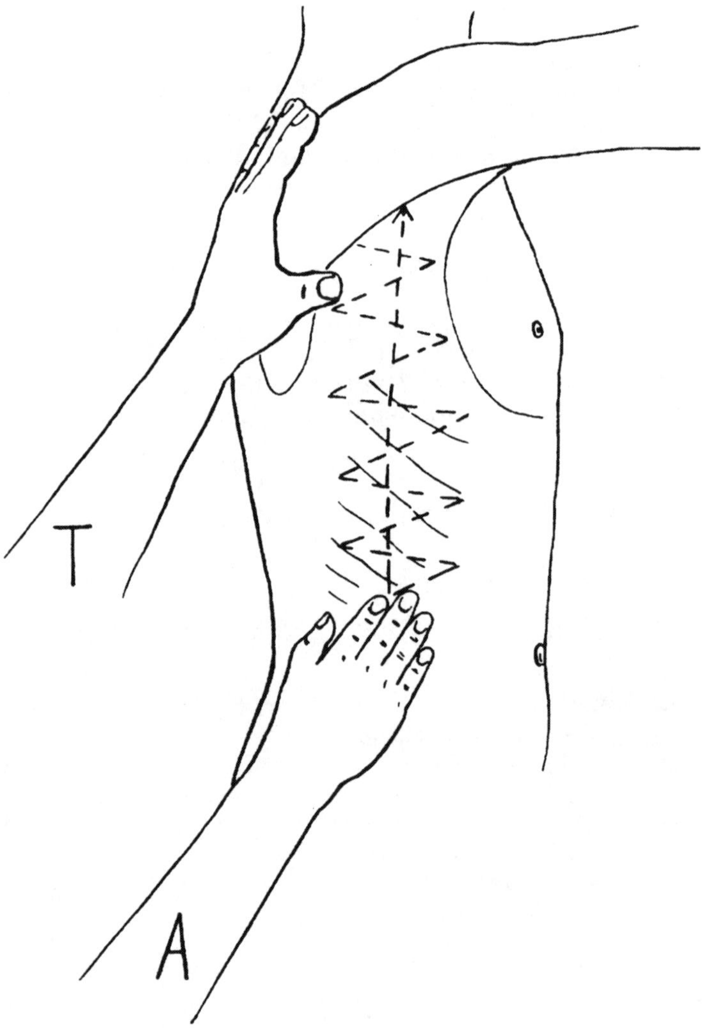

Fig. 151.

B 125.

D—Th

Mm. serratus anterior und pectoralis minor.

Patient (in Seitenlage zur Bauchlage geneigt): der Arm der oben liegenden Seite hängt über die vordere Kante des Massagetisches herab.

Arzt steht hinter dem Patienten kopfwärts gewandt:

T: kopfwärtige Hand drückt die Schulter nach vorn;

A: fußwärtige Hand streicht mit den Fingerspitzen zwischen vorderer und hinterer Axillarlinie vom Rippenbogen aufwärts bis möglichst hoch in die Achselhöhle auf und ab.

Getroffene Gebilde:

M. obliquus abdominis externus,
M. serratus anterior,
M. latissimus dorsi,
Mm. intercostales externi,
Mm. intercostales interni,
M. pectoralis minor,
M. teres major,
M. subscapularis.

D—Th

B 126.
M. latissimus dorsi.
(Arzt **hinter** dem Patienten.)

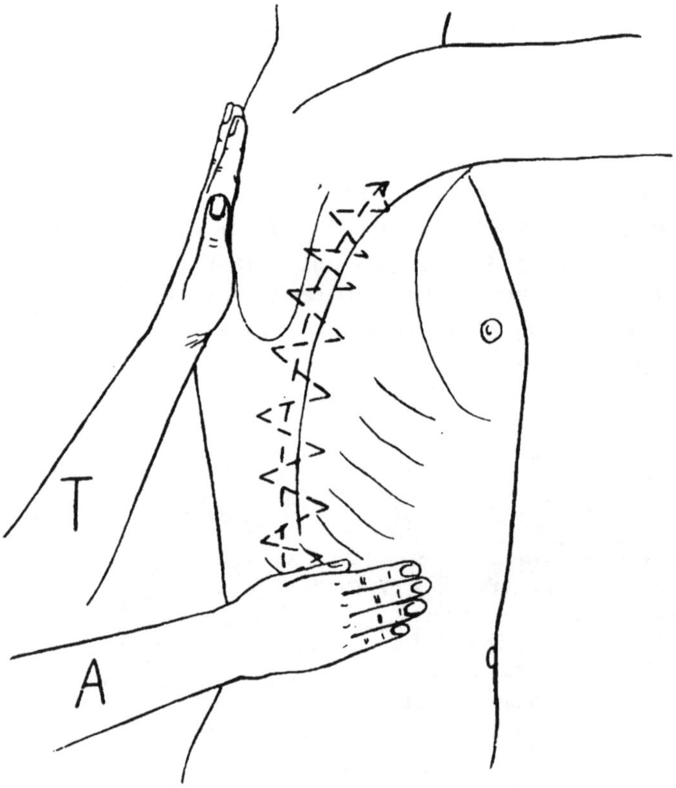

Fig. 152.

B 126. D—Th

M. latissimus dorsi.

Patient (in Seitenlage zur Bauchlage geneigt): der Arm der oben liegenden Seite hängt über die vordere Kante des Massagetisches herab.

Arzt steht hinter dem Patienten:

T: kopfwärtige Hand drückt die Schulter nach vorn;

A: fußwärtige Hand knetet mit der Daumenkante den hinteren Achselwulst zwischen Rippenrand und Achsel in Längs- und Querzügen.

Getroffene Gebilde:

M. obliquus abdominis externus,
M. latissimus dorsi,
M. serratus anterior,
Mm. intercostales externi,
Mm. intercostales interni,
M. teres major,
M. teres minor,
M. infraspinatus,
M. deltoideus,
M. triceps brachii (caput longum).

D—Th

B 127.

Mamma.

(Arzt **hinter** dem Patienten.)

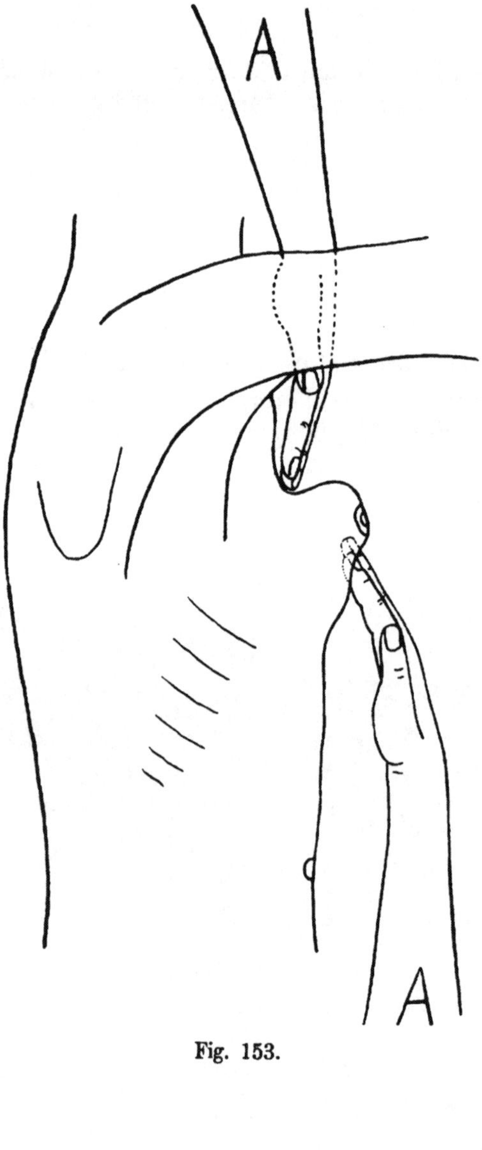

Fig. 153.

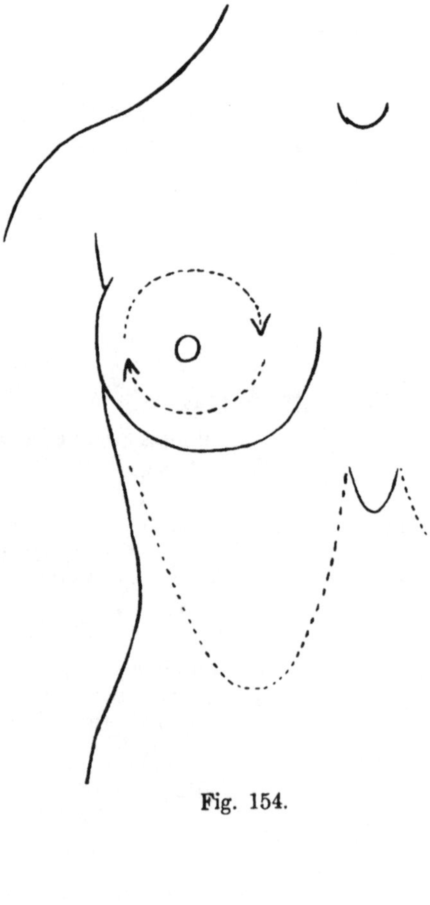

Fig. 154.

B 127.

D—Th

Mamma.

Patient (in Seitenlage zur Bauchlage geneigt): der Arm der oben liegenden Seite hängt über die vordere Kante des Massagetisches herab.

Arzt steht h i n t e r der Patientin:

A: kopfwärtige Hand umkreist mit den Fingerspitzen die obere,

A: fußwärtige Hand umkreist mit den Fingerspitzen die untere Hälfte der Mamma.

Getroffene Gebilde:

M a m m a,
M. pectoralis major,
M. serratus anterior.

Th

B 128.

Mm. pectorales majores
(beiderseits).

(Arzt **hinter** dem Patienten.)

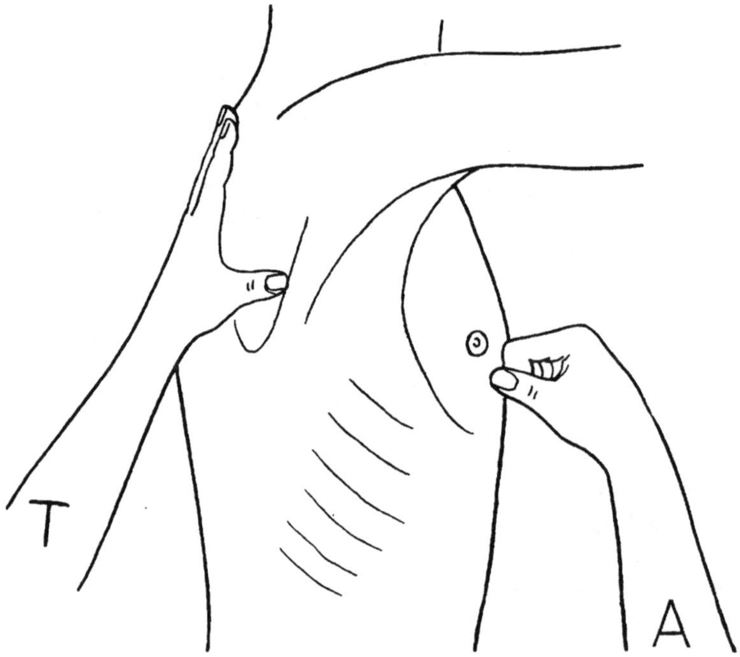

Fig. 155.

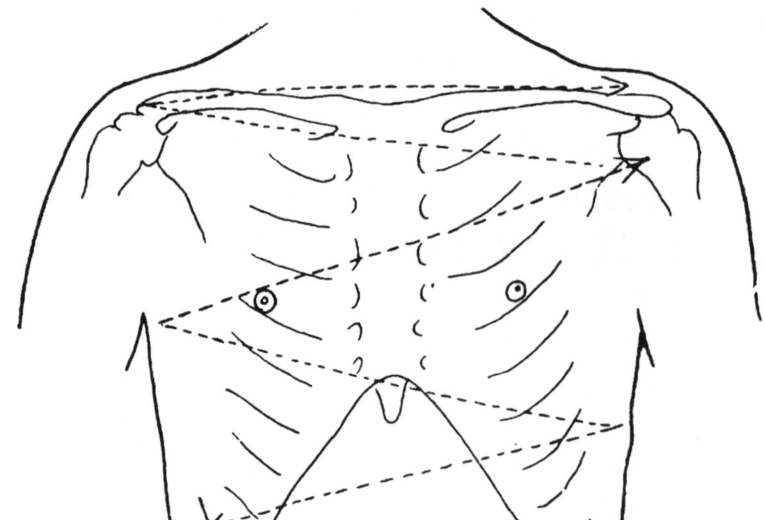

Fig. 156.

B 128. Th

Mm. pectorales majores
(beiderseits).

Patient (in Seitenlage stark zur Bauchlage geneigt): der Kopf ist gegen die Brust geneigt, Hüften und Knie sind gebeugt, der Arm der oben liegenden Seite hängt über die vordere Kante des Massagetisches herab.

Arzt steht hinter dem Patienten kopfwärts gewandt:
T: kopfwärtige Hand drückt die Schulter nach vorn;
A: fußwärtige Hand, zur Faust geballt, streicht vom Schwertfortsatz aus in großen von einer Axillarlinie bzw. Schulter zur andern gehenden Querzügen aufwärts bis über die Schlüsselbeine weg.

Getroffene Gebilde:
Vagina mm. rectorum abdominis,
Mm. recti abdominis,
Mm. obliqui abdominis externi,
Mm. obliqui abdominis interni,
Mammae,
Mm. pectorales majores,
Mm. pectorales minores,
Artt. sternocostales,
Mm. serrati anteriores,
Mm. intercostales externi,
Mm. intercostales interni,
Platysmata,
Mm. sternocleidomastoidei,
Artt. sternoclaviculares,
Mm. subclavii,
Mm. deltoidei,
Mm. trapezii.

Bemerkung. Bei weiblichen Patienten werden die Mammae umkreist.

Th

B 129.

Bauch- und Brustmuskulatur im ganzen
(beiderseits zugleich).

(Arzt **hinter** dem Patienten.)

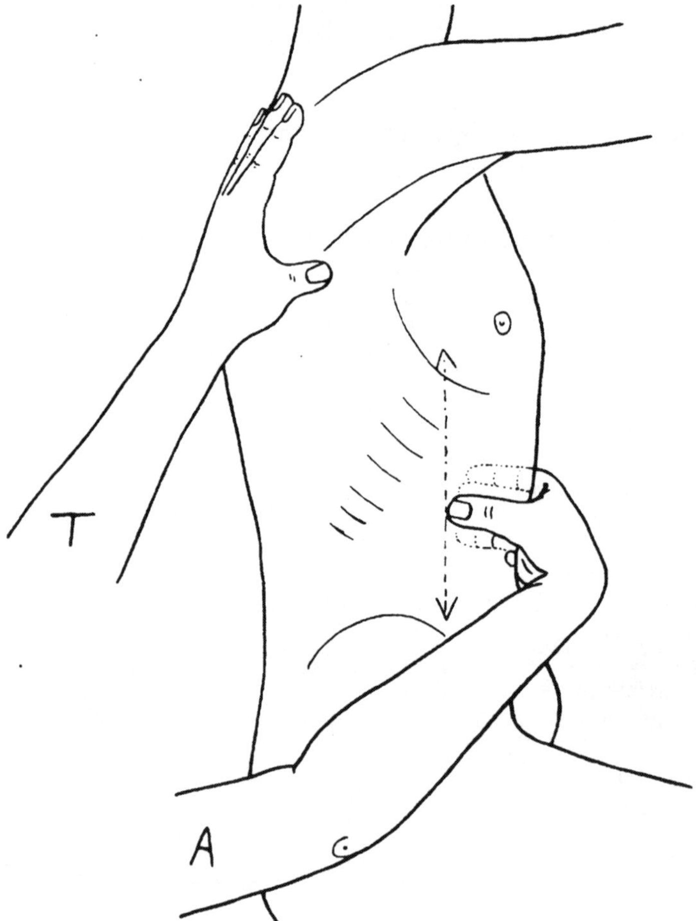

Fig. 157.

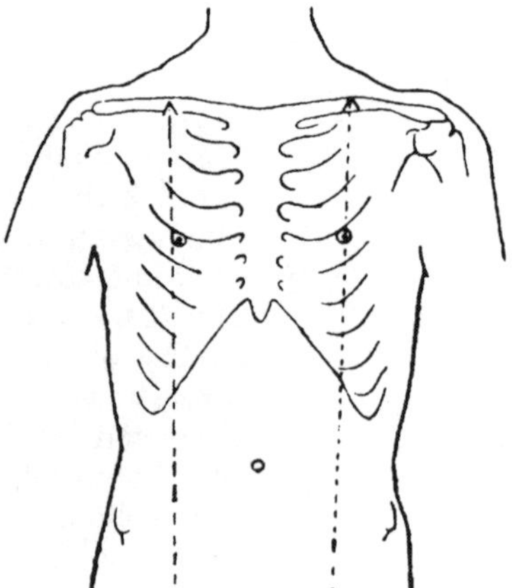

Fig. 158.

B 129. Th

Bauch- und Brustmuskulatur im ganzen
(beiderseits zugleich).

Patient (in Seitenlage stark zur Bauchlage geneigt): der Kopf ist gegen die Brust geneigt, Hüften und Knie sind gebeugt, der Arm der oben liegenden Seite hängt über die vordere Kante des Massagetisches herab.

Arzt steht hinter dem Patienten kopfwärts gewandt:
T: kopfwärtige Hand drückt die Schulter nach vorn;
A': fußwärtige Hand, stark gespreizt, setzt den Daumen auf die eine, die übrigen Finger auf die andere Mamillarlinie und streicht zwischen Leisten und Schlüsselbeinen auf und ab.

Getroffene Gebilde:
Mm. obliqui abdominis externi,
Mm. obliqui abdominis interni,
Mm. transversi abdominis,
Vagina mm. rectorum abdominis,
Mm. pectorales majores,
Mm. pectorales minores,
Mm. serrati anteriores,
Mm. intercostales externi,
Mm. intercostales interni.

Th

B 130.

Lendenmuskulatur im ganzen
(beiderseits zugleich).

(Arzt **hinter** dem Patienten.)

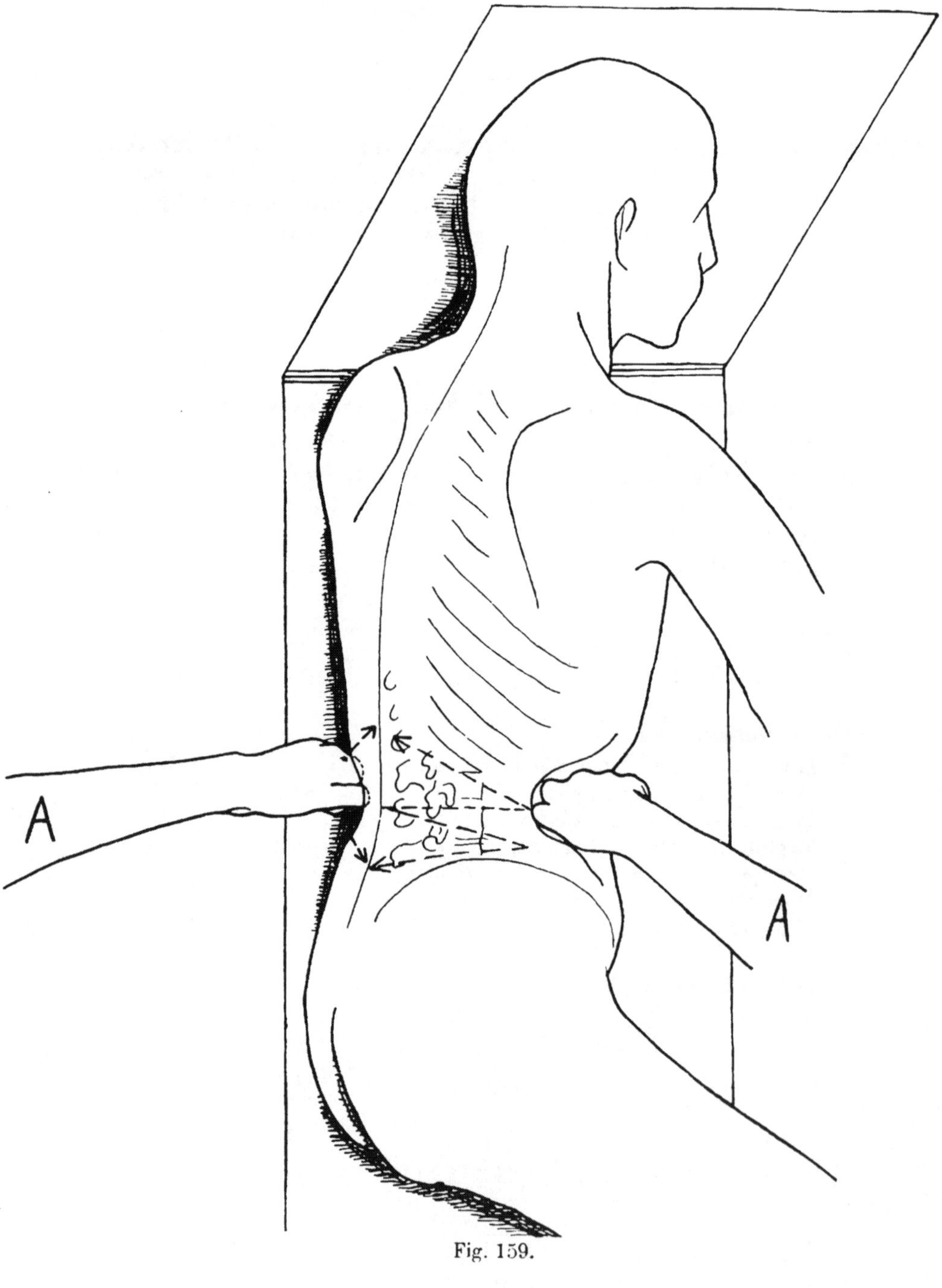

Fig. 159.

B 130. Th

Lendenmuskulatur im ganzen
(beiderseits zugleich).

Patient (in Seitenlage möglichst zur Bauchlage geneigt): die Knie sind gebeugt und an den Bauch herangezogen; der Arm der oben liegenden Seite hängt über die vordere Kante des Massagetisches herab.

Arzt steht hinter dem Patienten:

A: beide Hände, zur Faust geballt, drücken die Daumenknöchel in die Lenden auf die Querfortsätze der mittleren Lendenwirbel und streichen auf diesen in querer Richtung nach vor- und rückwärts hin und her.

Getroffene Gebilde:

Mm. latissimi dorsi,
Mm. sacrospinales,
Mm. multifidi,
Mm. intertransversarii,
Mm. quadrati lumborum,
Mm. psoades majores,
Mm. serrati posteriores inferiores,
Mm. obliqui abdominis externi,
Mm. obliqui abdominis interni,
Mm. transversi abdominis,
Capsulae adiposae renum,
Ligg. intertransversaria,
Capsulae articulares vertebrarum lumbalium.

Bemerkung. Dieser Griff ist im allgemeinen nur einmal, und zwar bei Massage der zuletzt vorgenommenen Körperhälfte auszuführen.

Bei ungenügender Erschlaffung der oberflächlichen Muskelschicht ist die Ausführung in Bauchlage zweckmäßiger.

Th

B 131.
Bauch-, Brust- und Rückenmuskulatur im ganzen
(beiderseits zugleich).

(Arzt **hinter** dem Patienten.)

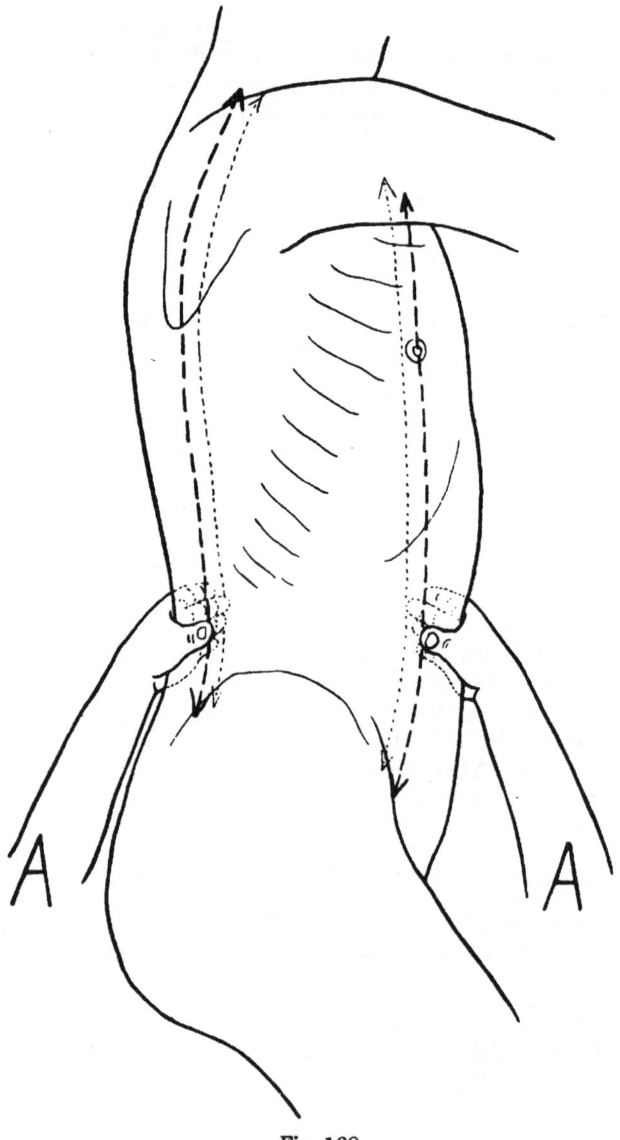

Fig. 160.

B 131.

Th

Bauch-, Brust- und Rückenmuskulatur im ganzen
(beiderseits zugleich).

Patient (in Seitenlage zur Bauchlage geneigt): der Kopf ist gegen die Brust geneigt, Hüften und Knie sind gebeugt, der obere Arm hängt über die vordere Kante des Massagetisches herab.

Arzt steht hinter dem Patienten kopfwärts gewandt:

A: kopfwärtige Hand, stark gespreizt, setzt den Daumen auf dem Rücken auf die eine, die übrigen Finger auf die andere Skapularlinie;

A: fußwärtige Hand, ebenfalls stark gespreizt, setzt auf der Vorderseite des Leibes den Daumen auf die eine, die übrigen Finger auf die andere Mamillarlinie;

beide Hände streichen gleichzeitig zwischen Leisten und Schlüsselbeinen bzw. Darmbeinkämmen und Schultern auf und ab.

Getroffene Gebilde:

Mm. obliqui abdominis externi,
Mm. obliqui abdominis interni,
Mm. transversi abdominis,
Vagina mm. rectorum abdominis,
Mm. pectorales majores,
Mm. pectorales minores,
Mm. serrati anteriores,
Mm. intercostales externi,
Mm. intercostales interni,
Mm. latissimi dorsi,
Mm. quadrati lumborum,
Mm. sacrospinales,
Mm. iliocostales lumborum,
Mm. serrati posteriores inferiores,
Mm. trapezii,
Mm. teretes majores,
Mm. teretes minores,
Mm. infraspinati,
Mm. deltoidei.

Th

B 132.

Linea alba, Muskelinsertionen an Brustbein und Dornfortsätzen
(Mitte).

(Arzt **hinter** dem Patienten.)

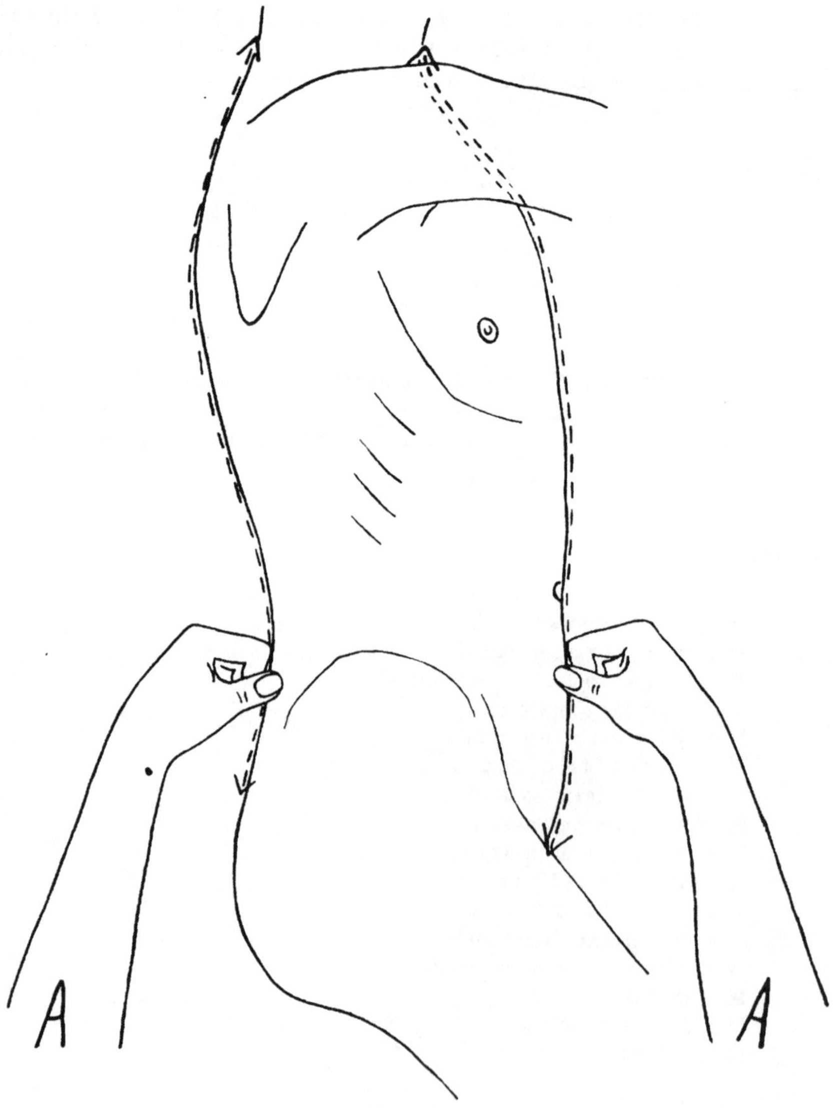

Fig. 161.

B 132. Th

Linea alba, Muskelinsertionen an Brustbein und Dornfortsätzen (Mitte).

Patient (in Seitenlage zur Bauchlage geneigt): Kopf, Hüften und Knie sind gebeugt, der Arm der oben liegenden Seite hängt über die vordere Kante des Massagetisches herab.

Arzt steht hinter dem Patienten kopfwärts gewandt:

A: **kopfwärtige Hand, zur Faust geballt, setzt sich auf das untere Ende der Lendenwirbelsäule;**

A: **fußwärtige Hand, ebenfalls zur Faust geballt, setzt sich auf die Schamfuge, beide Hände streichen mit den Faustknöcheln gleichzeitig zwischen Kreuzbein bzw. Schamfuge und Nacken bzw. Kehle in Längszügen auf und ab.**

Getroffene Gebilde:

Fascia lumbodorsalis,
Mm. sacrospinales,
Mm. multifidi,
Mm. rotatores,
Mm. interspinales,
Mm. intertransversarii,
Lig. supraspinale,
Mm. latissimi dorsi,
Mm. serrati posteriores inferiores,
Mm. trapezii,
M. rhomboidei majores et minores,
Mm. serrati posteriores superiores,
Mm. splenii capitis et cervicis,
Mm. longissimi dorsi,
Mm. spinales,
Mm. semispinales,
Lig. nuchae,
Linea alba,
Vagina mm. rectorum abdominis,
Mm. recti abdominis,
Mm. pyramidales,
Mm. obliqui abdominis externi,
Mm. obliqui abdominis interni,
Mm. transversi abdominis,
Mm. pectorales majores,
Artt. sternocostales,
Artt. sternoclaviculares,
Mm. sternocleidomastoidei.

D—Th

B 133.
M. triceps brachii (**caput longum**).
(Arzt **hinter** dem Patienten.)

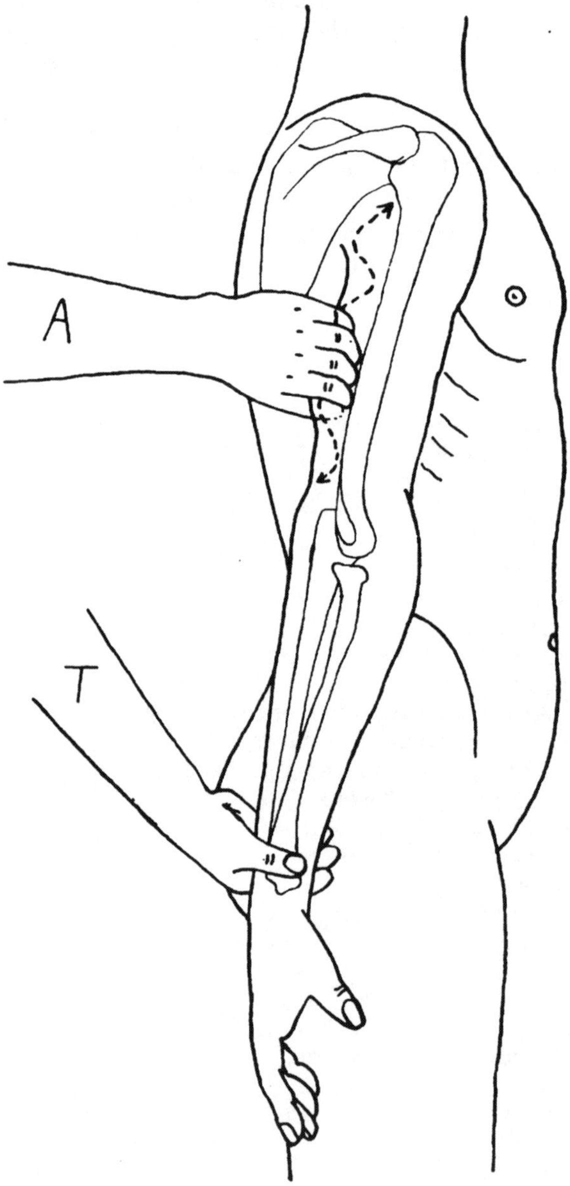

Fig. 162.

B 133. D—Th

M. triceps brachii (caput longum).

Patient (in Seitenlage zur Bauchlage geneigt): der Arm der oben liegenden Seite ist einwärts rotiert, im Schultergelenk nach rückwärts gestreckt, im Ellbogen gestreckt und liegt lose auf der Seite des Rumpfes.

Arzt steht hinter dem Patienten kopfwärts gewandt:

T: fußwärtige Hand hält den Arm am Handgelenk in Rückwärtsstreckung und Innenrotation;

A: kopfwärtige Hand knetet die Streckmuskulatur des Oberarms vom Ellbogen bis zur Achsel zwischen Daumen und Fingern.

Getroffene Gebilde:

M. brachioradialis,
M. extensor carpi radialis longus,
Septa intermuscularia,
M. triceps brachii,
M. deltoideus,
M. teres major,
M. teres minor,
M. infraspinatus,
M. latissimus dorsi,
M. subscapularis.

Bemerkung. Die Muskulatur erschlafft erst, wenn Patient zur Bauchlage hinüber geneigt ist.

D—Th

B 134.

Schulterblattinsertionen der Mm. infraspinatus, teres major und minor.

(Arzt **hinter** dem Patienten.)

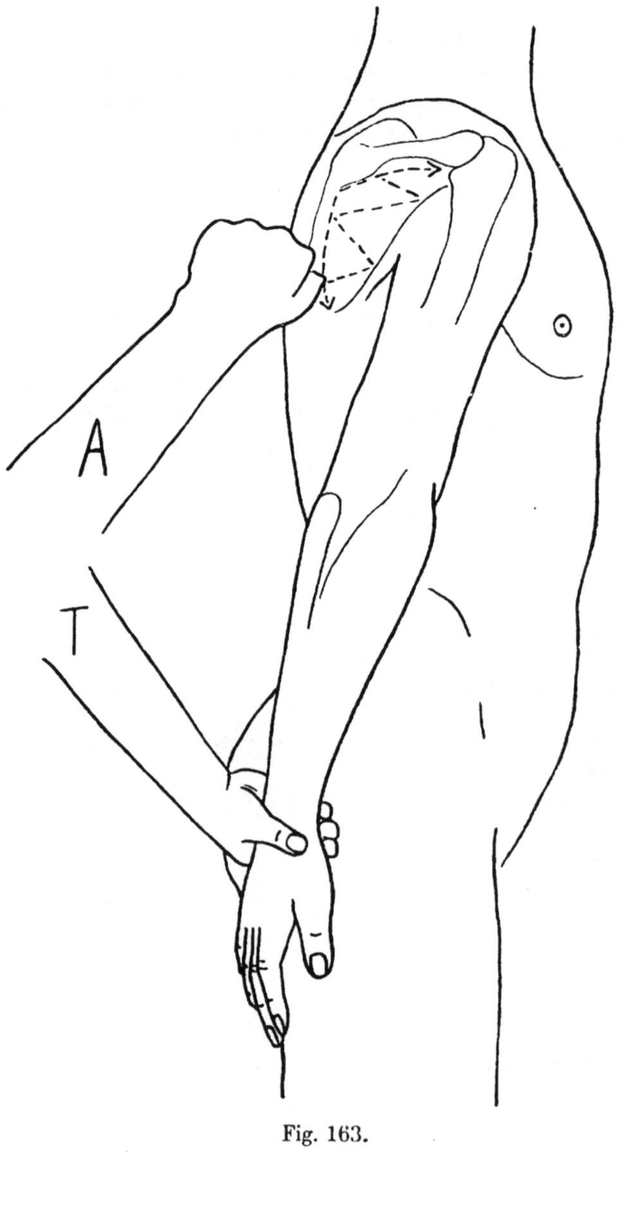

Fig. 163.

B 134.

D—Th

Schulterblattinsertionen der Mm. infraspinatus, teres major und minor.

Patient (in Seitenlage zur Bauchlage geneigt): der Arm der oben liegenden Seite ist im Ellbogen gestreckt.

Arzt steht hinter dem Patienten kopfwärts gewandt:

T: fußwärtige Hand zieht am Handgelenk anfassend, den Arm nach rückwärts;

A: kopfwärtige Hand, zur Faust geballt, streicht mit dem Daumenknöchel über das Schulterblatt, besonders den medialen Rand desselben und den unteren Rand der Spina scapulae berücksichtigend.

Getroffene Gebilde:

M. trapezius,
M. infraspinatus,
B. m. infraspinati,
M. teres minor,
M. teres major,
M. latissimus dorsi,
M. deltoideus,
M. triceps brachii (caput longum).

Bemerkung. Die Muskulatur erschlafft erst, wenn Patient zur Bauchlage hinüber geneigt ist.

D—Th

B 135.

Mm. teres major und minor, latissimus dorsi.

(Arzt **hinter** dem Patienten.)

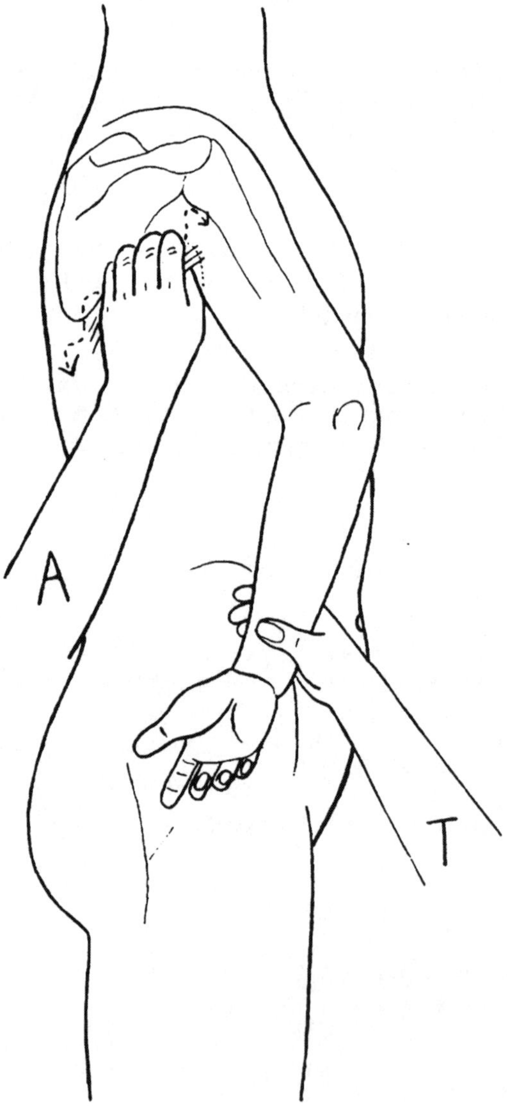

Fig. 164.

B 135.

D—Th

Mm. teres major und minor, latissimus dorsi.

Patient (in Seitenlage zur Bauchlage geneigt): der Oberarm der oben liegenden Seite ist etwas seitwärts gehoben, der Ellbogen gebeugt, der Handrücken auf die Hüfte gestützt, der Ellbogen hängt möglichst nach vorn.

Arzt steht hinter dem Patienten kopfwärts gewandt:
T: fußwärtige Hand hält die Handwurzel;
A: kopfwärtige Hand knetet den hinteren Achselwulst zwischen Daumen und Fingern.

Getroffene Gebilde:
M. latissimus dorsi,
M. teres major,
M. teres minor,
M. infraspinatus,
M. subscapularis,
M. deltoideus,
M. trapezius.

Bemerkung. Die Muskulatur erschlafft erst, wenn Patient zur Bauchlage hinüber geneigt ist und der Ellbogen genügend nach vorn hängt.

D—Th

B 136.

Mm. teres major und minor, deltoideus.

(Arzt **hinter** dem Patienten.)

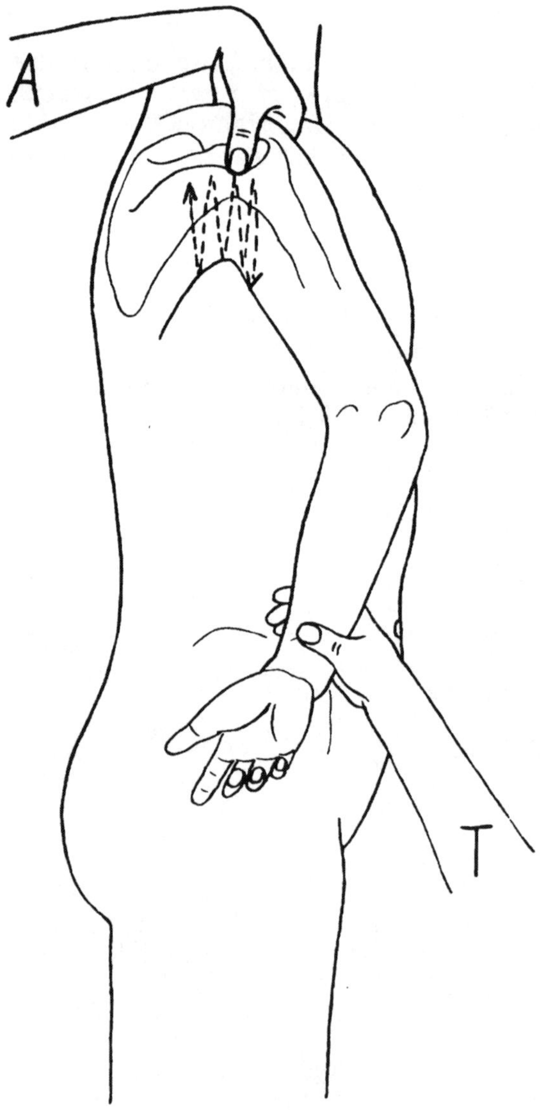

Fig. 165.

B 136. D—Th

Mm. teres major und minor, deltoideus.

Patient (in Seitenlage stark zur Bauchlage geneigt): der Oberarm der oben liegenden Seite ist etwas seitwärts gehoben, der Ellbogen gebeugt, der Handrücken auf die Hüfte gestützt, der Ellbogen hängt möglichst nach vorn.

Arzt steht hinter dem Patienten kopfwärts gewandt:

T: fußwärtige Hand hält die Handwurzel;

A: kopfwärtige Hand stützt sich auf die Schulterwölbung und knetet mit der Daumenspitze den hinteren Schulterwinkel durch.

Getroffene Gebilde:

M. deltoideus,
M. trapezius,
M. teres major,
M. teres minor,
M. latissimus dorsi,
M. triceps brachii,
Art. humeri.

Bemerkung. Die Muskulatur erschlafft erst, wenn Patient stark zur Bauchlage hinüber geneigt ist und der Ellbogen genügend nach vorn hängt.

D—Th

B 137.

Insertionen der Mm. teres minor, infraspinatus, triceps brachii

(Arzt **hinter** dem Patienten.)

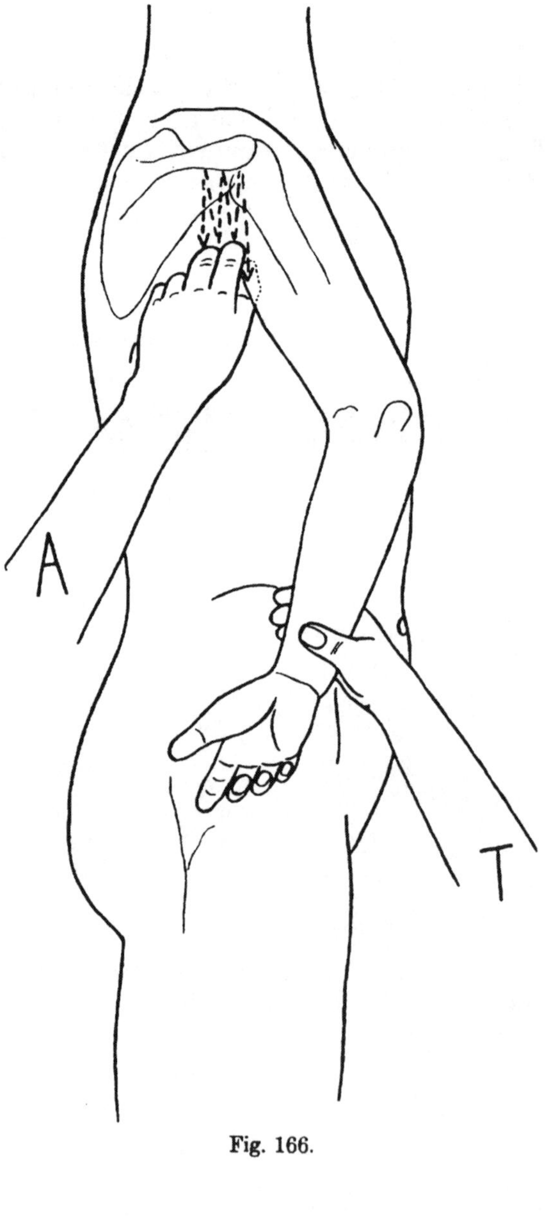

Fig. 166.

B 137.

D—Th

Insertionen der Mm. teres minor, infraspinatus, triceps brachii.

Patient (in Seitenlage stark zur Bauchlage geneigt): der Oberarm der oben liegenden Seite ist seitwärts gehoben, der Ellbogen gebeugt, der Handrücken auf die Hüfte gestützt; der Ellbogen hängt nach vorn über.

Arzt steht hinter dem Patienten kopfwärts gewandt:

T: fußwärtige Hand hält die Handwurzel;

A: kopfwärtige Hand faßt den hinteren Achselwulst im Schulterwinkel zwischen Daumen und Fingerspitzen und knetet ihn bis zur Spina scapulae durch.

Getroffene Gebilde:

M. deltoideus,
M. trapezius,
M. infraspinatus,
B. m. infraspinati,
M. teres major,
M. teres minor,
M. latissimus dorsi,
M. triceps brachii (caput longum),
M. subscapularis,
Art. humeri.

Bemerkung. Die Muskulatur erschlafft erst, wenn Patient zur Bauchlage hinüber geneigt ist und der Ellbogen vornüber hängt.

D—Th

B 138.

Mm. latissimus dorsi, teretes, triceps brachii im ganzen.

(Arzt **hinter** dem Patienten.)

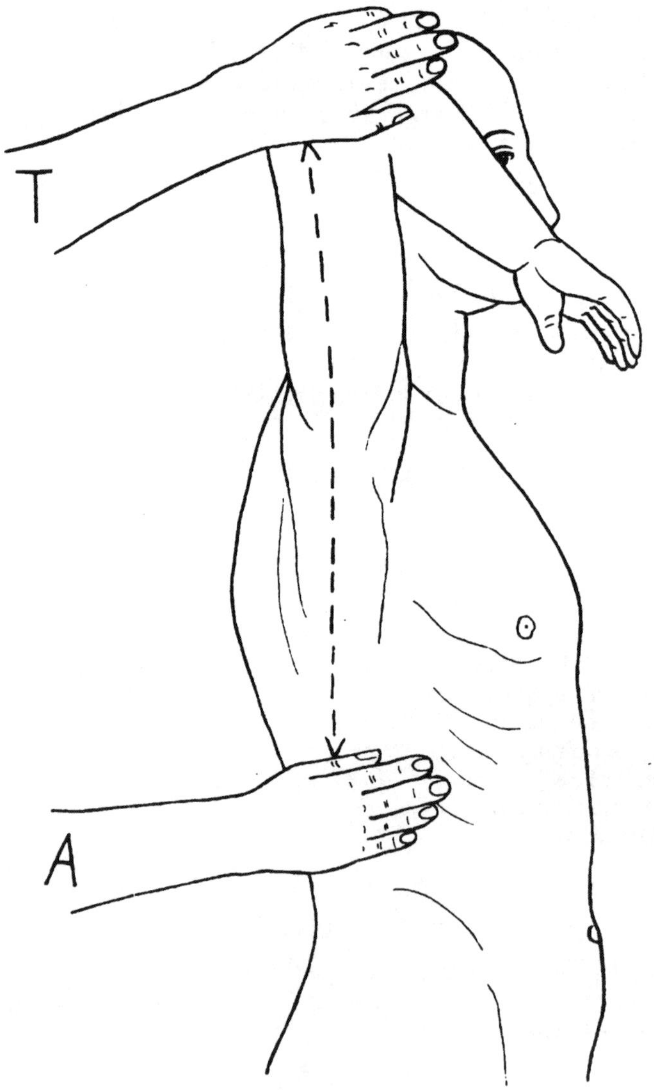

Fig. 167.

B 138.

D—Th

Mm. latissimus dorsi, teretes, triceps brachii im ganzen.

Patient (in Seitenlage zur Bauchlage geneigt): der Oberarm der oben liegenden Seite ist gegen den Kopf erhoben, der Ellbogen gebeugt, der Unterarm hängt schlaff herab.

Arzt steht hinter dem Patienten:

T: kopfwärtige Hand hält den Ellbogen;

A: fußwärtige Hand streicht mit der Daumenkante über den hinteren Achselwulst vom Rippenbogen bis zum Ellbogen hin und her.

Getroffene Gebilde:

M. latissimus dorsi,
M. serratus anterior,
M. teres major,
M. teres minor,
M. infraspinatus,
M. deltoideus,
M. triceps brachii.

D—Th

B 139.
M. pectoralis major
(Tiefe).

(Arzt **hinter** dem Patienten.)

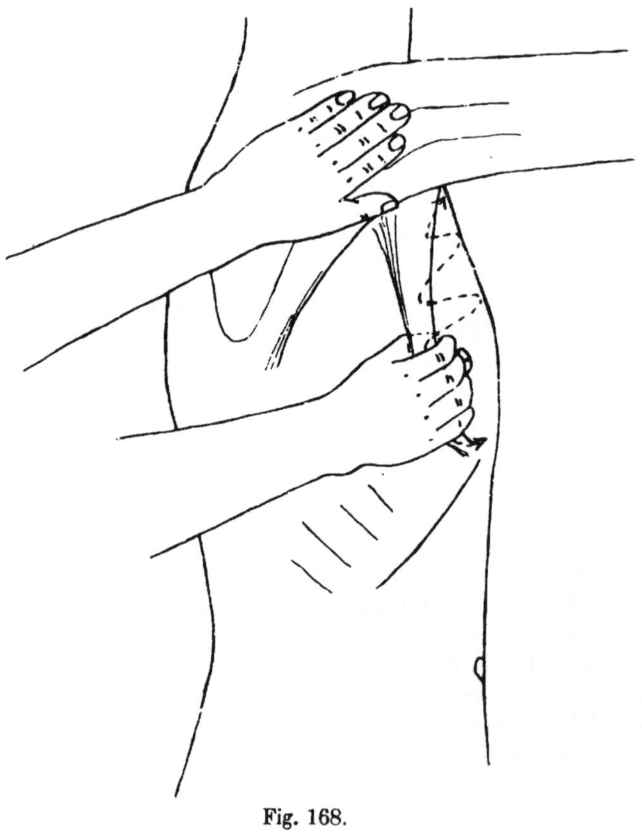

Fig. 168.

B 139. D—Th

M. pectoralis major

(Tiefe).

Patient (in Seitenlage zur Bauchlage geneigt): der Arm der oben liegenden Seite hängt schlaff über die vordere Kante des Massagetisches herab.

Arzt steht hinter dem Patienten:

T: kopfwärtige Hand drückt die Schulter vor- und kopfwärts;

A: fußwärtige Hand knetet von unten her den vorderen Achselwulst zwischen Daumen und Fingerspitzen bis zur Brustwand, dem Schlüsselbein und dem Oberarm.

Getroffene Gebilde:

Mamma,
M. pectoralis major,
B. m. pectoralis majoris,
M. pectoralis minor,
M. deltoideus,
M. coracobrachialis,
M. biceps brachii (caput breve).

D—Th

B 140.

Humerusinsertion des M. pectoralis major.

(Arzt **hinter** dem Patienten.)

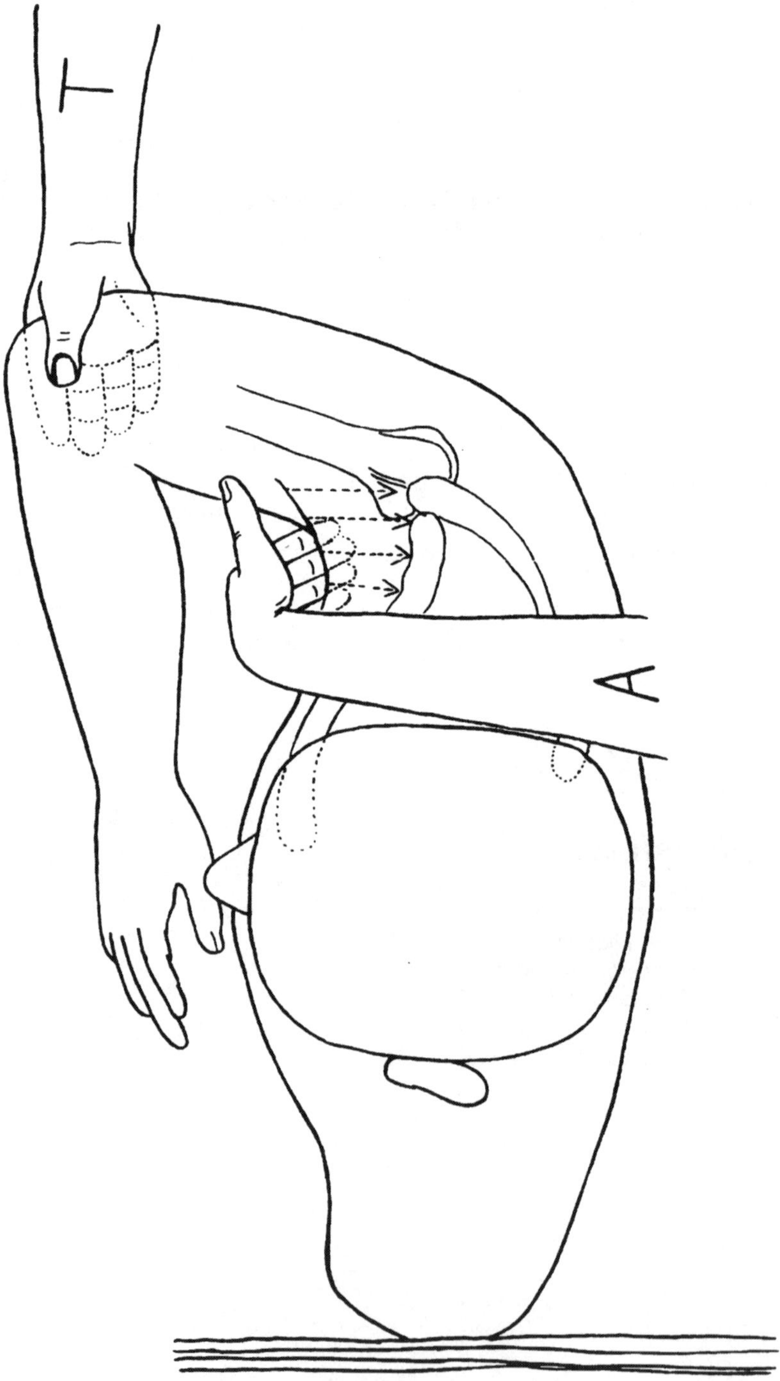

Fig. 169.

B 140.

D—Th

Humerusinsertion des M. pectoralis major.

Patient (in Seitenlage zur Bauchlage geneigt): der Oberarm der oben liegenden Seite ist nach vorn bis zu Kopfhöhe erhoben, der Ellbogen spitzwinklig gebeugt, der Unterarm hängt schlaff herab.

Arzt steht hinter dem Patienten kopfwärts gewandt:

T: fußwärtige Hand drückt, am Ellbogen anfassend, den Oberarm auf den Kopf zu;

A: kopfwärtige Hand faßt von oben her mit den Fingerspitzen unter den vorderen Achselwulst und knetet diesen gegen das Schlüsselbein streichend dicht an dem Ansatz des Wulstes am Oberarm durch.

Getroffene Gebilde:

M. deltoideus,
M. pectoralis major,
B. m. pectoralis majoris,
M. pectoralis minor,
M. biceps brachii,
M. coracobrachialis,
B. m. coracobrachialis,
Capsula articularis humeri,
Lig. coracoclaviculare,
B. lig. coracoclavicularis,
Lig. coracoacromiale.

D—Th

B 141.
Muskelinsertionen am Processus coracoideus.

(Arzt **hinter** dem Patienten.)

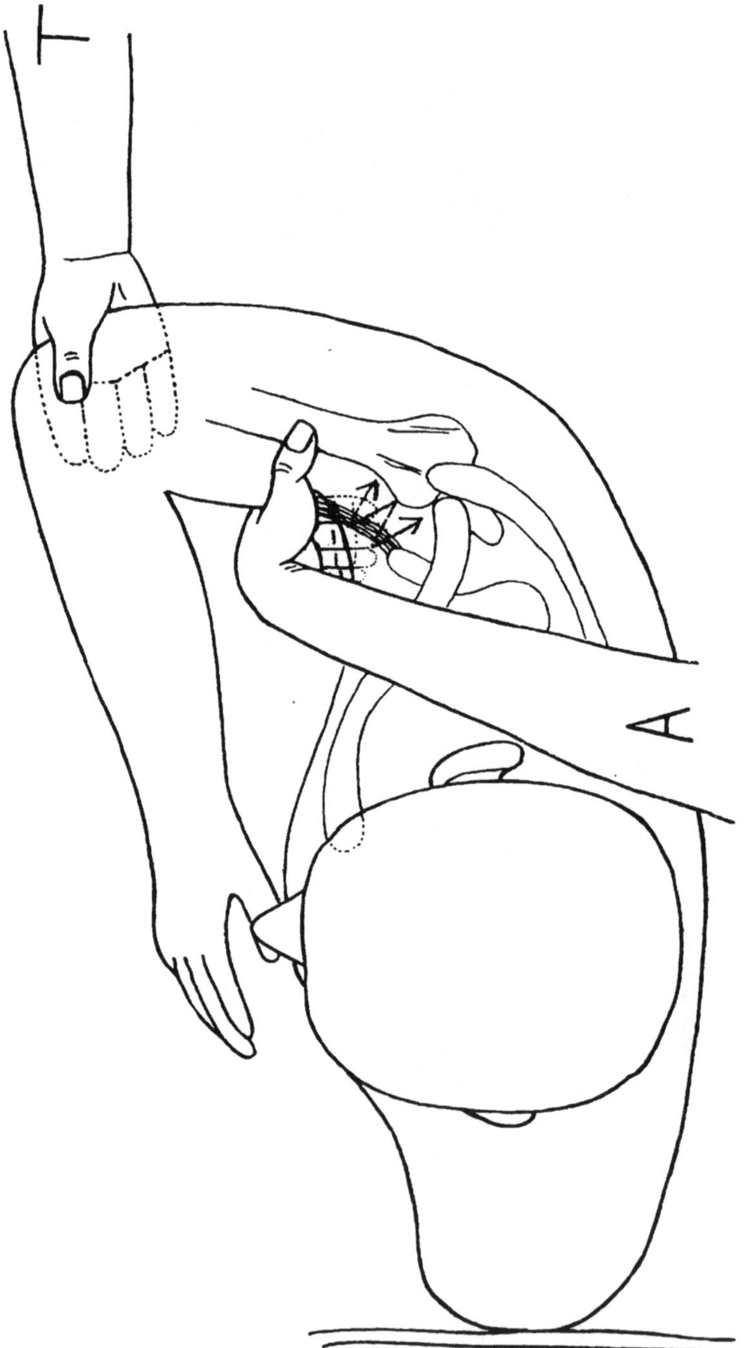

Fig. 170.

B 141.

D—Th

Muskelinsertionen am Processus coracoideus.

Patient (in Seitenlage zur Bauchlage geneigt): der Oberarm der oben liegenden Seite ist nach vorn bis zur Kopfhöhe erhoben, der Ellbogen spitzwinkelig gebeugt, der Unterarm hängt schlaff herab.

Arzt steht hinter dem Patienten kopfwärts gewandt:

T: fußwärtige Hand führt den Oberarm, am Ellbogen anfassend, nach vorn auf die Brust zu;

A: kopfwärtige Hand, von oben her die Schulter umgreifend, stützt sich mit dem Daumen am Oberarm auf, greift mit den Fingerspitzen unter dem vorderen Achselwulst weg gegen den Processus coracoideus und knetet die von diesem abwärts gehenden Muskelstränge.

Getroffene Gebilde:

M. deltoideus,
M. pectoralis major,
B. m. pectoralis majoris,
M. pectoralis minor,
Vagina mucosa intertubercularis,
M. biceps brachii,
M. coracobrachialis,
B. m. coracobrachialis,
M. subscapularis,
Capsula art. humeri,
Lig. coracoclaviculare,
B. lig. coracoclavicularis,
Lig. coracoacromiale.

D—Th

B 142.

Klavikularportion des M. trapezius.

(Arzt **hinter** dem Patienten.)

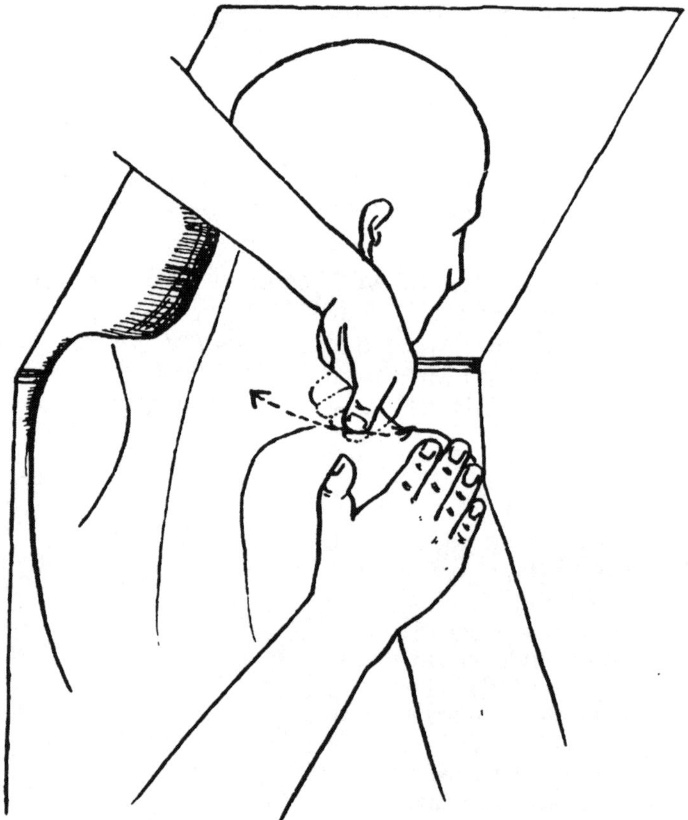

Fig. 171.

B 142.

D—Th

Klavikularportion des M. trapezius.

Patient (in Seitenlage stark zur Bauchlage geneigt): der Kopf ist auf die Brust gebeugt, der Arm der oben liegenden Seite hängt schlaff über die vordere Kante des Massagetisches herab.

Arzt steht hinter dem Patienten kopfwärts gewandt:

T: fußwärtige Hand drückt die Schulter nach vorn und kopfwärts;

A: kopfwärtige Hand faßt den Schulterwulst zwischen Daumen und Fingerspitzen und knetet ihn vom Angulus medialis scapulae bis möglichst dicht an die Klavikula durch.

Getroffene Gebilde:

M. trapezius,
M. supraspinatus,
M. levator scapulae,
M. rhomboideus minor,
M. scalenus posterior,
M. scalenus medius,
M. scalenus anterior,
M. serratus anterior (oberste Zacke),
M. omohyoideus,
Art. acromioclavicularis,
Lig. acromioclaviculare,
Lig. coracoclaviculare.

Th

B 143.

Muskelinsertionen an der Oberkante von Clavikula und Spina scapulae.

(Arzt **hinter** dem Patienten.)

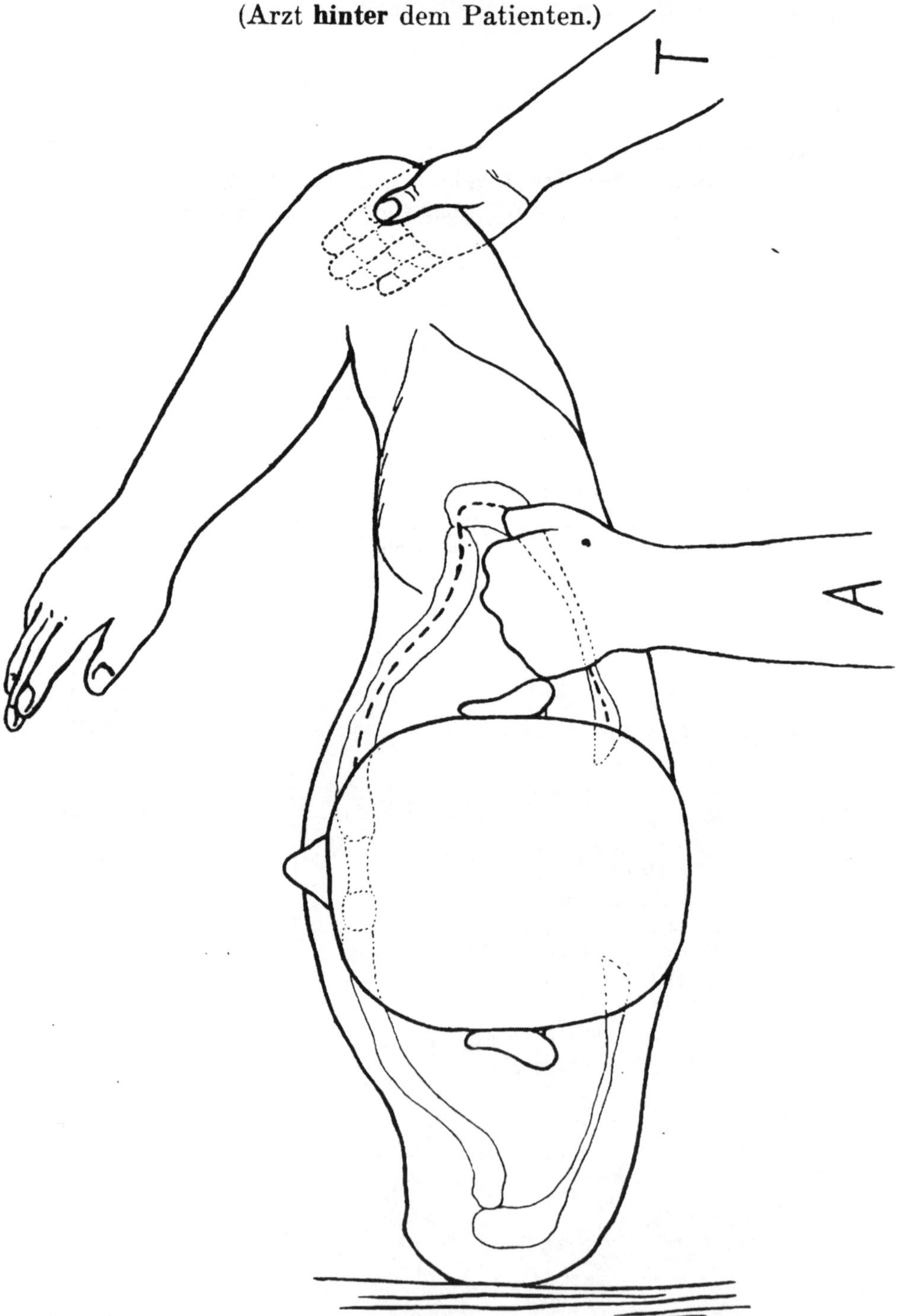

Fig. 172.

B 143. Th

Muskelinsertionen an der Oberkante von Clavikula und Spina scapulae.

Patient (in Seitenlage zur Bauchlage geneigt): der Arm der oben liegenden Seite ist seitwärts möglichst hoch gegen den Kopf erhoben, der Unterarm hängt, im Ellbogen spitzwinklig gebeugt, schlaff herab.

Arzt steht hinter dem Patienten kopfwärts gewandt:

T: fußwärtige Hand drückt, am Ellbogen anfassend, den Oberarm gegen den Kopf hin;

A: kopfwärtige Hand, zur Faust geballt, fährt mit dem Daumenknöchel in einem Zuge über Clavikula und Spina scapulae hin und her.

Getroffene Gebilde:

Art. sternoclavicularis,
M. sternocleidomastoideus,
M. pectoralis major,
M. trapezius,
M. deltoideus,
B. subcutanea acromialis,
Art. acromioclavicularis,
M. levator scapulae,
M. supraspinatus,
M. infraspinatus,
M. rhomboideus minor.

D—Th

B 144.

Akromioklavikulargelenk.

(Arzt **hinter** dem Patienten.)

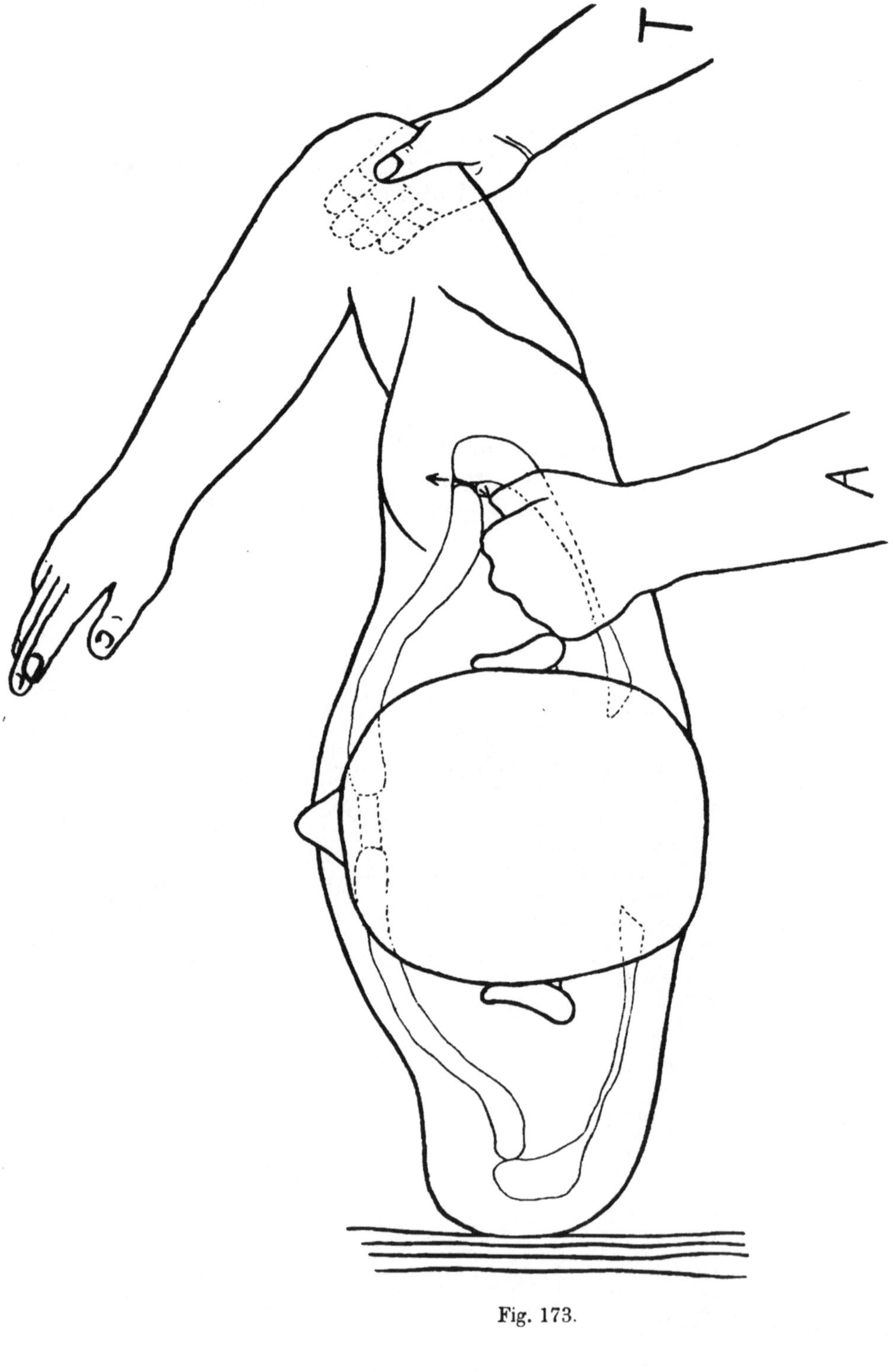

Fig. 173.

B 144.

D—Th

Akromioklavikulargelenk.

Patient (in Seitenlage zur Bauchlage geneigt): der Arm der oben liegenden Seite ist seitwärts möglichst hoch gegen den Kopf erhoben, der Unterarm hängt, im Ellbogen spitzwinklig gebeugt, schlaff herab.

Arzt steht hinter dem Patienten kopfwärts gewandt:

T: fußwärtige Hand hält, am Ellbogen anfassend, den Oberarm gegen den Kopf hin;

A: kopfwärtige Hand, zur Faust geballt, setzt den Daumenknöchel auf das Akromioklavikulargelenk und streicht in der Richtung vom Kopf zum Oberarm darüber hin und her.

Getroffene Gebilde:

M. trapezius,
M. supraspinatus,
M. deltoideus,
B. subcutanea acromialis,
Lig. acromioclaviculare,
Art. acromioclavicularis,
Lig. coracoacromiale,
B. subdeltoidea,
Art. humeri,
M. biceps (caput longum).

Th

B 145.

Mm. trapezius, supraspinatus und levator scapulae im ganzen.

(Arzt **hinter** dem Patienten.)

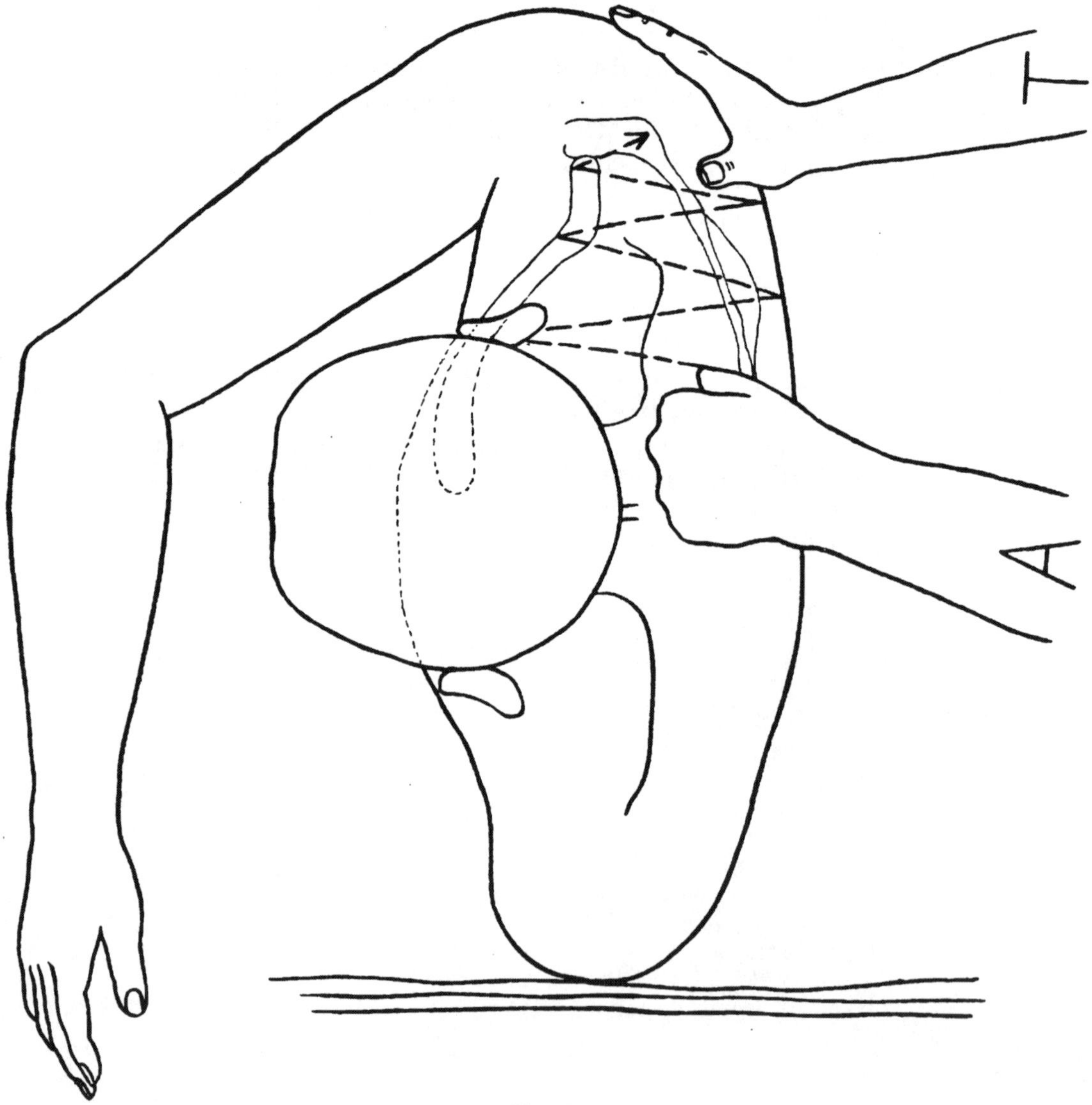

Fig. 174.

B 145. Th

Mm. trapezius, supraspinatus und levator scapulae im ganzen.

Patient (in Seitenlage zur Bauchlage geneigt): der Kopf ist gegen die Brust gebeugt, der Arm der oben liegenden Seite hängt über die vordere Kante des Massagetisches herab.

Arzt steht hinter dem Patienten kopfwärts gewandt:

T: fußwärtige Hand drängt die Schulter vor- und kopfwärts;

A: kopfwärtige Hand, zur Faust geballt, streicht mit dem Daumenknöchel in sagittaler Richtung zwischen Klavikula und Spina scapulae vom Akromion bis zum Angulus medialis scapulae hin und her.

Getroffene Gebilde:

M. trapezius,
M. supraspinatus,
M. levator scapulae,
M. omohyoideus,
M. serratus anterior,
M. scalenus posterior,
M. scalenus medius,
M. scalenus anterior,
Art. acromioclavicularis.

D—Th

B 146.

Proximale Insertion des M. deltoideus.

(Arzt **hinter** dem Patienten.)

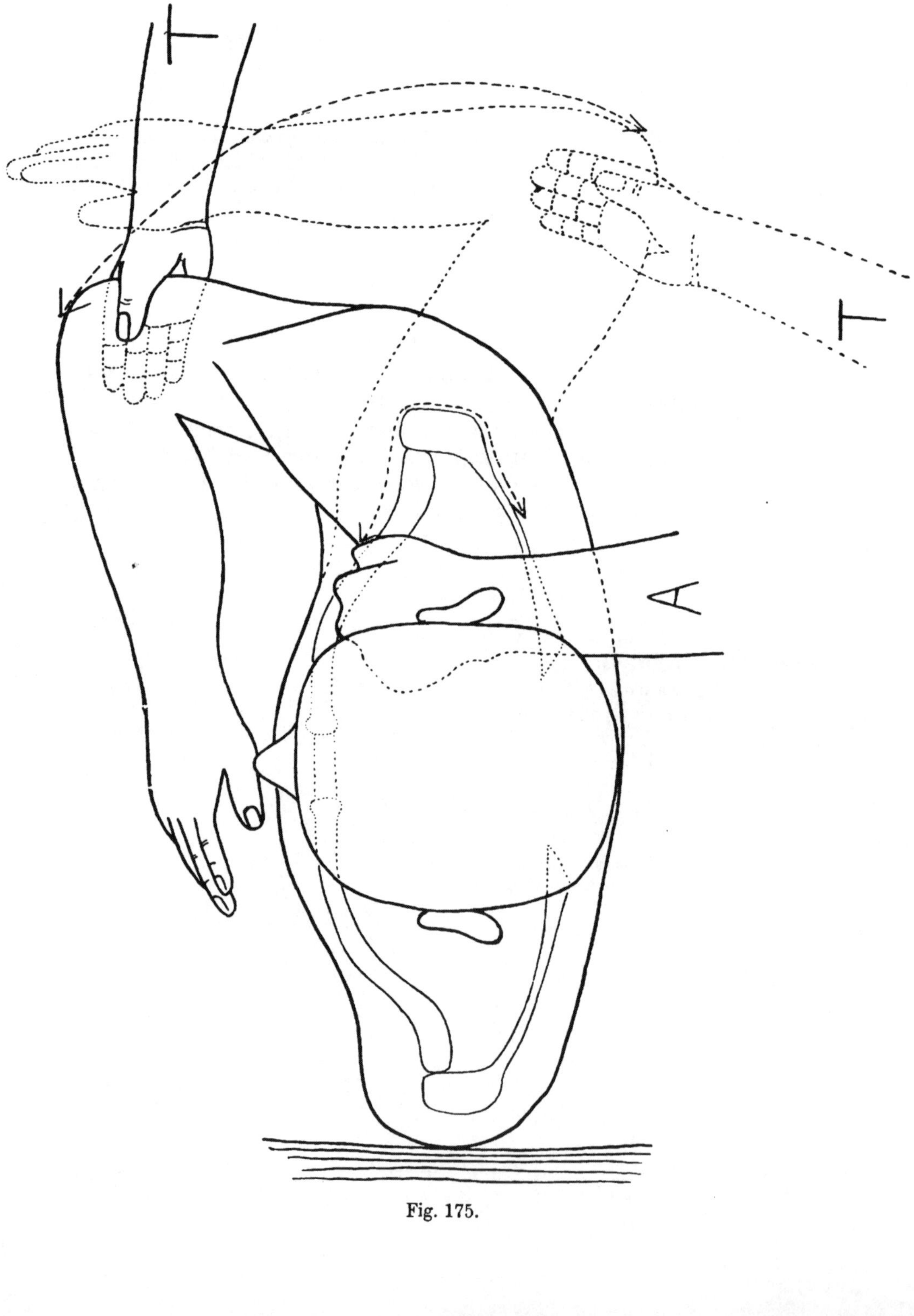

Fig. 175.

B 146. D—Th

Proximale Insertion des M. deltoideus.

Patient (in Seitenlage zur Bauchlage geneigt): der Oberarm der oben liegenden Seite ist nach vorn bis zu Kopfhöhe erhoben, der Unterarm, im Ellbogen spitzwinklig gebeugt, hängt schlaff herab.

Arzt steht hinter dem Patienten kopfwärts gewandt:

T: fußwärtige Hand, am Ellbogen anfassend, hebt den Oberarm gegen den Kopf hin;

A: kopfwärtige Hand, zur Faust geballt, setzt den Daumenknöchel, möglichst tief gegen den Humeruskopf drükkend, an den unteren Rand des Schlüsselbeines entsprechend der Insertion des M. deltoideus;

während die A-kopfwärtige Hand von hier nach rückwärts den unteren Rand der Klavikula, des Akromions und der Spina scapulae entlang und zurück streicht, führt die T-fußwärtige Hand gleichzeitig den Oberarm (immer in Hebung) nach rückwärts und zurück.

Getroffene Gebilde:

B. subcutanea acromialis,
M. deltoideus,
M. infraspinatus,
M. triceps brachii (caput longum),
B. m. infraspinati,
B. subdeltoidea,
Art. humeri,
M. biceps brachii,
Vagina mucosa intertubercularis,
M. coracobrachialis,
Lig. coracoacromiale,
Lig. acromioclaviculare,
Lig. coracoclaviculare,
B. lig. coracoclavicularis,
Art. acromioclavicularis,
M. subclavius,
M. pectoralis major.

Bemerkung. Zweck der Bewegungen der T-fußwärtigen Hand ist die Entspannung des M. deltoideus.

D—Th

B 147.

M. deltoideus.

(Arzt **hinter** dem Patienten.)

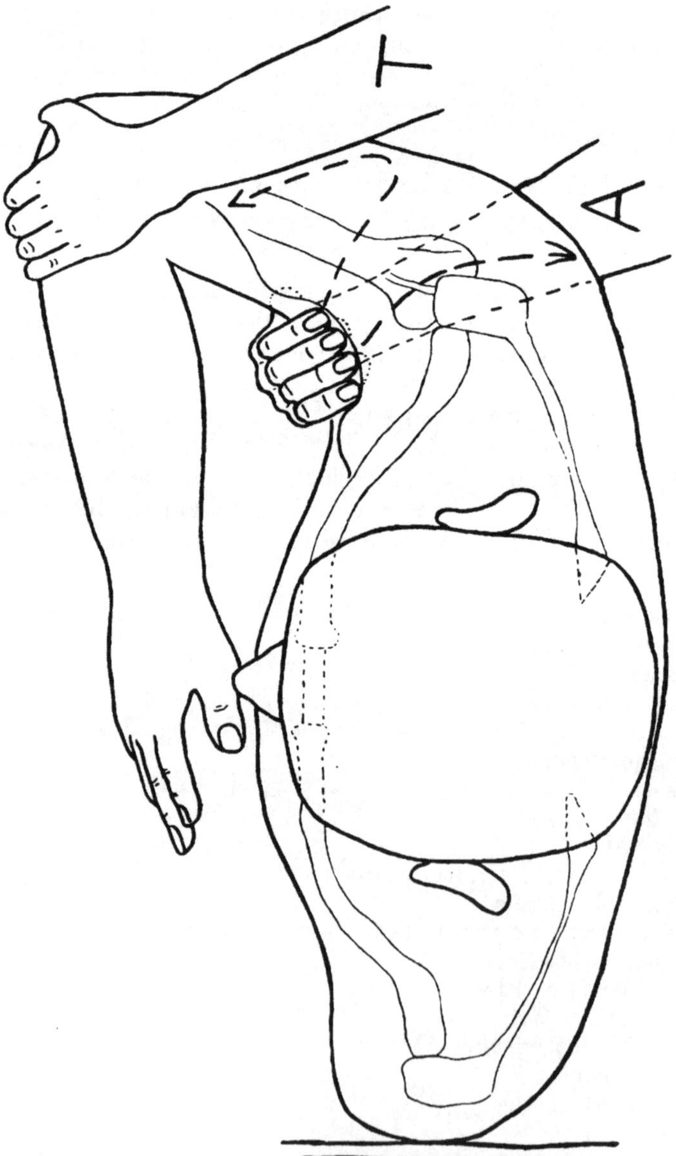

Fig. 176.

B 147.

D—Th

M. deltoideus.

Patient (in Seitenlage zur Bauchlage geneigt): der Oberarm der oben liegenden Seite ist nach vorn gehoben, der Unterarm, im Ellbogen spitzwinklig gebeugt, hängt schlaff herab.

Arzt steht hinter dem Patienten kopfwärts gewandt:

T: kopfwärtige Hand zieht den Oberarm, am Ellbogen anfassend, stark gegen den Kopf hin;

A: fußwärtige Hand umgreift von der Achselhöhle her die Schulterwölbung und streicht mit den Fingerspitzen in Querzügen über sie hin und her.

Getroffene Gebilde:

M. deltoideus,
B. subdeltoidea,
Art. humeri,
Vagina mucosa intertubercularis,
M. infraspinatus,
M. teres minor,
M. triceps brachii,
M. biceps brachii,
M. coracobrachialis,
B. m. coracobrachialis,
M. pectoralis major,
B. m. pectoralis majoris.

D—Th

B 148.

M. deltoideus (pars anterior).

(Arzt **hinter** dem Patienten.)

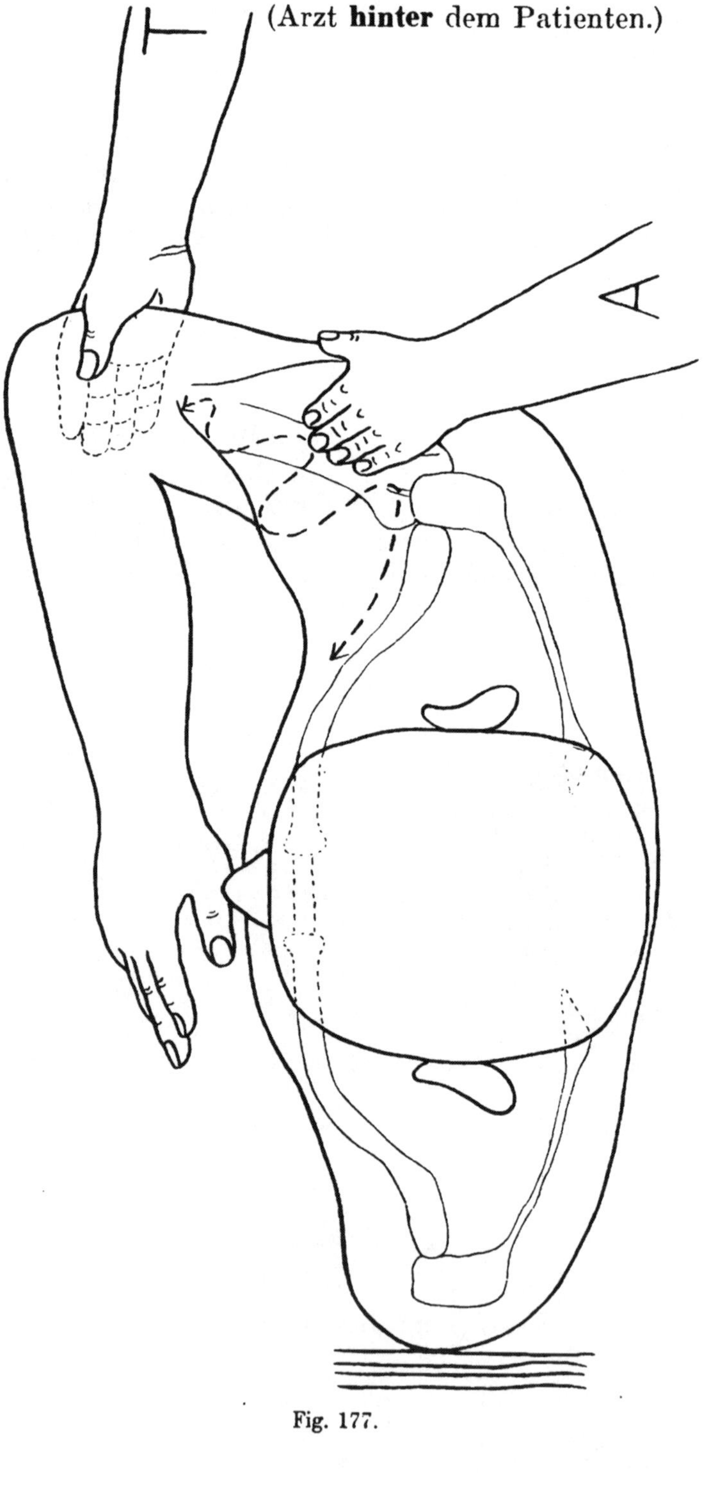

Fig. 177.

B 148.

D—Th

M. deltoideus (pars anterior).

Patient (in Seitenlage stark zur Bauchlage geneigt): der Oberarm der oben liegenden Seite ist seitwärts gegen den Kopf erhoben, der Unterarm, im Ellbogen gebeugt, hängt schlaff herab.

Arzt steht hinter dem Patienten kopfwärts gewandt:

T: fußwärtige Hand drückt, am Ellbogen anfassend, den Oberarm gegen den Kopf hin;

A: kopfwärtige Hand knetet mit den Fingerspitzen die pars anterior des M. deltoideus bis zu dessen Humerusinsertion.

Getroffene Gebilde:

M. deltoideus,
B. subdeltoidea,
M. pectoralis major,
M. pectoralis minor,
M. biceps brachii (caput longum),
M. coracobrachialis,
Vagina mucosa intertubercularis,
Art. humeri,
B. m. pectoralis majoris,
M. subscapularis }
M. latissimus dorsi } Humerusinsertionen,
M. teres major }
B. m. latissimi dorsi.

Bemerkung. Bei sehr starker Spannung im M. deltoideus muß die A-kopfwärtige Hand den Daumenknöchel nehmen.

D—Th

B 149.

Vagina mucosa intertubercularis, Bursa subdeltoidea, Lig. coracoclaviculare.

(Arzt **hinter** dem Patienten.)

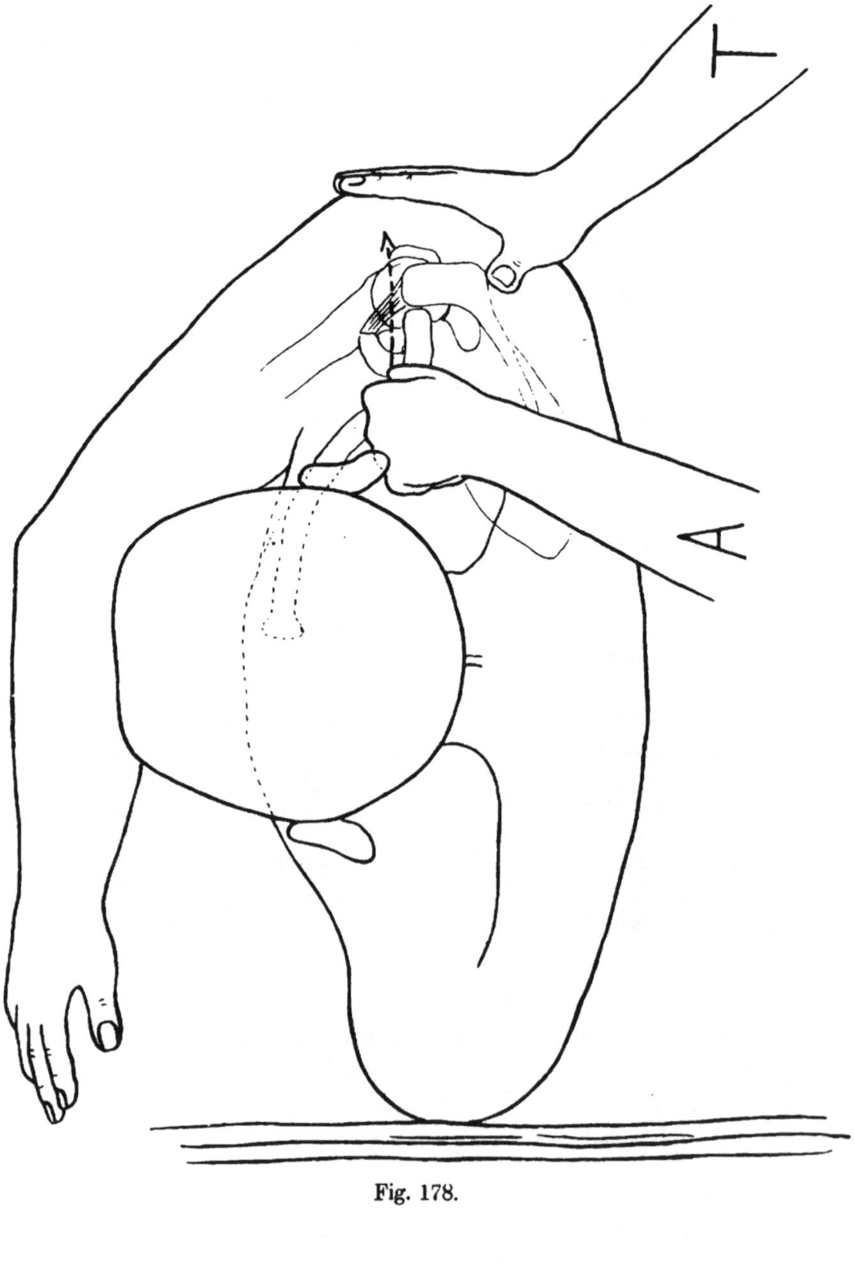

Fig. 178.

B 149. D—Th

Vagina mucosa intertubercularis, Bursa subdeltoidea, Lig. coracoclaviculare.

Patient (in Seitenlage zur Bauchlage geneigt): der Arm der oben liegenden Seite hängt schlaff über die vordere Kante des Massagetisches herab.

Arzt steht hinter dem Patienten:

T: fußwärtige Hand drückt die Schulter nach vorn;

A: kopfwärtige Hand, zur Faust geballt, setzt den Daumenknöchel in die Lücke zwischen Processus coracoideus und Klavikula und streicht von hier am Akromion vorbei hin und her.

Getroffene Gebilde:

M. deltoideus,
B. subdeltoidea,
Lig. coracoclaviculare,
B. lig. coracoclavicularis,
Lig. coracoacromiale,
Lig. coracohumerale,
Art. acromioclavicularis,
Lig. acromioclaviculare,
M. biceps brachii (caput longum),
Vagina mucosa intertubercularis,
Art. humeri.

D—Th

B 150.

Lig. coracoclaviculare, M. supraspinatus, Schultergelenk.

(Arzt **hinter** dem Patienten.)

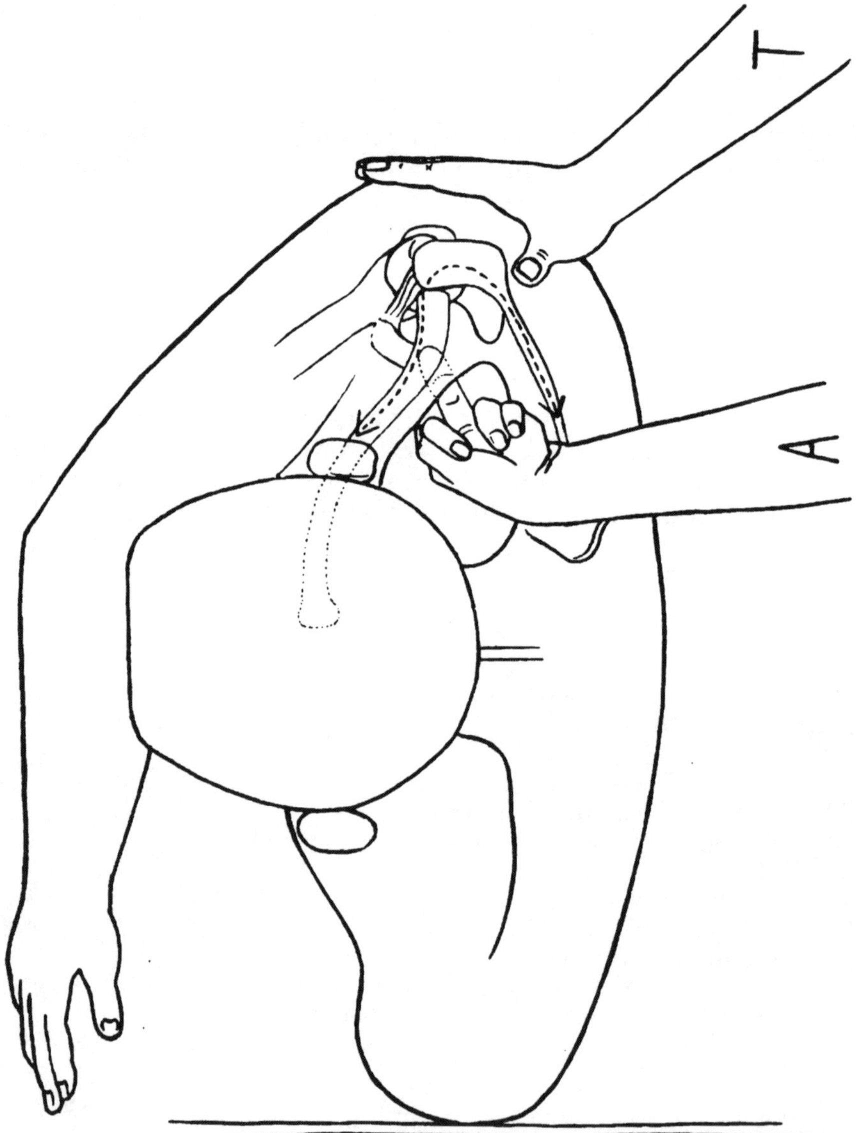

Fig. 179.

B 150. D—Th

Lig. coracoclaviculare, M. supraspinatus, Schultergelenk.

Patient (in Seitenlage stark zur Bauchlage geneigt): der Kopf ist gegen die Brust geneigt, der Arm der oben liegenden Seite hängt möglichst schlaff über die vordere Kante des Massagetisches herab.

Arzt steht hinter dem Patienten kopfwärts gewandt:

T: fußwärtige Hand drängt die Schulter vor- und kopfwärts;

A: kopfwärtige Hand legt sich mit dem Rücken auf die Schulterwölbung, geht mit der Spitze des Mittelfingers unter die von Akromion und Klavikula gebildete Gabel und bestreicht den unteren Rand derselben möglichst weit nach vorn gegen das Sternoklavikulargelenk und nach hinten unter den Trapeziuswulst.

Getroffene Gebilde:

M. trapezius,
M. supraspinatus,
M. levator scapulae,
M. omohyoideus,
Capsula articularis humeri,
M. biceps brachii (caput longum),
Lig. coracoclaviculare,
M. serratus anterior (oberste Zacke),
M. subclavius,
M. scalenus anterior,
M. sternocleidomastoideus.

D—Th

B 151.

M. subscapularis.

(Arzt **hinter** dem Patienten.)

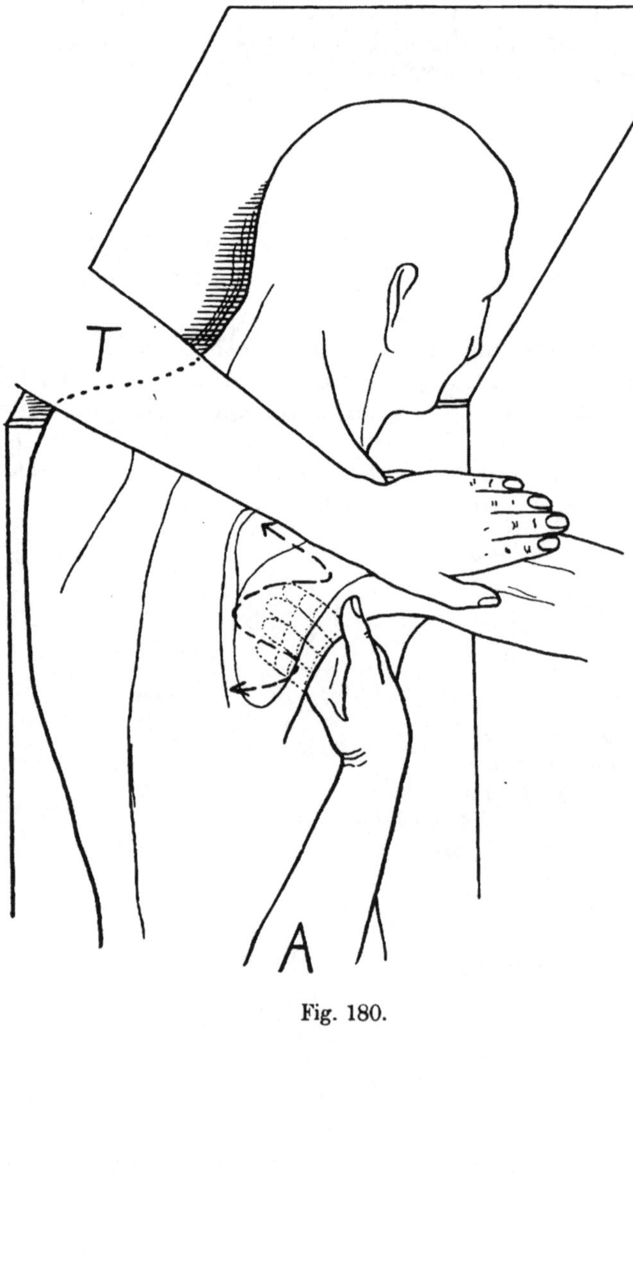

Fig. 180.

B 151.

D—Th

M. subscapularis.

Patient (in Seitenlage stark zur Bauchlage geneigt): der Kopf ist gegen die Brust geneigt, der Arm der oben liegenden Seite hängt schlaff über den vorderen Rand des Massagetisches herab.

Arzt steht hinter dem Patienten kopfwärts gewandt:

T: kopfwärtige Hand drängt die Schulter nach vorn und kopfwärts;

A: fußwärtige Hand geht mit den Fingerspitzen in die Achselhöhle möglichst weit nach rückwärts und streicht in dem Spalt zwischen Thorax und Skapula möglichst weit nach oben und unten in Querzügen über die Vorderseite der Skapula.

Getroffene Gebilde:

M. latissimus dorsi,
M. teres major,
M. serratus anterior,
M. subscapularis,
M. serratus posterior superior,
M. iliocostalis dorsi,
Mm. intercostales externi.

D—Th

B 152.

M. serratus anterior und Rippeninsertionen der Mm. serratus post. sup. und iliocostalis dorsi.

(Arzt **hinter** dem Patienten.)

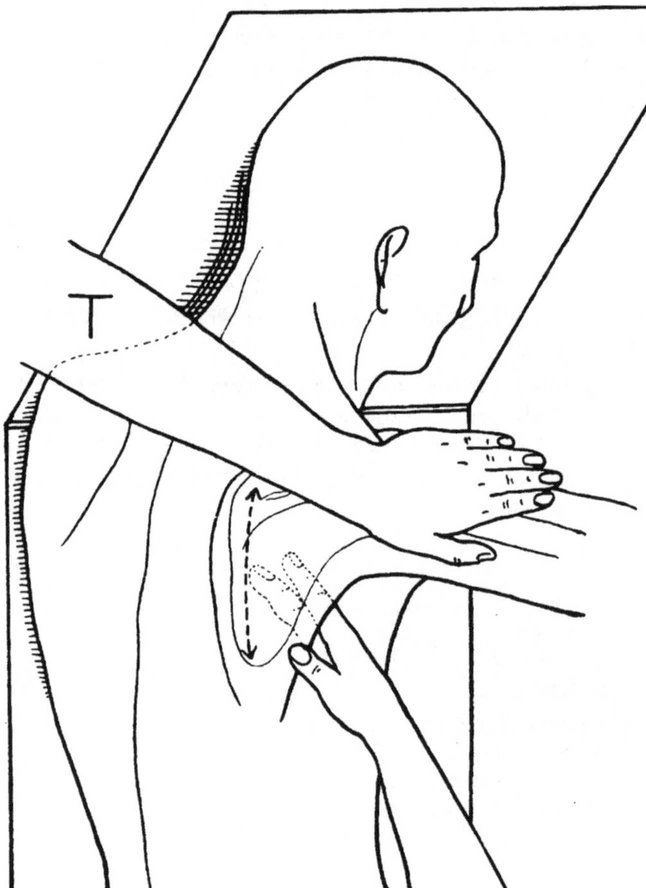

Fig. 181.

B 152. D—Th

M. serratus anterior und Rippeninsertionen der Mm. serratus post. sup. und iliocostalis dorsi.

Patient (in Seitenlage stark zur Bauchlage geneigt): der Kopf ist gegen die Brust geneigt, der Arm der oben liegenden Seite hängt schlaff über den vorderen Rand des Massagetisches herab.

Arzt steht hinter dem Patienten kopfwärts gewandt:

T: kopfwärtige Hand drängt die Schulter nach vorn und kopfwärts;

A: fußwärtige Hand geht mit den Fingerspitzen in die Achselhöhle möglichst weit nach rückwärts in den Spalt zwischen Thorax und Skapula und streicht mit der Spitze des Mittelfingers in Längszügen über die Rückseite des Thorax, möglichst die Anguli costarum zu erreichen suchend.

Getroffene Gebilde:

M. latissimus dorsi,
M. teres major,
M. serratus anterior,
M. subscapularis,
M. serratus posterior superior } Rippeninsertionen.
M. iliocostalis dorsi }
M. intercostales externi

D—Th

B 153.

Schultergelenk und Muskelinsertionen in dessen Umgebung.

(Arzt **hinter** dem Patienten.)

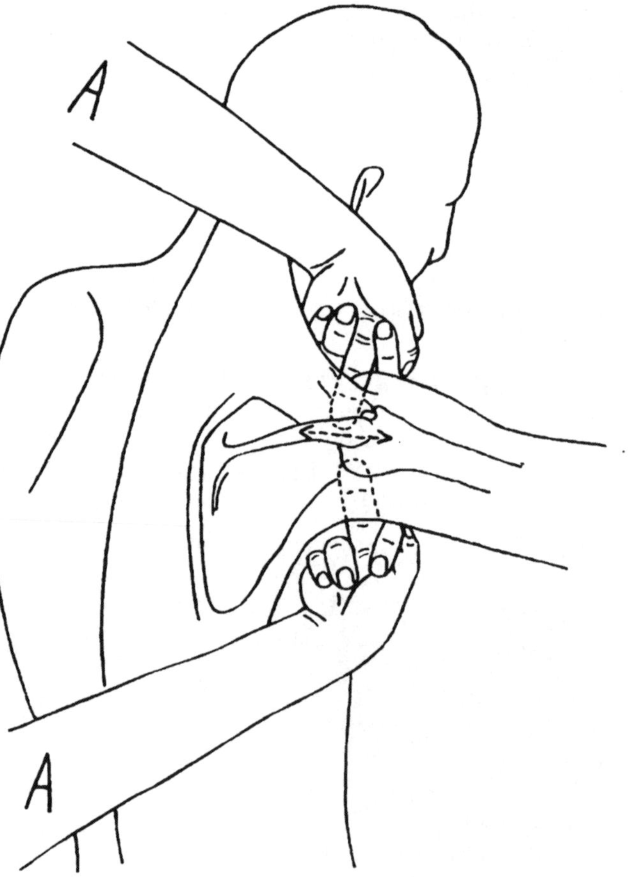

Fig. 182.

B 153.

D—Th

Schultergelenk und Muskelinsertionen in dessen Umgebung.

Patient (in Seitenlage stark zur Bauchlage geneigt): der Kopf ist gegen die Brust geneigt, der Arm der oben liegenden Seite hängt möglichst schlaff nach vorn über den Rand des Massagetisches.

Arzt steht hinter dem Patienten:

A: fußwärtige Hand drückt die Schulter vor- und kopfwärts und geht mit der Spitze des Mittelfingers in die Achselhöhle gegen den Humeruskopf;

A': kopfwärtige Hand geht mit der Spitze des Mittelfingers in die Fossa supraclavicularis; beide Mittelfinger suchen sich unter drehenden Bewegungen zu erreichen und kneten hierbei die Gebilde der Achselhöhle.

Getroffene Gebilde:

M. trapezius,
M. supraspinatus,
M. omohyoideus,
M. serratus anterior,
M. subscapularis,
B. m. subscapularis,
M. pectoralis minor,
M. coracobrachialis,
B. m. coracobrachialis,
M. biceps brachii (caput breve),
M. triceps brachii (caput longum),
Capsula articularis humeri.

Bemerkung. Beide Hände können gleichzeitig mit den Daumen die Schulter nach vorn und kopfwärts heben.

Bei genügender Erschlaffung der Achselhöhlenmuskulatur kommen die Spitzen beider Mittelfinger zu gegenseitiger Berührung.

D—Th

B 154.

M. subclavius, Lig. costoclaviculare, Art. sternoclavicularis.

(Arzt **hinter** dem Patienten.)

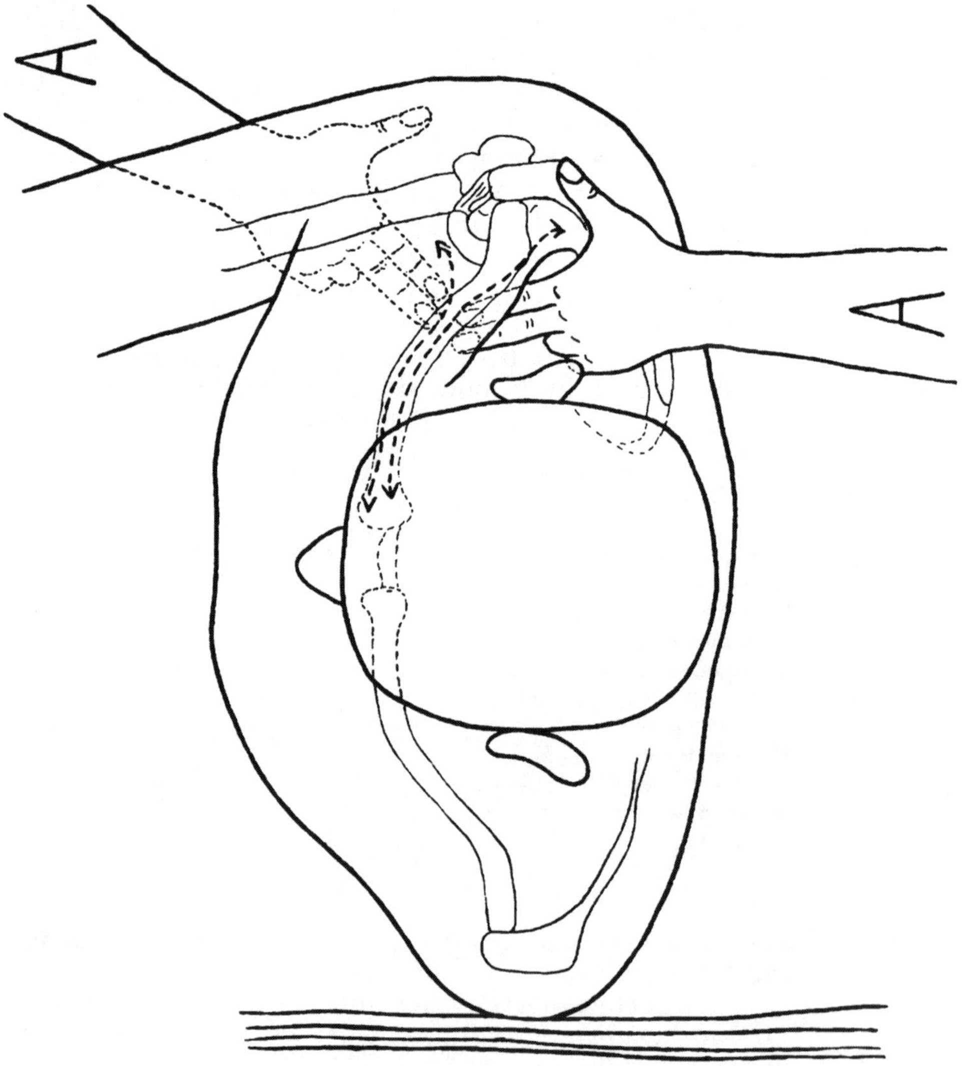

Fig. 183.

B 154.

D—Th

M. subclavius, Lig. costoclaviculare, Art. sternoclavicularis.

Patient (in Seitenlage stark zur Bauchlage geneigt): der Arm der oben liegenden Seite hängt möglichst schlaff und weit nach vorn über die vordere Kante des Massagetisches herab.

Arzt steht hinter dem Patienten:

A: fußwärtige Hand drückt die Schulter vor- und kopfwärts und geht mit den Spitzen von Zeige- und Mittelfinger in die Achselhöhle zwischen M. pectoralis major und minor;

A: kopfwärtige Hand geht mit den Spitzen von Zeige- und Mittelfinger in die Fossa supraclavicularis unter das Schlüsselbein; die Fingerspitzen beider Hände kneten die zwischen einander befindlichen Gebilde, indem sie allmählich vom Schultergelenk zum Sternoklavikulargelenk vorwärts streichen.

Getroffene Gebilde:

M. pectoralis major,
M. pectoralis minor,
M. subclavius,
M. scalenus anterior,
M. scalenus medius,
M. scalenus posterior,
Lig. costoclaviculare,
M. sternohyoideus,
Art. sternoclavicularis,
Mm. intercostales externi.

Bemerkung. Beide Hände können gleichzeitig mit den Daumen die Schulter vor- und kopfwärts heben.

Bei genügender Erschlaffung der Achselhöhlenmuskulatur kommen die Fingerspitzen beider Hände zu gegenseitiger Berührung. Die Gegend des Sternoklavikulargelenkes ist nur bei völliger Erschlaffung der Muskulatur erreichbar.

th

B 155.

Klavikularinsertion des M. pectoralis major.

(Arzt **hinter** dem Patienten.)

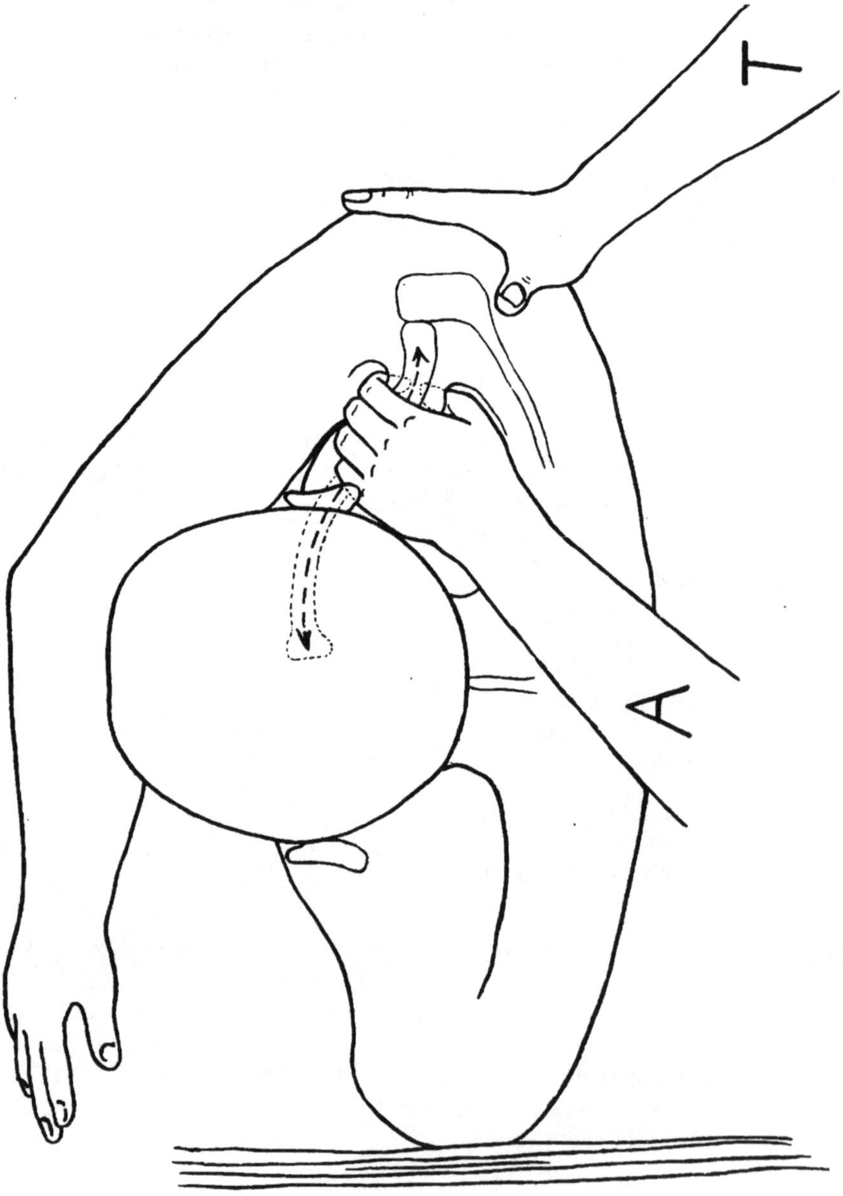

Fig. 184.

B 155. th

Klavikularinsertion des M. pectoralis major.

Patient (in Seitenlage zur Bauchlage geneigt): der Kopf ist stark nach vorn gesenkt, der Arm der oben liegenden Seite hängt über die vordere Kante des Massagetisches herab.

Arzt steht hinter dem Patienten:

T: fußwärtige Hand drängt die Schulter möglichst vor- und kopfwärts;

A: kopfwärtige Hand umgreift von oben her, den Daumen in der Fossa supraclavicularis, die Spitzen der mittleren Finger in der Fossa infraclavicularis, das Schlüsselbein und knetet die zwischen Schlüsselbein und Thorax befindlichen Weichteile.

Getroffene Gebilde:

M. trapezius,
M. deltoideus,
Lig. coracoclaviculare,
M. pectoralis major,
M. subclavius,
Lig. costoclaviculare,
M. sternocleidomastoideus,
Synchondrosis sternocostalis I,
M. sternohyoideus,
Art. sternoclavicularis.

Bemerkung. Die Umgreifung der Klavikula gelingt nur bei völliger Entspannung der Schultermuskulatur.

Th

B 156.
Gesamte Achselmuskulatur

(Arzt **hinter** dem Patienten.)

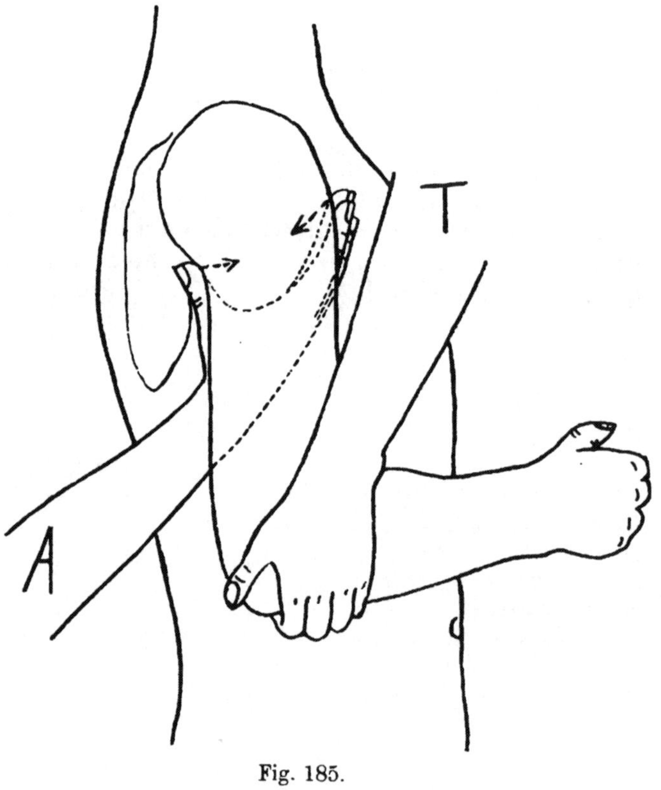

Fig. 185.

B 156. Th

Gesamte Achselmuskulatur

Patient (in Seitenlage zur Bauchlage geneigt): der Oberarm der oben liegenden Seite liegt lose dem Körper an, der Ellbogen ist gebeugt.

Arzt steht hinter dem Patienten:

T: kopfwärtige Hand hebt den Oberarm, am Ellbogen anfassend, soweit seitwärts, daß die andere Hand bequem zufassen kann;

A: fußwärtige Hand knetet, den vorderen und hinteren Achselwulst zugleich zwischen Daumen und Finger fassend, die gesamte Muskulatur zwischen Spina scapulae und Schlüsselbein durch.

Getroffene Gebilde:

M. latissimus dorsi,
B. m. latissimi dorsi,
M. teres major,
M. teres minor,
M. infraspinatus,
M. deltoideus,
M. triceps (caput longum),
M. subscapularis,
M. pectoralis major,
M. pectoralis minor,
M. coracobrachialis,
M. biceps brachii (caput breve).

D—Th

B 157.

M. deltoideus (pars media), Septum intermusculare laterale, M. triceps brachii (caput laterale).

(Arzt **hinter** dem Patienten.)

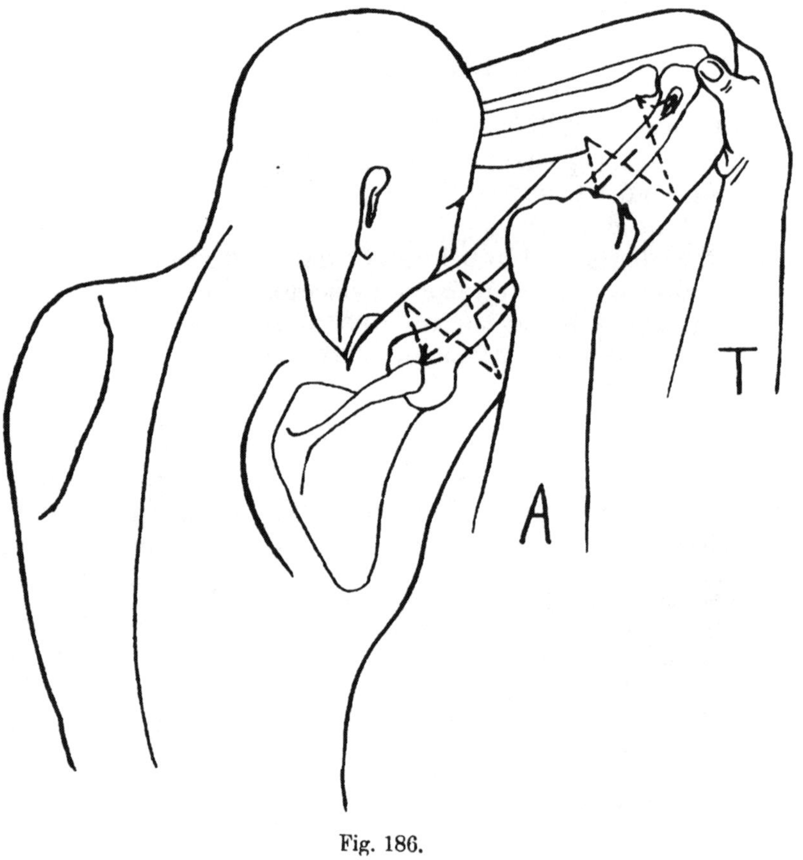

Fig. 186.

B 157.

D—Th

M. deltoideus (pars media), Septum intermusculare laterale, M. triceps brachii (caput laterale).

Patient (in Seitenlage zur Bauchlage geneigt): der Oberarm der oben liegenden Seite ist seitwärts gegen den Kopf erhoben, der Unterarm, im Ellbogen gebeugt, hängt schlaff herab.

Arzt steht hinter dem Patienten fußwärts gewandt:

T: fußwärtige Hand drängt den Oberarm, am Ellbogen anfassend, gegen den Kopf hin;

A: kopfwärtige Hand, zur Faust geballt, streicht über die laterale Seite des Oberarmes vom Akromion bis zum Epicondylus lateralis humeri in Längs- und Querzügen hin und her.

Getroffene Gebilde:

B. subcutanea acromialis,
M. deltoideus,
M. triceps brachii,
M. infraspinatus,
B. m. infraspinati,
M. teres minor,
B. subdeltoidea,
Art. humeri,
M. pectoralis major,
B. m. pectoralis majoris,
Septum intermusculare laterale,
M. biceps brachii,
M. brachialis,
M. brachioradialis,
M. extensor carpi radialis longus,
M. extensor carpi radialis brevis.

D—Th

B 158.

Streckmuskulatur

(Oberfläche).

(Arzt **hinter** dem Patienten.)

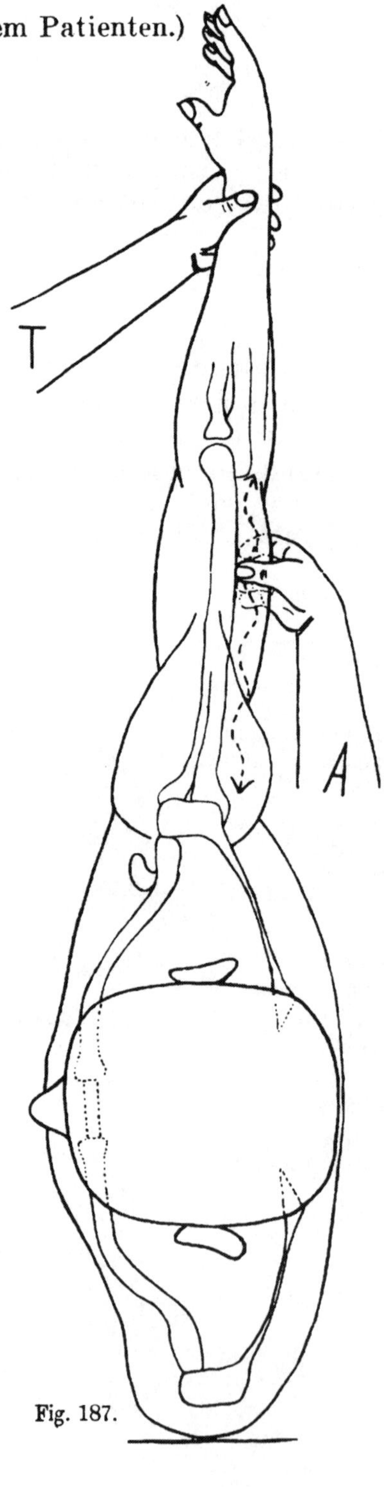

Fig. 187.

B 158.

D—Th

Streckmuskulatur
(Oberfläche).

Patient (in Seitenlage zur Bauchlage geneigt): der Arm der oben liegenden Seite ist gestreckt, seitwärts zu Kopfhöhe erhoben.

Arzt steht hinter dem Patienten fußwärts gewandt:
T: kopfwärtige Hand hält den Arm am Handgelenk;
A: fußwärtige Hand knetet die Streckseite des Oberarmes vom Ellbogen bis zur Achsel zwischen Daumen und Fingern.

Getroffene Gebilde:
M. brachioradialis,
M. extensor carpi radialis longus,
Septa intermuscularia mediale et laterale,
M. triceps brachii,
M. deltoideus (pars posterior),
M. teres major,
M. teres minor,
M. infraspinatus,
M. latissimus dorsi,
M. subscapularis.

d—Th

B 159.

Streckmuskulatur

(Tiefe).

(Arzt **hinter** dem Patienten.)

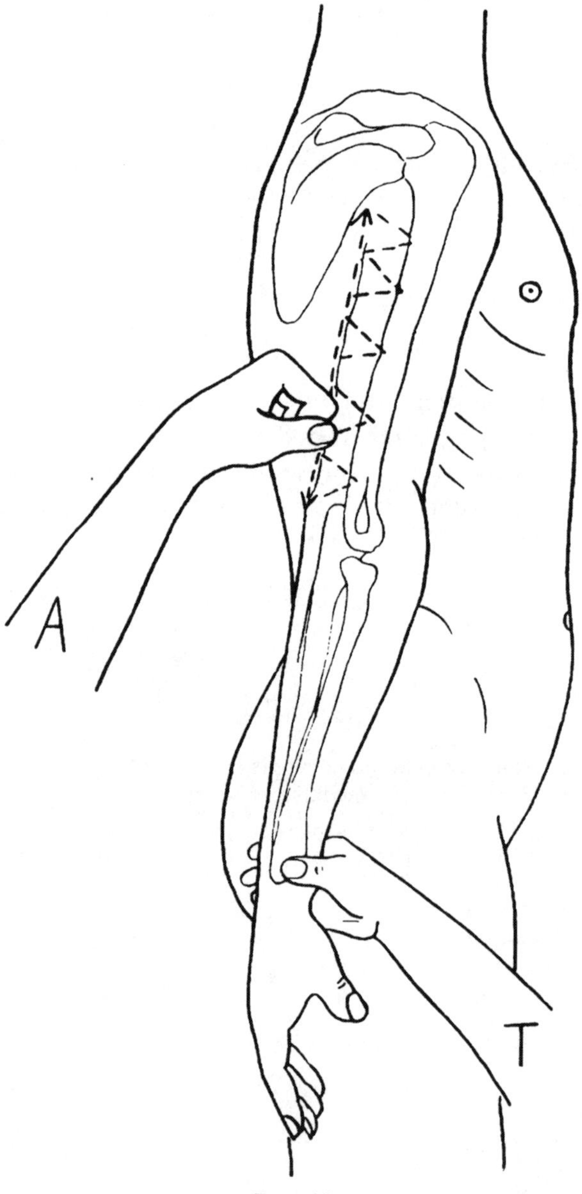

Fig. 188.

B 159. d—Th

Streckmuskulatur

(Tiefe).

Patient (in Seitenlage zur Bauchlage geneigt): der Arm der oben liegenden Seite liegt, im Ellbogen gestreckt, auf der Seite des Rumpfes.

Arzt steht hinter dem Patienten kopfwärts gewandt:

T: fußwärtige Hand zieht, am Handgelenk anfassend, den Arm nach rückwärts;

A: kopfwärtige Hand, zur Faust geballt, streicht über die Rückseite (Streckseite) des Oberarmes vom Olecranon ulnae bis zur Schulter in Längs- und Querzügen hin und her.

Getroffene Gebilde:

M. triceps brachii,
M. teres major,
M. teres minor,
M. latissimus dorsi,
M. deltoideus,
M. infraspinatus,
M. brachialis,
M. brachioradialis,
Art. humeri,
Septum intermusculare mediale,
Septum intermusculare laterale,
Capsula articularis cubiti.

Bemerkung. Die Muskulatur erschlafft erst vollständig, wenn Patient zur Bauchlage geneigt ist.

D—Th

B 160.
Beugemuskulatur
(Oberfläche).

(Arzt **hinter** dem Patienten.)

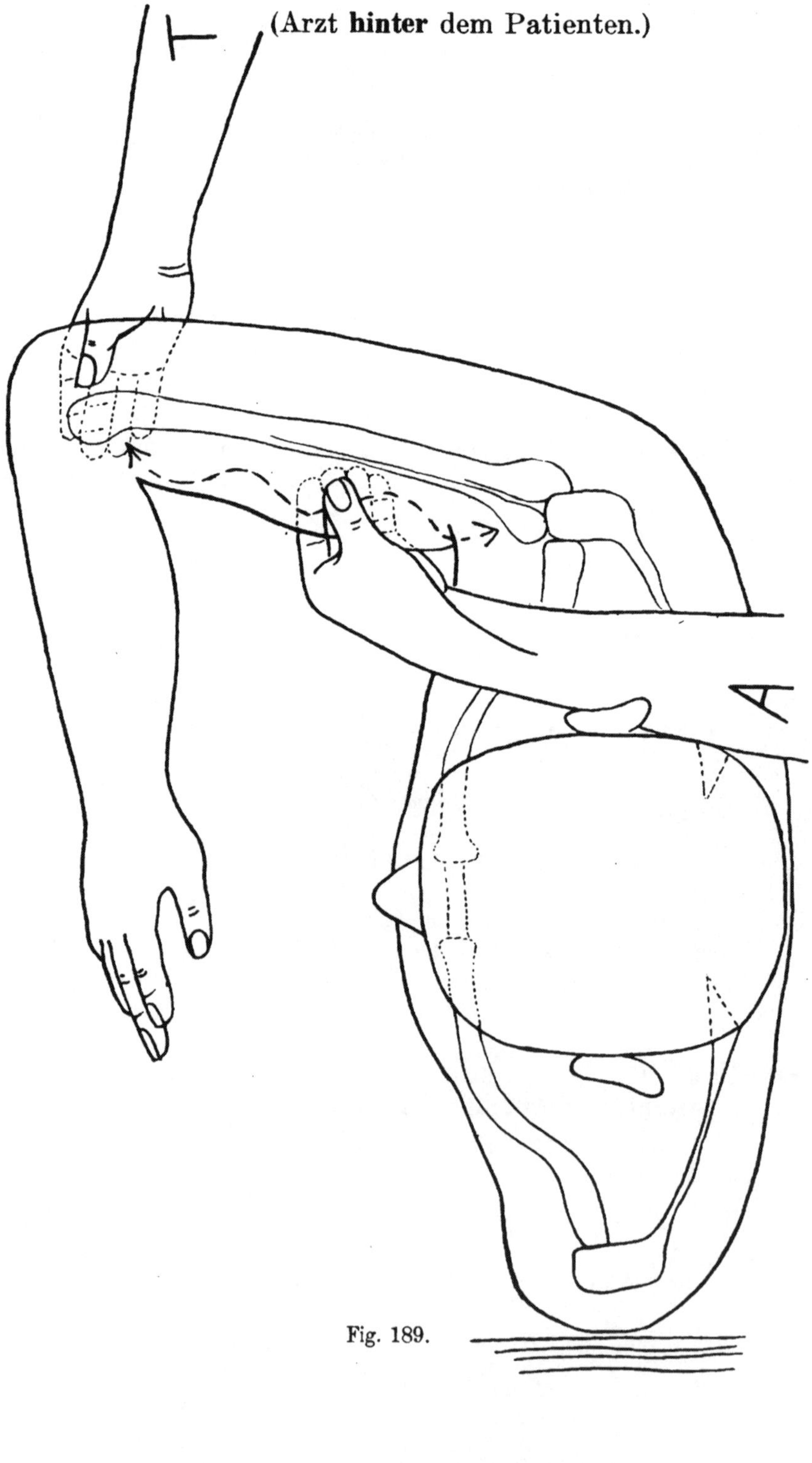

Fig. 189.

B 160.

D—Th

Beugemuskulatur
(Oberfläche).

Patient (in Seitenlage zur Bauchlage geneigt): der Oberarm der oben liegenden Seite ist vorwärts bis zu Kopfhöhe erhoben, der Unterarm hängt, im Ellbogen gebeugt, schlaff herab.

Arzt steht hinter dem Patienten kopfwärts gewandt:
T: fußwärtige Hand hält, am Ellbogen anfassend, den Oberarm erhoben und adduziert;
A: kopfwärtige Hand knetet die Vorder-(Beuge-)seite des Oberarmes von der Ellbeuge bis zur Schulter zwischen Daumen und Fingerspitzen.

Getroffene Gebilde:
M. biceps brachii,
M. brachialis,
M. coracobrachialis,
M. deltoideus,
M. pectoralis major,
B. m. pectoralis majoris.

D—Th

B 161.
M. brachialis.

(Arzt **hinter** dem Patienten.)

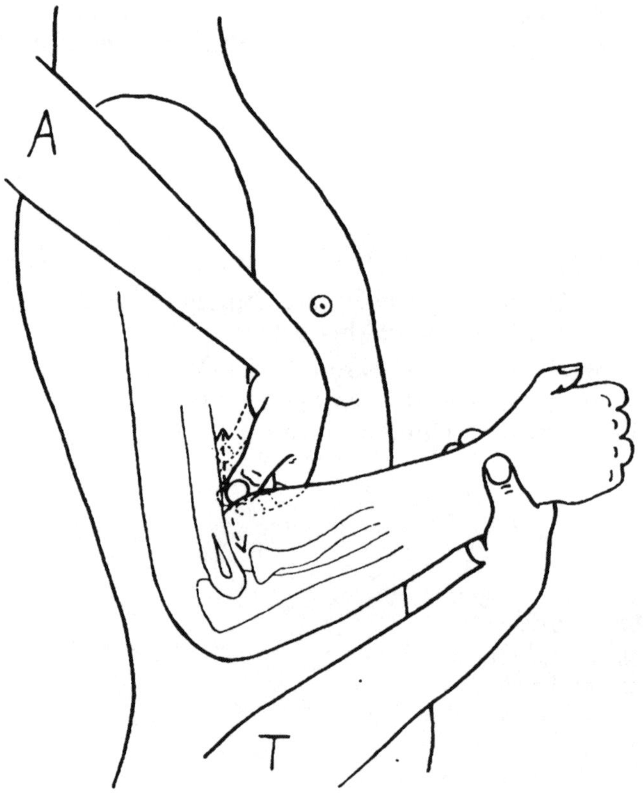

Fig. 190.

B 161.

D—Th

M. brachialis.

Patient (in Seitenlage): der Oberarm der oben liegenden Seite liegt lose auf der Seite des Rumpfes, der Ellbogen ist spitzwinklig gebeugt.

Arzt steht hinter dem Patienten:

T: fußwärtige Hand hält, am Handgelenk anfassend, den Oberarm in seiner Stellung;

A: kopfwärtige Hand umgreift mit Daumen und Fingerspitzen die Sehne des M. biceps brachii und den Lacertus fibrosus und knetet die Ellbeuge durch.

Getroffene Gebilde:

M. brachialis,
M. pronator teres,
M. brachioradialis,
M. flexor carpi radialis,
M. flexor carpi ulnaris,
M. palmaris longus,
M. flexor digitorum sublimis.

d—Th

B 162.

Beugemuskulatur

(Tiefe).

(Arzt **hinter** dem Patienten.)

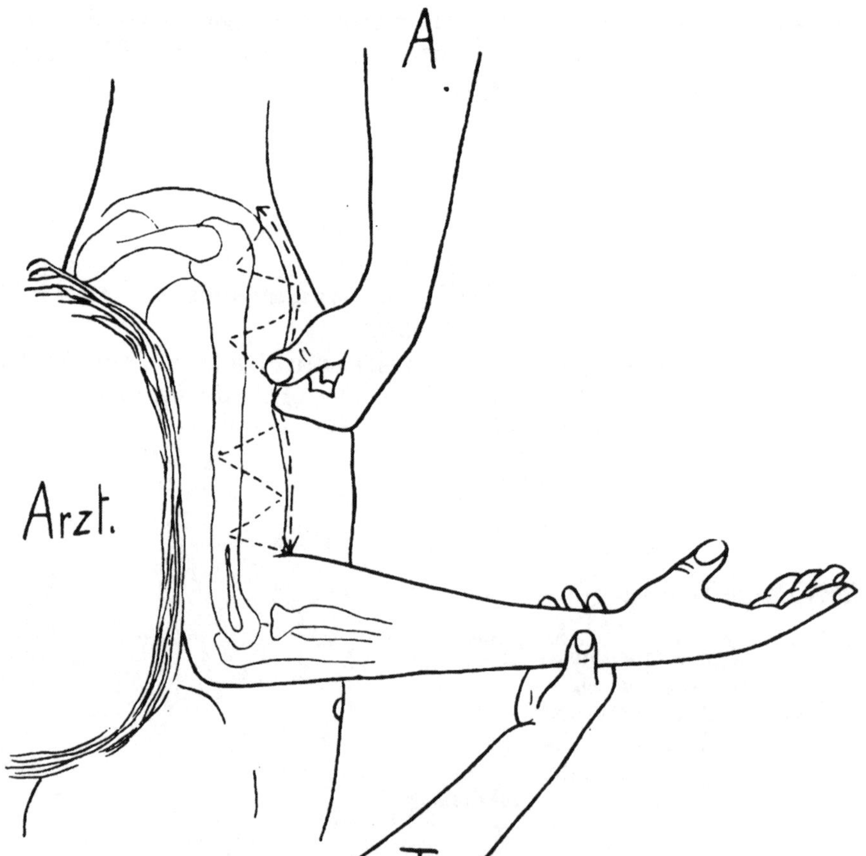

Fig. 191.

B 162. d—Th

Beugemuskulatur

(Tiefe).

Patient (in Seitenlage zur Bauchlage geneigt): der Oberarm der oben liegenden Seite liegt lose auf der Seite des Rumpfes, der Ellbogen ist rechtwinklig gebeugt.

Arzt steht hinter dem Patienten und lehnt seine Brust gegen den Oberarm des Patienten:

A: fußwärtige Hand hält, am Handgelenk anfassend, den Unterarm in seiner Stellung;

T: kopfwärtige Hand streicht die Vorder-(Beuge-)seite des Oberarmes von der Schulter bis zum Ellbogen mit den Knöcheln der geballten Faust in Längs- und Querzügen.

Getroffene Gebilde:

M. biceps brachii,
M. brachialis,
M. coracobrachialis,
M. deltoideus,
Vagina mucosa intertubercularis,
M. pectoralis major,
B. m. pectoralis majoris.

D—Th

B 163.

Septum intermusculare mediale, M. triceps brachii (capp. mediale et longum), Art. humeri.

(Arzt **hinter** dem Patienten.)

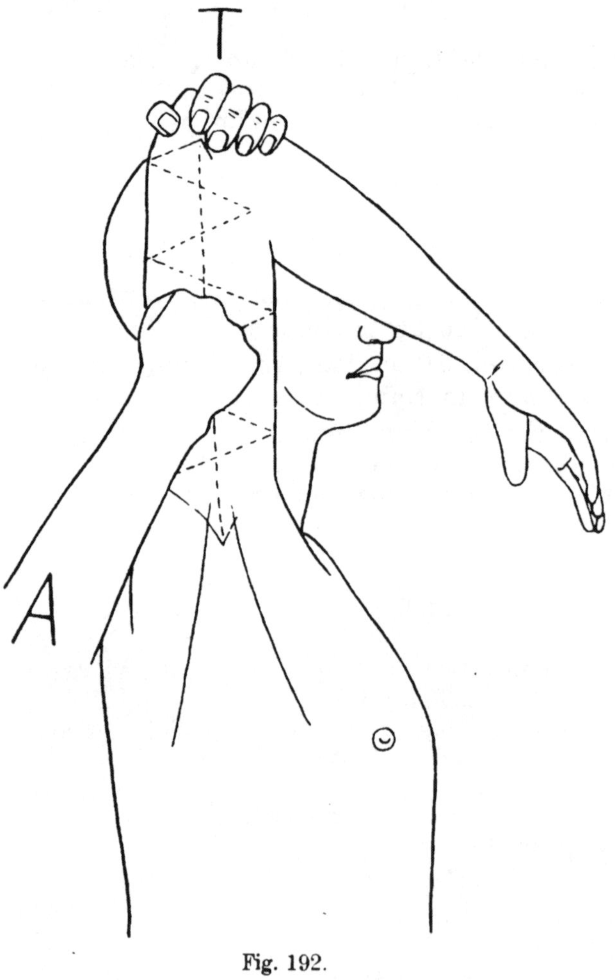

Fig. 192.

B 163.

D—Th

Septum intermusculare mediale, M. triceps brachii (capp. mediale et longum), Art. humeri.

Patient (in Seitenlage zur Bauchlage geneigt): der Oberarm der oben liegenden Seite ist seitwärts bis zu Kopfhöhe erhoben, der Unterarm, im Ellbogen gebeugt, hängt schlaff herab.

Arzt steht hinter dem Patienten kopfwärts gewandt:

T: kopfwärtige Hand hält den Oberarm, am Ellbogen anfassend, in seiner Stellung;

A: fußwärtige Hand streicht mit den Knöcheln der geballten Faust über die mediale Seite des Oberarmes vom Ellbogen bis zur Achselhöhle in Längs- und Querzügen hin und her.

Getroffene Gebilde:

M. pronator teres,
M. brachialis,
M. biceps brachii,
M. coracobrachialis,
Septum intermusculare mediale,
M. triceps brachii (Capp. mediale et longum),
Art. humeri,
M. teres major,
M. latissimus dorsi,
M. teres minor,
M. subscapularis,
M. pectoralis major,
M. deltoideus.

Bemerkung. Besonders zu berücksichtigen ist das Ellbogenende des Caput mediale des M. triceps brachii.

D

B 164.
Beugemuskulatur und M. triceps brachii (caput longum).
(Arzt **hinter** dem Patienten.)

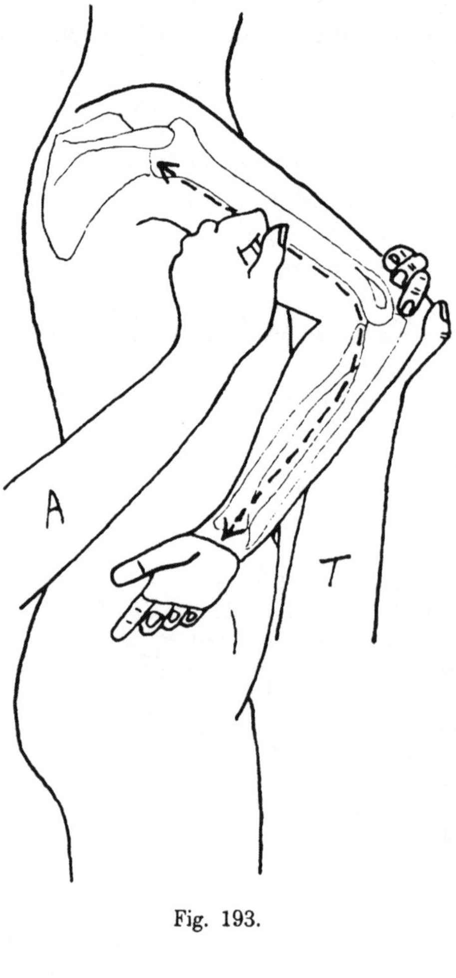

Fig. 193.

B 164.

D

Beugemuskulatur und M. triceps brachii (caput longum).

Patient (in Seitenlage): der Oberarm der oben liegenden Seite ist seitwärts gehoben, der Ellbogen gebeugt, der Handrücken auf die Hüfte gestützt, der Ellbogen hängt möglichst weit nach vorn.

Arzt steht hinter dem Patienten kopfwärts gewandt:

T: fußwärtige Hand hält die Handwurzel;

A: kopfwärtige Hand fährt mit den Knöcheln der geballten Faust über die Beugeseite des Unterarms und die Innenseite des Oberarms in Längszügen auf und ab.

Getroffene Gebilde:

M. pronator quadratus,
M. extensor pollicis brevis,
M. abductor pollicis longus,
M. palmaris longus,
M. flexor carpi radialis,
M. flexor digitorum sublimis,
M. flexor digitorum profundus,
Lacertus fibrosus,
M. brachioradialis,
M. flexor pollicis longus,
M. extensor carpi radialis longus,
M. extensor carpi radialis brevis,
M. supinator,
M. triceps brachii (caput longum),
M. brachialis,
M. biceps brachii,
M. coracobrachialis,
Septum intermusculare mediale.

B 165. D—Th

M. pronator teres und Insertionen der Hand- und Fingerbeuger.

(Arzt **hinter** dem Patienten.)

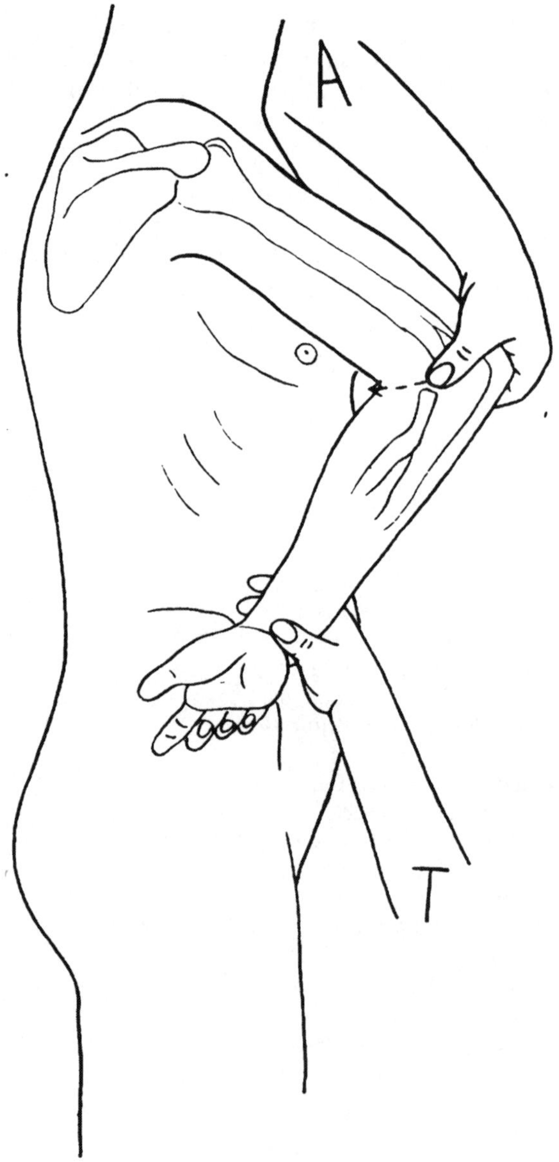

Fig. 194.

D—Th

B 165.

M. pronator teres und Insertionen der Hand- und Fingerbeuger.

Patient (in Seitenlage): der Oberarm der oben liegenden Seite ist seitwärts gehoben, der Ellbogen gebeugt, der Handrücken auf die Hüfte gestützt, der Ellbogen hängt möglichst weit nach vorn.

Arzt steht hinter dem Patienten kopfwärts gewandt:
T: fußwärtige Hand hält die Handwurzel;
A: kopfwärtige Hand drückt den Ellbogen nach vorn und streicht mit der Spitze des Daumens durch die Ellbeuge in querer Richtung hin und her.

Getroffene Gebilde:
M. brachialis,
M. biceps brachii,
Lacertus fibrosus,
M. pronator teres,
M. flexor carpi radialis,
M. palmaris longus,
M. flexor carpi ulnaris,
M. brachioradialis,
M. flexor digitorum sublimis,
M. supinator,
M. flexor digitorum profundus,
Art. cubiti,
B. bicipitoradialis,
B. cubitalis interossea.

D—Th

B 166.
Beugemuskulatur
(Oberfläche).

(Arzt **hinter** dem Patienten.)

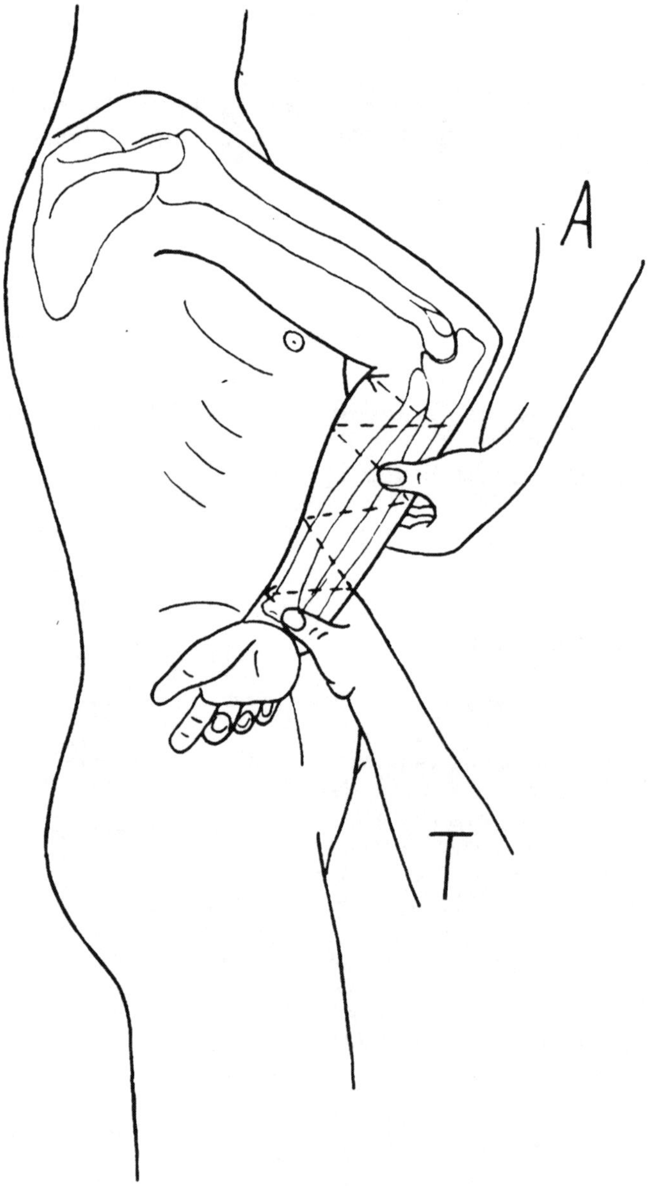

Fig. 195.

B 166. D—Th

Beugemuskulatur

(Oberfläche).

Patient (in Seitenlage): der Oberarm der oben liegenden Seite ist seitwärts gehoben, der Ellbogen gebeugt, der Handrücken auf die Hüfte gestützt, der Ellbogen hängt möglichst weit nach vorn.

Arzt steht hinter dem Patienten kopfwärts gewandt:

T: fußwärtige Hand hält die Handwurzel;

A: kopfwärtige Hand stützt sich auf die Streckenseite des Unterarmes auf und knetet mit der Daumenspitze die Beugemuskulatur des Unterarmes durch.

Getroffene Gebilde:

M. brachioradialis,
M. supinator,
M. extensor carpi radialis longus,
M. extensor carpi radialis brevis,
Lacertus fibrosus,
M. brachialis,
M. pronator teres,
M. flexor carpi radialis,
M. flexor carpi ulnaris,
M. palmaris longus,
B. bicipitoradialis,
B. cubitalis interossea,
M. flexor digitorum sublimis,
M. flexor digitorum profundus,
M. flexor pollicis longus,
M. pronator quadratus,
Lig. carpi volare.

d—Th

B 167.

Ulnare Beugemuskulatur
(Tiefe),
M. pronator quadratus (**ulnare Insertion**).
(Arzt **hinter** dem Patienten.)

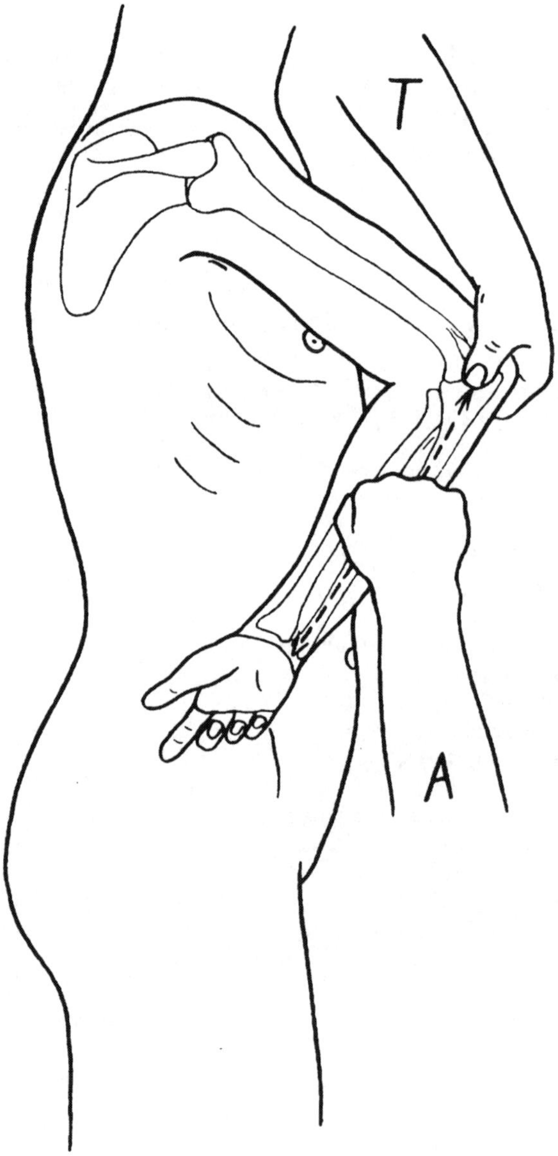

Fig. 196.

B 167. d—Th

Ulnare Beugemuskulatur
(Tiefe),
M. pronator quadratus (**ulnare Insertion**).

Patient (in Seitenlage): der Oberarm der oben liegenden Seite ist seitwärts gehoben, der Ellbogen gebeugt, der Handrücken auf die Hüfte gestützt, der Ellbogen hängt möglichst weit nach vorn.

Arzt steht hinter dem Patienten kopfwärts gewandt:
T: kopfwärtige Hand hält den Ellbogen des Patienten;
A: fußwärtige Hand fährt mit den Knöcheln der geballten Faust über die ulnare Seite des Unterarmes in Längszügen auf und ab.

Getroffene Gebilde:
Lacertus fibrosus,
M. flexor carpi radialis,
M. palmaris longus,
M. flexor carpi ulnaris,
M. flexor digitorum sublimis,
M. flexor digitorum profundus,
M. pronator quadratus,
B. m. flexoris carpi ulnaris,
Lig. carpi volare.

d—Th

B 168.

Radiale Beugemuskulatur

(Tiefe),

M. pronator quadratus (radiale Insertion).

(Arzt **hinter** dem Patienten.)

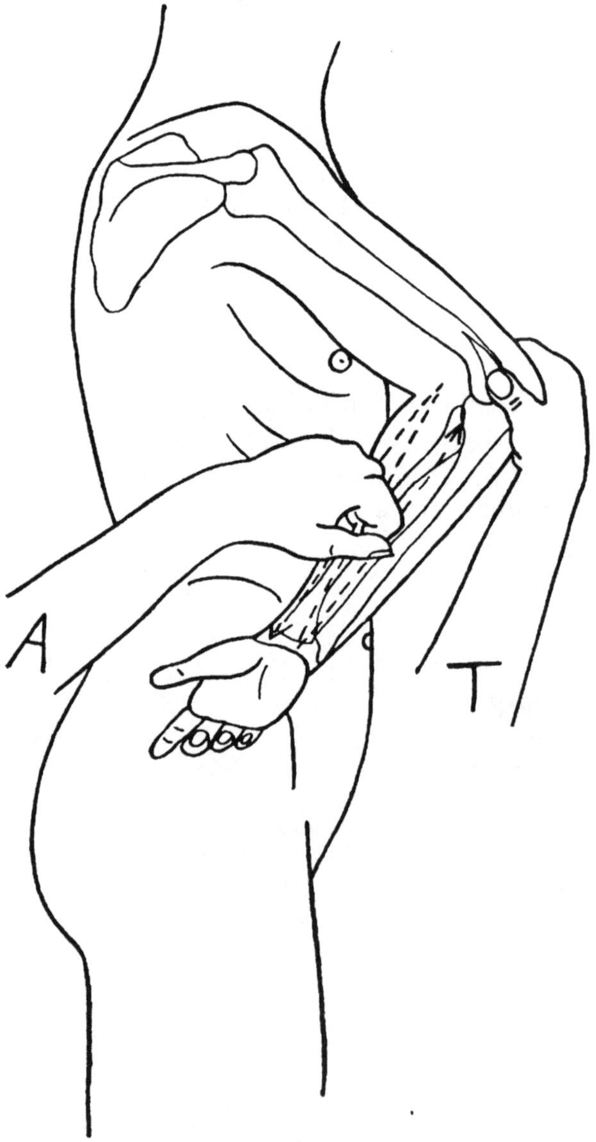

Fig. 197.

B 168.

d—Th

Radiale Beugemuskulatur
(Tiefe),
M. pronator quadratus (radiale Insertion).

Patient (in Seitenlage): der Oberarm der oben liegenden Seite ist seitwärts gehoben, der Ellbogen gebeugt, der Handrücken auf die Hüfte gestützt, der Ellbogen hängt möglichst weit nach vorn.

Arzt steht hinter dem Patienten kopfwärts gewandt:
T: fußwärtige Hand hält den Ellbogen des Patienten;
A: kopfwärtige Hand fährt mit den Knöcheln der geballten Faust über die Mitte und die radiale Seite des Unterarmes in Längszügen auf und ab.

Getroffene Gebilde:
M. brachioradialis,
M. pronator teres,
M. flexor carpi radialis,
M. extensor carpi radialis longus,
M. supinator,
M. flexor digitorum sublimis,
M. flexor digitorum profundus,
M. flexor pollicis longus,
M. extensor carpi radialis brevis,
M. pronator quadratus.

Th

B 169.

Ellbogengelenk

(Beugeseite.)

(Arzt **hinter** dem Patienten.)

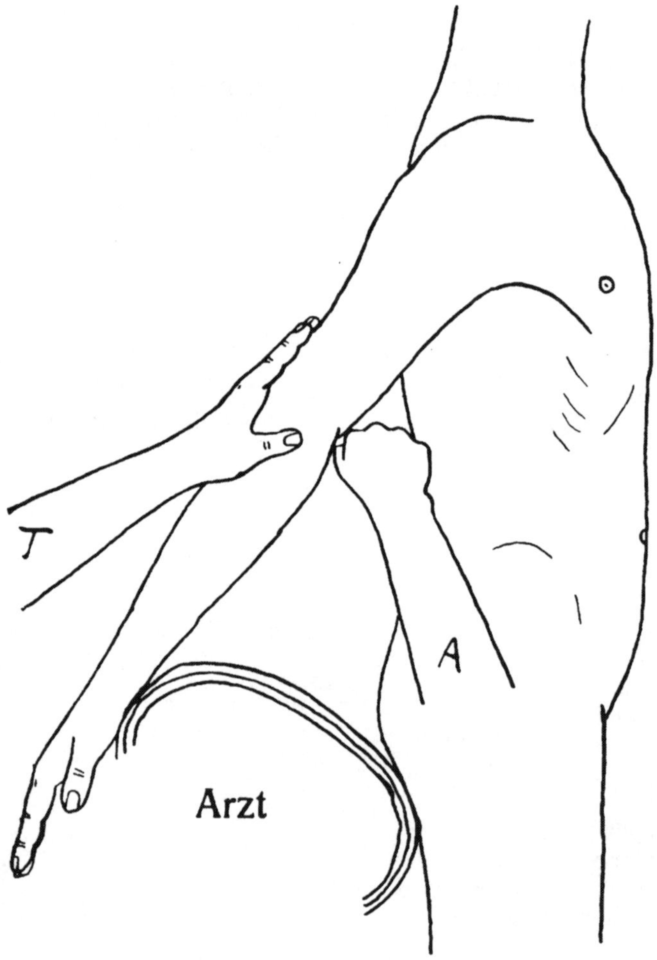

Fig. 198.

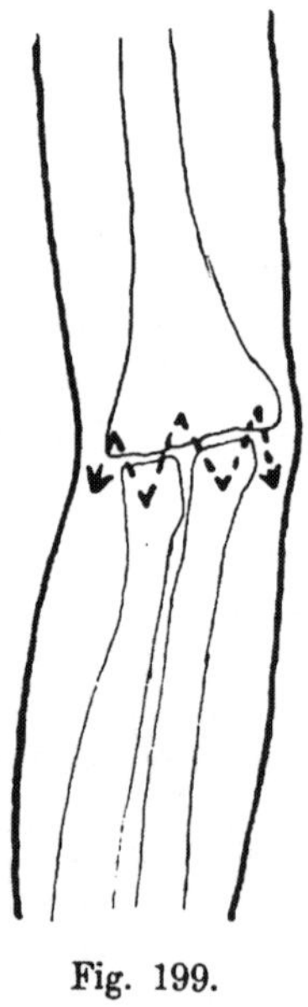

Fig. 199.

B 169. Th

Ellbogengelenk

(Beugeseite).

Patient in Seitenlage): der Oberarm der oben liegenden Seite ist nach rückwärts gestreckt, die Hand auswärts gedreht und gegen den Leib des Arztes gestützt.

Arzt steht hinter dem Patienten kopfwärts gewandt:

T: kopfwärtige Hand drückt gegen die Streckseite des Ellbogens, um den Arm in Streckung zu erhalten;

A: fußwärtige Hand zur Faust geballt fährt mit dem Daumenknöchel in Zickzackzügen quer durch die Ellbeuge.

Getroffene Gebilde:

M. brachioradialis,
M. brachialis,
M. supinator,
Lacertus fibrosus,
M. biceps brachii (Sehne),
M. pronator teres,
M. flexor carpi radialis,
M. flexor digitorum sublimis,
M. flexor digitorum profundus,
Capsula articularis cubiti,
Art. radioulnaris proximalis,
Lig. annulare radii,
B. bicipitoradialis,
B. cubitalis interossea,
Chorda obliqua.

D—Th

B 170.

Radiokarpalgelenk

(Beugeseite).

(Arzt **hinter** dem Patienten.)

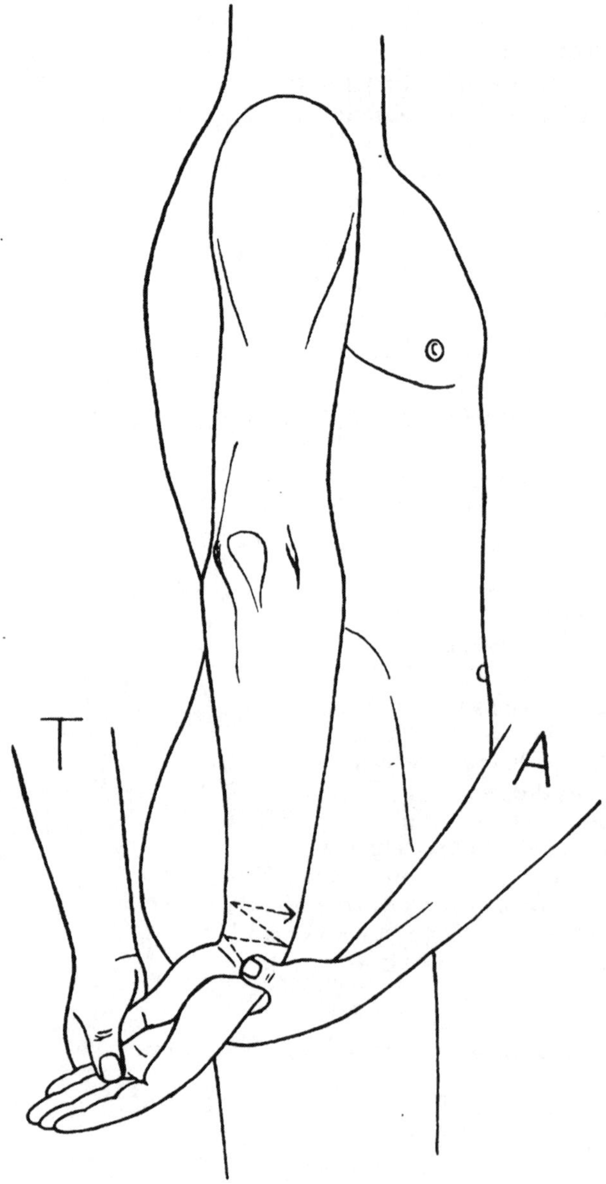

Fig. 200.

B 170. D—Th

Radiokarpalgelenk

(Beugeseite).

Patient (in Seitenlage): der Arm der oben liegenden Seite liegt gestreckt auf der Seite des Rumpfes; die Hand ist gebeugt und stark proniert, so daß die Hohlhand nach rückwärts sieht; der Daumen ist eingeschlagen.

Arzt steht hinter dem Patienten fußwärts gewandt:

T: fußwärtige Hand hält die Hand des Patienten an der Daumenseite fest;

A: kopfwärtige Hand streicht mit der Daumenspitze durch die Beugefurche des Handgelenkes hin und her, möglichst in die Tiefe drückend.

Getroffene Gebilde:

Lig. carpi volare,
M. palmaris longus,
M. abductor pollicis longus,
M. brachioradialis,
M. flexor carpi radialis,
B. m. flexoris carpi radialis,
M. flexor digitorum sublimis } mit Sehnenscheide,
M. flexor digitorum profundus } mit Sehnenscheide,
M. flexor carpi ulnaris,
M. flexor pollicis longus (mit Sehnenscheide),
M. pronator quadratus,
Art. radioulnaris distalis
(Recessus sacciformis,
Discus articularis),
Lig. collaterale carpi ulnare,
Lig. radiocarpeum volare,
Lig. collaterale carpi radiale,
Capsula articularis radiocarpea.
Art. intercarpea.

D—Th

B 171.
Distales Radioulnargelenk
(Beugeseite).

(Arzt **hinter** dem Patienten.)

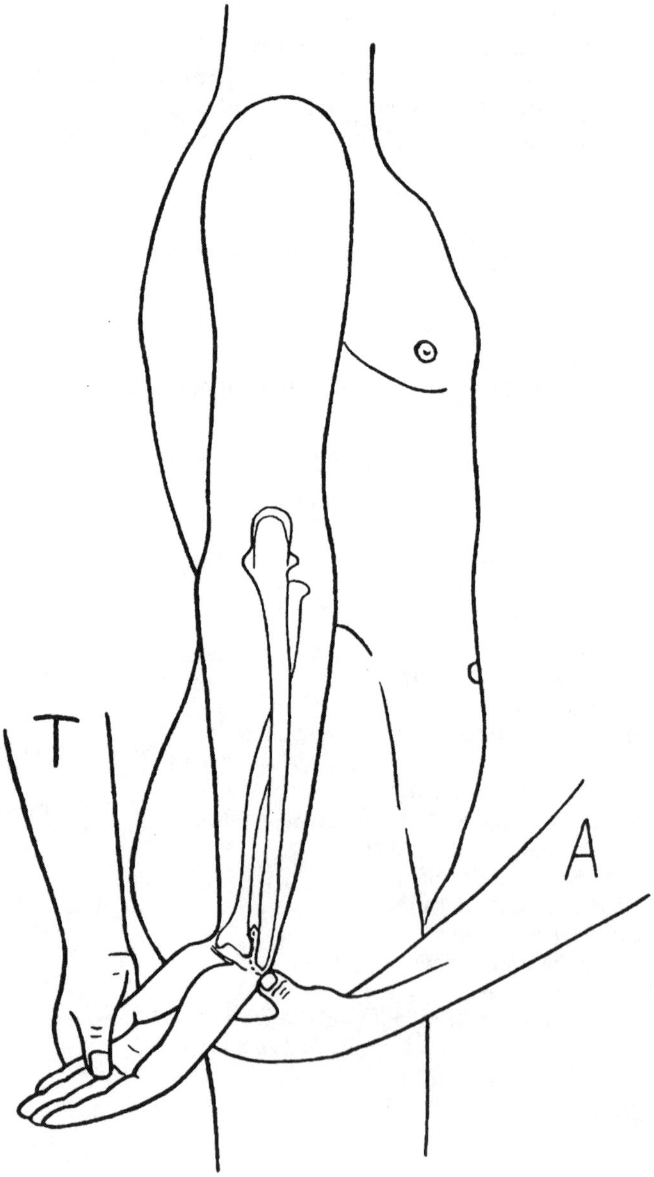

Fig. 201.

B 171. D—Th

Distales Radioulnargelenk

(Beugeseite).

Patient (in Seitenlage): der Arm der oben liegenden Seite liegt gestreckt auf der Seite des Rumpfes; die Hand ist gebeugt und stark proniert, so daß die Hohlhand nach rückwärts sieht; der Daumen ist eingeschlagen.

Arzt steht hinter dem Patienten fußwärts gewandt:

T: fußwärtige Hand hält die Hand des Patienten an der Daumenseite fest;

A: kopfwärtige Hand umstreicht mit der Spitze des Daumens den Processus styloideus ulnae auf der Beugeseite des Unterarmes.

Getroffene Gebilde:

Lig. carpi volare,
M. flexor carpi ulnaris,
M. flexor digitorum sublimis } mit Sehnenscheide,
M. flexor digitorum profundus } mit Sehnenscheide,
M. pronator quadratus,
Lig. collaterale carpi ulnare,
Art. radioulnaris distalis mit
Recessus sacciformis,
Art. radiocarpea mit
Discus articularis.

D—Th

B 172.

Distales Radioulnargelenk

(Streckseite).

(Arzt **hinter** dem Patienten.)

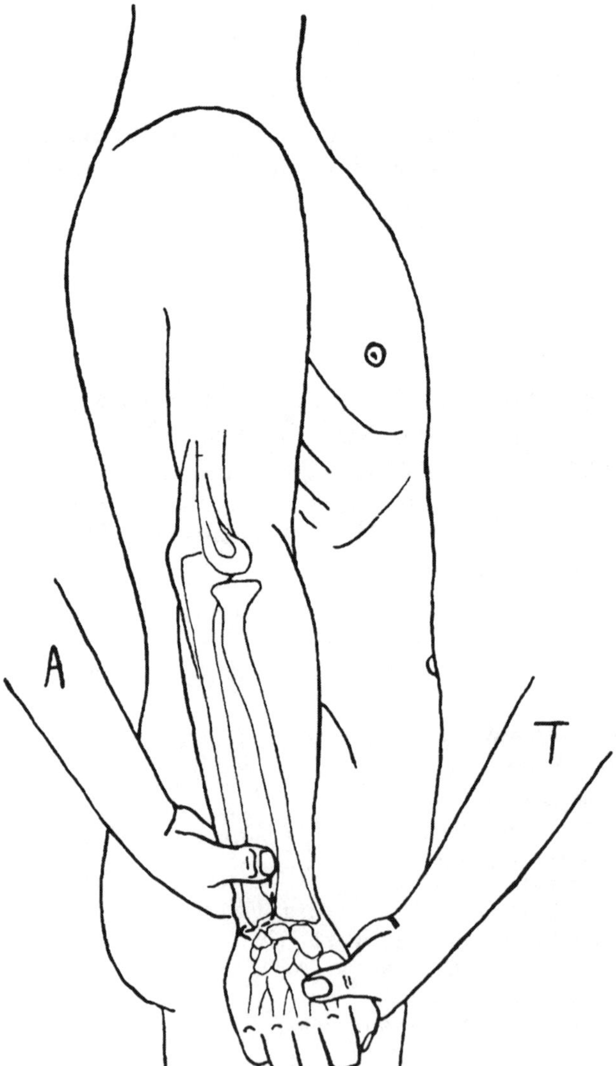

Fig. 202.

B 172. D—Th

Distales Radioulnargelenk

(Streckseite.)

Patient (in Seitenlage): der Arm der oben liegenden Seite liegt gestreckt auf der Seite des Rumpfes; die Hand ist überstreckt, die Hohlhand rumpfwärts gekehrt.

Arzt steht hinter dem Patienten fußwärts gewandt:

T: kopfwärtige Hand hält die Hand des Patienten in Überstreckung;

A: fußwärtige Hand setzt die Daumenspitze oberhalb des Handgelenkes in die Furche zwischen Radius und Ulna und streicht diese entlang distalwärts um den Processus styloideus ulnae herum.

Getroffene Gebilde:

Lig. carpi dorsale,
M. extensor digitorum communis, M. extensor digiti V proprius, M. extensor carpi ulnaris: Sehnen und Sehnenscheiden,
Membrana interossea antibrachii,
Art. radioulnaris distalis (Recessus sacciformis, Discus articularis),
Lig. collaterale carpi ulnare.

D—Th

B 173.

Radiokarpalgelenk

(Streckseite).

(Arzt **hinter** dem Patienten.)

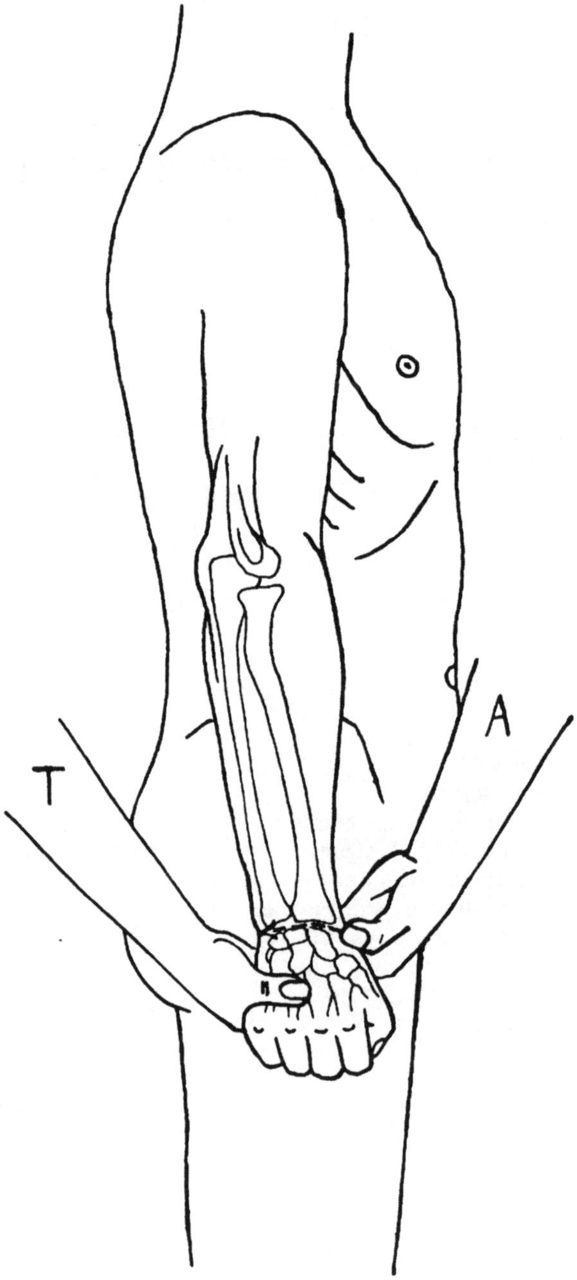

Fig. 203.

B 173. D—Th

Radiokarpalgelenk
(Streckseite.)

Patient (in Seitenlage): der Arm der oben liegenden Seite liegt gestreckt auf der Seite des Rumpfes; die Hand ist überstreckt, die Hohlhand rumpfwärts gekehrt.

Arzt steht hinter dem Patienten fußwärts gewandt:

T: fußwärtige Hand hält die Hand des Patienten in Überstreckung;

A: kopfwärtige Hand faßt das Handgelenk zwischen Daumen und Finger und streicht mit der Daumenspitze auf der Streckseite desselben durch die Gelenkfurche hin und her.

Getroffene Gebilde:

Lig. carpi dorsale,
M. abductor pollicis longus
M. extensor pollicis brevis
M. extensor carpi radialis longus
M. extensor carpi radialis brevis
M. extensor pollicis longus
M. extensor digitorum communis
M. extensor indicis proprius
M. extensor digiti V proprius
M. extensor carpi ulnaris } Sehnen und Sehnenscheiden,
Lig. collaterale carpi radiale,
Lig. radiocarpeum dorsale,
Lig. collaterale carpi ulnare,
Art. radiocarpea,
Art. radioulnaris distalis (Discus articularis).

D—Th

B 174.

M. brachioradialis.

(Arzt **hinter** dem Patienten.)

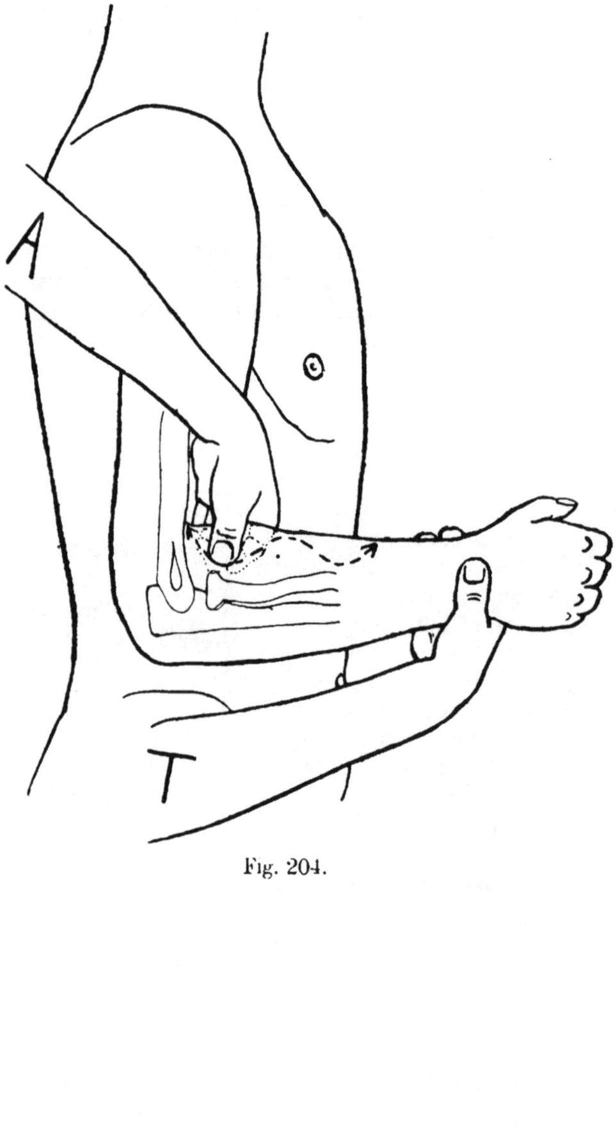

Fig. 204.

B 174.

D—Th

M. brachioradialis.

Patient (in Seitenlage): der Oberarm der oben liegenden Seite ruht auf der Seite des Rumpfes, der Ellbogen ist rechtwinklig gebeugt.

Arzt steht hinter dem Patienten:

T: fußwärtige Hand hält, am Handgelenk anfassend, den Unterarm;

A: kopfwärtige Hand faßt den Muskelwulst an der radialen Seite des Ellbogens zwischen Daumen und Fingerspitzen und knetet ihn von seinem Ansatz am Humerus bis zu seinem Ende am Unterarm.

Getroffene Gebilde:

Septum intermusculare **laterale**,
M. triceps brachii,
M. brachialis,
M. brachioradialis,
M. extensor carpi radialis **longus**,
M. extensor carpi radialis **brevis**,
M. extensor digitorum communis,
M. supinator,
M. abductor pollicis longus,
M. extensor pollicis longus,
M. extensor pollicis brevis,
M. extensor indicis proprius,
M. extensor digiti V proprius,
Art. humeroradialis,
Lig. collaterale radiale,
Lig. annulare radii.

Bemerkung. Besonders zu berücksichtigen sind die Muskelinsertionen am Humerus.

D—Th

B 175.

Mm. supinator, abductor pollicis longus, extensor pollicis brevis.

(Arzt **hinter** dem Patienten.)

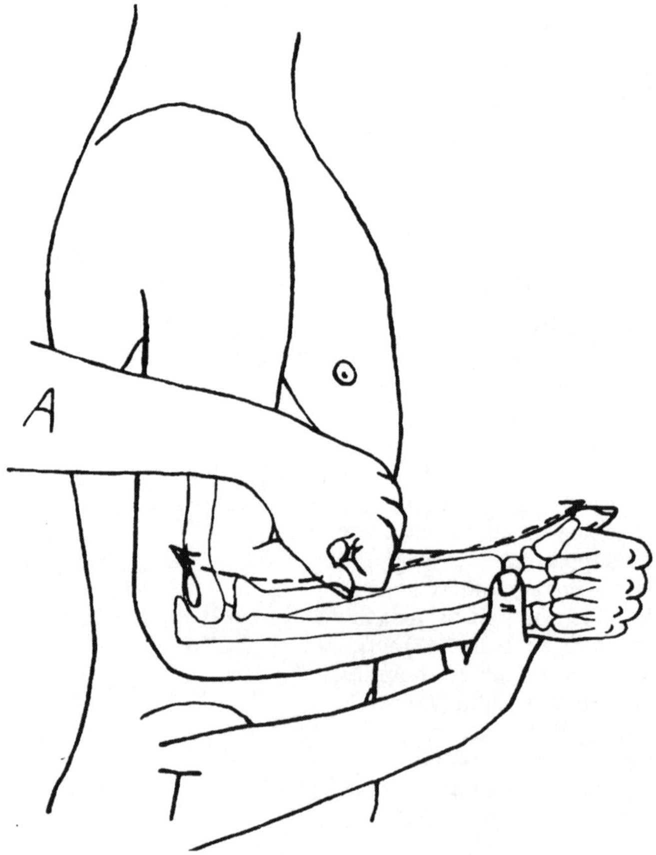

Fig. 205.

B 175. D—Th

Mm. supinator, abductor pollicis longus, extensor pollicis brevis.

Patient (in Seitenlage): der Oberarm der oben liegenden Seite liegt auf der Seite des Rumpfes, der Ellbogen ist rechtwinklig gebeugt.

Arzt steht hinter dem Patienten:

T: fußwärtige Hand stützt das Handgelenk;

A: kopfwärtige Hand, zur Faust geballt, streicht mit den Knöcheln vom Epicondylus lateralis humeri die Kante des Radius entlang über die Daumenwurzel weg hin und her.

Getroffene Gebilde:

M. brachioradialis,
M. extensor carpi radialis **longus**,
M. extensor carpi radialis **brevis**,
Art. humeroradialis,
Lig. collaterale radiale,
Lig. annulare radii,
M. supinator,
M. abductor pollicis longus,
M. extensor pollicis brevis,
Lig. carpi dorsale,
Art. radiocarpea,
Art. carpometacarpea pollicis.

D—Th

B 176.

Humeroradialgelenk

(Streckseite.)

Mm. extensores carpi radiales.

(Arzt **hinter** dem Patienten.)

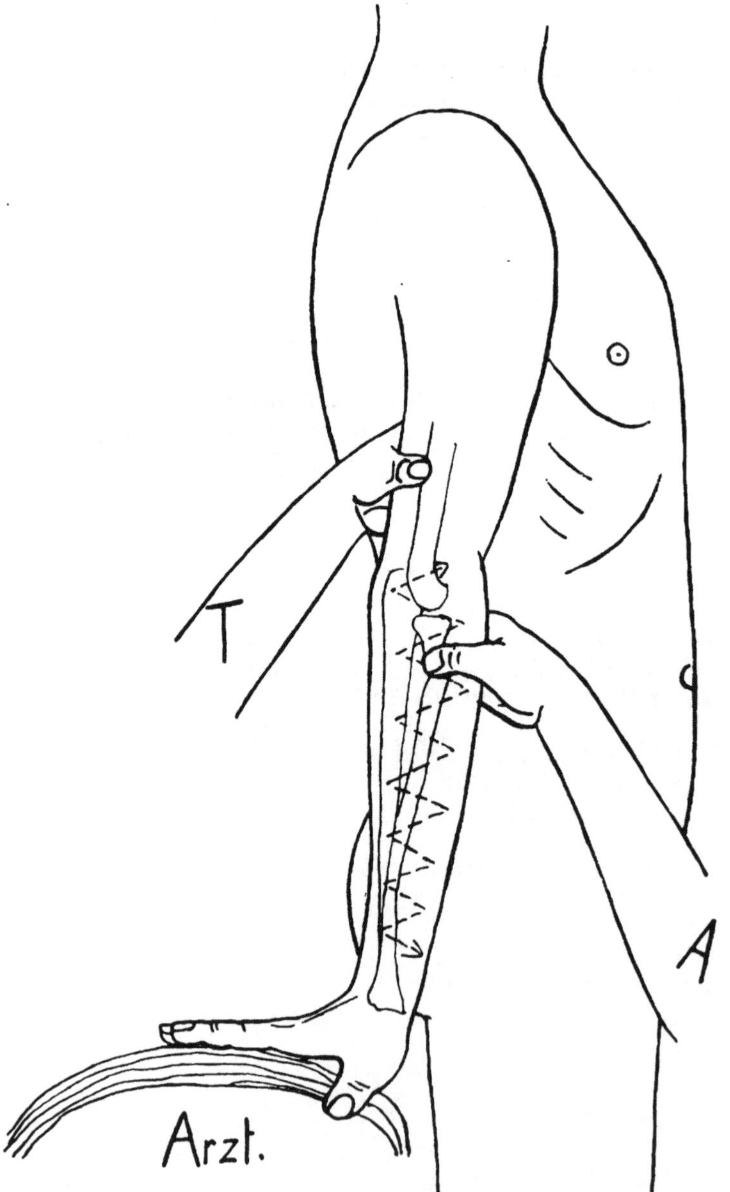

Fig. 206.

B 176. D—Th

Humeroradialgelenk
(Streckseite.)
Mm. extensores carpi radiales.

Patient (in Seitenlage): der Arm der oben liegenden Seite liegt gestreckt auf der Seite des Rumpfes, Hand- und Fingergelenke sind überstreckt.

Arzt steht hinter dem Patienten kopfwärts gewandt und stützt die Hand des Patienten gegen seinen Körper:

T: kopfwärtige Hand hält, dicht über dem Ellbogen anfassend, den Arm in Streckung;

A: fußwärtige Hand stützt sich mit den Fingerspitzen auf der Beugeseite des Unterarmes auf und knetet mit der Daumenspitze querstreichend die dem Radius aufliegende Muskulatur von dessen unterem Ende bis über den Ellbogen weg.

Getroffene Gebilde:

M. extensor digitorum communis,
M. extensor indicis proprius,
M. extensor digiti V proprius,
M. extensor pollicis longus,
M. extensor pollicis brevis,
M. abductor pollicis longus,
M. extensor carpi ulnaris,
M. extensor carpi radialis **brevis**,
M. extensor carpi radialis **longus**,
M. anconaeus,
M. supinator,
M. brachioradialis,
M. triceps brachii,
Septum intermusculare laterale,
B. intratendinea olecrani,
B. subtendinea olecrani,
Art. cubiti,
Lig. collaterale radiale,
Lig. annulare radii.

D—Th

B 177.

Humeroulnargelenk
(Streckseite),
Mm. extensor carpi ulnaris, anconaeus und Fingerstrecker.
(Arzt **hinter** dem Patienten.)

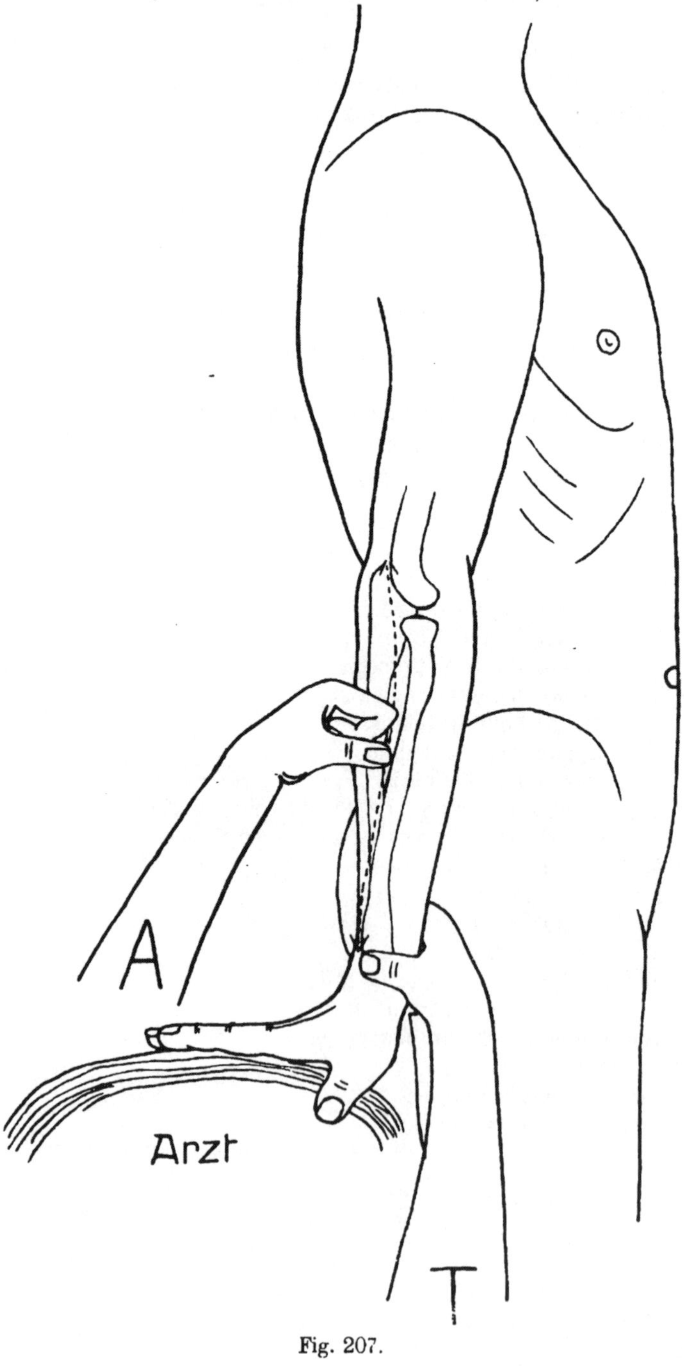

Fig. 207.

B 177.

D—Th

Humeroulnargelenk
(Streckseite),
Mm. extensor carpi ulnaris, anconaeus und Fingerstrecker.

Patient (in Seitenlage): der Arm der oben liegenden Seite liegt gestreckt auf der Seite des Rumpfes, Hand- und Fingergelenke sind überstreckt.

Arzt steht hinter dem Patienten kopfwärts gewandt und stützt die Finger des Patienten gegen seinen Körper:

T: fußwärtige Hand hält das Handgelenk des Patienten;

A: kopfwärtige Hand, zur Faust geballt, streicht mit dem Zeigefingerknöchel über die Streckseite des Unterarmes zwischen Radius und Ulna vom Handgelenk über den Ellbogen hinweg in Längszügen auf und ab.

Getroffene Gebilde:

Lig. carpi dorsale,
Art. radioulnaris distalis
(Recessus sacciformis),
M. extensor carpi ulnaris,
M. extensor digitorum communis,
M. extensor digiti V proprius,
M. extensor indicis proprius,
M. extensor pollicis longus,
M. extensor pollicis brevis,
M. abductor pollicis longus,
M. supinator,
M. anconaeus,
M. extensor carpi radialis brevis,
M. extensor carpi radialis longus,
M. triceps brachii,
M. brachioradialis,
B. subcutanea olecrani,
B. subtendinea olecrani,
B. intratendinea olecrani,
Art. cubiti,
Art. radioulnaris proximalis,
Lig. annulare radii.

D—Th

B 178.

Artt. intermetacarpeae.

(Arzt **hinter** dem Patienten.)

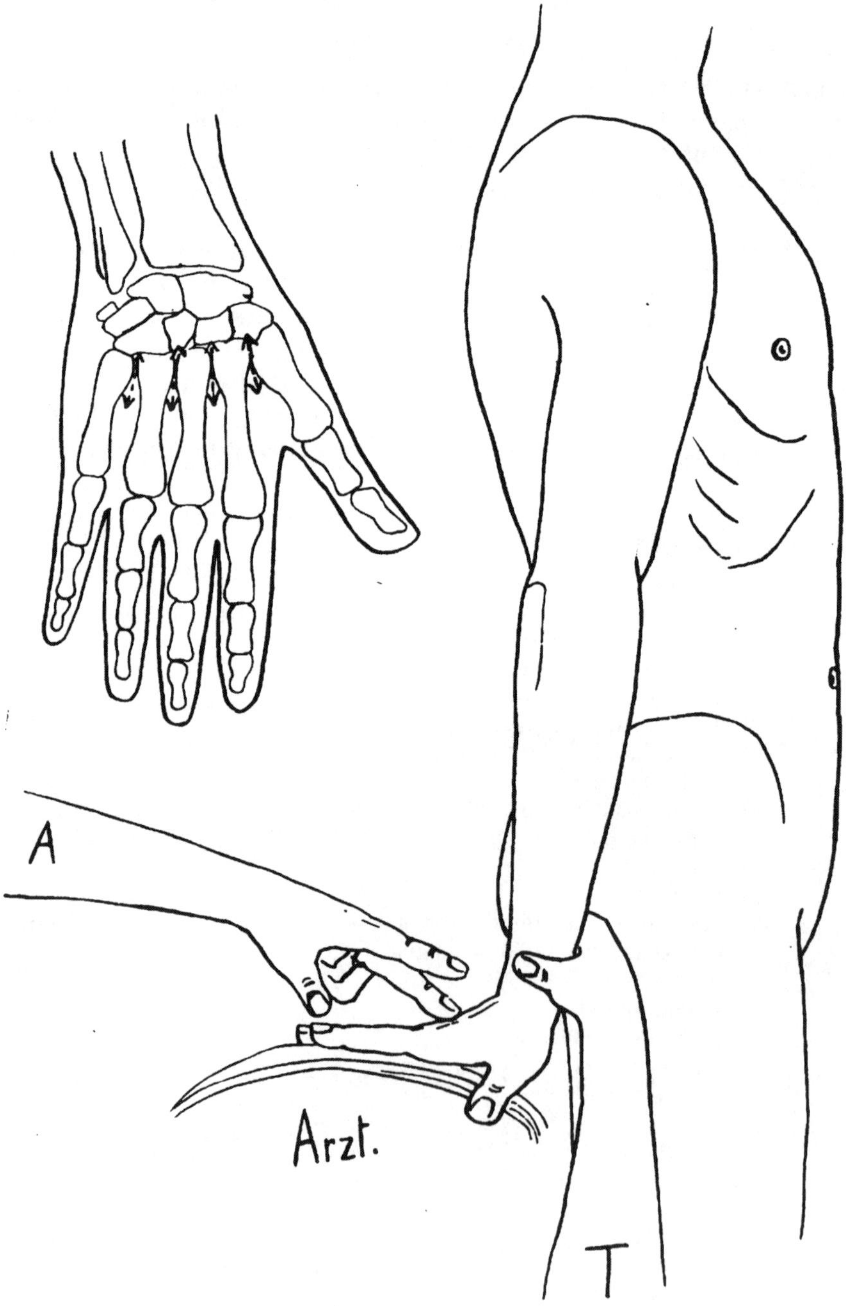

Fig. 209, oben links Fig. 208.

B 178.

D—Th

Artt. intermetacarpeae.

Patient (in Seitenlage): der Arm der oben liegenden Seite liegt gestreckt auf der Seite des Rumpfes, Hand- und Fingergelenke sind überstreckt, die Finger gespreizt.

Arzt steht hinter dem Patienten kopfwärts gewandt und stützt die Fingerspitzen des Patienten gegen seinen Körper:

T: fußwärtige Hand hält das Handgelenk des Patienten;

A: kopfwärtige Hand setzt die Spitze des Mittelfingers in das proximale Ende jedes Zwischenknochenraumes und streicht möglichst in die Tiefe drückend nach aufwärts gegen die Handwurzel.

Getroffene Gebilde:

Mm. interossei dorsales,
Ligg. basium (oss. metacarp.) dorsalia,
Artt. intermetacarpeae,
M. extensor carpi radialis longus } Insertionen,
M. extensor carpi radialis brevis }
B. m. extensoris carpi radialis brevis.

D—Th

B 179.

Bursa m. extensoris carpi radialis brevis.

(Arzt **hinter** dem Patienten.)

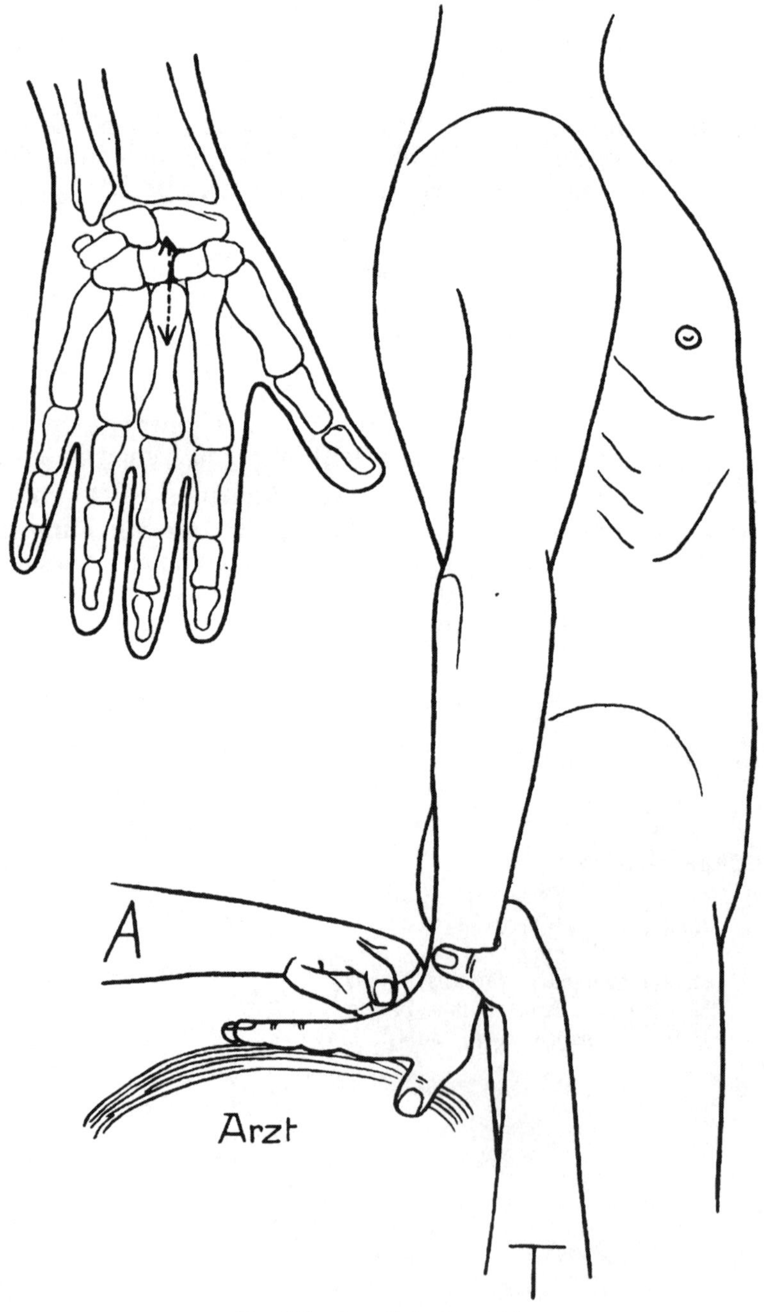

Fig. 211, oben links Fig. 210.

B 179. D—Th

Bursa m. extensoris carpi radialis brevis.

Patient (in Seitenlage): der Arm der oben liegenden Seite liegt gestreckt auf der Seite des Rumpfes, Hand- und Fingergelenke sind überstreckt.

Arzt steht h i n t e r dem Patienten kopfwärts gewandt und stützt die Finger des Patienten gegen seinen Körper:

T: fußwärtige Hand hält das Handgelenk des Patienten;

A: kopfwärtige Hand setzt die Daumenspitze auf die Basis ossis metacarpalis III und streicht in Längsrichtung auf und ab.

Getroffene Gebilde:

M. extensor digitorum communis (Sehne für den Zeigefinger), M. extensor indicis proprius } mit Sehnenscheide,
M. i n t e r o s s e u s d o r s a l i s II,
M. extensor carpi radialis brevis,
B. m. e x t e n s o r i s c a r p i r a d i a l i s b r e v i s,
L i g. b a s i u m (o s s. m e t a c a r p. II et III) dorsale,
A r t. i n t e r m e t a c a r p e a I,
A r t. c a r p o m e t a c a r p e a,
Ligg. carpometacarpea dorsalia.

Th

B 180.

Sehnenscheiden und Gelenke auf dem Handrücken.

(Arzt **hinter** dem Patienten.)

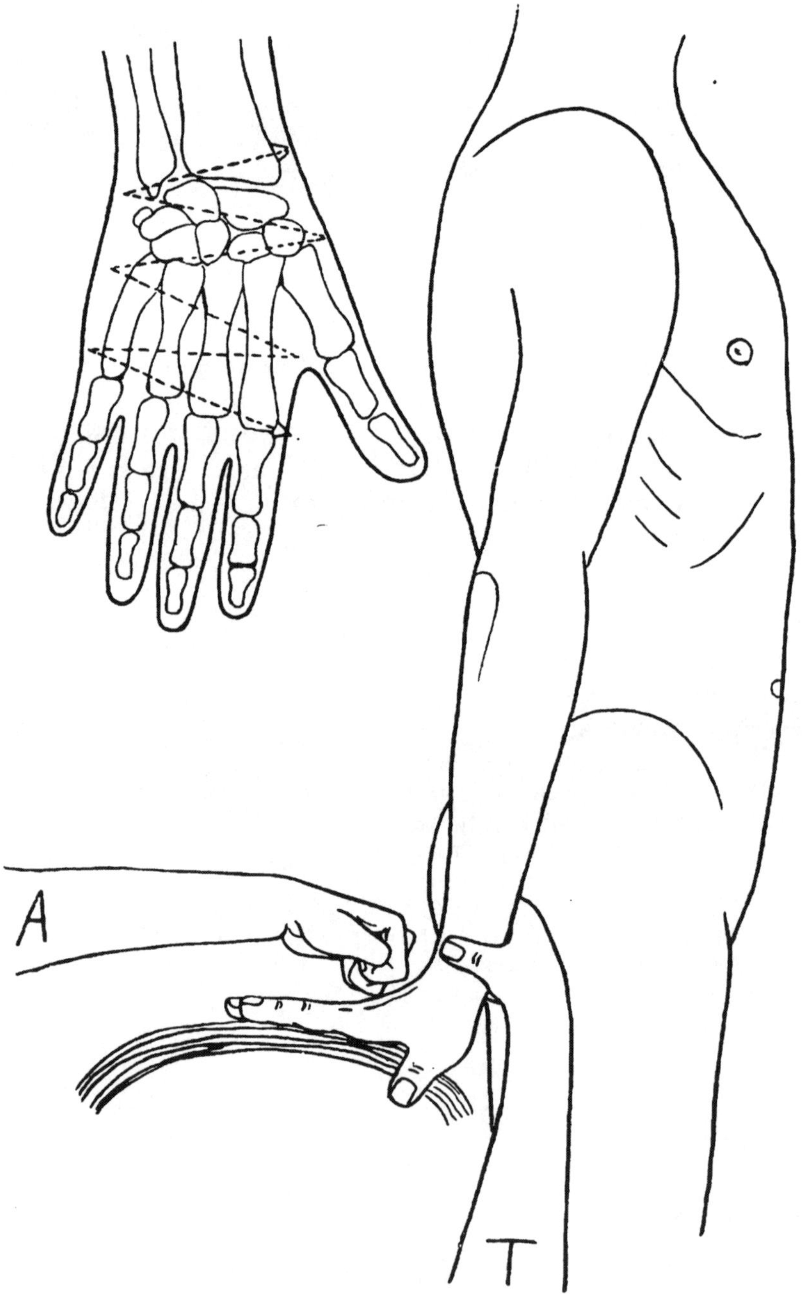

Fig. 213, oben links Fig. 212.

B 180. Th

Sehnenscheiden und Gelenke auf dem Handrücken.

Patient (in Seitenlage): der Arm der oben liegenden Seite liegt gestreckt auf der Seite des Rumpfes, Hand- und Fingergelenke sind überstreckt.

Arzt steht hinter dem Patienten kopfwärts gewandt und stützt die Fingerspitzen des Patienten gegen seinen Körper:

T: fußwärtige Hand hält das Handgelenk des Patienten;

A: kopfwärtige Hand, zur Faust geballt, fährt mit den Faustknöcheln in Querzügen über den Handrücken von den Fingerwurzeln bis über das Handgelenk.

Getroffene Gebilde:

M. extensor digitorum communis
M. extensor indicis proprius
M. extensor digiti V proprius
M. extensor carpi ulnaris
M. extensor carpi radialis longus
M. extensor carpi radialis brevis
M. abductor pollicis longus
M. extensor pollicis longus
M. extensor pollicis brevis
} Sehnen und Sehnenscheiden,

Artt. metacarpophalangeae,
Mm. interossei dorsales,
Ligg. basium (oss. metacarp.) dorsalia,
Artt. intermetacarpeae,
B. m. extensoris carpi radialis brevis,
Ligg. carpometacarpea dorsalia,
Artt. carpometacarpeae,
Ligg. intercarpea dorsalia,
Art. intercarpea,
Lig. carpi dorsale,
Art. manus.

D—Th

B 181.

Muskeln des Daumenballens.

(Arzt **hinter** dem Patienten.)

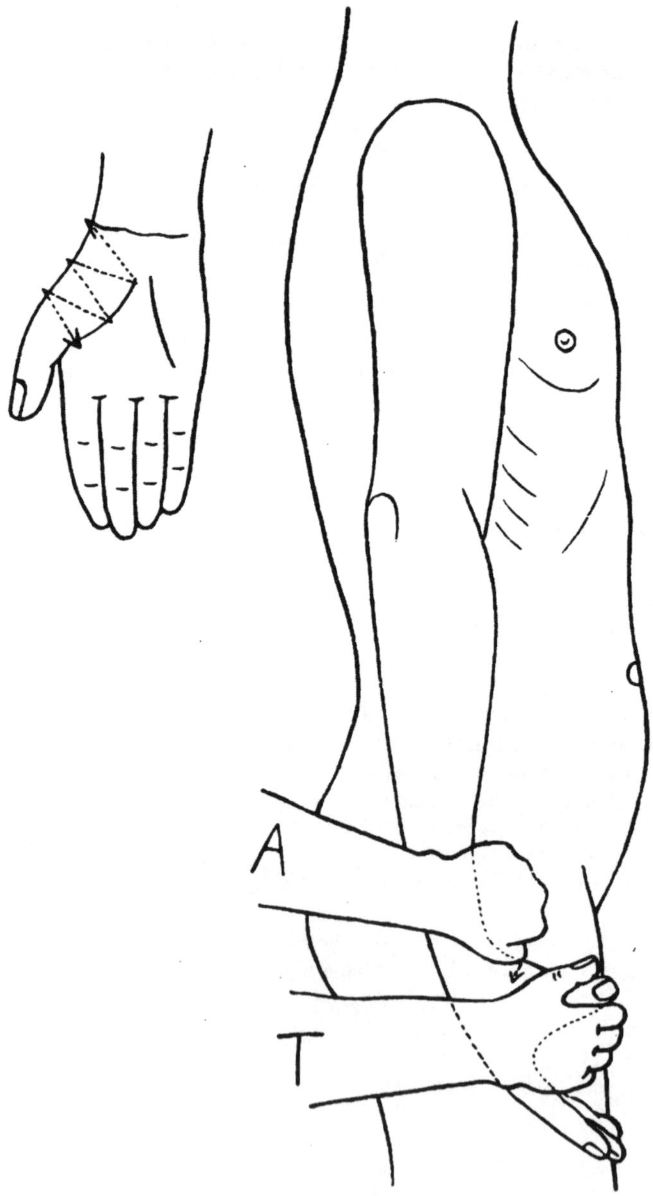

Fig. 215, oben links Fig. 214.

B 181. D—Th

Muskeln des Daumenballens.

Patient (in Seitenlage): der Arm der oben liegenden Seite liegt lose gestreckt auf der Seite des Rumpfes; die Hand, im Handgelenk gebeugt, sieht mit der Hohlhand nach vorn.

Arzt steht hinter dem Patienten fußwärts gewandt:

T: fußwärtige Hand legt sich zwischen Daumen und Zeigefinger des Patienten und drückt den Daumen in starke Abduktion;

A: kopfwärtige Hand, zur Faust geballt, setzt den Daumenknöchel auf die Kante des Metacarpus pollicis und streicht in Querzügen über den Daumenballen.

Getroffene Gebilde:

M. abductor pollicis brevis,
M. opponens pollicis,
M. flexor pollicis brevis,
M. flexor pollicis longus (mit Sehnenscheide),
M. adductor pollicis,
Art. carpometacarpea pollicis,
Art. metacarpophalangea pollicis.

D—Th

B 182.
Art. carpometacarpea pollicis.
(Arzt **hinter** dem Patienten.)

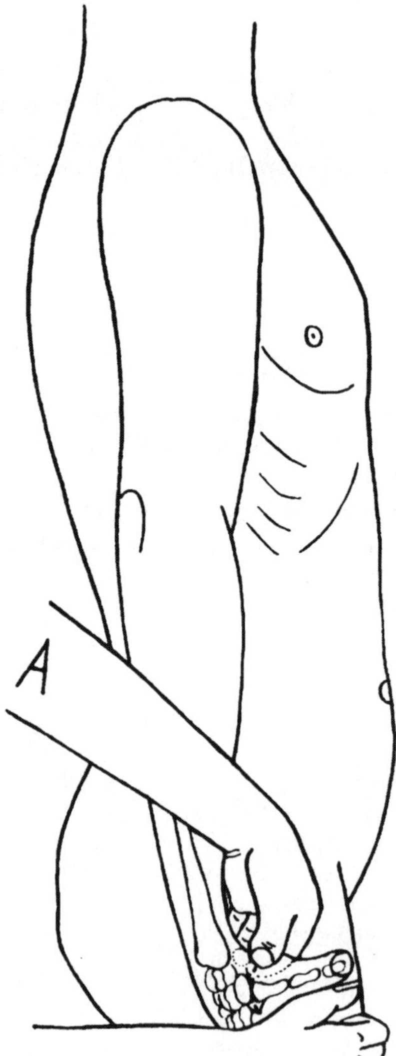

Fig. 216.

B 182.

D—Th

Art. carpometacarpea pollicis.

Patient (in Seitenlage): der Arm der oben liegenden Seite liegt lose gestreckt auf der Seite des Rumpfes; die Hand, im Handgelenk gebeugt, sieht mit der Hohlhand nach vorn.

Arzt steht hinter dem Patienten fußwärts gewandt:

T: fußwärtige Hand legt sich zwischen Daumen und Zeigefinger des Patienten und drückt den Daumen in möglichst starke Abduktion;

A: kopfwärtige Hand faßt die Daumenwurzel zwischen Daumen und Fingerspitzen und knetet das Daumenwurzelgelenk in querer Richtung.

Getroffene Gebilde:

M. abductor pollicis brevis,
M. opponens pollicis,
M. flexor pollicis brevis,
M. flexor pollicis longus (mit Sehnenscheide),
Art. carpometacarpea pollicis.

D—Th

B 183.

Sehnenscheide des M. flexor pollicis longus.

(Arzt **hinter** dem Patienten.)

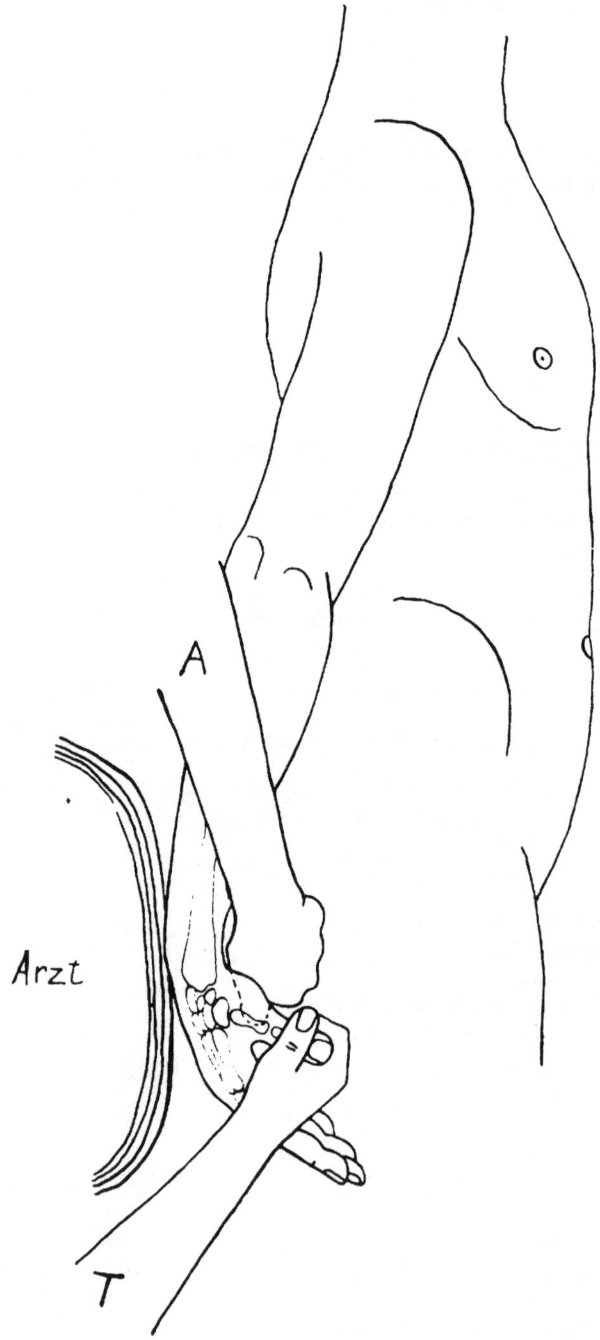

Fig. 217.

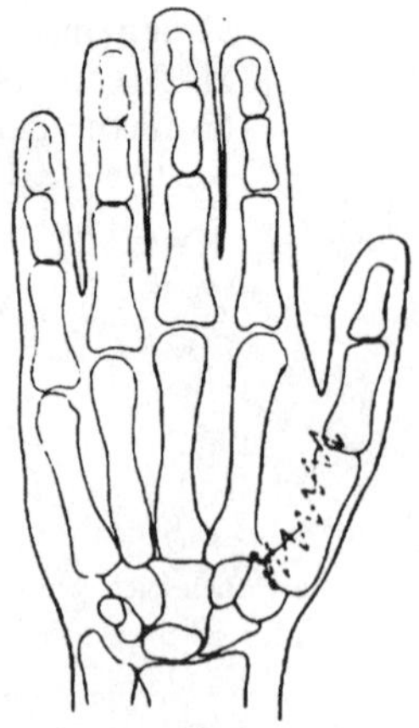

Fig. 218.

B 183.

D—Th

Sehnenscheide des M. flexor pollicis longus.

Patient (in Seitenlage): der Arm der oben liegenden Seite liegt lose gestreckt auf der Seite des Rumpfes; die Hand, im Handgelenk gebeugt, sieht mit der Hohlhand nach vorn.

Arzt steht hinter dem Patienten und lehnt das Handgelenk des Patienten gegen seinen Körper:

T: fußwärtige Hand legt sich zwischen Daumen und Zeigefinger und hält den Daumen in Oppositionsstellung;

A: kopfwärtige Hand, zur Faust geballt, setzt den Daumenknöchel an die Wurzel des Daumenballens und streicht in Querzügen über die Beugeseite des Metacarpus pollicis.

Getroffene Gebilde:

M. abductor pollicis brevis,
M. opponens pollicis,
M. flexor pollicis brevis,
M. flexor pollicis longus (mit Sehnenscheide),
Art. carpometacarpea pollicis,
Art. metacarpophalangea pollicis.

D—Th

B 184.

M. interosseus dorsalis I.

(Arzt **hinter** dem Patienten.)

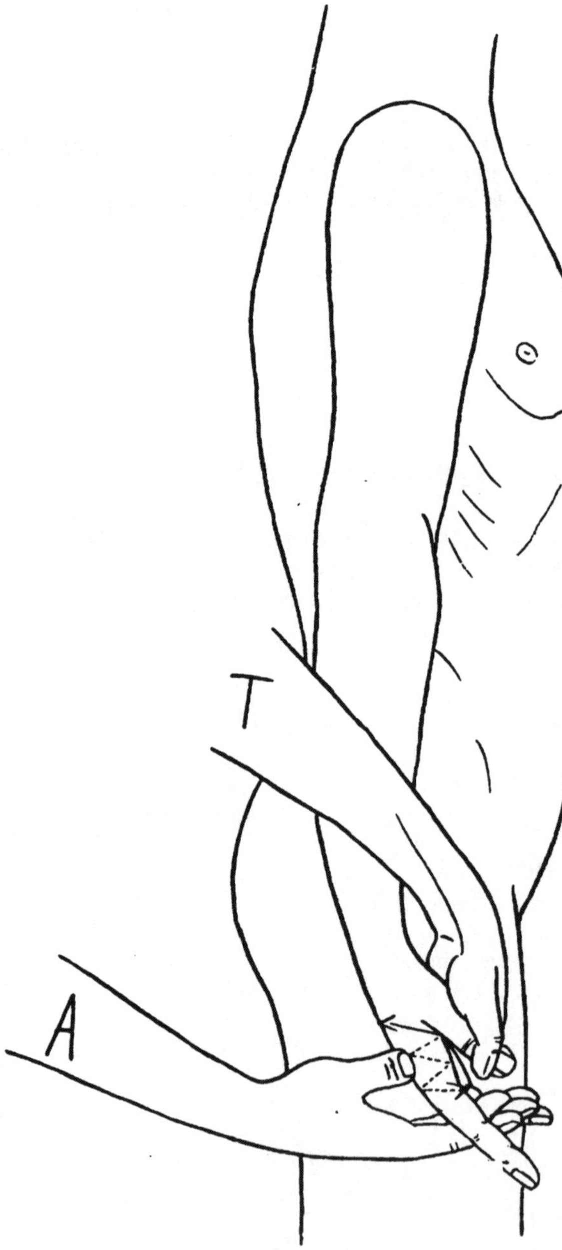

Fig. 219.

B 184.

D—Th

M. interosseus dorsalis I.

Patient (in Seitenlage): der Arm der oben liegenden Seite liegt lose gestreckt auf der Seite des Rumpfes; die Hand, im Handgelenk leicht gebeugt, sieht mit der Hohlhand nach vorn.

Arzt steht hinter dem Patienten fußwärts gewandt:

T: kopfwärtige Hand hält von vorn her die Hand des Patienten an der Kleinfingerseite und drückt mit dem Daumen den Daumen des Patienten scharf in dessen Hohlhand gegen den kleinen Finger;

A: fußwärtige Hand legt die Finger zwischen Zeige- und Mittelfinger des Patienten, um dessen Zeigefinger gegen dessen Daumen zu heben, und streicht mit der Daumenspitze in Querzügen über den dem Metacarpus des Zeigefingers aufliegenden Muskelwulst hin und her.

Getroffene Gebilde:

M. interosseus dorsalis I,
M. adductor pollicis,
M. lumbricalis I,
Art. metacarpophalangea indicis,
Lig. accessorium volare } art. metacarpophal.
Lig. collaterale } indicis.

D—Th

B 185.

M. adductor pollicis.

(Arzt **hinter** dem Patienten.)

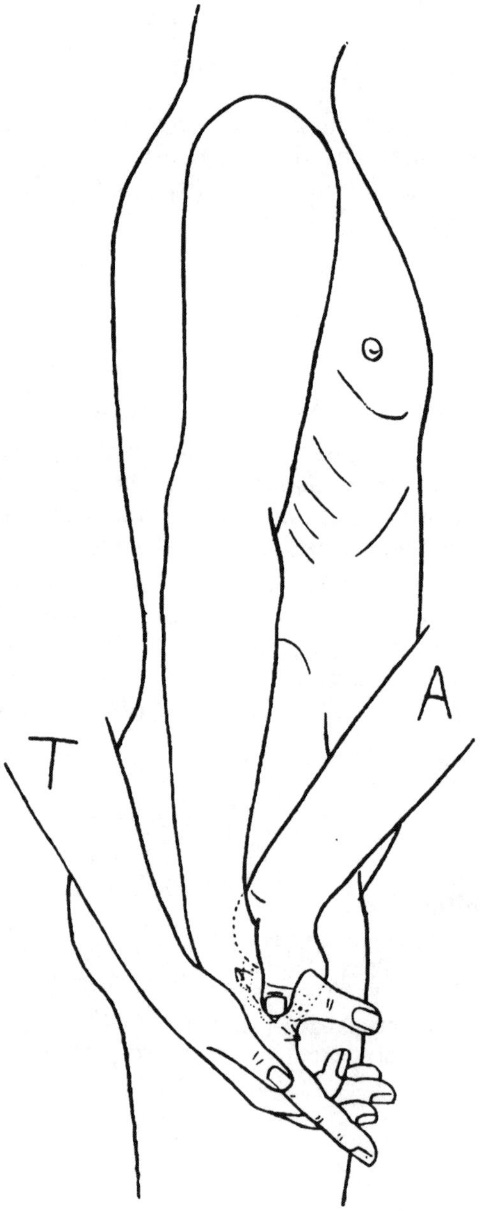

Fig. 220.

B 185.

D—Th

M. adductor pollicis.

Patient (in Seitenlage): der Arm der oben liegenden Seite liegt lose gestreckt auf der Seite des Rumpfes; die Hand, im Handgelenk leicht gebeugt, sieht mit der Hohlhand nach vorn.

Arzt steht hinter dem Patienten fußwärts gewandt:

T: fußwärtige Hand, gegen die Rückfläche der Hand des Patienten gelegt, hält diese in Beugung und drückt mit dem Zeigefinger, diesen zwischen Zeige- und Mittelfinger des Patienten legend, dessen Zeigefinger dem Daumen entgegen;

A: kopfwärtige Hand knetet mit dem Daumen auf dem Handrücken, der Spitze des Mittelfingers in der Hohlhand, den Muskelwulst zwischen Daumen und Zeigefinger in der Richtung gegen die Hautfalte hin durch.

Getroffene Gebilde:

M. interosseus dorsalis I,
M. adductor pollicis,
M. lumbricalis I,
M. flexor pollicis brevis,
M. abductor pollicis brevis,
M. opponens pollicis.

B 186.

D—Th

Lig. carpi transversum.

(Arzt **hinter** dem Patienten.)

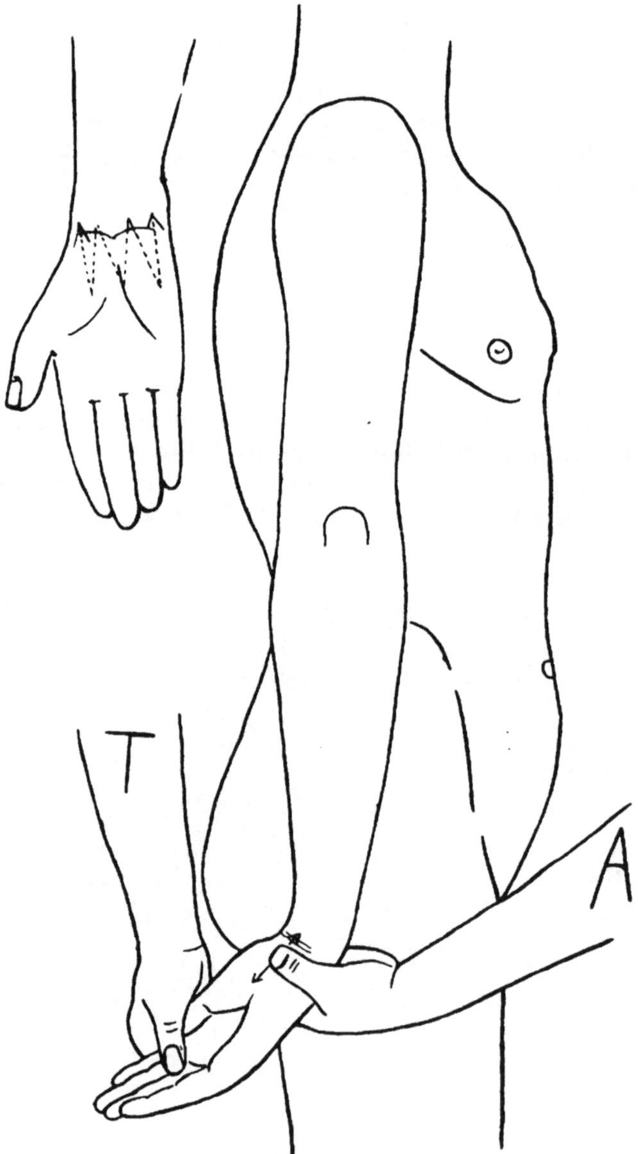

Fig. 222, oben links Fig. 221.

D—Th

B 186.
Lig. carpi transversum.

Patient (in Seitenlage): der Arm der oben liegenden Seite liegt gestreckt auf der Seite des Rumpfes, die Hand ist gebeugt und stark proniert, so daß die Hohlhand nach rückwärts sieht; der Daumen ist eingeschlagen.

Arzt steht hinter dem Patienten fußwärts gewandt:

T: fußwärtige Hand hält die Hand des Patienten an der Daumenseite fest;

A: kopfwärtige Hand stützt sich mit den Fingern am Handgelenk und streicht mit der Daumenspitze in der Längsrichtung des Armes über das Ligamentum carpi transversum vom Os pisiforme bis zum Daumenwurzelgelenk auf und ab.

Getroffene Gebilde:

Aponeurosis palmaris,
M. palmaris brevis,
Lig. carpi transversum,
M. flexor digiti V brevis,
M. opponens digiti V,
M. abductor pollicis brevis,
M. opponens pollicis,
M. flexor pollicis brevis,
M. flexor pollicis longus
M. flexor digitorum sublimis } Sehnen und Sehnenscheiden,
M. flexor digitorum profundus
Art. carpometacarpea pollicis,
Art. intercarpea,
Art. ossis pisiformis.

D—Th

B 187.

Proximale Insertionen der kurzen Kleinfingermuskeln, Sehnenscheide der Mm. flexores digitorum.

(Arzt **hinter** dem Patienten.)

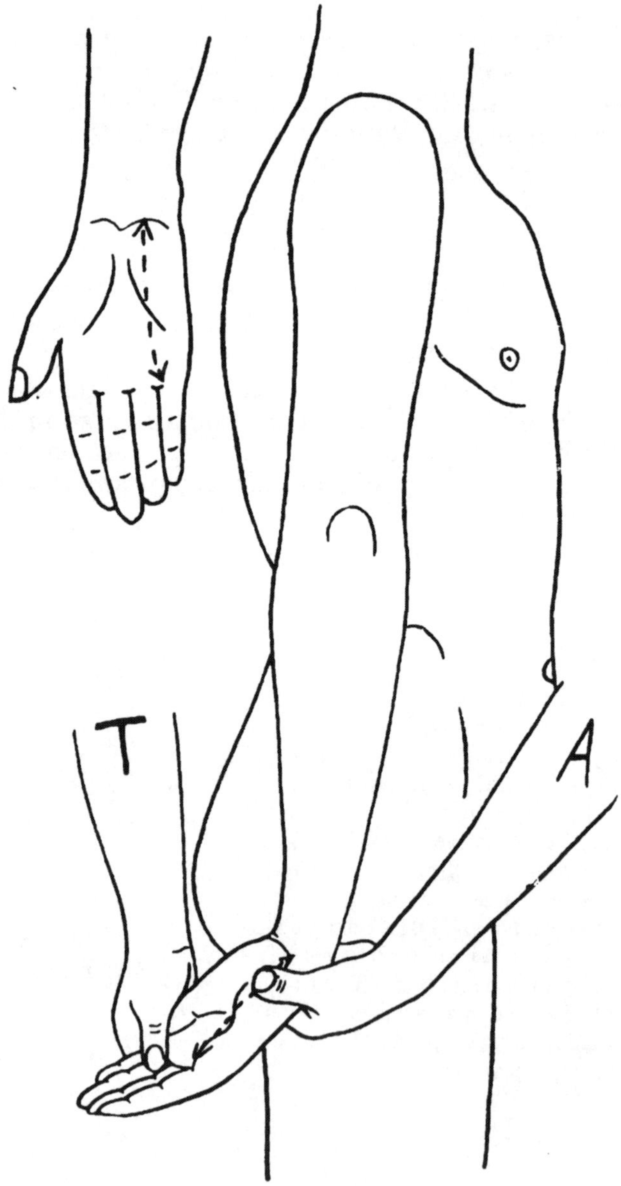

Fig. 224, oben links Fig. 223

B 187. D—Th

Proximale Insertionen der kurzen Kleinfingermuskeln, Sehnenscheide der Mm. flexores digitorum.

Patient (in Seitenlage): der Arm der oben liegenden Seite liegt gestreckt auf der Seite des Rumpfes, die Hand ist gebeugt und stark proniert, so daß die Hohlhand nach rückwärts sieht; der Daumen ist eingeschlagen.

Arzt steht hinter dem Patienten fußwärts gewandt:

T: fußwärtige Hand hält die Hand des Patienten an der Daumenseite fest;

A: kopfwärtige Hand stützt sich mit den Fingern am Handgelenk, setzt die Daumenspitze medialwärts neben das Os pisiforme und streicht vom medialen Rande des Os pisiforme den vierten Zwischenknochenraum entlang hin und her.

Getroffene Gebilde:

Aponeurosis palmaris,
M. palmaris brevis,
Lig. carpi transversum,
M. flexor digiti V brevis,
M. opponens digiti V,
Art. ossis pisiformis,
Lig. pisohamatum,
Lig. pisometacarpeum,
M. flexor digitorum sublimis } Sehnen und gemeinsame
M. flexor digitorum profundus } Sehnenscheide,
M. lumbricalis IV,
M. interosseus volaris III,
Lig. carpi radiatum,
Art. intercarpea,
Art. carpometacarpea IV und V,
Art. intermetacarpea IV und V,
Ligg. carpometacarpea volaria,
Ligg. basium (oss. metacarp.) volaria,
Artt. metacarpophalangeae IV und V,
Lig. capitulorum (oss. metacarp. IV u. V.) transversum.

D—Th

B 188.

Muskeln des Kleinfingerballens.

(Arzt **hinter** dem Patienten.)

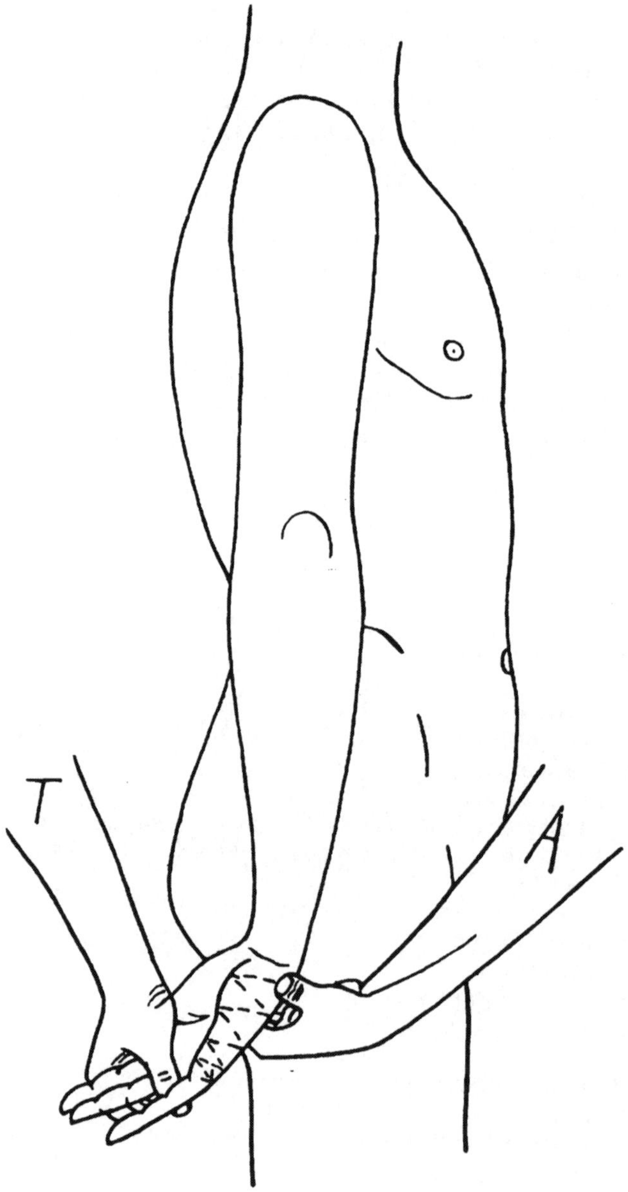

Fig. 225.

B 188. D—Th

Muskeln des Kleinfingerballens.

Patient (in Seitenlage): der Arm der oben liegenden Seite liegt gestreckt auf der Seite des Rumpfes, die Hand ist gebeugt und stark proniert, so daß die Hohlhand nach rückwärts sieht; der Daumen ist eingeschlagen.

Arzt steht hinter dem Patienten fußwärts gewandt:

T: fußwärtige Hand hält die Hand des Patienten an der Daumenseite und legt ihren Daumen zwischen deren Ring- und Kleinfinger;

A: kopfwärtige Hand knetet mit der Spitze des Daumens den Kleinfingerballen.

Getroffene Gebilde:

M. palmaris brevis,
M. abductor digiti V,
M. flexor digiti V brevis,
M. opponens digiti V,
Lig. pisohamatum,
Lig. pisometacarpeum,
Art. carpometacarpea V,
Art. metacarpophalangea V.

D—Th

B 189.

Sehnen, Sehnenscheiden und Gelenke der Handwurzel.

(Arzt **hinter** dem Patienten.)

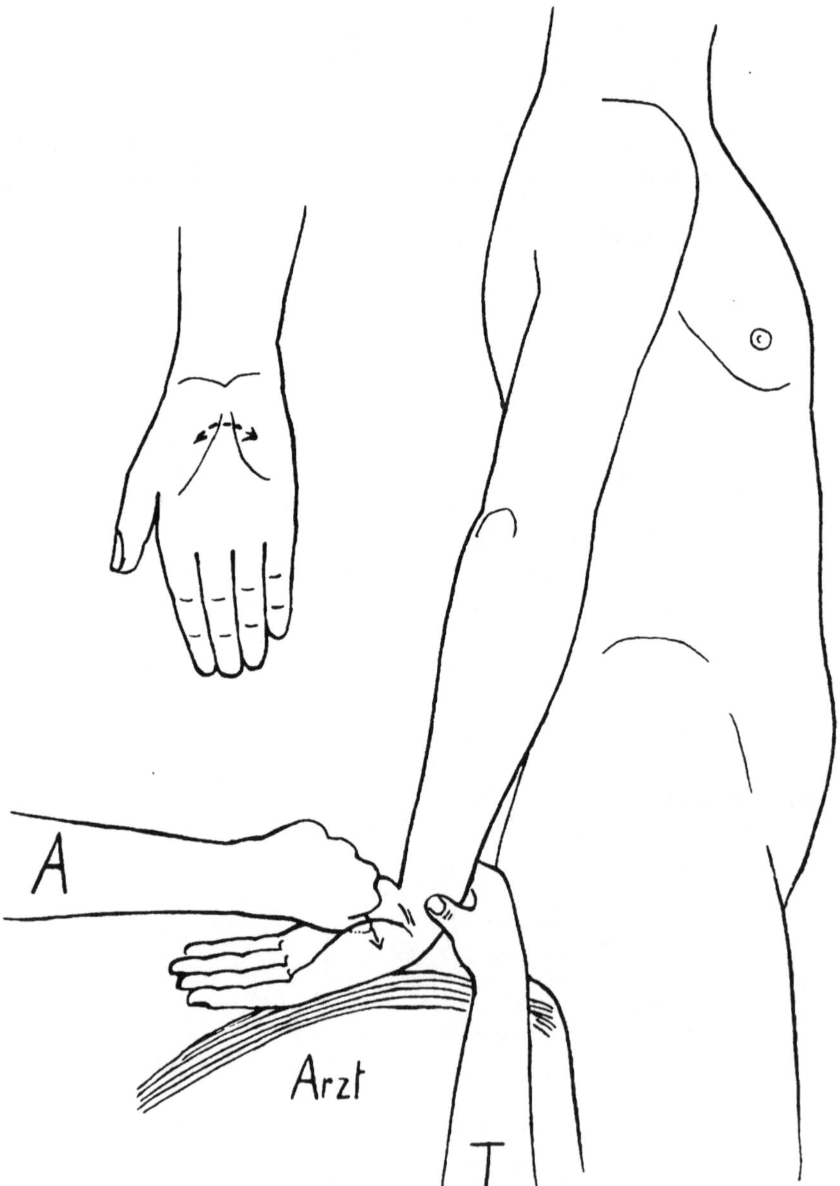

Fig. 227, oben links Fig. 226.

B 189.

D—Th

Sehnen, Sehnenscheiden und Gelenke der Handwurzel.

Patient (in Seitenlage): der Arm der oben liegenden Seite liegt gestreckt auf der Seite des Rumpfes; die Hand ist stark gebeugt und stark proniert, so daß die Hohlhand nach rückwärts und kopfwärts sieht.

Arzt steht hinter dem Patienten kopfwärts gewandt und stützt dessen Handrücken gegen seinen Körper:

T: fußwärtige Hand hält die Hand des Patienten am Handgelenk;

A: kopfwärtige Hand, zur Faust geballt, knetet die Handwurzel am distalen Rande des Ligamentum carpi transversum mit dem Daumenknöchel in querer Richtung tief durch.

Getroffene Gebilde:

Aponeurosis palmaris,
M. palmaris brevis,
Lig. carpi transversum,
M. flexor digiti V brevis,
M. opponens digiti V,
M. abductor pollicis brevis,
M. flexor pollicis longus (mit Sehnenscheide),
M. flexor digitorum sublimis } mit Sehnenscheide,
M. flexor digitorum profundus }
Mm. lumbricales,
Mm. interossei volares,
M. adductor pollicis,
Art. carpometacarpea pollicis,
Artt. carpometacarpeae digitorum,
Ligg. carpometacarpea volaria,
Artt. intermetacarpeae,
Ligg. basium (oss. metacarp.) volaria.

D—Th

B 190.

Metakarpalinsertion des M. adductor pollicis.

(Arzt **hinter** dem Patienten.)

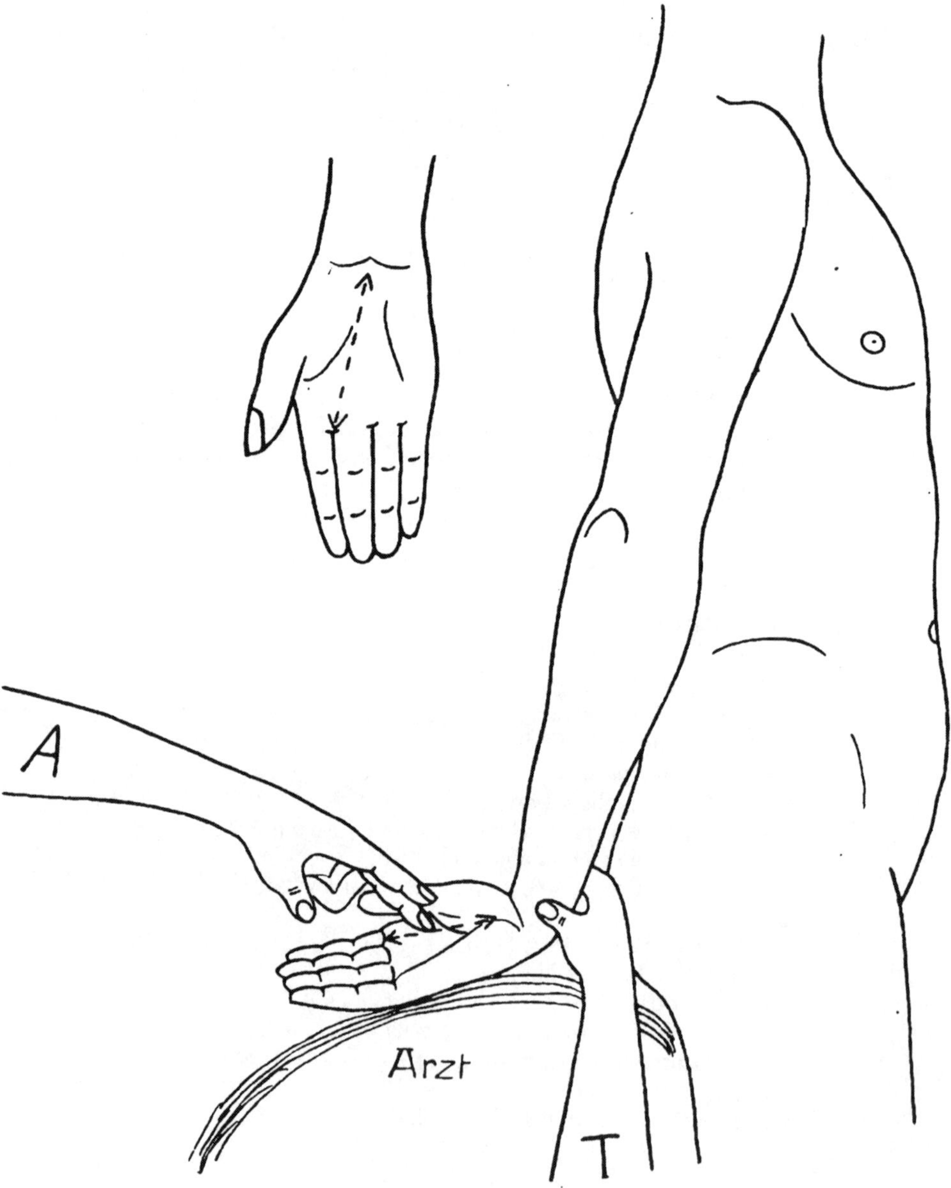

Fig. 229, oben links Fig. 228.

B 190.

D—Th

Metakarpalinsertion des M. adductor pollicis.

Patient (in Seitenlage): der Arm der oben liegenden Seite liegt gestreckt auf der Seite des Rumpfes; die Hand ist stark gebeugt und stark proniert, so daß die Hohlhand nach rückwärts und kopfwärts sieht.

Arzt steht h i n t e r dem Patienten kopfwärts gewandt und stützt dessen Handrücken gegen seinen Körper:

T: fußwärtige Hand hält die Hand des Patienten am Handgelenk;

A: kopfwärtige Hand streicht mit der Spitze des Mittelfingers den zweiten Zwischenknochenraum entlang von der Fingerwurzel zur Handwurzel hin und her.

Getroffene Gebilde:

Aponeurosis palmaris,
Fasciculus transversus I,
M. flexor digitorum sublimis } mit Sehnenscheide,
M. flexor digitorum profundus } mit Sehnenscheide,
Mm. l u m b r i c a l e s I et II,
M. a d d u c t o r p o l l i c i s,
M. flexor pollicis brevis,
M. opponens pollicis,
M. flexor pollicis longus (mit Sehnenscheide),
A r t. c a r p o m e t a c a r p e a p o l l i c i s,
Lig. carpi transversum,
M. i n t e r o s s e u s v o l a r i s I,
Art. carpometacarpea II,
Lig. basium (oss. metacarp.) volare I.

D—Th

B 191.
Muskeln und Sehnen der Hohlhand.

(Arzt **hinter** dem Patienten.)

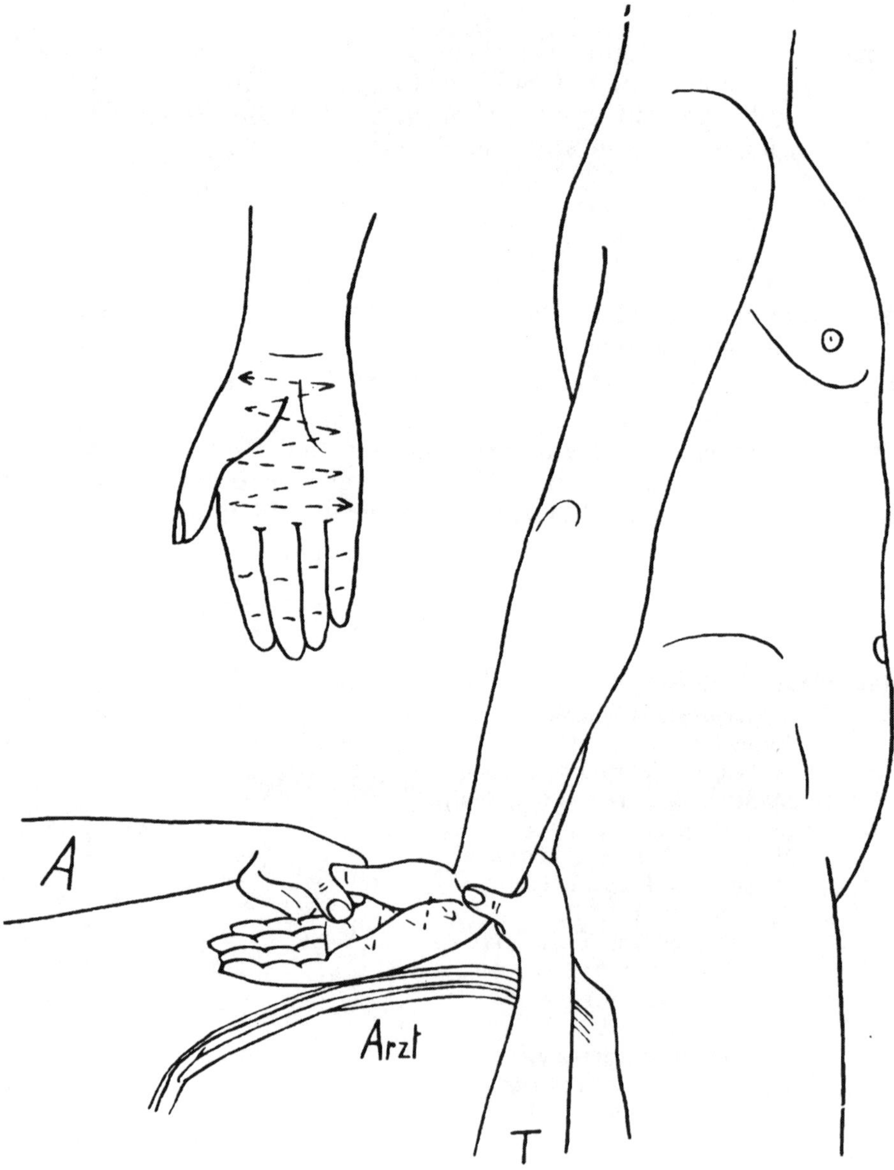

Fig. 231, oben links Fig. 230.

B 191.

D—Th

Muskeln und Sehnen der Hohlhand.

Patient (in Seitenlage): der Arm der oben liegenden Seite liegt gestreckt auf der Seite des Rumpfes; die Hand ist stark gebeugt und stark proniert, so daß die Hohlhand nach rückwärts und kopfwärts sieht.

Arzt steht hinter dem Patienten kopfwärts gewandt und stützt dessen Handrücken gegen seinen Körper:

T: fußwärtige Hand hält die Hand des Patienten am Hand gelenk;

A: kopfwärtige Hand hält die Hand des Patienten an der Daumenseite und streicht mit der Daumenspitze in Querzügen über die Hohlhand.

Getroffene Gebilde:

Lig. carpi transversum,
Art. carpometacarpea pollicis,
Aponeurosis palmaris,
M. palmaris brevis,
M. abductor digiti V,
M. flexor digiti V brevis,
M. opponens digiti V,
M. flexor digitorum sublimis } mit Sehnenscheide,
M. flexor digitorum profundus }
Mm. lumbricales,
Mm. interossei volares,
M. adductor pollicis,
M. flexor pollicis brevis,
M. abductor pollicis brevis,
M. opponens pollicis,
M. flexor pollicis longus (mit Sehnenscheide),
Ligg. vaginalia digitorum,
Artt. metacarpophalangeae.

D—Th

B 192.

Metakarpophalangealgelenke.

(Arzt **hinter** dem Patienten.)

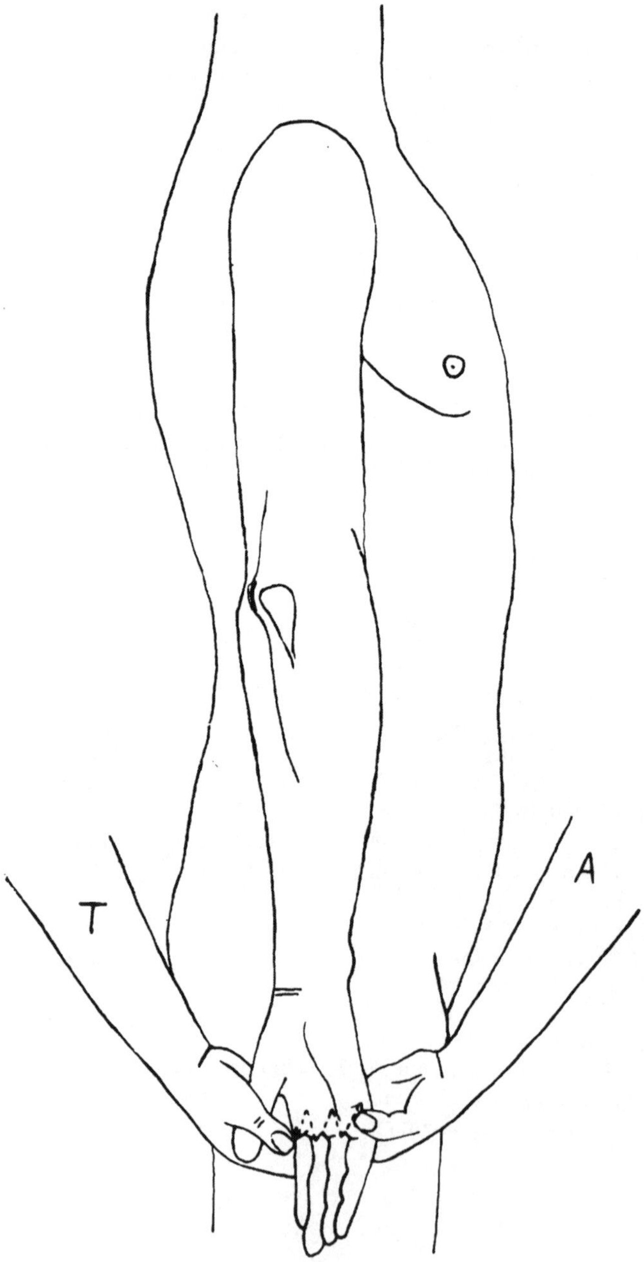

Fig. 232.

B 192. D—Th

Metakarpophalangealgelenke.

Patient (in Seitenlage): der Arm der oben liegenden Seite liegt gestreckt auf der Seite des Rumpfes; die Hand ist stark proniert, so daß die Hohlhand nach rückwärts sieht.

Arzt steht hinter dem Patienten fußwärts gewandt:
T: fußwärtige Hand hält den Daumen des Patienten fest;
A: kopfwärtige Hand knetet mit der Spitze des Daumens die Metakarpophalangealgelenke, eins nach dem andern.

Getroffene Gebilde:

Aponeurosis palmaris,
Fasciculi transversi,
Ligg. vaginalia digitorum,
M. flexor digitorum sublimis }
M. flexor digitorum profundus } Sehnen und Sehnenscheiden,
Artt. metacarpophalangeae,
Mm. lumbricales,
Ligg. capitulorum transversa,
Mm. interossei volares.

Bemerkung. Das zweite und dritte Metakarpophalangealgelenk können auch mit dem Daumen der fußwärtigen Hand geknetet werden.

D—Th

B 193.

Mm. interossei dorsales II, III, IV.

(Arzt **hinter** dem Patienten.)

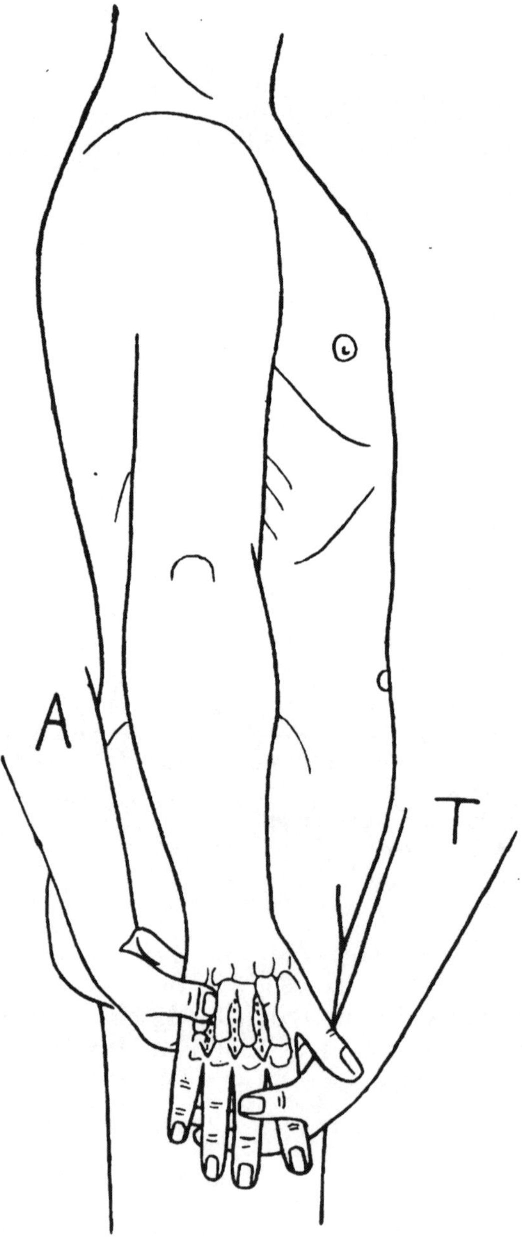

Fig. 233.

B 193.

D—Th

Mm. interossei dorsales II, III, IV.

Patient (in Seitenlage): der Arm der oben liegenden Seite liegt lose gestreckt auf der Seite des Rumpfes; die **Hand** liegt mit der Hohlhand auf.

Arzt steht hinter dem Patienten **fußwärts gewandt**:

T: kopfwärtige Hand faßt die **Finger** und **überstreckt** sie **dorsalwärts**;

A: fußwärtige Hand faßt die Hand zwischen Finger und Daumen und streicht mit dem Daumen durch die Zwischenknochenräume in der Längsrichtung.

Getroffene Gebilde:

M. extensor digitorum communis (tendines et juncturae tendinum),
Artt. intermetacarpeae,
Ligg. basium (oss. metacarp.) dorsalia,
Mm. interossei dorsales II, III, IV,
Bb. intermetacarpophalangeae,
Artt. metacarpophalangeae
(Capsulae articulares,
Ligg. collateralia,
Ligg. accessoria volaria).

D—Th

B 194.

Distale Insertionen der kurzen Fingermuskeln, Bb. intermetacarpophalangeae.

(Arzt **hinter** dem Patienten.)

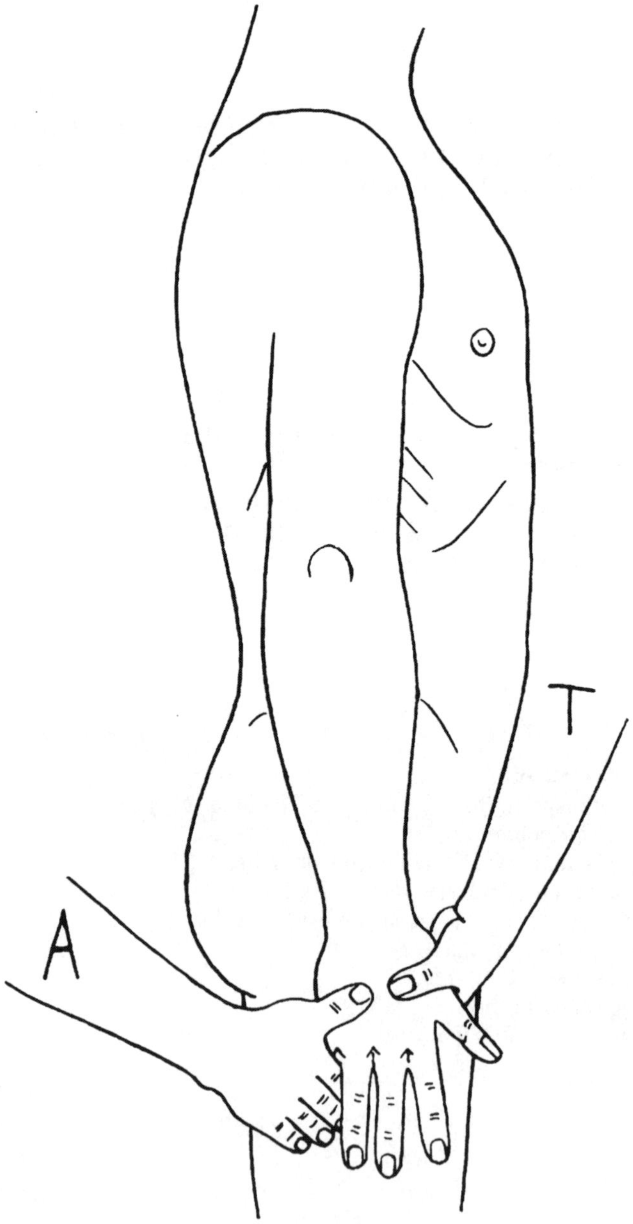

Fig. 234.

B 194. D—Th

Distale Insertionen der kurzen Fingermuskeln, Bb. intermetacarpophalangeae.

Patient (in Seitenlage): der Arm der oben liegenden Seite liegt lose gestreckt auf der Seite des Rumpfes; die Hand liegt mit der Hohlhand auf.

Arzt steht hinter dem Patienten fußwärts gewandt:
T: kopfwärtige Hand faßt die Hand des Patienten;
A: fußwärtige Hand stützt sich mit dem Daumen auf den Handrücken und umstreicht mit der medialen Kante des Zeigefingers, gegen den sich die übrigen Finger legen, die Hautfalten zwischen den einzelnen Fingern.

Getroffene Gebilde:

Mm. interossei dorsales II, III, IV,
Mm. lumbricales II, III, IV,
Mm. interossei volares,
Bb. intermetacarpophalangeae,
Fasciculi transversi (aponeur. palm.),
Artt. metacarpophalangeae
(Capsulae articulares,
Ligg. collateralia,
Ligg. accessoria volaria).

D—Th

B 195.

Fingergelenke.

(Arzt **hinter** dem Patienten.)

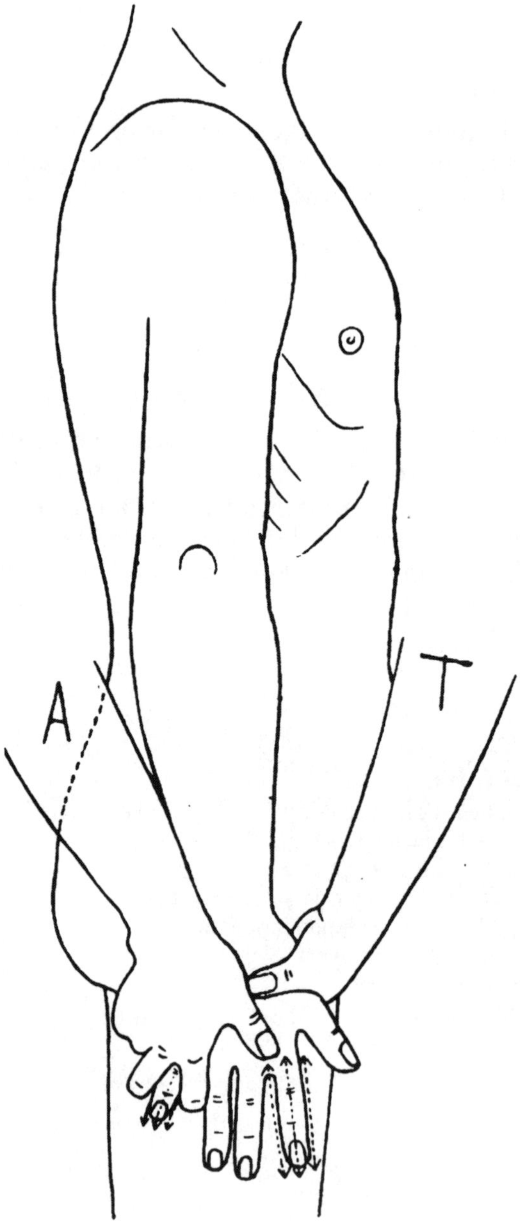

Fig. 235.

B 195.

D—Th

Fingergelenke.

Patient (in Seitenlage): der Arm der oben liegenden Seite liegt lose gestreckt auf der Seite des Rumpfes; die Hand liegt mit der Hohlhand auf.

Arzt steht hinter dem Patienten fußwärts gewandt:
T: kopfwärtige Hand hält die Hand des Patienten;
A: fußwärtige Hand streicht zwischen den einander zugekehrten Kanten des Zeige- und Mittelfingers sowohl die Seitenkanten wie die Beuge- und Streckseite eines Fingers nach dem andern.

Getroffene Gebilde:

Artt. digitorum manus
(Capsulae articulares,
Ligg. collateralia),
M. flexor digitorum sublimis } mit Sehnenscheide,
M. flexor digitorum profundus }
Ligg. vaginalia digitorum,
Ligg. annularia digitorum,
Ligg. cruciata digitorum,
M. extensor digitorum communis,
M. flexor pollicis longus (mit Sehnenscheide),
M. extensor pollicis longus.

D—Th

B 196.

Proximale Insertion des M. sternocleidomastoideus.

(Arzt **hinter** dem Patienten.)

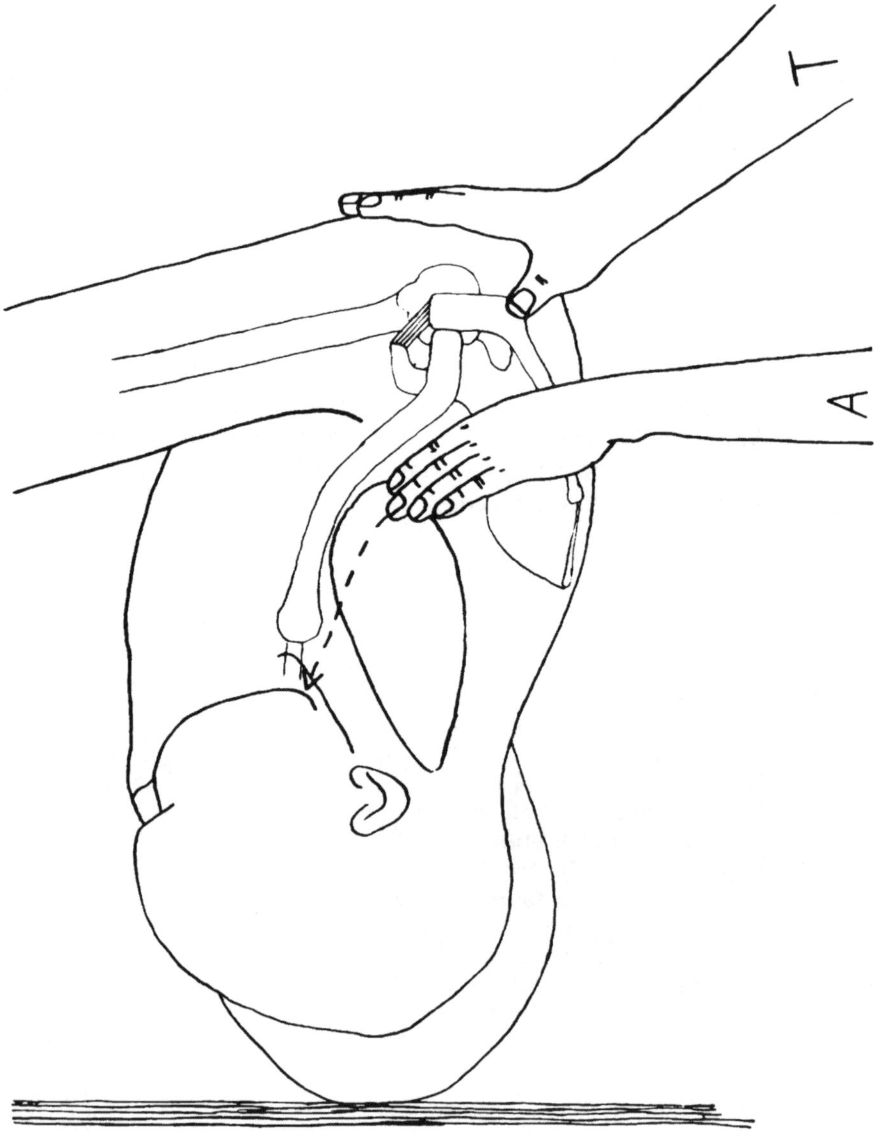

Fig. 236

B 196. D—Th

Proximale Insertion des M. sternocleidomastoideus.

Patient (in Seitenlage zur Bauchlage geneigt): der Kopf ist gegen die Brust gebeugt; der Arm der oben liegenden Seite hängt schlaff über die vordere Kante des Massagetisches herab.

Arzt steht hinter dem Patienten fußwärts gewandt:

T: fußwärtige Hand drückt die oben liegende Schulter vor- und kopfwärts;

A: kopfwärtige Hand streicht mit den Fingerspitzen die obere Kante des Schlüsselbeines entlang über den unteren Teil des Halses zwischen Schulter und Kehlkopf hin und her.

Getroffene Gebilde:

Platysma myoides,
M. sternocleidomastoideus,
M. sternothyreoideus,
M. sternohyoideus,
M. omohyoideus (venter inferior),
Gl. thyreoidea,
M. scalenus anterior,
M. scalenus medius,
M. scalenus posterior,
M. levator scapulae,
M. serratus anterior (oberste Zacke),
M. trapezius,
M. supraspinatus.

D—Th

B 197.
Oberflächliche seitliche Halsmuskulatur.
(Arzt **hinter** dem Patienten.)

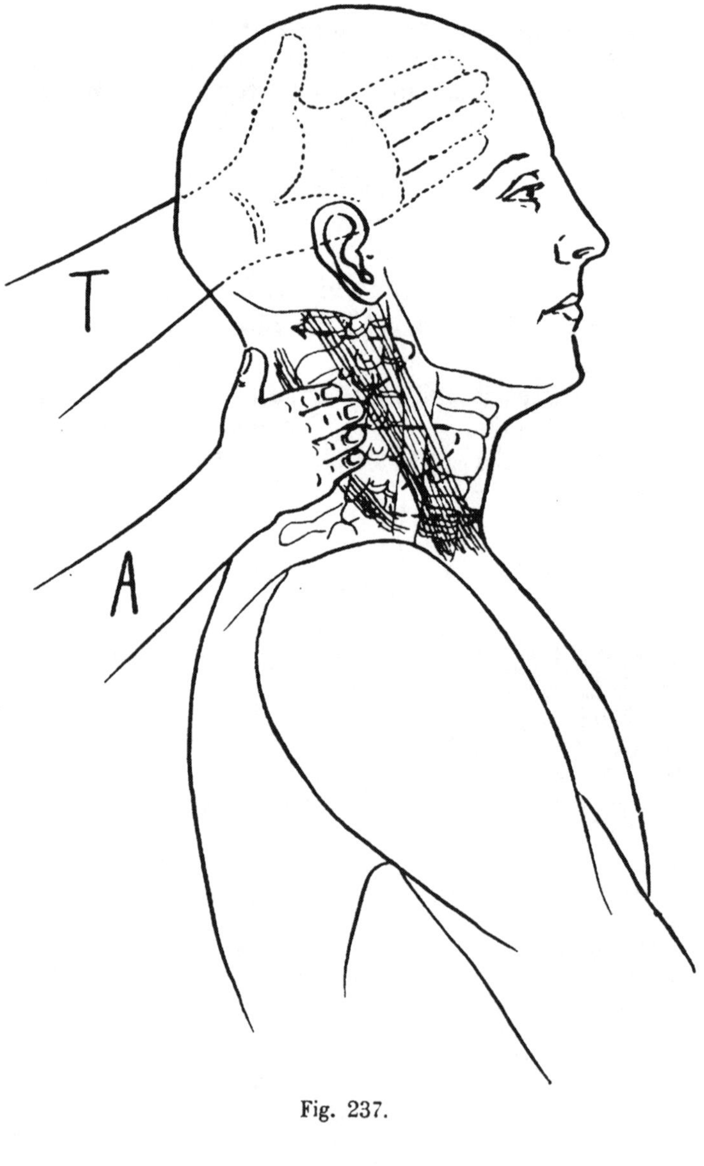

Fig. 237.

B 197.

D—Th

Oberflächliche seitliche Halsmuskulatur.

Patient (in Seitenlage zur Bauchlage geneigt): der Kopf ist zur Brust geneigt; der Arm der oben liegenden Seite hängt schlaff über die vordere Kante des Massagetisches herab.

Arzt steht hinter dem Patienten und stützt den kopfwärtigen Ellbogen auf das Kopfstück des Massagetisches:

T: kopfwärtige Hand hebt den Kopf des Patienten gegen die Schulter der oben liegenden Seite;

A: fußwärtige Hand knetet mit den Fingerspitzen in Querzügen die Seite des Halses von der Kehle bis zum Ohr.

Getroffene Gebilde:

Platysma myoides,
M. sternocleidomastoideus,
M. trapezius,
M. levator scapulae,
M. scalenus anterior,
M. scalenus medius,
M. scalenus posterior,
M. omohyoideus.

D—Th

B 198.
Tiefe seitliche Halsmuskulatur.

(Arzt **hinter** dem Patienten.)

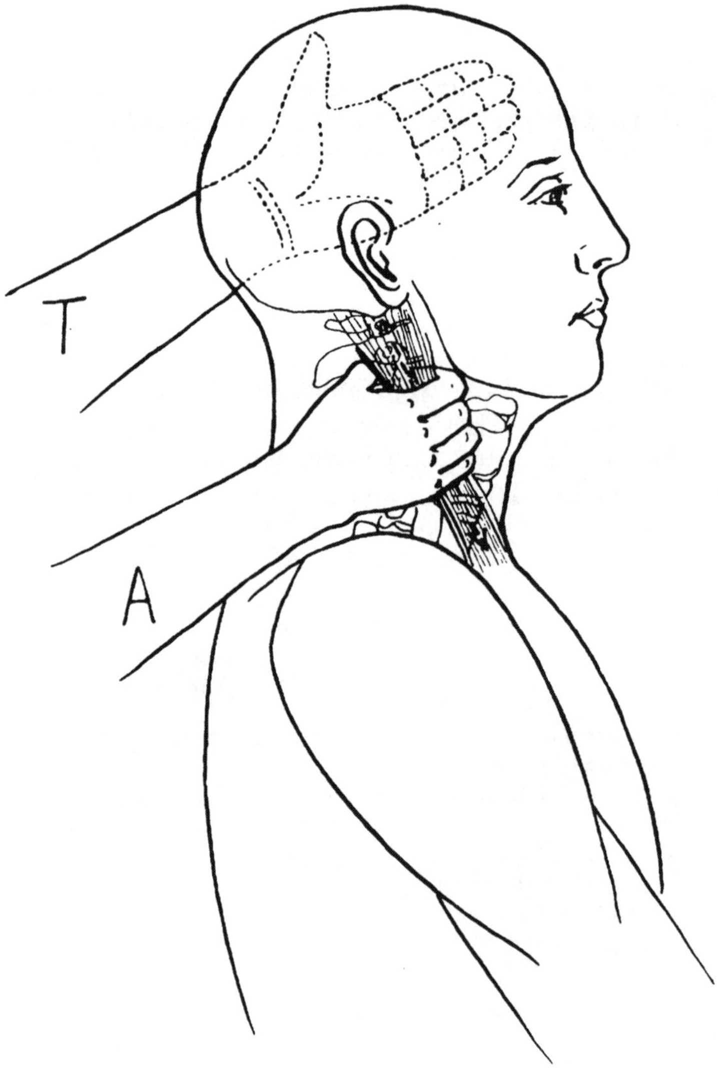

Fig. 238.

B 198. D—Th

Tiefe seitliche Halsmuskulatur.

Patient (in Seitenlage zur Bauchlage geneigt): der Kopf ist zur Brust geneigt; der Arm der oben liegenden Seite hängt schlaff über die vordere Kante des Massagetisches herab.

Arzt steht hinter dem Patienten und stützt den kopfwärtigen Ellbogen auf das Kopfstück des Massagetisches:

T: kopfwärtige Hand hebt den Kopf des Patienten gegen die Schulter der oben liegenden Seite;

A: fußwärtige Hand umgreift mit Daumen und Fingerspitzen den M. sternocleidomastoideus und knetet die der Wirbelsäule aufliegende Muskelschicht von der Kehle bis zum Ohr.

Getroffene Gebilde:

Platysma myoides,
M. sternocleidomastoideus,
M. splenius capitis et cervicis,
M. longissimus capitis et cervicis,
M. levator scapulae,
M. scalenus anterior,
M. scalenus medius,
M. scalenus posterior,
M. omohyoideus,
M. iliocostalis cervicis.

D—Th

B 199.

Muskelinsertionen am Warzenfortsatz.

(Arzt **hinter** dem Patienten.)

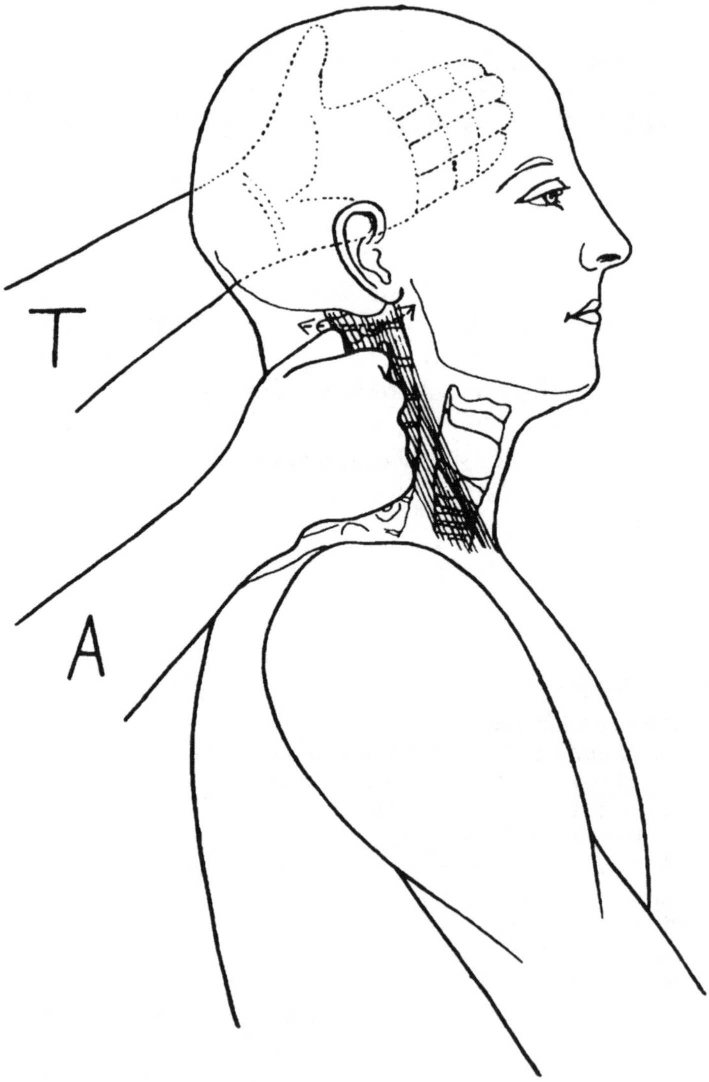

Fig. 239.

B 199.

D—Th

Muskelinsertionen am Warzenfortsatz.

Patient (in Seitenlage zur Bauchlage geneigt): der Kopf ist zur Brust geneigt; der Arm der oben liegenden Seite hängt schlaff über die vordere Kante des Massagetisches herab.

Arzt steht hinter dem Patienten und stützt den kopfwärtigen Ellbogen auf das Kopfstück des Massagetisches:

T: kopfwärtige Hand hebt den Kopf des Patienten möglichst weit gegen die Schulter der oben liegenden Seite;

A: fußwärtige Hand, zur Faust geballt, streicht mit dem Daumenknöchel dicht unter dem Warzenfortsatz quer über den Querfortsatz des Atlas hin und her.

Getroffene Gebilde:

M. sternocleidomastoideus,
M. trapezius,
M. splenius capitis,
M. longissimus capitis,
M. semispinalis capitis,
M. digastricus,
M. stylopharyngeus,
M. rectus capitis lateralis,
M. obliquus capitis superior,
M. rectus capitis posterior major,
M. rectus capitis posterior minor.

D—Th

B 200.

Muskelinsertionen an den Querfortsätzen der Halswirbel, Wirbelgelenke.

(Arzt **hinter** dem Patienten.)

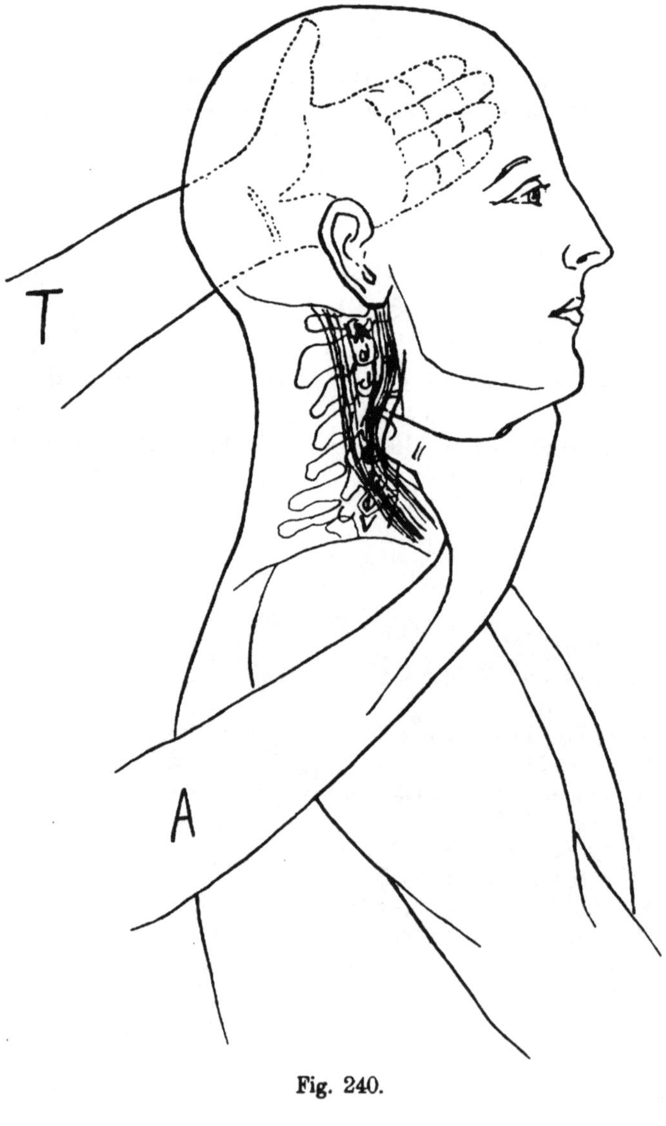

Fig. 240.

B 200. D—Th

Muskelinsertionen an den Querfortsätzen der Halswirbel, Wirbelgelenke.

Patient (in Seitenlage zur Bauchlage geneigt): der Kopf ist zur Brust geneigt; der Arm der oben liegenden Seite hängt schlaff über die vordere Kante des Massagetisches herab.

Arzt steht hinter dem Patienten und stützt den kopfwärtigen Ellbogen auf das Kopfstück des Massagetisches:

T: kopfwärtige Hand hebt den Kopf des Patienten möglichst nahe an die Schulter der oben liegenden Seite;

A: fußwärtige Hand stützt sich mit den Fingerspitzen am Halse auf und streicht mit der Spitze des Daumens unter dem M. sternocleidomastoideus weg über die Seitenkanten der Querfortsätze der Halswirbel möglichst weit nach oben, unten und rückwärts hin und her.

Getroffene Gebilde:

Platysma myoides,
M. sternocleidomastoideus,
M. longus capitis et colli,
M. scalenus anterior,
M. scalenus medius,
M. scalenus posterior,
M. levator scapulae,
M. omohyoideus,
M. splenius cervicis,
M. iliocostalis cervicis.
M. longissimus capitis et cervicis,
Artt. vertebrarum.

D—Th

B 201.

Muskulatur vor der Wirbelsäule.

(Arzt **hinter** dem Patienten.)

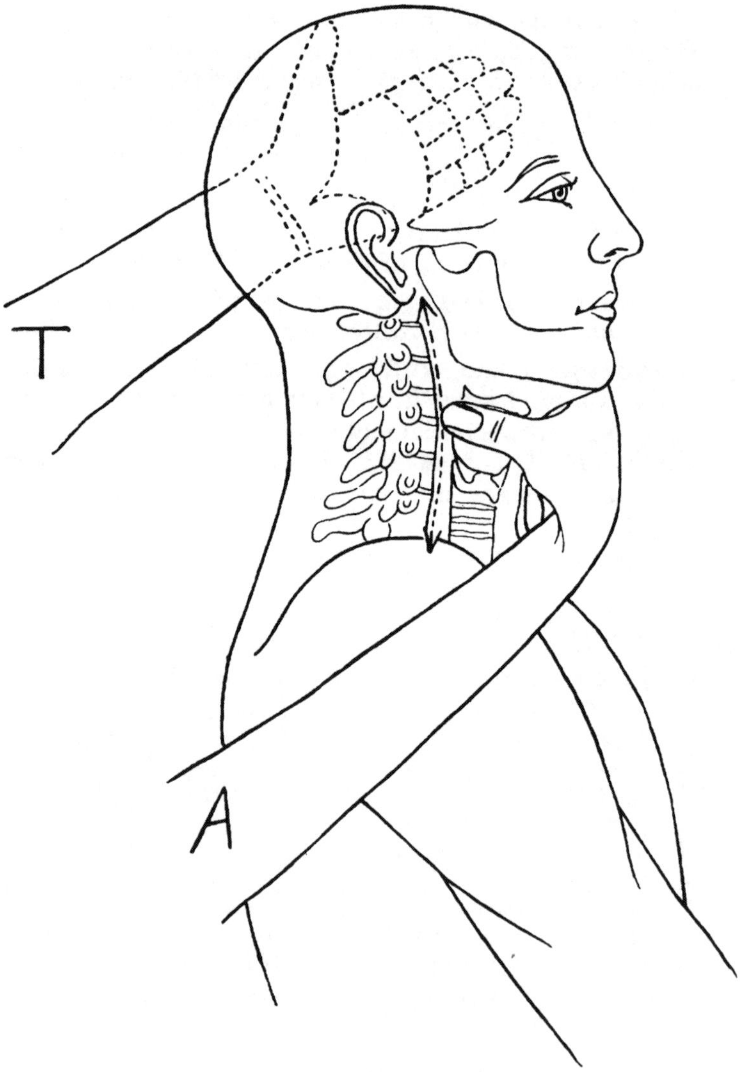

Fig. 241.

B 201. D—Th

Muskulatur vor der Wirbelsäule.

Patient (in Seitenlage zur Bauchlage geneigt): der Kopf ist zur Brust geneigt; der Arm der oben liegenden Seite hängt schlaff über die vordere Kante des Massagetisches herab.

Arzt steht hinter dem Patienten und stützt den kopfwärtigen Ellbogen auf das Kopfstück des Massagetisches:

T: kopfwärtige Hand hebt den Kopf des Patienten möglichst nahe an die Schulter der oben liegenden Seite;

A: fußwärtige Hand stützt sich mit den Fingerspitzen am Halse auf, geht mit der Spitze des Daumens zwischen Kehlkopf und M. sternocleidomastoideus direkt auf der Vorderfläche der Wirbelsäule und streicht auf ihr möglichst weit nach oben und unten auf und ab.

Getroffene Gebilde:

Platysma myoides,
M. sternocleidomastoideus,
M. digastricus,
M. thyreohyoideus,
M. omohyoideus (venter superior),
M. sternothyreoideus,
Gl. thyreoidea,
M. longus capitis et colli,
M. scalenus anterior,
Artt. costovertebrales (capitulorum) I et II.

D—Th

B 202.
Mm. scaleni.

(Arzt **hinter** dem Patienten.)

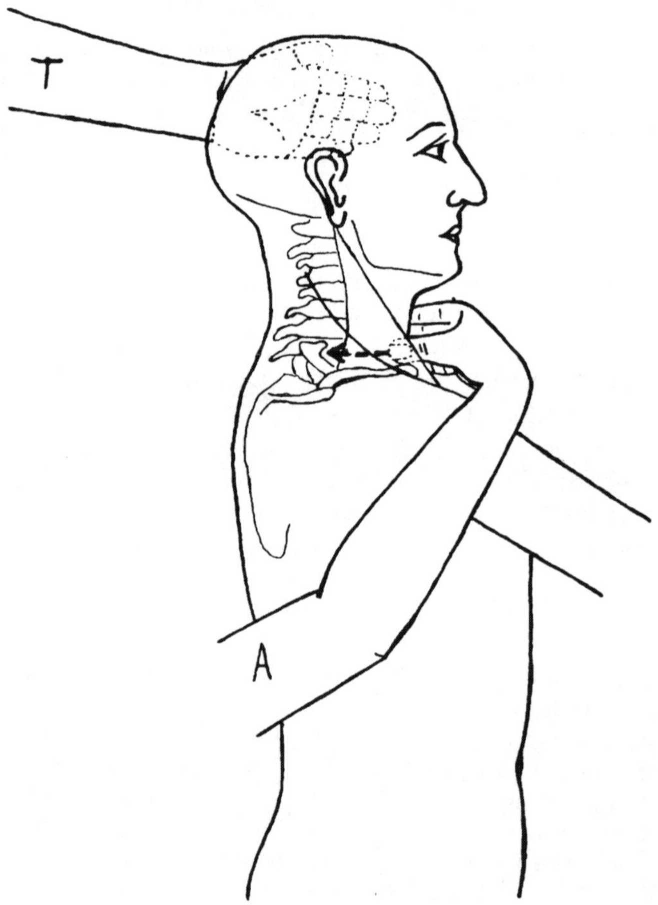

Fig. 242.

B 202.

D—Th

Mm. scaleni.

Patient (in Seitenlage zur Bauchlage geneigt): der Kopf ist zur Brust geneigt, der Arm der oben liegenden Seite hängt schlaff über die vordere Kante des Massagetisches herab.

Arzt steht hinter dem Patienten und stützt den kopfwärtigen Ellbogen auf das Kopfstück des Massagetisches:

T: kopfwärtige Hand hebt den Kopf des Patienten möglichst nahe an die Schulter der oben liegenden Seite;

A: fußwärtige Hand stützt sich mit den Fingerspitzen am Halse auf, geht mit der Spitze des Daumens dicht oberhalb des Schlüsselbeins zwischen Kehlkopf und M. sternocleidomastoideus ein und streicht in Querzügen über die Mm. scaleni.

Getroffene Gebilde:

M. sternocleidomastoideus,
M. sternothyreoideus,
M. sternohyoideus,
M. omohyoideus (venter inferior),
Gl. thyreoidea,
M. scalenus anterior,
M. scalenus medius,
M. scalenus posterior,
M. levator scapulae,
M. serratus anterior (oberste Zacke).

D—Th

B 203.

Muskulatur in der Unterohrgrube.

(Arzt **hinter** dem Patienten.)

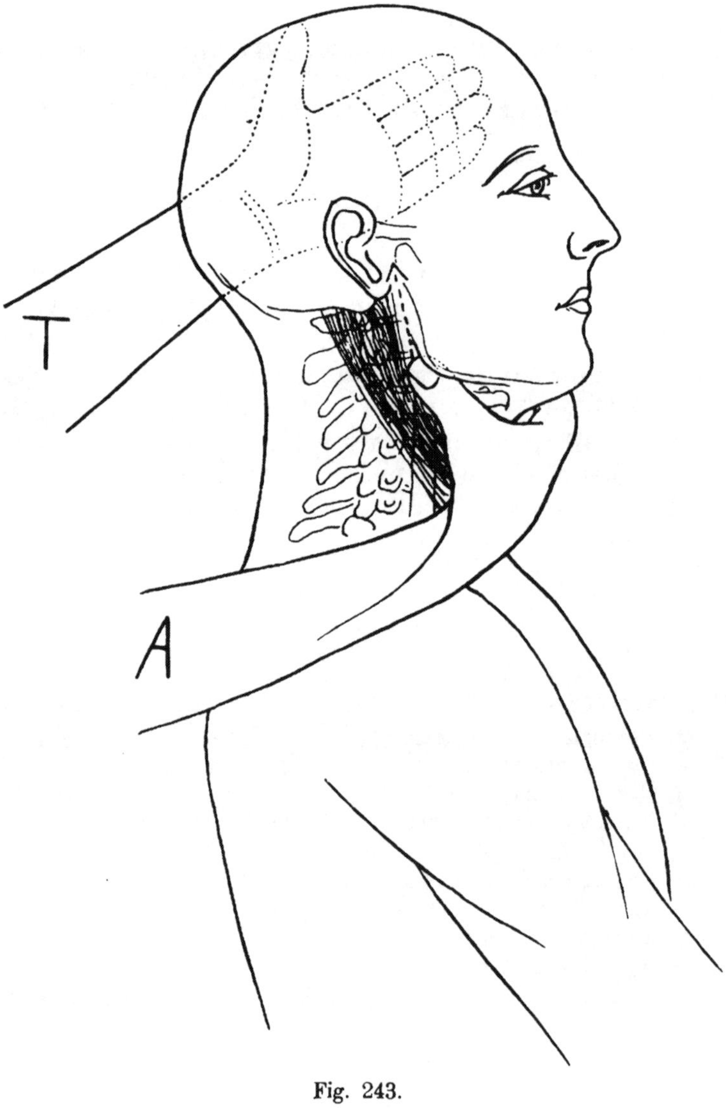

Fig. 243.

B 203.

D—Th

Muskulatur in der Unterohrgrube.

Patient (in Seitenlage zur Bauchlage geneigt): der Kopf ist zur Brust geneigt; der Arm der oben liegenden Seite hängt schlaff über die vordere Kante des Massagetisches herab.

Arzt steht hinter dem Patienten und stützt den kopfwärtigen Ellbogen auf das Kopfstück des Massagetisches:

T: kopfwärtige Hand hebt den Kopf des Patienten möglichst nahe an die Schulter der oben liegenden Seite;

A: fußwärtige Hand stützt sich mit den Fingerspitzen am Halse auf und knetet mit der Spitze des Daumens die Unterohrgrube (Fossa retromandibularis) durch.

Getroffene Gebilde:

Gl. parotis,
Fascia parotideomasseterica,
M. sternocleidomastoideus,
Art. mandibularis,
M. digastricus (venter posterior),
M. stylohyoideus,
M. stylopharyngeus,
M. styloglossus,
M. pterygoideus internus.

Bemerkung. Bei großer Schmerzhaftigkeit der Gebilde in der Fossa retromandibularis wird auch leichtester Druck mit dem Daumen nicht vertragen; die fußwärtige Hand muß dann Zeige- und Mittelfinger, wie bei Griff B 221, gebrauchen.

D—Th

B 204.
M. pterygoideus internus.
(Arzt **hinter** dem Patienten.)

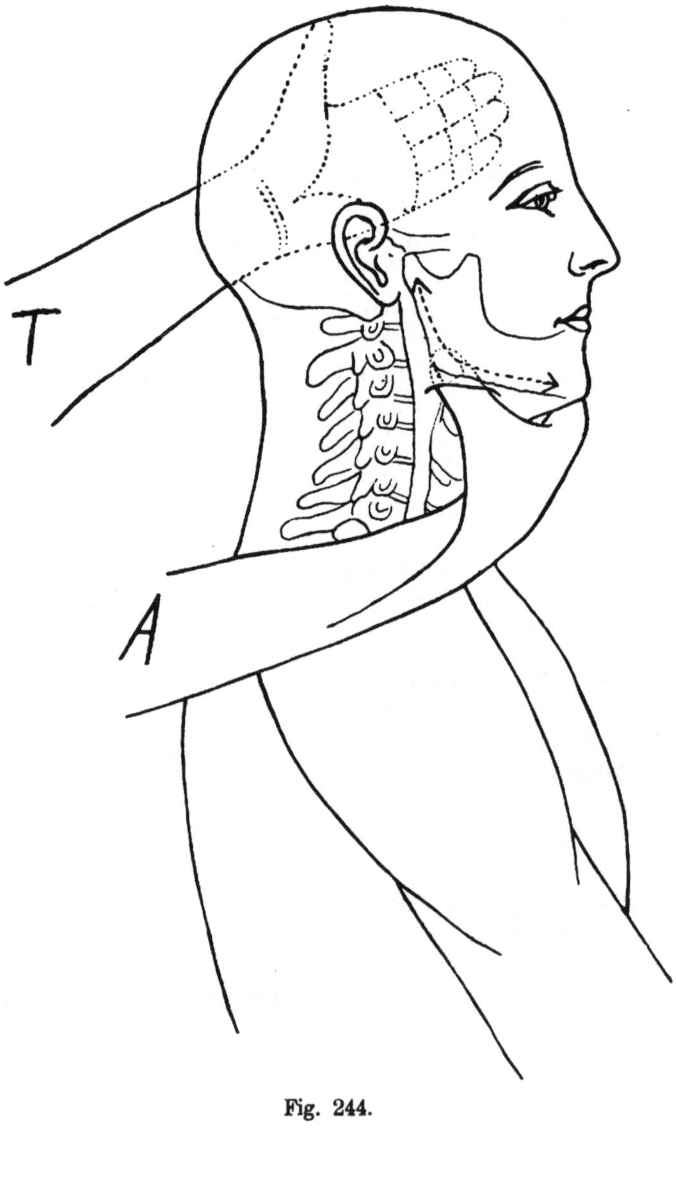

Fig. 244.

B 204.

D—Th

M. pterygoideus internus.

Patient (in Seitenlage): der Kopf ist zur Brust geneigt.

Arzt steht hinter dem Patienten und stützt den kopfwärtigen Ellbogen auf das Kopfstück des Massagetisches:

T: kopfwärtige Hand hebt den Kopf des Patienten möglichst nahe an die Schulter der oben liegenden Seite;

A: fußwärtige Hand stützt sich mit den Fingerspitzen am Halse auf, geht mit der Daumenspitze auf die Innenseite des Unterkiefers und streicht hier zwischen Kinn und Kiefergelenk hin und her.

Getroffene Gebilde:

Platysma myoides,
M. digastricus,
M. mylohyoideus,
Gl. submaxillaris,
M. pterygoideus internus,
Gl. parotis,
M. hyoglossus,
M. stylohyoideus,
M. styloglossus.

D—Th

B 205.

Muskeln des Mundbodens und der Zunge

(beiderseits zugleich).

(Arzt **hinter** dem Patienten.)

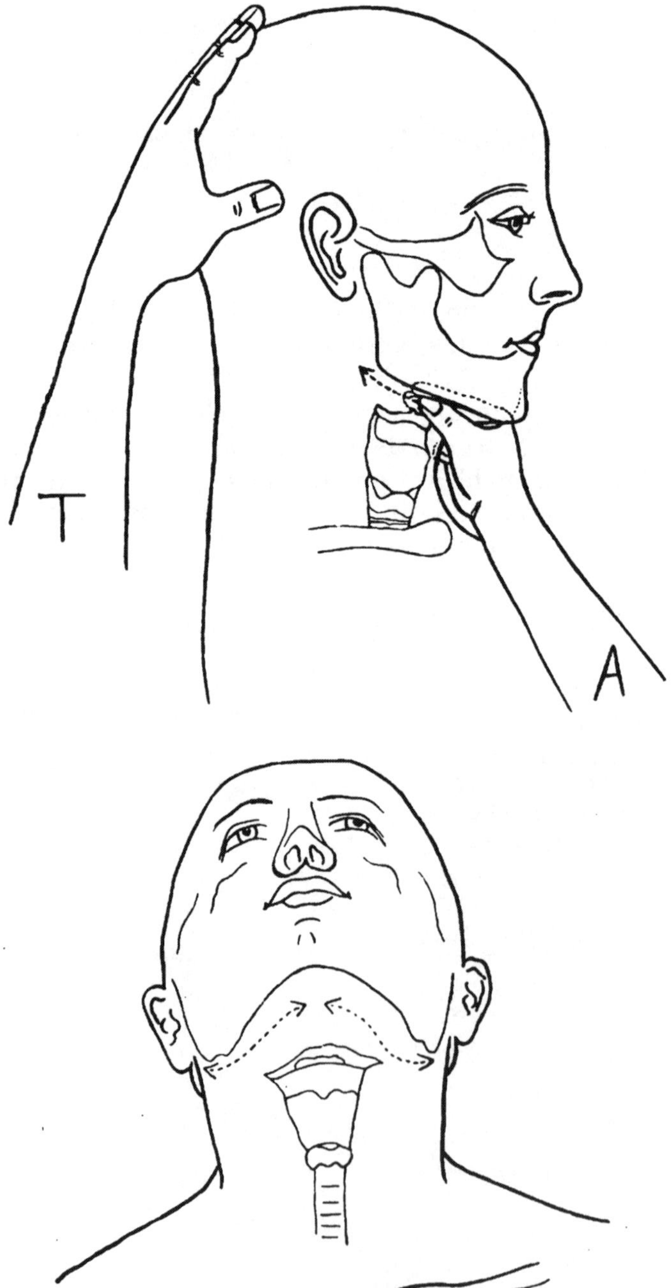

Fig. 246, oben Fig. 245.

B 205.

D—Th

Muskeln des Mundbodens und der Zunge
(beiderseits zugleich).

Patient (in Seitenlage): der Kopf ist gegen die Brust gebeugt; der oben liegende Arm hängt schlaff über die vordere Kante des Massagetisches herab.

Arzt steht hinter dem Patienten kopfwärts gewandt:

T: kopfwärtige Hand drückt den Kopf gegen die Brust des Patienten;

A: fußwärtige Hand setzt die Spitze des Daumens unter den oben liegenden, die Spitzen des Zeige- und Mittelfingers unter den unten liegenden Unterkieferwinkel und knetet die Gegend zwischen Unterkiefer und Zungenbein zwischen Daumen und Fingern, diese abwechselnd spreizend und zusammenführend.

Getroffene Gebilde:

Platysmata myoidea,
M. transversus menti,
Glgl. parotides,
Glgl. submaxillares,
Mm. stylohyoidei,
Mm. styloglossi,
Mm. stylopharyngei,
Mm. digastrici,
Mm. pterygoidei interni,
Mm. mylohyoidei,
Mm. geniohyoidei,
Mm. genioglossi,
Mm. hyoglossi,
Mm. glossopharyngei }
Mm. mylopharyngei } des M. constrictor pharyngis superior,
Mm. chondropharyngei }
Mm. ceratopharyngei } des M. constrictor pharyngis medius.

Bemerkung. Dieser Griff ist im allgemeinen nur einmal, und zwar bei Massage der zuletzt vorgenommenen Körperhälfte auszuführen.

D—Th

B 206.

Muskelinsertionen am Zungenbein

(beiderseits zugleich).

(Arzt **hinter** dem Patienten.)

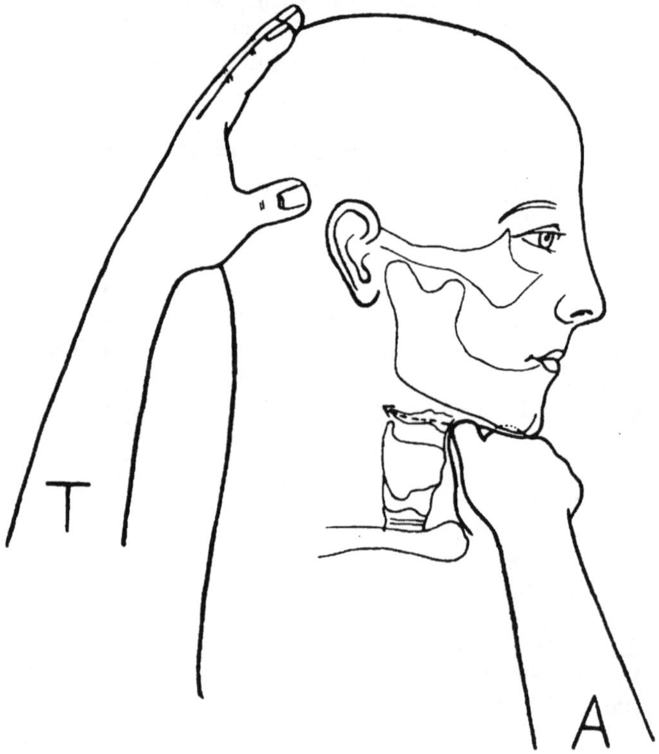

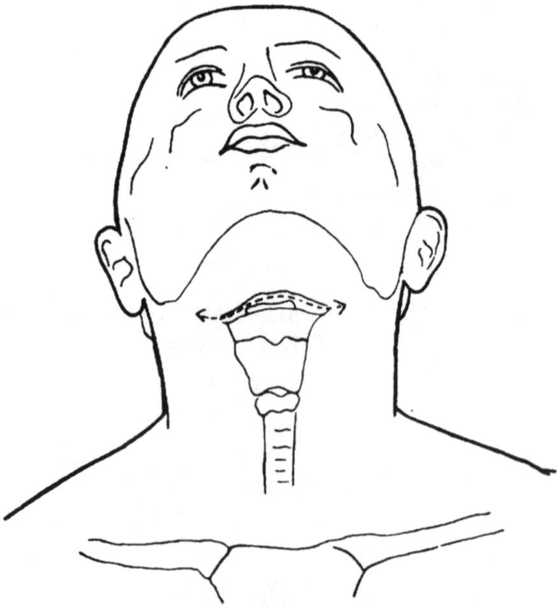

Fig. 248, oben Fig. 247.

B 206.

D—Th

Muskelinsertionen am Zungenbein
(beiderseits zugleich).

Patient (in Seitenlage): der Kopf ist gegen die Brust gebeugt; der oben liegende Arm hängt schlaff über die vordere Kante des Massagetisches herab; der Patient muß ruhig atmen.

Arzt steht hinter dem Patienten:
T: kopfwärtige Hand drückt den Kopf gegen die Brust des Patienten;
A: fußwärtige Hand, zur Faust geballt, setzt den Daumenknöchel auf die Mitte des Zungenbeins und streicht nach beiden Seiten über das Zungenbein hin und her.

Getroffene Gebilde:

Platysmata myoidea,
Mm. sternohyoidei,
Bb. mm. sternohyoideorum,
Mm. thyreohyoidei,
Bb. mm. thyreohyoideorum,
Mm. digastrici (Sehnen und Schlingen),
Mm. omohyoidei,
Mm. stylohyoidei,
Mm. mylohyoidei,
Mm. hyoglossi,
Mm. chondropharyngei } des M. constrictor pharyngis medius,
Mm. ceratopharyngei }
Mm. geniohyoidei.

Bemerkung. Dieser Griff ist im allgemeinen nur einmal, und zwar bei Massage der zuletzt vorgenommenen Körperhälfte auszuführen.

D—Th

B 207.

Untere Zungenbeinmuskeln mit Schleimbeuteln, Fettkörper
(beiderseits zugleich).

(Arzt **hinter** dem Patienten.)

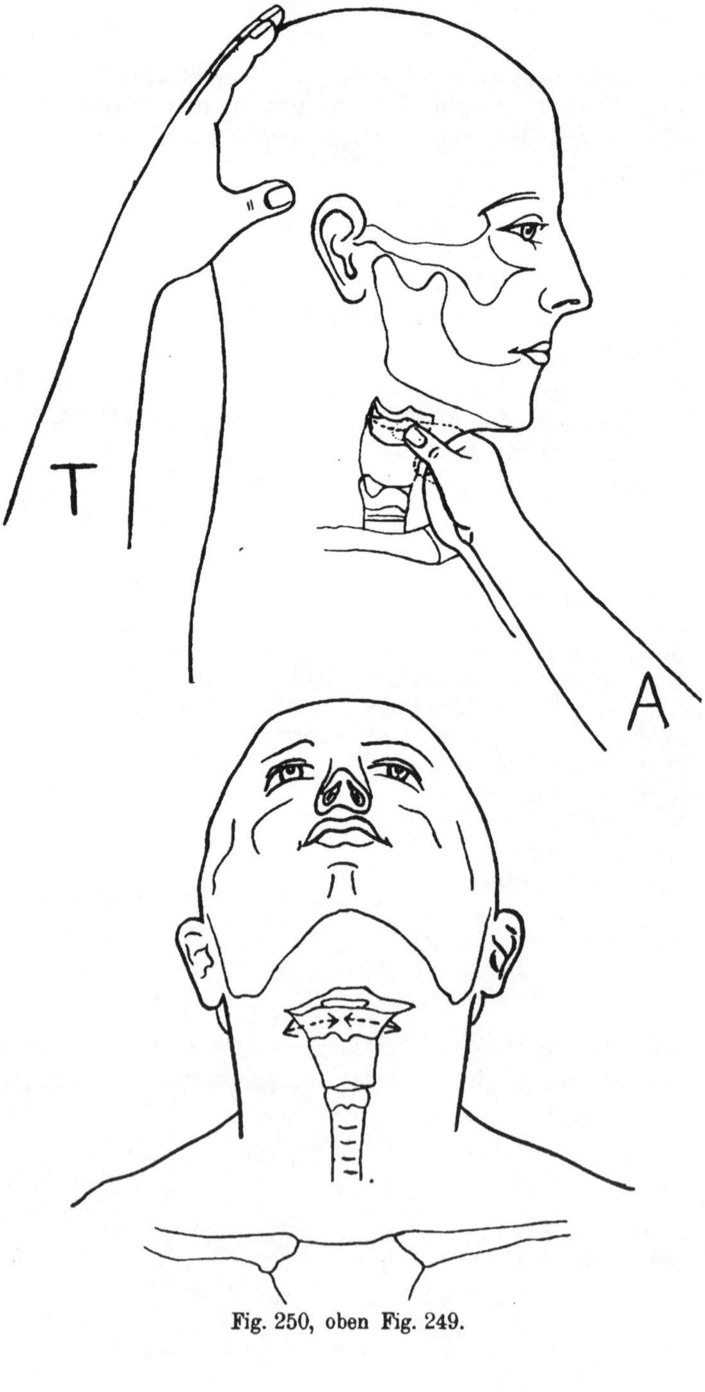

Fig. 250, oben Fig. 249.

B 207.

D—Th

Untere Zungenbeinmuskeln mit Schleimbeuteln, Fettkörper
(beiderseits zugleich).

Patient (in Seitenlage): der Kopf ist gegen die Brust gebeugt; der oben liegende Arm hängt schlaff über die vordere Kante des Massagetisches herab; der Patient muß ruhig atmen.

Arzt steht h i n t e r dem Patienten kopfwärts gewandt:
T: kopfwärtige Hand drückt den Kopf gegen die Brust des Patienten;
A: fußwärtige Hand setzt die Spitze des Daumens auf der oben liegenden, die Spitzen des Zeige- und Mittelfingers auf der unten liegenden Seite zwischen das lange Zungenbeinhorn und den Schildknorpel und knetet die Weichteile hier zwischen Daumen und Fingerspitzen, diese abwechselnd spreizend und zusammenführend.

Getroffene Gebilde:

Platysmata myoidea,
Mm. thyreohyoidei,
Bb. mm. thyreohyoideorum,
Mm. omohyoidei,
Mm. sternohyoidei,
Bb. mm. sternohyoideorum,
Membrana hyothyreoidea,
Lig. hyothyreoideum medium,
Ligg. hyothyreoidea lateralia,
Corpora adiposa membranae hyothyreoideae[1]),
Epiglottis,
Plicae aryepiglotticae,
Mm. aryepiglottici,
Mm. thyreoepiglottici.

Bemerkung. Dieser Griff ist im allgemeinen nur einmal, und zwar bei Massage der zuletzt vorgenommenen Körperhälfte auszuführen.

---

[1]) Spalteholz, Handatlas der Anatomie des Menschen 1903, III, S. 553.

D—Th

B 208.

Muskulatur zwischen Kehlkopf und Brustbein
(beiderseits zugleich).

(Arzt **hinter** dem Patienten.)

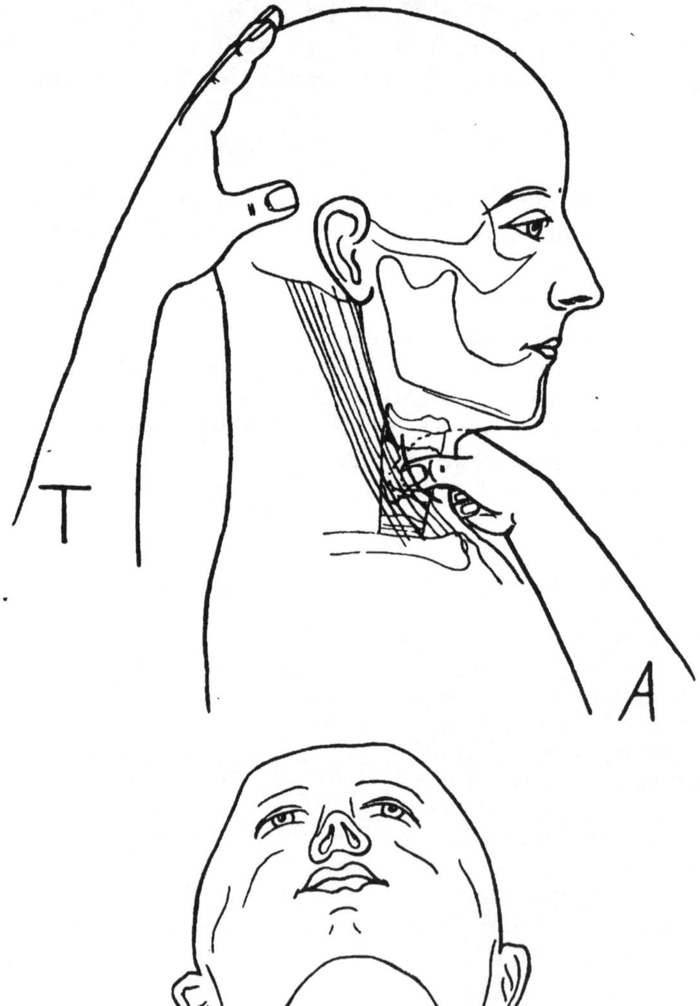

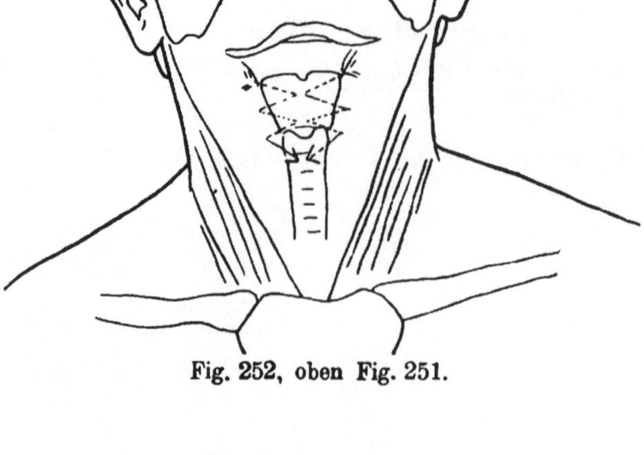

Fig. 252, oben Fig. 251.

B 208. D—Th

Muskulatur zwischen Kehlkopf und Brustbein
(beiderseits zugleich).

Patient (in Seitenlage): der Kopf ist gegen die Brust gebeugt; der oben liegende Arm hängt schlaff über die vordere Kante des Massagetisches herab; der Patient muß ruhig atmen.

Arzt steht h i n t e r dem Patienten kopfwärts gewandt:

T: kopfwärtige Hand drückt den Kopf gegen die Brust des Patienten;

A: fußwärtige Hand setzt die Spitze des Daumens auf die oben liegende, die Spitzen des Zeige- und Mittelfingers auf die unten liegende Seite des Schildknorpels und knetet in Zickzackzügen abwärts streichend die den Kehlkopf und die Luftröhre bedeckenden Weichteile.

Getroffene Gebilde:

Platysmata myoidea,
Mm. s t e r n o h y o i d e i,
Mm. o m o h y o i d e i,
Mm. t h y r e o h y o i d e i,
Mm. s t e r n o t h y r e o i d e i,
Mm. thyreopharyngei } des M. constrictor pharyngis inferior,
Mm. cricopharyngei }
Mm. c r i c o t h y r e o i d e i,
Cartilago thyreoidea,
Cartilago cricoidea,
Lig. cricothyreoideum medium,
Gl. thyreoidea.

Bemerkung. Dieser Griff ist im allgemeinen nur einmal, und zwar bei Massage der zuletzt vorgenommenen Körperhälfte auszuführen.

D—Th

B 209.

M. constrictor pharyngis inferior, Art. cricothyreoidea
(beiderseits zugleich).

(Arzt **hinter** dem Patienten.)

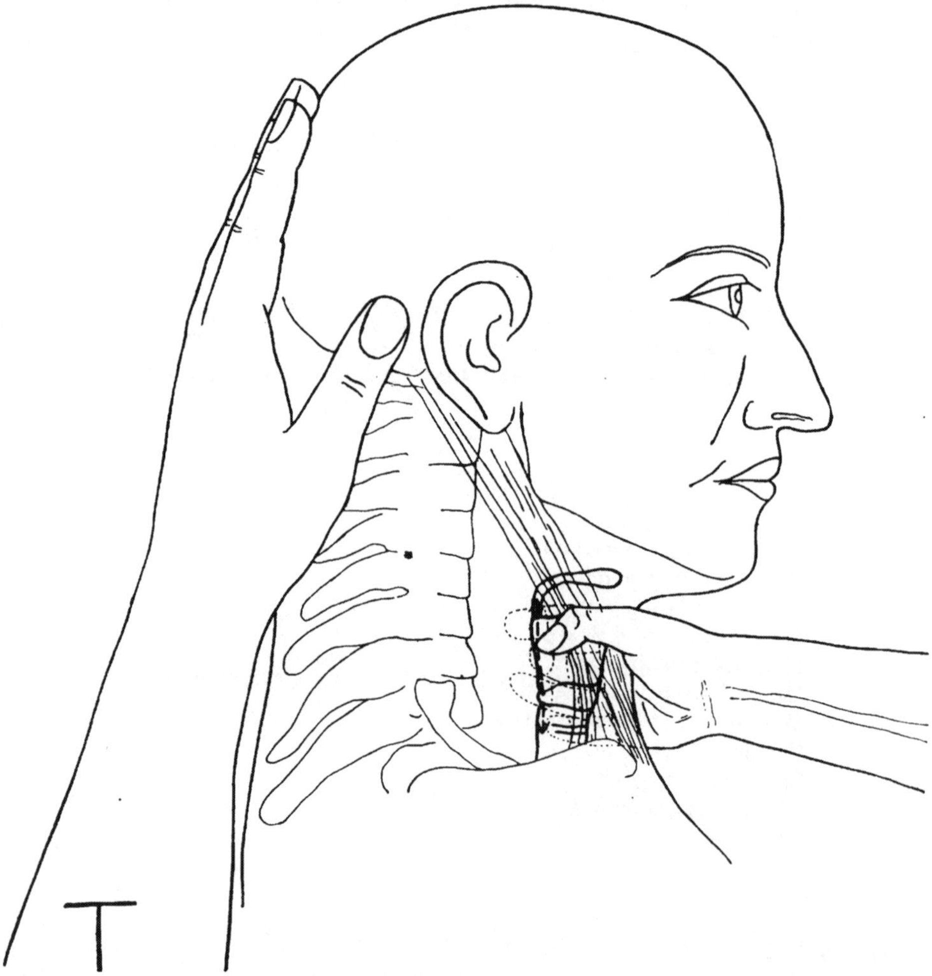

Fig. 253.

B 209.

D—Th

M. constrictor pharyngis inferior, Art. cricothyreoidea
(beiderseits zugleich).

Patient (in Seitenlage): der Kopf ist gegen die Brust gebeugt; der oben liegende Arm hängt schlaff über die vordere Kante des Massagetisches herab; der Patient muß möglichst ruhig atmen.

Arzt steht hinter dem Patienten kopfwärts gewandt:

T: kopfwärtige Hand drückt den Kopf gegen die Brust des Patienten;

A: fußwärtige Hand umgreift mit Daumen- und Mittelfingerspitze beiderseits die hinteren Ränder der Mm. sternocleidomastoidei, zieht sie soweit nach vorn, bis die Fingerspitzen die hinteren Ränder des Kehlkopfes berühren und läßt den Kehlkopf, auf- und abwärts streichend, unter den Fingerspitzen durchgleiten.

Getroffene Gebilde:

Platysmata myoïdea,
Mm. sternocleidomastoidei,
Mm. thyreohyoidei,
Mm. omohyoidei,
Mm. sternohyoidei,
Mm. thyreopharyngei }
Mm. cricopharyngei } des M. constrictor pharyngis inferior,
Artt. cricothyreoideae,
Mm. sternothyreoidei,
Mm. cricothyreoidei,
Cartilago thyreoidea,
Cartilago cricoidea,
Ligg. cricothyreoidea lateralia.

Bemerkung. Dieser Griff ist im allgemeinen nur einmal, und zwar bei Massage der zuletzt vorgenommenen Körperhälfte auszuführen.

D—Th

B 210.
Äußere Kehlkopfmuskeln
(beiderseits zugleich).

(Arzt **hinter** dem Patienten.)

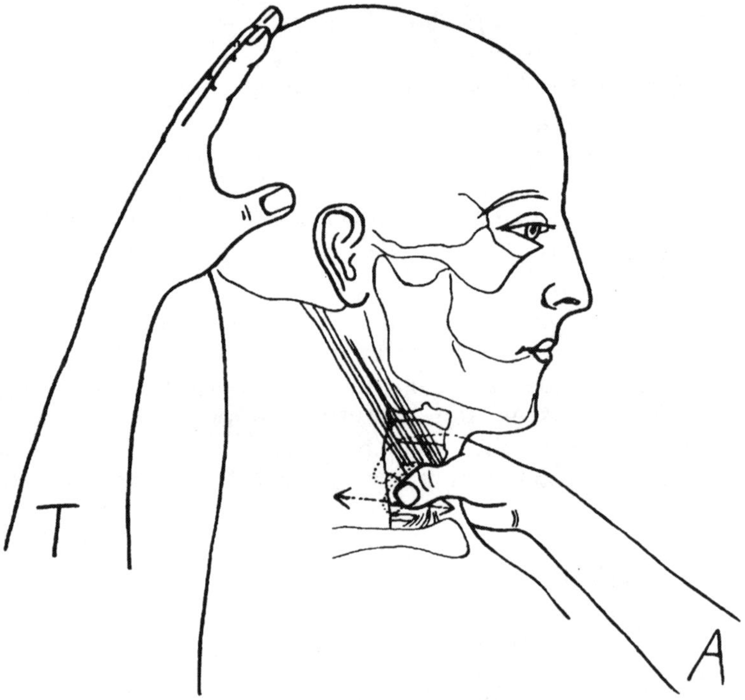

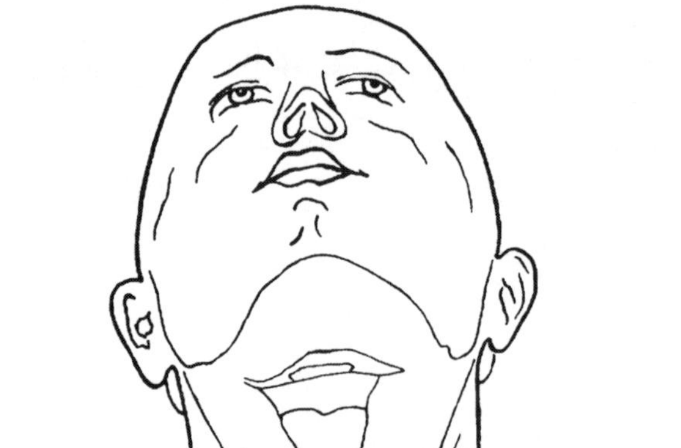

Fig. 255, oben Fig. 254.

B 210.

D—Th

Äußere Kehlkopfmuskeln
(beiderseits zugleich).

Patient (in Seitenlage): der Kopf ist gegen die Brust gebeugt; der oben liegende Arm hängt schlaff über die vordere Kante des Massagetisches herab; der Patient muß möglichst ruhig atmen.

Arzt steht hinter dem Patienten kopfwärts gewandt:

T: kopfwärtige Hand drückt den Kopf gegen die Brust des Patienten;

A: fußwärtige Hand umgreift mit Daumen- und Mittelfingerspitze beiderseits zangenartig die hinteren Ränder der Mm. sternocleidomastoidei dicht oberhalb des Schlüsselbeins und läßt, in Querzügen vor- und rückwärtsstreichend, die Stränge hier unter den Fingerspitzen durchgleiten, Daumen und Finger gegen die Luftröhre hin einander möglichst nähernd.

Getroffene Gebilde:

Platysmata myoidea,
Mm. sternocleidomastoidei,
Mm. omohyoidei,
Mm. scaleni posteriores,
Mm. scaleni medii,
Mm. scaleni anteriores,
Mm. sternothyreoidei,
Mm. sternohyoidei,
Artt. cricothyreoideae,
Gl. thyreoidea,
Trachea.

Bemerkung. Dieser Griff ist im allgemeinen nur einmal, und zwar bei Massage der zuletzt vorgenommenen Körperhälfte auszuführen.

D—Th

B 211.
Schilddrüse
(Mitte).

(Arzt **hinter** dem Patienten.)

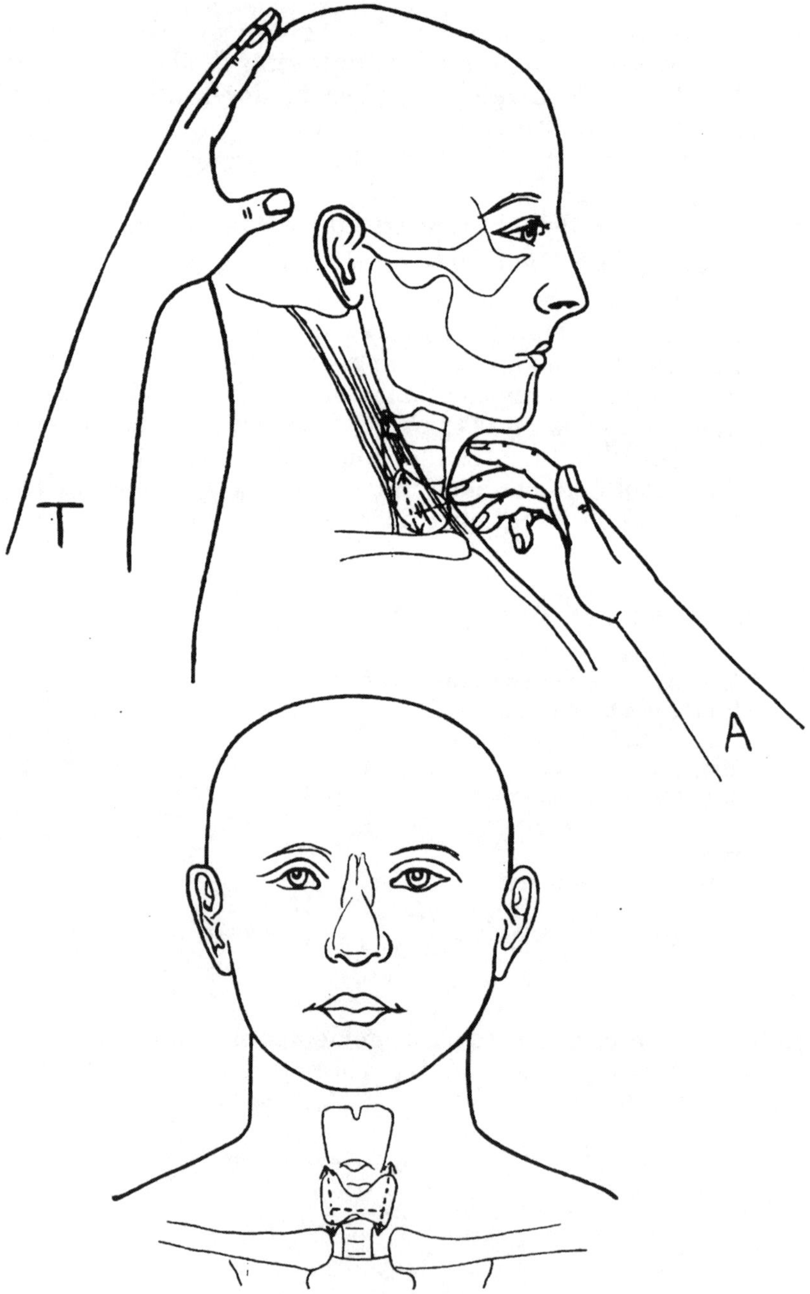

Fig. 257, oben Fig. 256.

B 211.

D—Th

Schilddrüse
(Mitte).

Patient (in Seitenlage): der Kopf ist gegen die Brust gebeugt; der oben liegende Arm hängt schlaff über die vordere Kante des Massagetisches herab; der Patient muß möglichst ruhig atmen.

Arzt steht hinter dem Patienten kopfwärts gewandt:

T: kopfwärtige Hand drückt den Kopf gegen die Brust des Patienten;

A: fußwärtige Hand geht mit der Spitze des Mittelfingers in das Jugulum und streicht über den Mittellappen und die Seitenlappen der Schilddrüse möglichst ausgiebig hin und her.

Getroffene Gebilde:

Mm. sternocleidomastoidei,
Mm. omohyoidei,
Mm. sternohyoidei,
Mm. sternothyreoidei,
Gl. thyreoidea,
Trachea,
Artt. sternoclaviculares,
Lig. interclaviculare.

Bemerkung. Dieser Griff ist im allgemeinen nur einmal, und zwar bei Massage der zuletzt vorgenommenen Körperhälfte auszuführen.

D—Th

B 212.
Sternoklavikulargelenke, Rückseite
(beiderseits zugleich).

(Arzt **hinter** dem Patienten.)

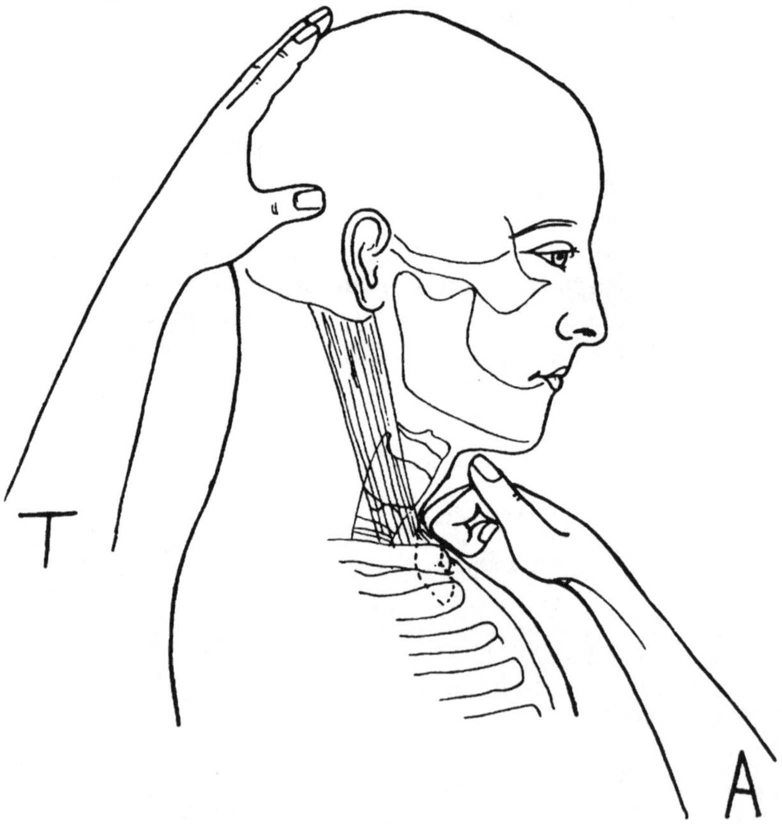

Fig. 258.

B 212.

D—Th

Sternoklavikulargelenke, Rückseite
(beiderseits zugleich).

Patient (in Seitenlage): der Kopf ist gegen die Brust gebeugt; der oben liegende Arm hängt schlaff über die vordere Kante des Massagetisches herab; der Patient muß möglichst ruhig atmen.

Arzt steht hinter dem Patienten kopfwärts gewandt:

T: kopfwärtige Hand drückt den Kopf gegen die Brust des Patienten;

A: fußwärtige Hand geht mit der Spitze des Mittelfingers in das Jugulum möglichst tief nach abwärts und streicht über die Rückseite des Manubrium sterni und der Sternoklavikulargelenke möglichst weit nach beiden Seiten hin und her.

Getroffene Gebilde:

Mm. sternocleidomastoidei,
Mm. omohyoidei,
Mm. sternohyoidei,
Mm. sternothyreoidei,
Gl. thyreoidea,
Trachea,
Artt. sternoclaviculares,
Lig. interclaviculare,
Synchondroses sternocostales I.

Bemerkung. Dieser Griff ist im allgemeinen nur einmal, und zwar bei Massage der zuletzt vorgenommenen Körperhälfte auszuführen.

Th

B 213.
Sternoklavikulargelenk, Vorderseite.

(Arzt **hinter** dem Patienten.)

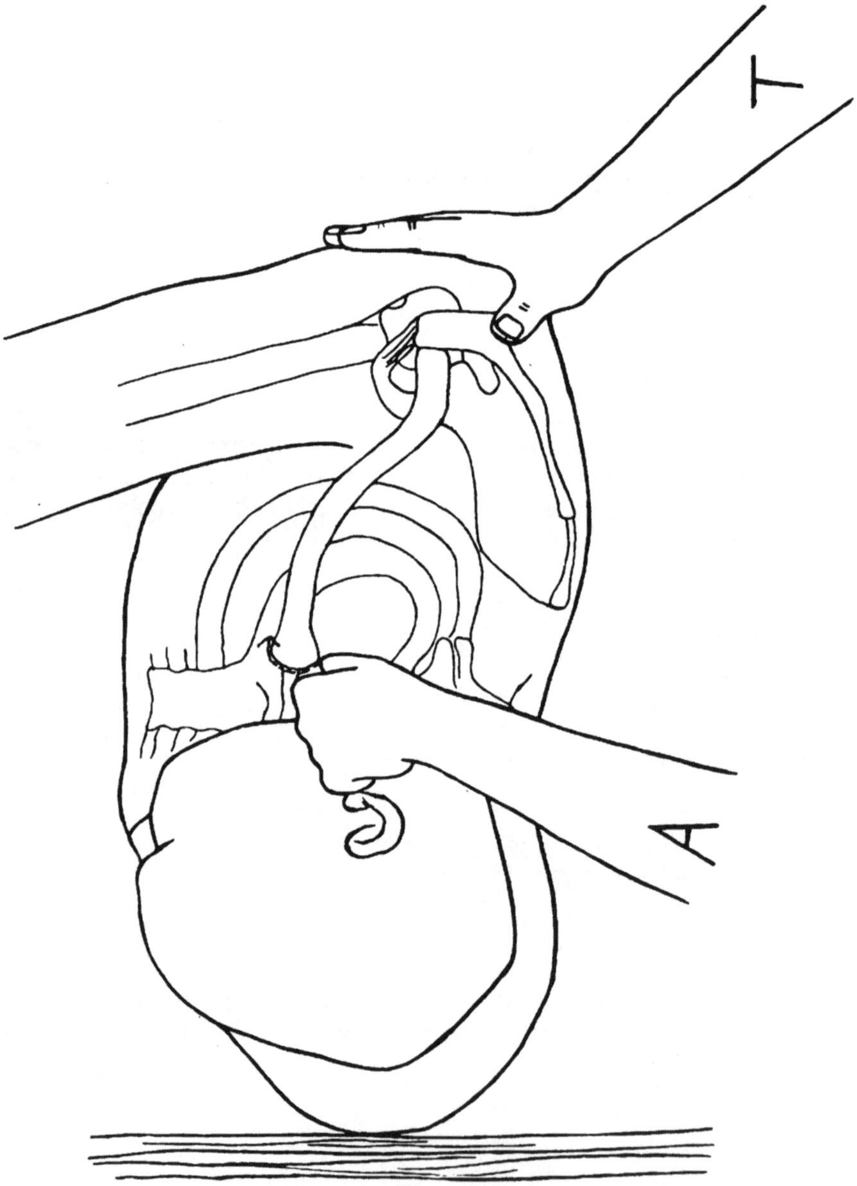

Fig. 259.

B 213. Th

Sternoklavikulargelenk, Vorderseite.

Patient (in Seitenlage stark zur Bauchlage geneigt): der Kopf ist stark gegen die Brust gebeugt; der Arm der oben liegenden Seite hängt schlaff über die vordere Kante des Massagetisches herab.

Arzt steht hinter dem Patienten:

T: fußwärtige Hand drängt die Schulter stark nach vorn und kopfwärts;

A: kopfwärtige Hand, zur Faust geballt, streicht mit dem Daumenknöchel den Gelenkspalt der Sternoklavikulargelenkes entlang zwischen zweiter Rippe und Jugulum hin und her.

Getroffene Gebilde:

M. sternocleidomastoideus (caput mediale),
M. pectoralis major,
M. intercostalis internus I,
Art. sternoclavicularis
(Discus articularis),
Lig. interclaviculare,
Synchondrosis sternocostalis I.

D—Th

B 214.

Schlüsselbeininsertionen der Mm. pectorales majores
(beiderseits).

(Arzt **hinter** dem Patienten.)

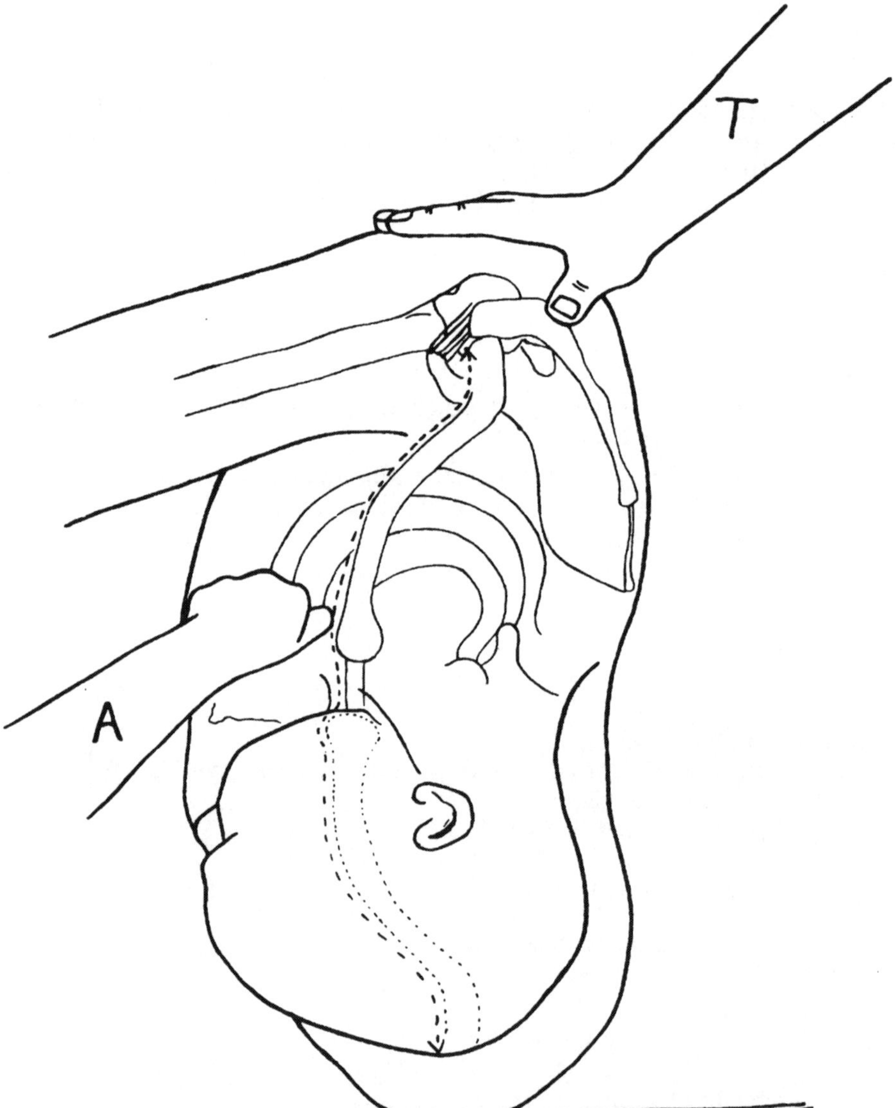

Fig. 260.

B 214. D—Th

Schlüsselbeininsertionen der Mm. pectorales majores
(beiderseits).

Patient (in Seitenlage stark zur Bauchlage geneigt): der Kopf ist gegen die Brust gebeugt; der Arm der oben liegenden Seite hängt schlaff über die vordere Kante des Massagetisches herab.

Arzt steht hinter dem Patienten fußwärts gewandt:
T: fußwärtige Hand drückt die oben liegende Schulter vor- und kopfwärts;
A: kopfwärtige Hand, zur Faust geballt, streicht mit dem Daumenknöchel in einem Zuge die Unterkante beider Schlüsselbeine entlang über die Sternoklavikulargelenke weg von einem Akromialende zum anderen hin und her.

Getroffene Gebilde:
Mm. sternocleidomastoidei,
Mm. pectorales majores,
Mm. subclavii,
Mm. deltoidei,
Mm. intercostales interni I.
Artt. sternoclaviculares,
Synchondroses sternocostales I.

Bemerkung. Dieser Griff ist im allgemeinen nur einmal, und zwar bei Massage der zuletzt vorgenommenen Körperhälfte auszuführen.

Th

B 215.

Gesamte Nackenmuskulatur

(beiderseits).

(Arzt **hinter** dem Patienten.)

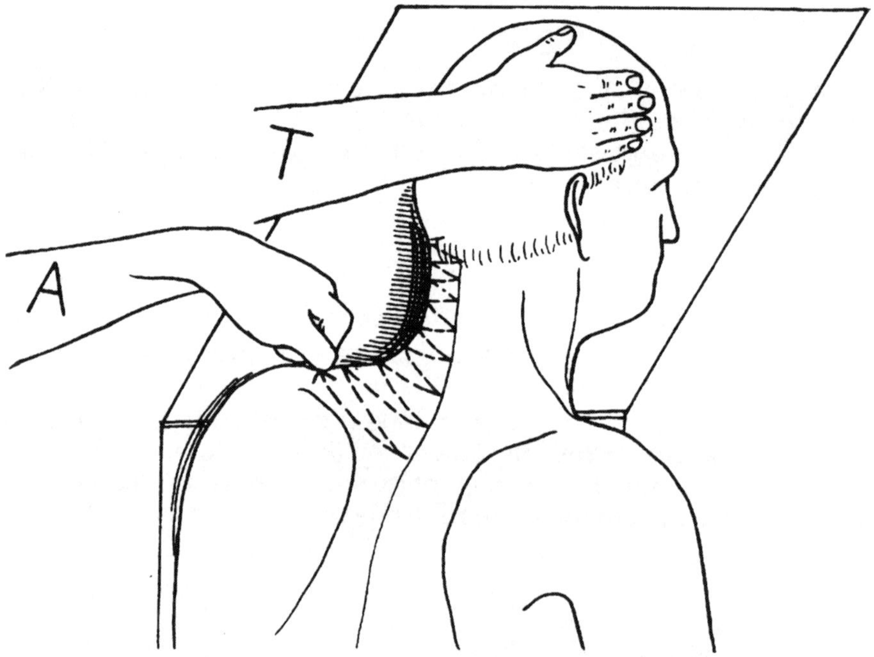

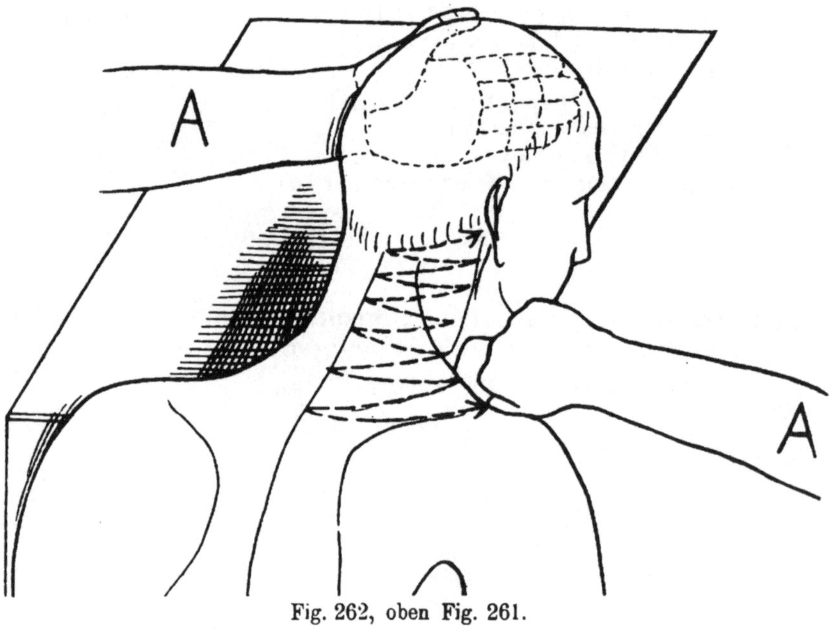

Fig. 262, oben Fig. 261.

B 215. Th

Gesamte Nackenmuskulatur
(beiderseits).

Patient (in Seitenlage zur Bauchlage geneigt): die Knie sind angezogen, der Arm der oben liegenden Seite hängt schlaff über die vordere Kante des Massagetisches herab.

Arzt steht h i n t e r dem Patienten:

a) **T**: fußwärtige Hand drückt gegen die Schläfe der oben (Fig. 261) liegenden Seite, um zu verhindern, daß der Patient den Kopf in die Höhe hebt;

A: kopfwärtige Hand, zur Faust geballt, setzt den Daumenknöchel an den Angulus medialis scapulae der u n t e n liegenden Seite und streicht von hier in quer über die Halswirbelsäule gehenden Zügen aufwärts bis zum Hinterkopf; hierauf:

b) **T**: kopfwärtige Hand hebt den Kopf gegen die oben liegende (Fig. 262) Schulter;

A: fußwärtige Hand, zur Faust geballt, setzt den Daumenknöchel an den Angulus medialis scapulae der o b e n liegenden Seite und streicht von hier in quer über die Halswirbelsäule gehenden Zügen aufwärts bis zum Hinterkopf.

Getroffene Gebilde:

Mm. trapezii,
Mm. levatores scapularum,
Mm. scaleni posteriores,
Mm. scaleni medii,
Mm. scaleni anteriores,
Mm. rhomboidei minores,
Mm. serrati posteriores superiores,
Mm. splenii capitis et cervicis,
Mm. iliocostales cervicis,
Mm. longissimi cervicis et capitis,
Mm. semispinales cervicis et capitis,
Mm. multifidi,
Mm. rotatores breves et longi,
Mm. intertransversarii,
Capsulae articulares vertebrales,
Mm. sternocleidomastoidei,
Mm. longi capitis,
Mm. obliqui capitis inferiores,
Mm. obliqui capitis superiores,
Mm. digastrici,
Mm. recti capitis posteriores majores,
Mm. recti capitis posteriores minores.

Bemerkung. Dieser Griff ist im allgemeinen nur einmal, und zwar bei Massage der zuletzt vorgenommenen Körperhälfte auszuführen.

Th

B 216.

Muskelinsertionen an den Querfortsätzen der Halswirbel
(beiderseits zugleich).

(Arzt **hinter** dem Patienten.)

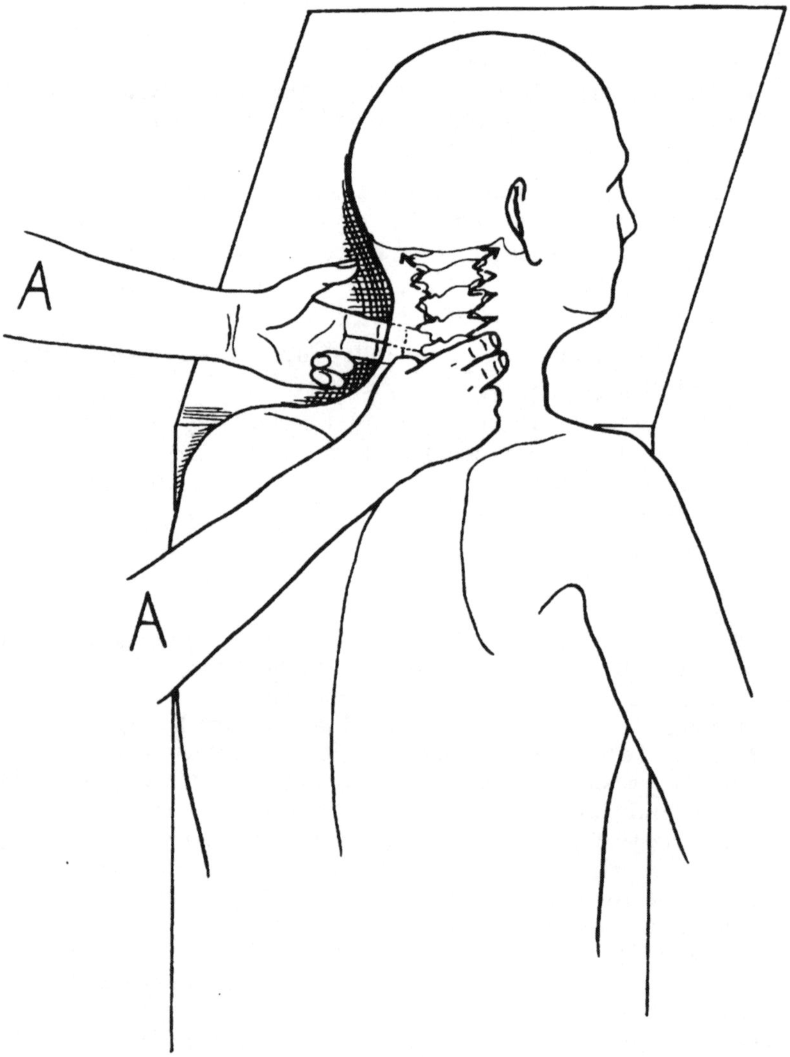

Fig. 263.

B 216. Th

Muskelinsertionen an den Querfortsätzen der Halswirbel
(beiderseits zugleich).

Patient (in Seitenlage zur Bauchlage geneigt): der Kopf ist gegen die Brust gebeugt, der Arm der oben liegenden Seite hängt schlaff über die vordere Kante des Massagetisches herab.

Arzt steht hinter dem Patienten kopfwärts gewandt:

A: beide Hände streichen mit den Spitzen der mittleren Finger in kurzen Querzügen über die Querfortsätze der Halswirbelsäule möglichst weit abwärts und aufwärts.

Getroffene Gebilde:

Mm. levatores scapularum,
Mm. scaleni posteriores,
Mm. scaleni medii,
Mm. scaleni anteriores,
Mm. splenii cervicis et capitis,
Mm. iliocostales cervicis,
Mm. longissimi cervicis et capitis,
Mm. semispinales cervicis et capitis,
Mm. multifidi,
Mm. sternocleidomastoidei,
Mm. longi capitis,
Mm. intertransversarii,
Mm. obliqui capitis superiores,
Mm. obliqui capitis inferiores,
Mm. recti capitis posteriores majores,
Capsulae articulares vertebrarum,
Artt. atlantoepistrophicae.

Bemerkungen. Besonders wichtig ist es, die Gelenke der obersten Halswirbel zu erreichen. Dies ist nur möglich bei genügender Vorwärtsbeugung des Kopfes und genügender Entspannung der Mm. sternocleidomastoidei. Der Patient hingegen ist geneigt, bei diesem Griff unwillkürlich den Kopf nach rückwärts zu beugen. Dies ist, wenn erforderlich, dadurch zu verhüten, daß der Patient selbst mit der Hand der oben liegenden Seite seinen Hinterkopf festhält oder daß der Arzt seine Brust gegen den Kopf des Patienten stemmt. Genügende Entspannung der Mm. sternocleidomastoidei ist, wenn nötig, dadurch zu erzwingen, daß der Arzt statt der Fingerspitzen die Daumenknöchel gebraucht.

Dieser Griff ist im allgemeinen nur einmal, und zwar bei Massage der zuletzt vorgenommenen Körperhälfte auszuführen.

Th

B 217.

Schädelinsertionen der langen Nackenmuskeln, kurze Nackenmuskeln
(beiderseits zugleich).

(Arzt **hinter** dem Patienten.)

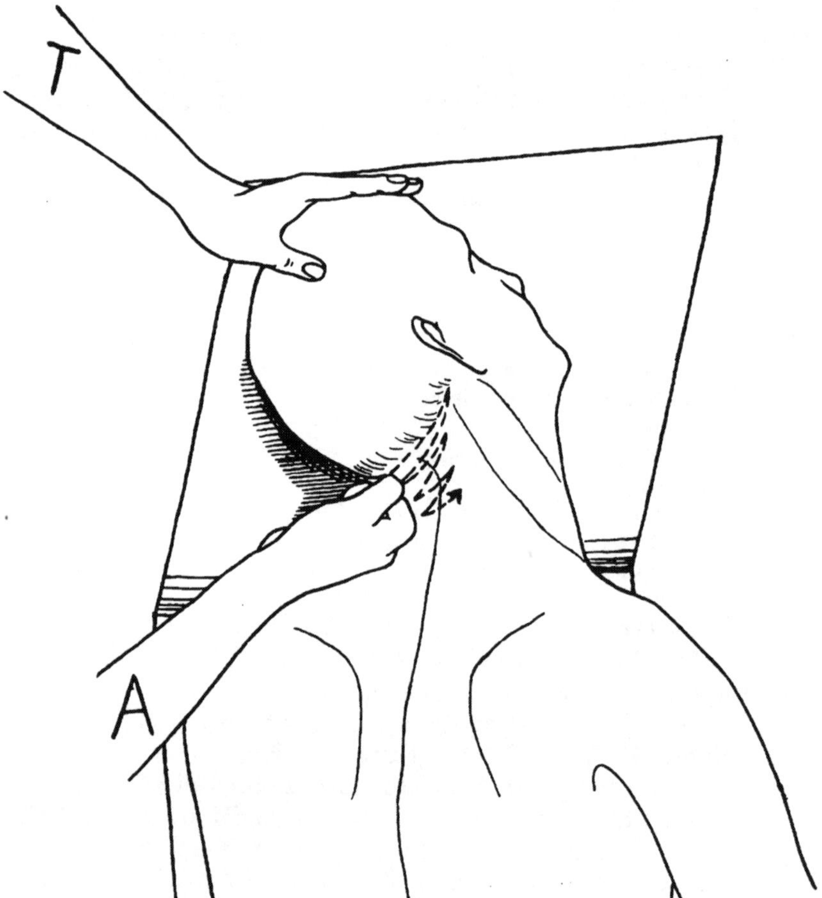

Fig. 264.

B 217. Th

Schädelinsertionen der langen Nackenmuskeln, kurze Nackenmuskeln
(beiderseits zugleich).

Patient (in Seitenlage möglichst stark zur Bauchlage geneigt): der Kopf ist rückwärts gebeugt; der Arm der oben liegenden Seite hängt schlaff über die vordere Kante des Massagetisches herab.

Arzt steht hinter dem Patienten fußwärts gewandt:

T: kopfwärtige Hand, auf die Stirn gelegt, drückt den Kopf des Patienten in starke Nackenbeugung;

A: fußwärtige Hand, zur Faust geballt, drückt den Daumenknöchel unterhalb der Protuberantia occipitalis externa möglichst in die Tiefe zwischen Atlas und Hinterhaupt, fährt in Querzügen von einem Warzenfortsatz zum anderen, sodann bis zur Mitte des Nackens abwärts.

Getroffene Gebilde:

Lig. nuchae,
Mm. trapezii,
Mm. splenii capitis et cervicis,
Mm. sternocleidomastoidei,
Mm. semispinales capitis,
Mm. longissimi capitis,
Mm. recti capitis minores,
Mm. recti capitis majores,
Mm. obliqui capitis superiores,
Mm. obliqui capitis inferiores,
Membrana atlantooccipitalis posterior,
Artt. atlantooccipitales.

Bemerkungen. Die tiefst gelegenen Gebilde werden nur getroffen, wenn Patient sich in halber Bauchlage befindet und sein Kopf ohne jede eigene Anstrengung und Gegenwirkung möglichst weit in den Nacken gebeugt ist.

Dieser Griff ist im allgemeinen nur einmal, und zwar bei Massage der zuletzt vorgenommenen Körperhälfte auszuführen.

Th

B 218.

Klavikularinsertionen der Mm. trapezii
(beiderseits zugleich).

(Arzt **hinter** dem Patienten.)

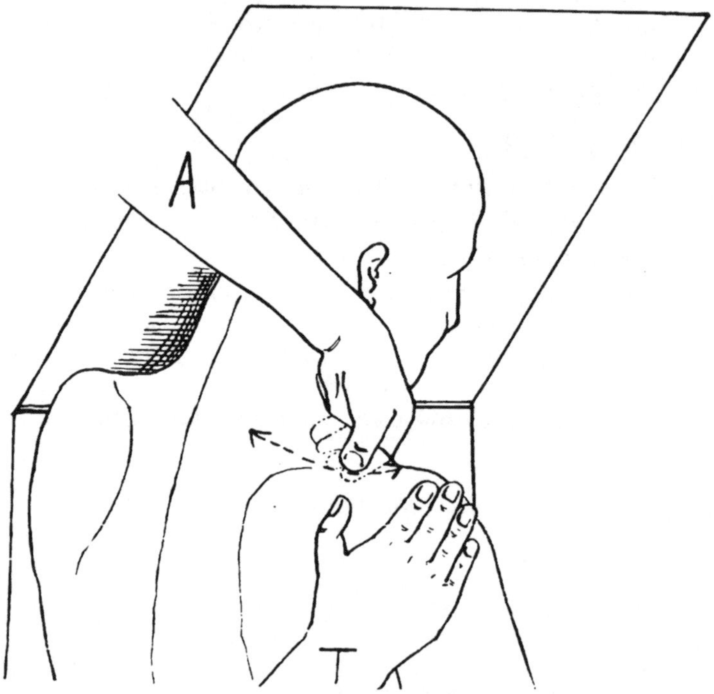

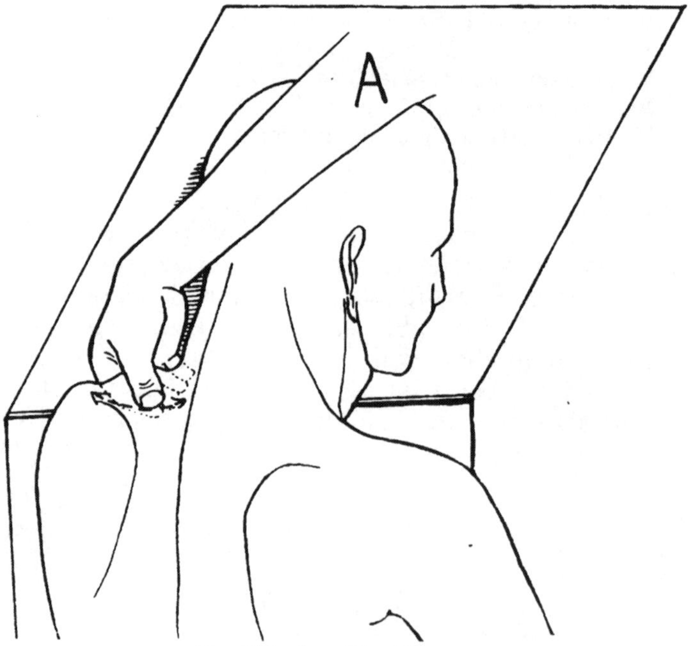

Fig. 266, oben Fig. 265.

B 218. Th

Klavikularinsertionen der Mm. trapezii
(beiderseits zugleich).

Patient (in Seitenlage möglichst stark zur Bauchlage geneigt): der Kopf ist auf die Brust gebeugt, der Arm der oben liegenden Seite hängt schlaff über die vordere Kante des Massagetisches herab.

Arzt steht hinter dem Patienten kopfwärts gewandt:
a) **T**: fußwärtige Hand drückt die oben liegende Schulter nach vorn und kopfwärts;
A: kopfwärtige Hand faßt den Schulterwulst der oben liegenden Seite zwischen Daumen und Fingerspitzen und knetet ihn von der Klavikula zum Angulus medialis scapulae allmählich weiter greifend möglichst tief durch;
hierauf:
b) **T**: fußwärtige Hand faßt den Schulterwulst der unten liegenden Seite ebenso und knetet ihn in gleicher Weise.

Getroffene Gebilde:
Mm. trapezii,
Mm. levatores scapularum,
Mm. supraspinati,
Mm. rhomboidei minores,
Mm. scaleni posteriores,
Mm. scaleni medii,
Mm. scaleni anteriores,
Mm. serrati anteriores (oberste Zacke),
Mm. omohyoidei.

Bemerkung. Diese Griffe sind im allgemeinen nur einmal, und zwar bei Massage der zuletzt vorgenommenen Körperhälfte auszuführen.

Th

B 219.
Mm. sternocleidomastoidei und scaleni
(beiderseits zugleich).

(Arzt **hinter** dem Patienten.)

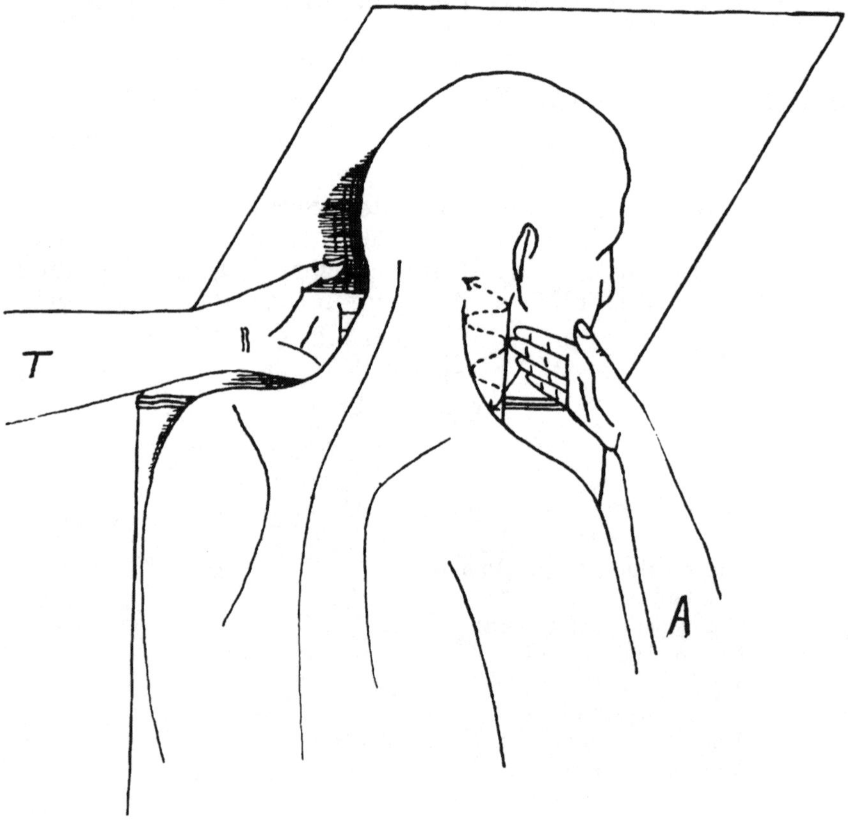

Fig. 267.

B 219.

Th

Mm. sternocleidomastoidei und scaleni
(beiderseits zugleich).

Patient (in Seitenlage zur Bauchlage geneigt): der Kopf liegt leicht zur Brust geneigt lose auf, der Arm der oben liegenden Seite hängt schlaff über die vordere Kante des Massagetisches herab.

Arzt steht hinter dem Patienten:
A: beide Hände kneten mit den Fingerspitzen, an den Warzenfortsätzen beiderseits gleichzeitig beginnend, die vordere Halsmuskulatur bis zum Kehlkopf abwärts durch.

Getroffene Gebilde:
Platysmata myoidea,
Mm. sternocleidomastoidei,
Mm. thyreohyoidei,
Mm. omohyoidei,
Mm. sternohyoidei,
Mm. sternothyreoidei,
M. constrictor pharyngis inferior,
Mm. cricothyreoidei,
Glandula thyreoidea,
Mm. scaleni anteriores,
Mm. scaleni minimi,
Mm. scaleni medii,
Mm. scaleni posteriores.

Bemerkung. Dieser Griff ist im allgemeinen nur einmal, und zwar bei Massage der zuletzt vorgenommenen Körperhälfte auszuführen.

Th

B 220.

Lange Nackenmuskeln und Halswirbelgelenke
(beiderseits zugleich).

(Arzt **hinter** dem Patienten.)

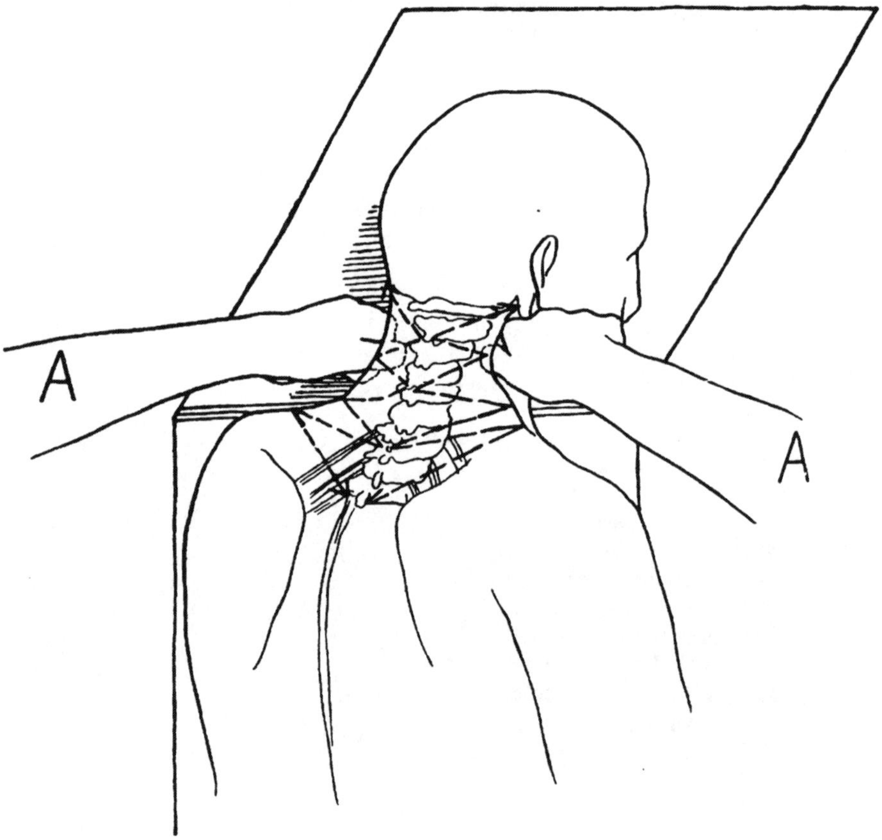

Fig. 268.

B 220. Th

Lange Nackenmuskeln und Halswirbelgelenke
(beiderseits zugleich).

Patient (in Seitenlage zur Bauchlage geneigt): der Kopf liegt leicht zur Brust geneigt lose auf, der Arm der oben liegenden Seite hängt schlaff über die vordere Kante des Massagetisches herab.

Arzt steht hinter dem Patienten:

A: beide Hände, zur Faust geballt, streichen mit den Daumenknöcheln beiderseits gleichzeitig in Querzügen zwischen den Quer- und Dornfortsätzen der Halswirbelsäule vom Schädel bis zum Schultergürtel abwärts.

Getroffene Gebilde:

Mm. sternocleidomastoidei,
Mm. trapezii,
Mm. splenii capitis et cervicis,
Mm. iliocostales cervicis,
Mm. longissimi cervicis et capitis,
Mm. semispinales cervicis et capitis,
Mm. multifidi,
Mm. longi capitis,
Mm. levatores scapularum,
Mm. scaleni anteriores,
Mm. scaleni minimi,
Mm. scaleni medii,
Mm. scaleni posteriores,
Mm. intertransversarii,
Mm. obliqui capitis superiores,
Mm. obliqui capitis inferiores,
Mm. recti capitis posteriores majores,
Capsulae articulares vertebrarum.

Bemerkung. Dieser Griff ist im allgemeinen nur einmal, und zwar bei Massage der zuletzt vorgenommenen Körperhälfte auszuführen.

Th

B 221.
Muskulatur der Unterohrgrube
(beiderseits zugleich).

(Arzt **hinter** dem Patienten.)

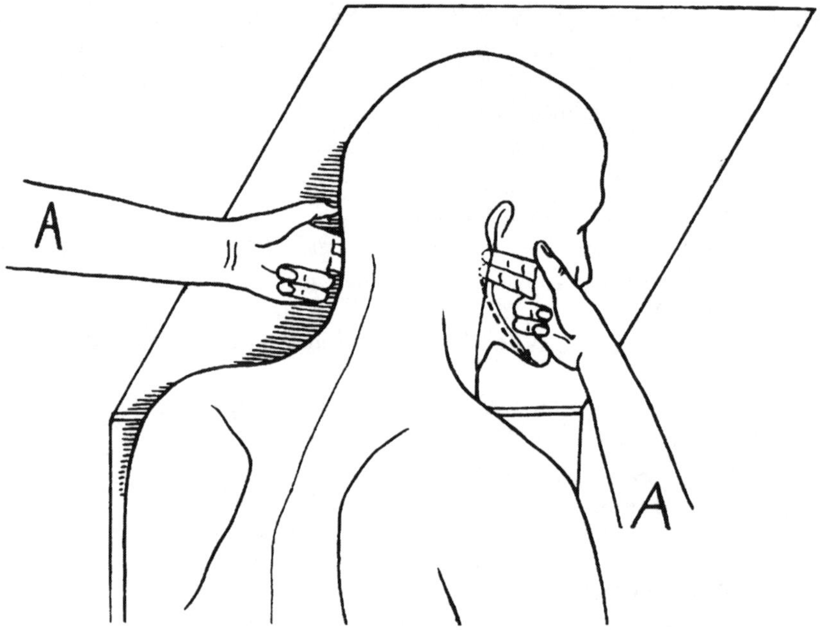

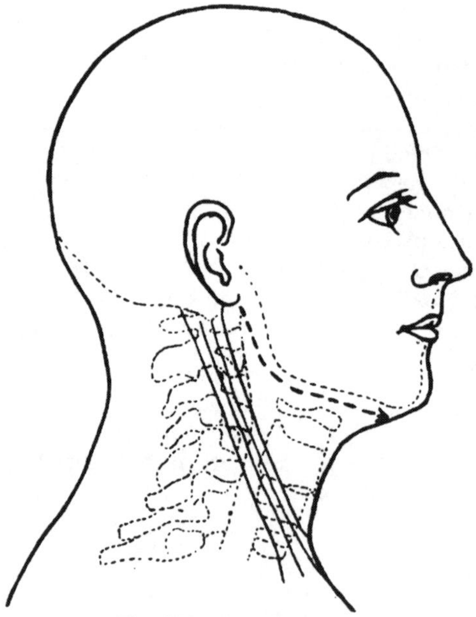

Fig. 270, oben Fig. 269.

B 221. Th

Muskulatur der Unterohrgrube
(beiderseits zugleich).

Patient (in Seitenlage zur Bauchlage geneigt): der Kopf ist gegen die Brust gebeugt, der Arm der oben liegenden Seite hängt über die vordere Kante des Massagetisches herab.

Arzt steht hinter dem Patienten:

A: beide Hände drücken mit den Spitzen des Zeige- und Mittelfingers beiderseits unter dem Ohrläppchen zwischen Warzenfortsatz und Unterkieferast in die Tiefe und streichen von hier vor- und abwärts unter dem Unterkieferwinkel weg bis zum Kinn hin und zurück.

Getroffene Gebilde:

Fascia parotideomasseterica,
Mm. sternocleidomastoidei,
Glandulae parotides,
Artt. mandibulares,
Mm. stylohyoidei,
Mm. styloglossi,
Mm. stylopharyngei,
Mm. digastrici,
Mm. masseteres,
Mm. pteryoidei interni,
Platysmata myoidea,
Glandulae submaxillares,
Mm. mylohyoidei,
Mm. geniohyoidei,
Mm. hyoglossi,
Radix linguae.

Bemerkungen. Der Neigung des Patienten, den Kopf in den Nacken zu beugen, muß der Arzt, wenn nötig, dadurch zuvorkommen, daß er seine Brust gegen den Kopf des Patienten lehnt, oder der Patient muß selbst seinen Hinterkopf mit der Hand der oben liegenden Seite festhalten.

Dieser Griff ist im allgemeinen nur einmal, und zwar bei Massage der zuletzt vorgenommenen Körperhälfte auszuführen.

Th

B 222.
Insertionen der Nackenmuskeln an den Dornfortsätzen
(Mitte).

(Arzt **hinter** dem Patienten.)

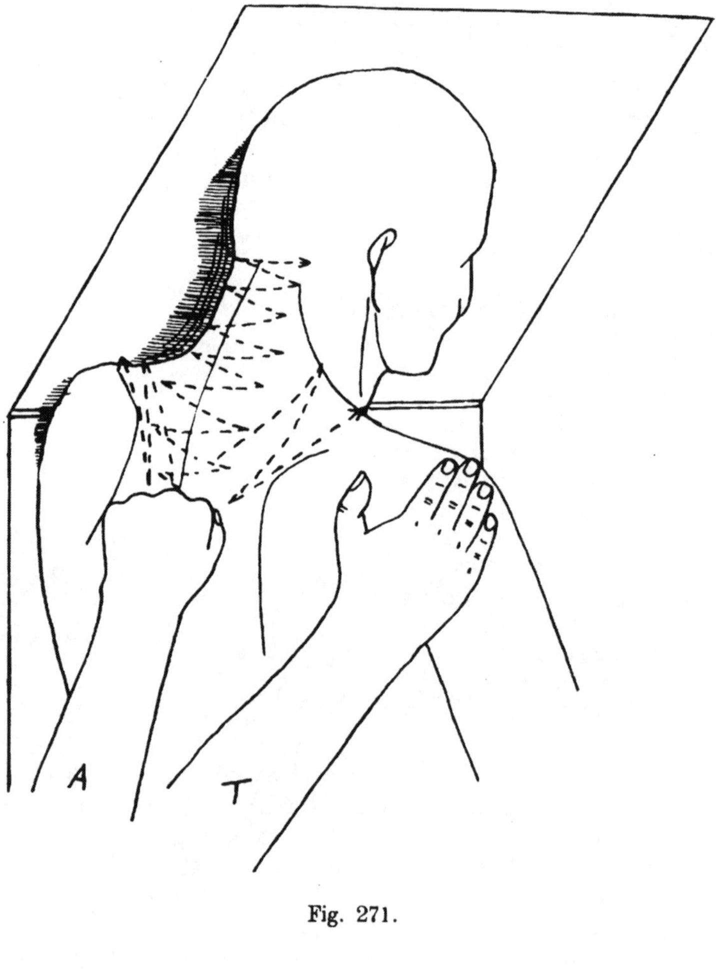

Fig. 271.

B 222. Th

Insertionen der Nackenmuskeln an den Dornfortsätzen
(Mitte).

Patient (in Seitenlage möglichst stark zur Bauchlage geneigt): der Kopf liegt leicht hintenüber gebeugt, schlaff auf; der Arm der oben liegenden Seite hängt über die vordere Kante des Massagetisches herab.

Arzt steht hinter dem Patienten kopfwärts gewandt:
T: fußwärtige Hand drückt die Schulter der oben liegenden Seite nach vorn und kopfwärts;
A: kopfwärtige Hand, zur Faust geballt, streicht mit den Knöcheln von der Mitte des Nackens in Querzügen abwärts über die Vertebra prominens bis zur Mitte der Brustwirbelsäule, sodann quer über beide Schulterwülste.

Getroffene Gebilde:
Lig. nuchae,
Mm. trapezii,
Mm. levatores scapularum,
Mm. rhomboidei minores,
Mm. rhomboidei majores,
Mm. serrati posteriores superiores,
Mm. splenii capitis et cervicis,
Mm. scaleni posteriores,
Mm. scaleni medii,
Mm. scaleni anteriores,
Mm. iliocostales cervicis,
Mm. longissimi cervicis et capitis,
Mm. semispinales cervicis et capitis,
Mm. spinales,
Mm. interspinales,
Mm. multifidi,
Mm. rotatores breves et longi,
Mm. levatores costarum.

Bemerkungen. Besonders wichtig ist die Bearbeitung der Weichteile auf, über, neben und unter der Vertebra prominens.
Dieser Griff ist im allgemeinen nur einmal, und zwar bei Massage der zuletzt vorgenommenen Körperhälfte auszuführen.

D—Th

B 223.

M. masseter.

(Arzt **hinter** dem Patienten.)

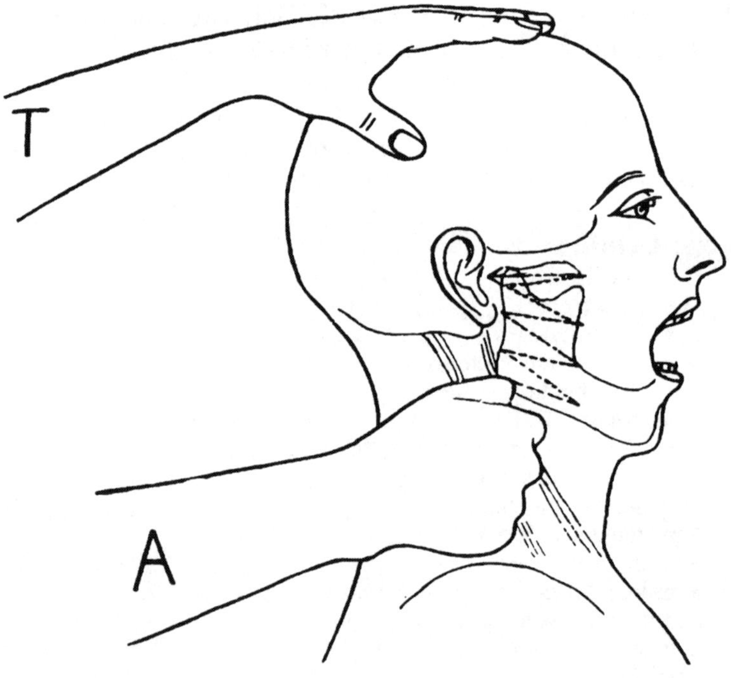

Fig. 272.

B 223.

D—Th

M. masseter.

Patient (in Seitenlage): der Kopf liegt lose auf dem Massagetisch; Patient öffnet den Mund möglichst weit.

Arzt steht hinter dem Patienten:

T: kopfwärtige Hand hält den Kopf;

A: fußwärtige Hand, zur Faust geballt, streicht mit dem Daumenknöchel in Querzügen über die Regio parotideomasseterica vom unteren Unterkieferrand bis zum Jochbogen.

Getroffene Gebilde:

Fascia parotideomasseterica,
Platysma myoides,
M. zygomaticus,
Gl. parotis,
M. masseter,
Art. mandibularis.

D—Th

B 224.

Kiefergelenk.

(Arzt **hinter** dem Patienten.)

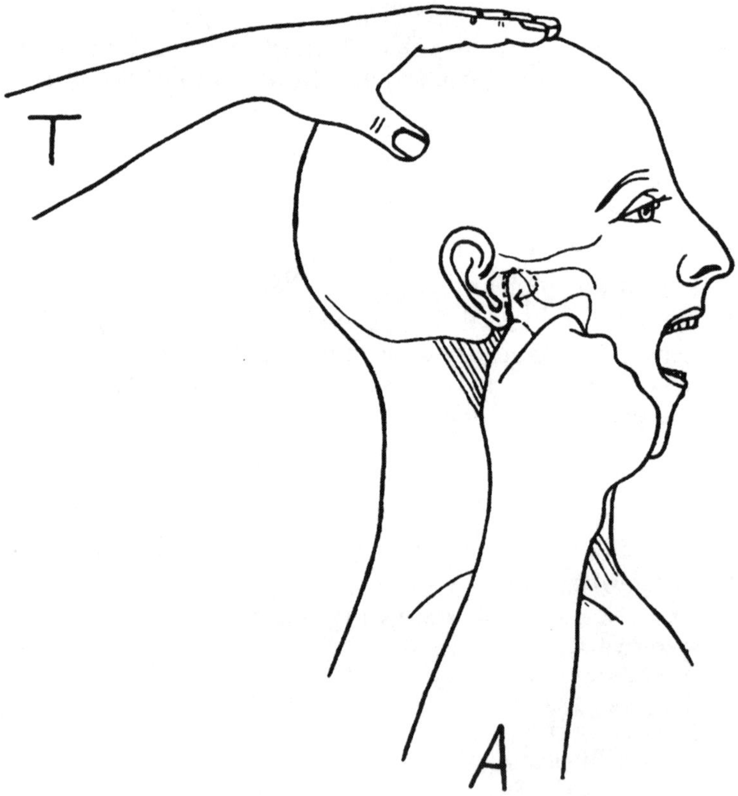

Fig. 273.

B 224. D—Th

Kiefergelenk.

Patient (in Seitenlage): der Kopf liegt lose auf dem Massagetisch: Patient öffnet den Mund möglichst weit.

Arzt steht hinter dem Patienten:
T: kopfwärtige Hand hält den Kopf;
A: fußwärtige Hand, zur Faust geballt, streicht mit dem Daumenknöchel über und um den Processus condyloideus mandibulae.

Getroffene Gebilde:
M. auricularis anterior,
M. helicis major,
M. tragicus,
Tragus,
Cartilago meatus acustici externi,
Fascia parotideomasseterica,
Gl. parotis,
M. masseter,
Lig. temporomandibulare,
Capsula articularis mandibulae,
Discus articularis,
M. digastricus,
M. stylohyoideus,
M. sternocleidomastoideus.

D—Th

B 225.

Seitliche Mundmuskeln.

(**Arzt hinter** dem Patienten.)

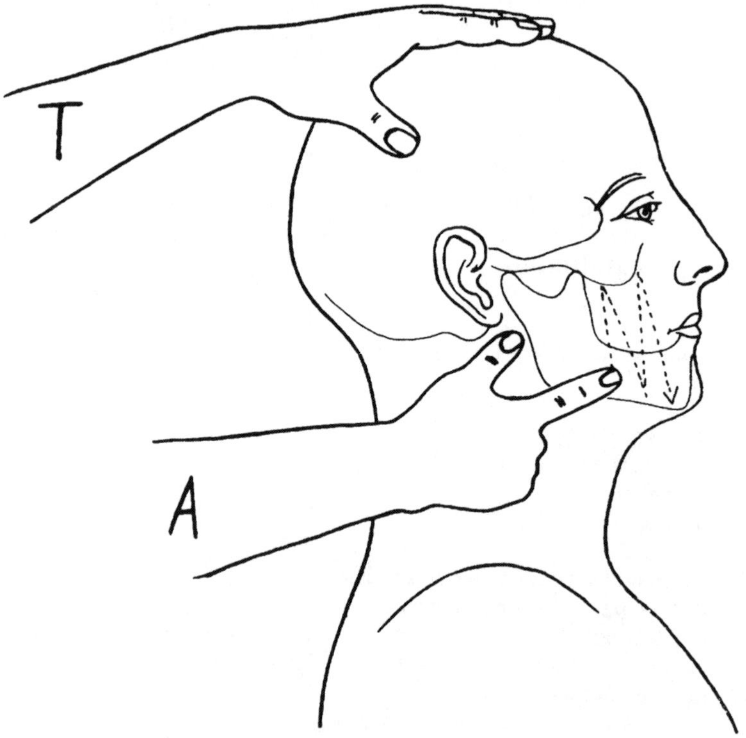

Fig. 274.

B 225.

D—Th

Seitliche Mundmuskeln.

Patient (in Seitenlage): der Kopf liegt lose auf dem Massagetisch.

Arzt steht hinter dem Patienten:

T: kopfwärtige Hand hält den Kopf;

A: fußwärtige Hand streicht mit der Spitze des Zeigefingers in Längszügen über die Wange zwischen vorderem Rande des M. masseter und Mundwinkel vom Jochbein zum Unterkieferrand hin und her.

Getroffene Gebilde:

Corpus adiposum buccae,
M. zygomaticus,
M. caninus,
M. buccinator,
M. risorius,
Platysma myoides,
M. triangularis,
M. orbicularis oris.

d—th

B 226.

Untere Mundmuskeln.

(Arzt **hinter** dem Patienten.)

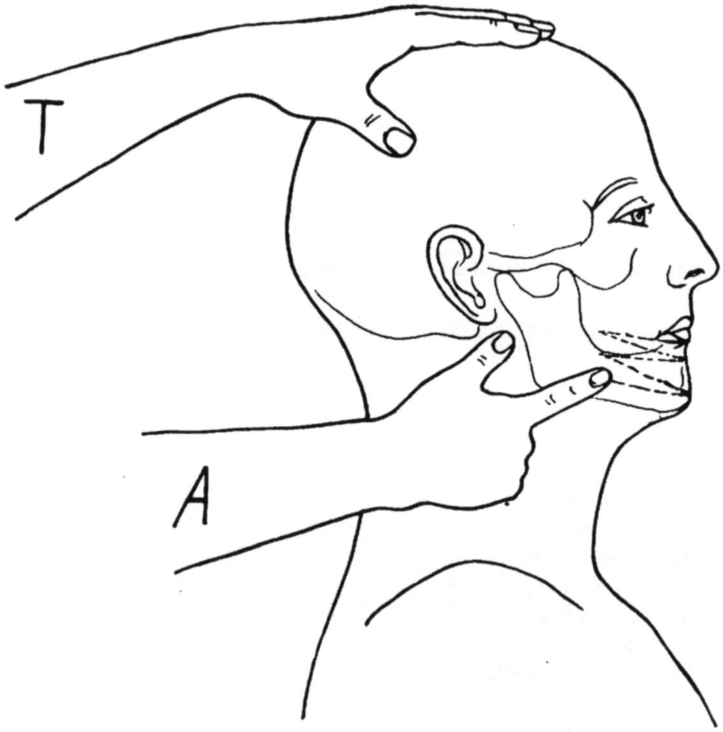

Fig. 275.

B 226. d—th

Untere Mundmuskeln.

Patient (in Seitenlage): der Kopf liegt lose auf dem Massagetisch.

Arzt steht hinter dem Patienten:

T: kopfwärtige Hand hält den Kopf;

A: fußwärtige Hand streicht mit der Spitze des Zeigefingers vom vorderen Rande des M. masseter bis zur Mitte des Kinns in Querzügen zwischen Unterlippe und Unterkieferrand hin und her.

Getroffene Gebilde:

Platysma myoides,
M. buccinator,
M. risorius,
M. triangularis,
M. quadratus labii inferioris,
M. incisivus labii inferioris,
M. mentalis,
M. orbicularis oris.

d—th

B 227.

Mm. mentales

(Mitte).

(Arzt **hinter** dem Patienten.)

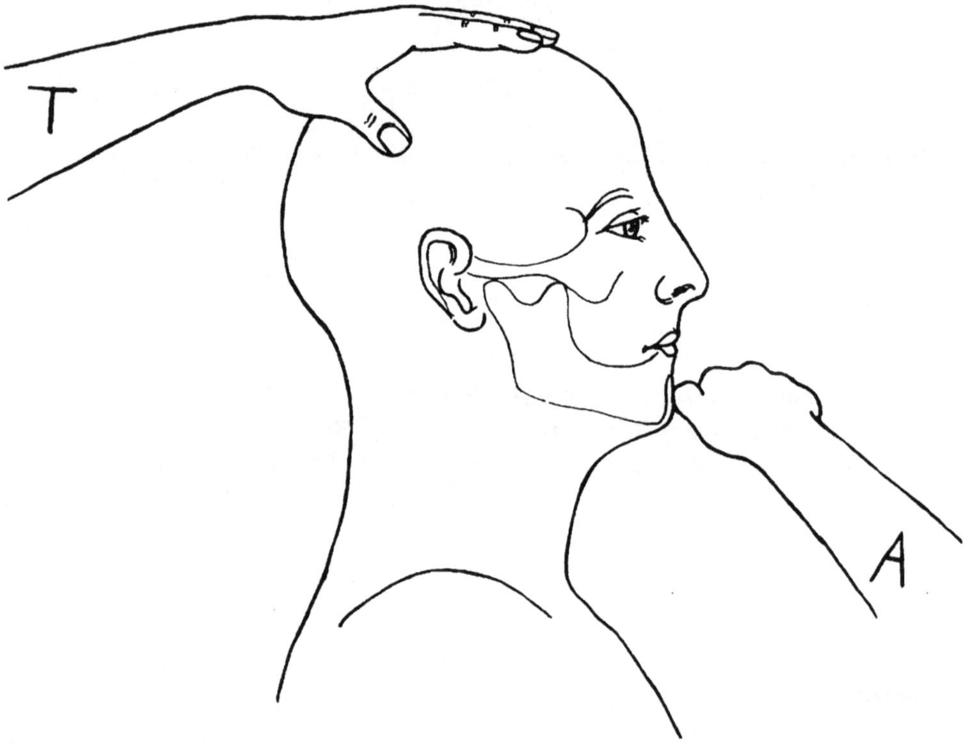

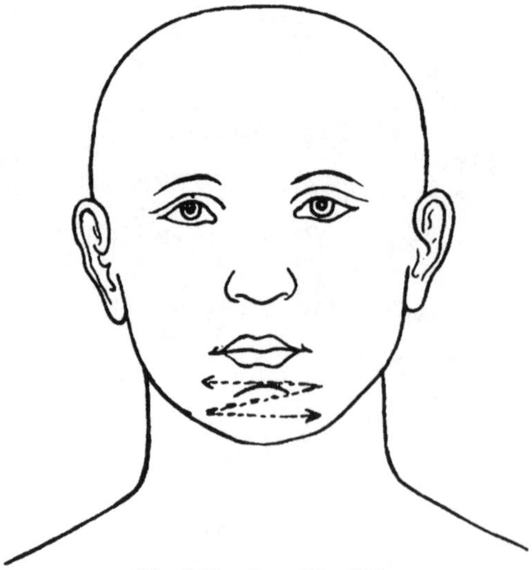

Fig. 277, oben Fig. 276.

B 227. d—th

Mm. mentales

(Mitte).

Patient (in Seitenlage): der Kopf liegt lose auf dem Massagetisch.

Arzt steht hinter dem Patienten:

T: kopfwärtige Hand hält den Kopf;

A: fußwärtige Hand, zur Faust geballt, setzt den Daumenknöchel auf die Vorragung des Kinns und streicht in kräftigem Zuge über sie nach beiden Seiten hin und her.

Getroffene Gebilde:

Mm. mentales,
Mm. quadrati labii inferioris,
Mm. incisivi labii inferioris,
Mm. triangulares,
M. orbicularis oris.

Bemerkung. Dieser Griff ist im allgemeinen nur einmal, und zwar bei Massage der zuletzt vorgenommenen Körperhälfte auszuführen.

d—th

B 228.

Obere Mundmuskeln.

(**Arzt hinter** dem Patienten.)

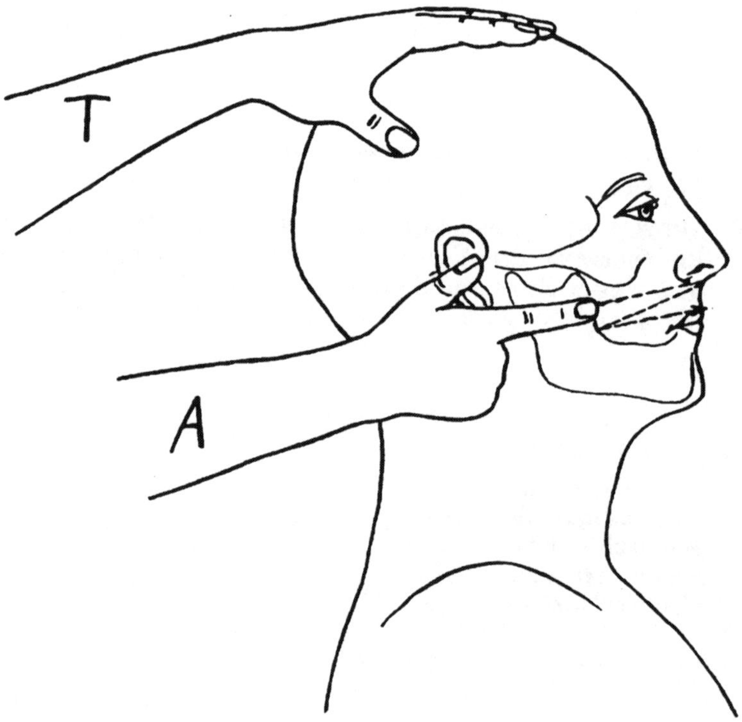

Fig. 278.

B 228. d—th

Obere Mundmuskeln.

Patient (in Seitenlage): der Kopf liegt lose auf dem Massagetisch.

Arzt steht hinter dem Patienten:

T: kopfwärtige Hand hält den Kopf;

A: fußwärtige Hand streicht mit der Spitze des Zeigefingers in Querzügen vom vorderen Rande des **M.** masseter unter der Nase weg über die Oberlippe hin und her.

Getroffene Gebilde:

Corpus adiposum buccae,
M. zygomaticus,
M. buccinator,
M. caninus,
M. incisivus labii superioris,
M. nasalis (pars alaris),
M. depressor septi,
M. orbicularis oris.

d—th

B 229.

Mm. nasales

(Mitte).

(**Arzt hinter** dem Patienten.)

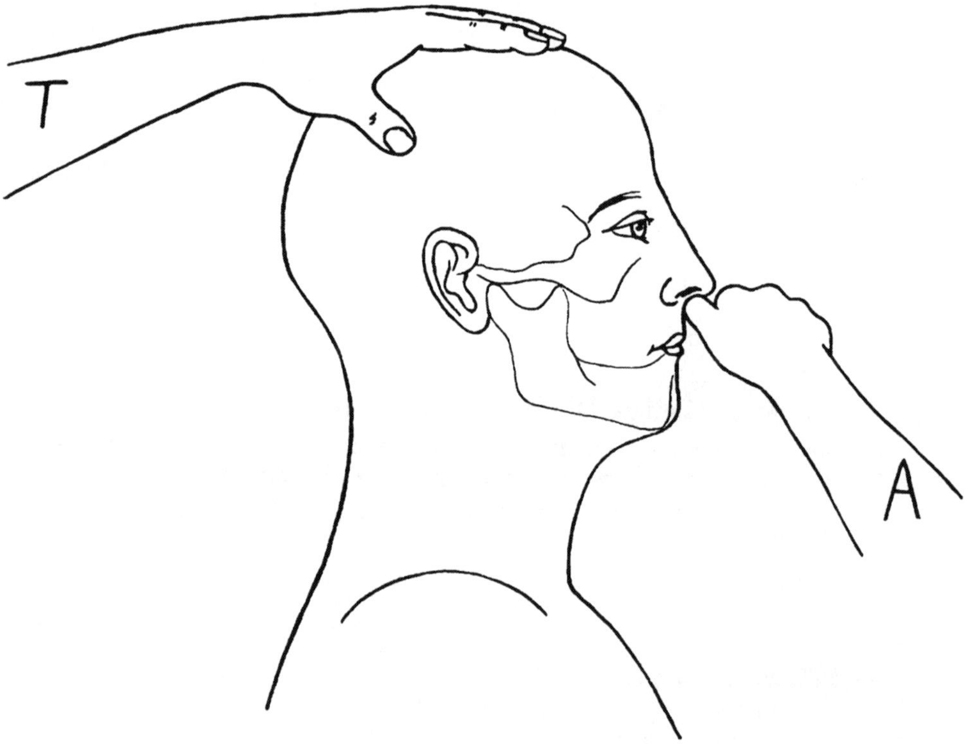

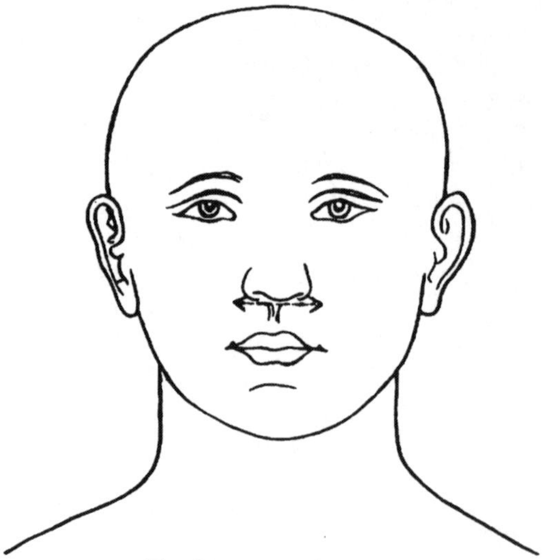

Fig. 280, oben Fig. 279.

B 229. d—th

Mm. nasales

(Mitte).

Patient (in Seitenlage): der Kopf liegt lose auf dem Massagetisch.

Arzt steht hinter dem Patienten:

T: kopfwärtige Hand hält den Kopf;

A: fußwärtige Hand, zur Faust geballt, setzt den Daumenknöchel dicht unter der Nasenscheidenwand auf deren Wurzel und streicht von einem Nasenflügel zum anderen hin und her.

Getroffene Gebilde:

M. orbicularis oris,
Mm. nasales (partes alares),
Mm. depressores septi,
Mm. quadrati labii superioris,
Mm. incisivi labii superioris,
Cartilago septi nasi.

Bemerkung. Dieser Griff ist im allgemeinen nur einmal, und zwar bei Massage der zuletzt vorgenommenen Körperhälfte auszuführen.

D—Th

B 230.
Muskeln und Fettkörper der Wange.
(Arzt **hinter** dem Patienten.)

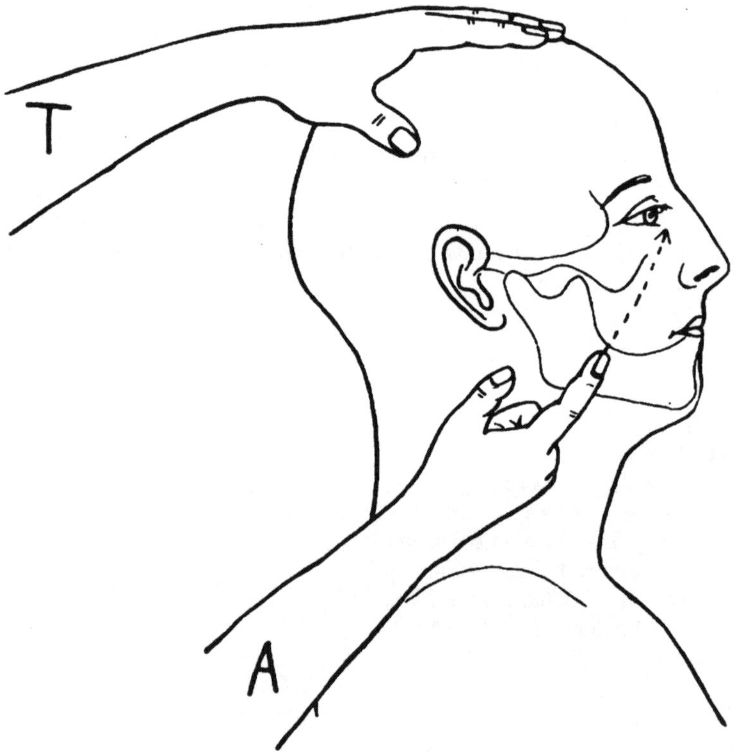

Fig. 281.

B 230.

D—Th

Muskeln und Fettkörper der Wange.

Patient (in Seitenlage): der Kopf liegt lose auf dem Massagetisch.

Arzt steht hinter dem Patienten:

T: kopfwärtige Hand hält den Kopf;

A: fußwärtige Hand streicht mit der Spitze des Zeigefingers vom Unterkieferwinkel her unter dem Jochbein entlang durch die Wange gegen Nasenwurzel und medialen Augenwinkel.

Getroffene Gebilde:

Platysma myoides,
Fascia parotideomasseterica,
M. masseter,
M. zygomaticus,
Corpus adiposum buccae,
M. buccinator,
M. caninus,
M. quadratus labii superioris,
M. nasalis (pars transversa),
M. orbicularis oculi.

D—Th

B 231.
Seitliche Nasenmuskeln.
(Arzt **hinter** dem Patienten.)

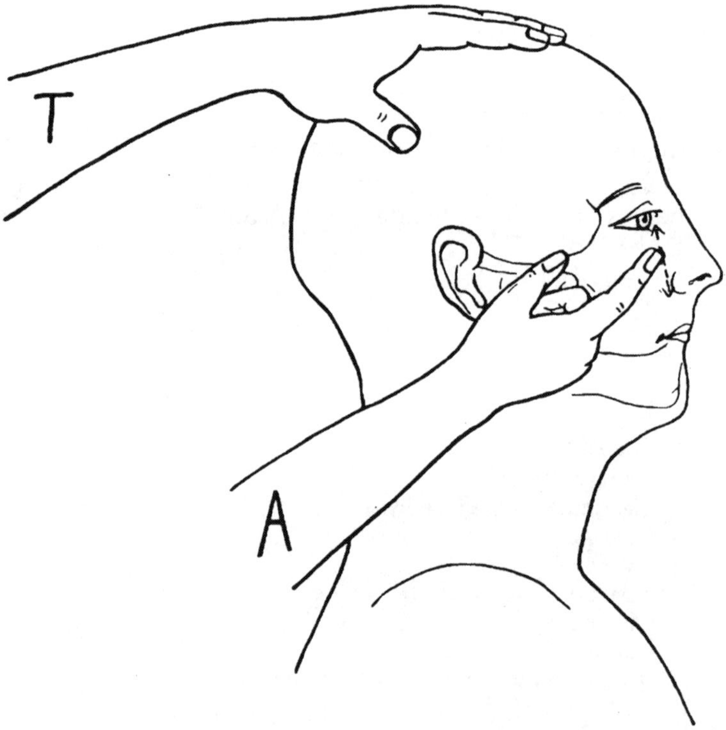

Fig. 282.

B 231. D—Th

Seitliche Nasenmuskeln.

Patient (in Seitenlage): der Kopf liegt lose auf dem Massagetisch.

Arzt steht hinter dem Patienten:

T: kopfwärtige Hand hält den Kopf;

A: fußwärtige Hand streicht mit der Spitze des Zeigefingers längs des Nasenflügels von der Oberlippe bis zum medialen Augenwinkel hin und her.

Getroffene Gebilde:

M. orbicularis oris,
M. incisivus labii superioris,
M. nasalis,
M. caninus,
M. quadratus labii superioris,
M. orbicularis oculi.

Th

B 232.
Seitliche Nasenmuskeln
(beiderseits zugleich).

(Arzt **hinter** dem Patienten.)

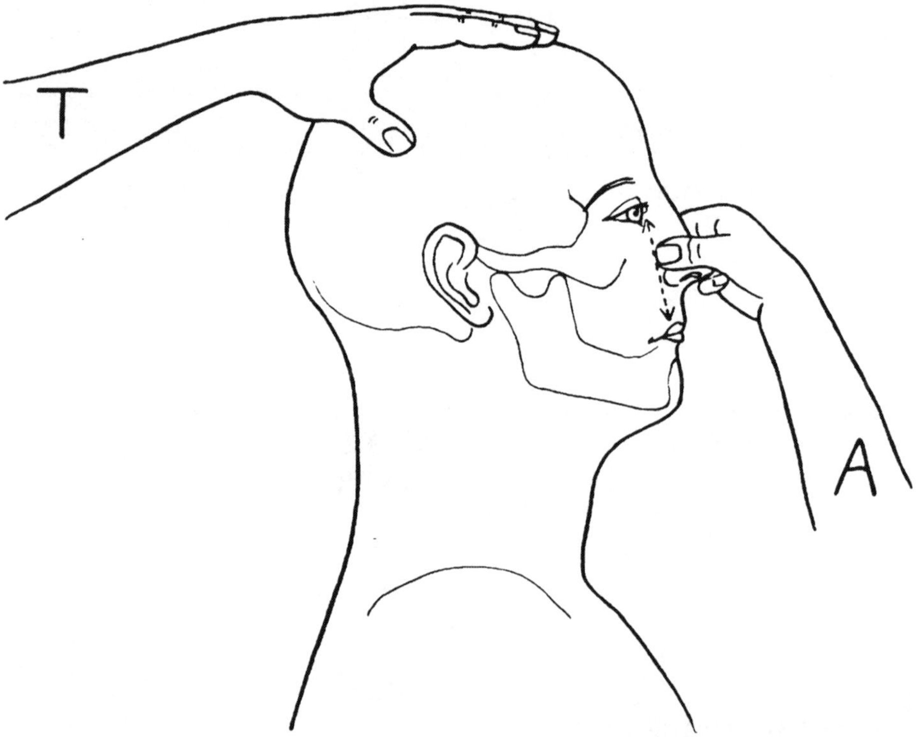

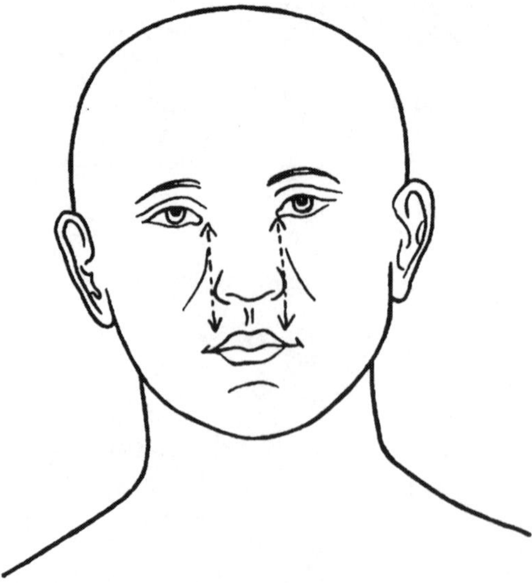

Fig. 284, oben Fig. 283.

B 232. Th

Seitliche Nasenmuskeln
(beiderseits zugleich).

Patient (in Seitenlage): der Kopf liegt lose auf dem Massagetisch.

Arzt steht hinter dem Patienten:
T: kopfwärtige Hand hält den Kopf;
A: fußwärtige Hand setzt den Daumen auf die oben liegende, die Spitze des Zeige- und Mittelfingers auf die unten liegende Seite der Nase und streicht beiderseits gleichzeitig zwischen innerem Augenwinkel und Oberlippe dicht an den Nasenflügeln vorbei auf und ab.

Getroffene Gebilde:
Mm. orbiculares oculorum,
Mm. quadrati labii superioris,
Mm. canini,
Mm. nasales,
Mm. incisivi labii superioris,
M. orbicularis oris.

Bemerkung. Dieser Griff ist im allgemeinen nur einmal, und zwar bei Massage der zuletzt vorgenommenen Körperhälfte auszuführen.

d—th

B 233.

Nasenknorpel und Mm. nasales
(Mitte).

(Arzt **hinter** dem Patienten.)

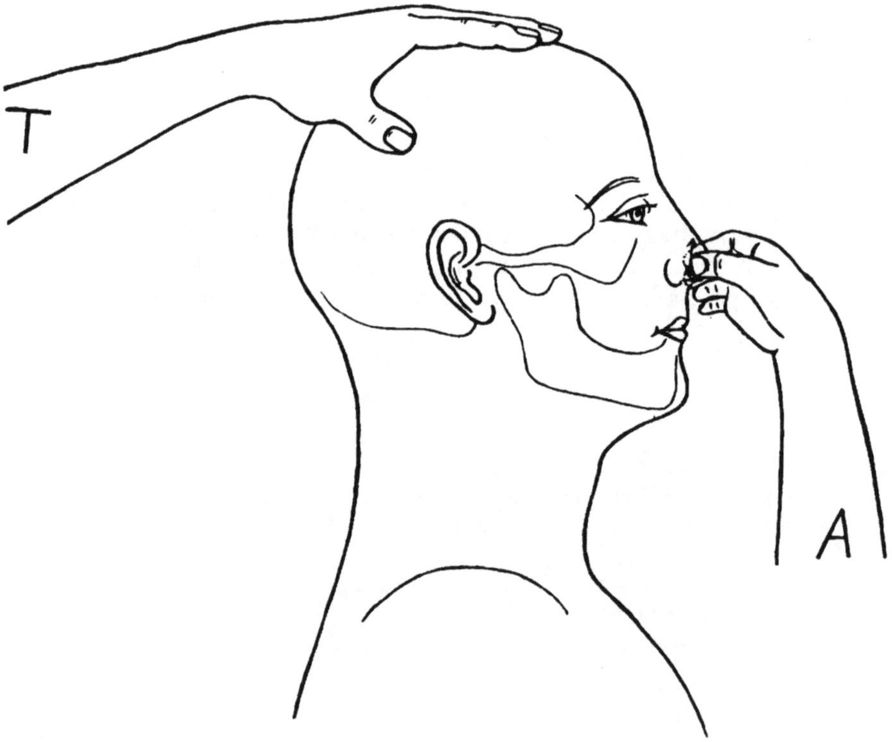

Fig. 285.

B 233. d—th

Nasenknorpel und Mm. nasales

(Mitte).

Patient (in Seitenlage): der Kopf liegt lose auf dem Massagetisch.

Arzt steht hinter dem Patienten:

T: kopfwärtige Hand hält den Kopf;

A: fußwärtige Hand faßt die Nasenspitze zwischen Daumen und Fingerspitzen und knetet sie.

Getroffene Gebilde:

Mm. nasales (partes transversae),
Cartilagines alares majores,
Cartilagines nasi laterales,
Cartilago septi nasi.

Bemerkung. Dieser Griff ist im allgemeinen nur einmal, und zwar bei Massage der zuletzt vorgenommenen Körperhälfte auszuführen.

d—th

B 234.

M. orbicularis oculi
(untere Hälfte).

(Arzt **hinter** dem Patienten.)

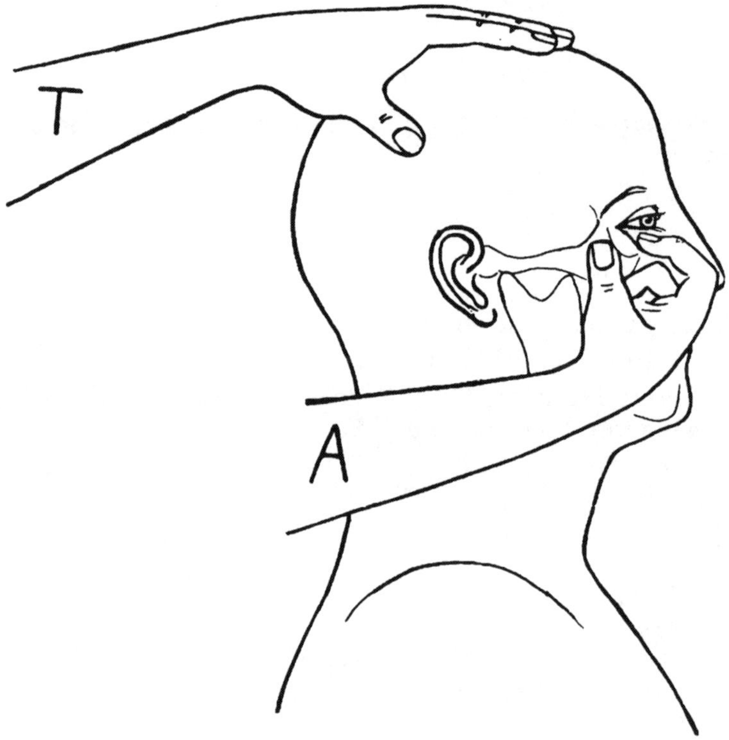

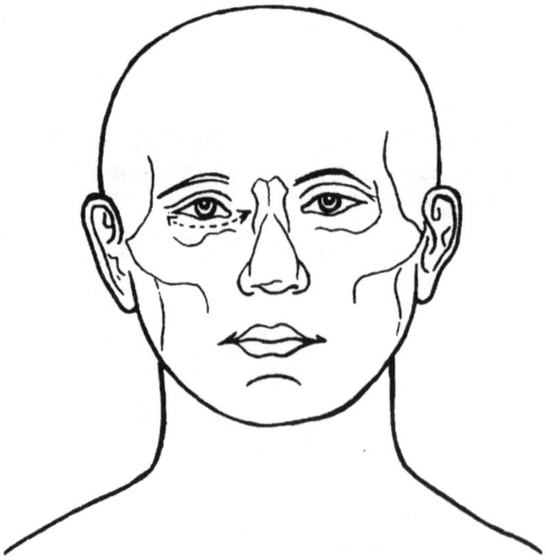

Fig. 287, oben Fig. 286.

B 234.

d—th

M. orbicularis oculi
(untere Hälfte).

Patient (in Seitenlage): der Kopf liegt lose auf dem Massagetisch.

Arzt steht h i n t e r dem Patienten:

T: kopfwärtige Hand hält den Kopf;

A: fußwärtige Hand stützt sich mit dem Daumen auf dem Jochbein auf und streicht mit der Spitze des Zeigefingers den unteren Rand der Orbita entlang, die Weichteile zwischen diesem und dem Augapfel vom medialen bis zum lateralen Augenwinkel knetend.

Getroffene Gebilde:

M. o r b i c u l a r i s o c u l i,
Tarsus inferior,
S e p t u m o r b i t a l e,
Lig. palpebrale mediale,
Raphe palpebralis lateralis,
Conjunctiva,
C o r p u s a d i p o s u m o r b i t a e,
M. o b l i q u u s i n f e r i o r o c u l i.
M. rectus inferior oculi,
M. rectus lateralis oculi,
M. rectus medialis oculi.

d—th

B 235.

M. orbicularis oculi
(obere Hälfte).

(Arzt **hinter** dem Patienten.)

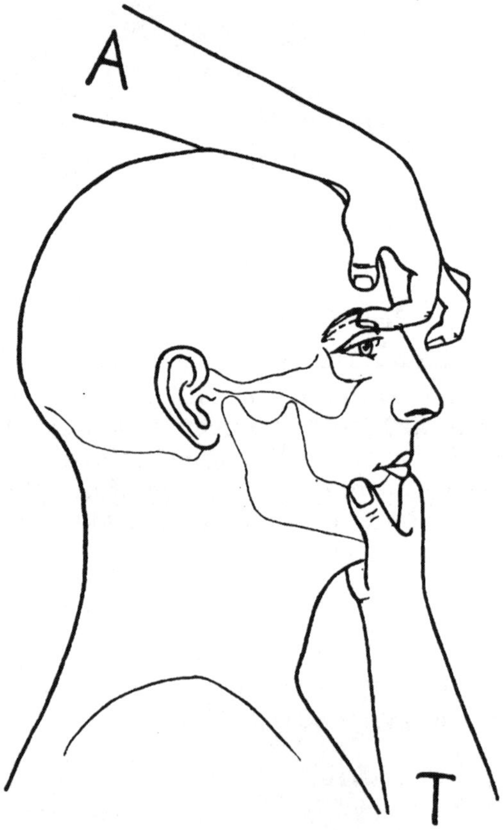

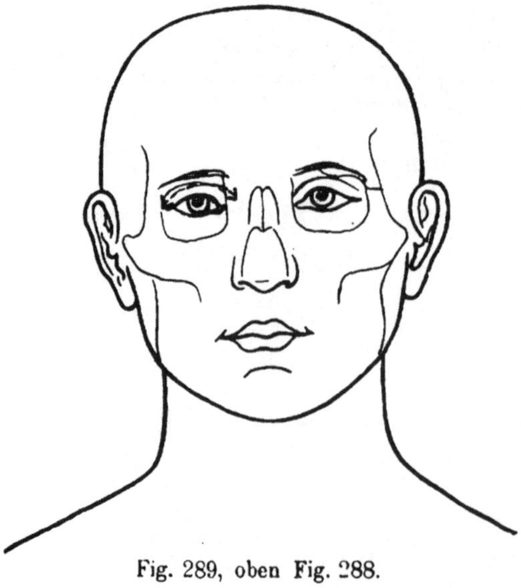

Fig. 289, oben Fig. 288.

B 235. d—th

M. orbicularis oculi

(obere Hälfte).

Patient (in Seitenlage): der Kopf liegt lose auf dem Massagetisch.

Arzt steht hinter dem Patienten:

T: fußwärtige Hand hält den Kopf am Kinn;

A: kopfwärtige Hand stützt sich mit der Handwurzel auf die Stirn und streicht mit der Spitze des Zeigefingers den oberen Rand der Orbita entlang, die Weichteile zwischen diesem und dem Augapfel vom medialen bis zum lateralen Augenwinkel knetend.

Getroffene Gebilde:

M. orbicularis oculi,
Tarsus superior,
Septum orbitale,
Lig. palpebrale mediale,
Raphe palpebralis lateralis,
Conjunctiva,
Glgl. lacrimales,
Corpus adiposum orbitae,
M. levator palpebrae superioris,
M. rectus superior oculi,
M. obliquus superior oculi,
M. rectus lateralis oculi,
M. rectus medialis oculi.

d—th

B 236.

Augenlider.

(Arzt **hinter** dem Patienten.)

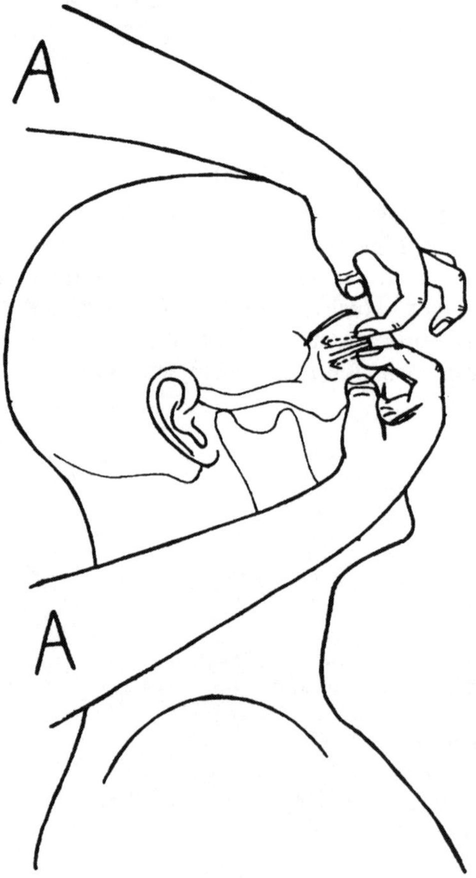

Fig. 290.

B 236. d—th

Augenlider.

Patient (in Seitenlage): der Kopf liegt lose auf dem Massagetisch; der Patient darf nicht mit den Augen zwinkern.

Arzt steht hinter dem Patienten:

A: fußwärtige Hand stützt sich mit der Handwurzel auf den Unterkiefer und geht mit der Spitze des Zeigefingers zwischen den unteren Rand der Orbita und das untere Augenlid;

A: kopfwärtige Hand stützt sich mit der Handwurzel auf die Stirn und geht mit der Spitze des Zeigefingers zwischen den oberen Rand der Orbita und das obere Augenlid; beide Zeigefingerspitzen schieben die Lidknorpel gegeneinander, klappen sie um und streichen nun mit den Nägeln die Lidknorpel entlang, sie leicht gegeneinander drückend.

Getroffene Gebilde:

M. orbicularis oculi,
Tarsus superior et inferior,
Septum orbitale,
Mm. tarsales superior et inferior,
Glgl. tarsales (Meibomi),
M. ciliaris (Riolani),
Conjunctiva,
Lig. palpebrale mediale,
Raphe palpebralis lateralis.

D—Th

B 237.

Trochlea m. obliqui superioris oculi.

(Arzt **hinter** dem Patienten.)

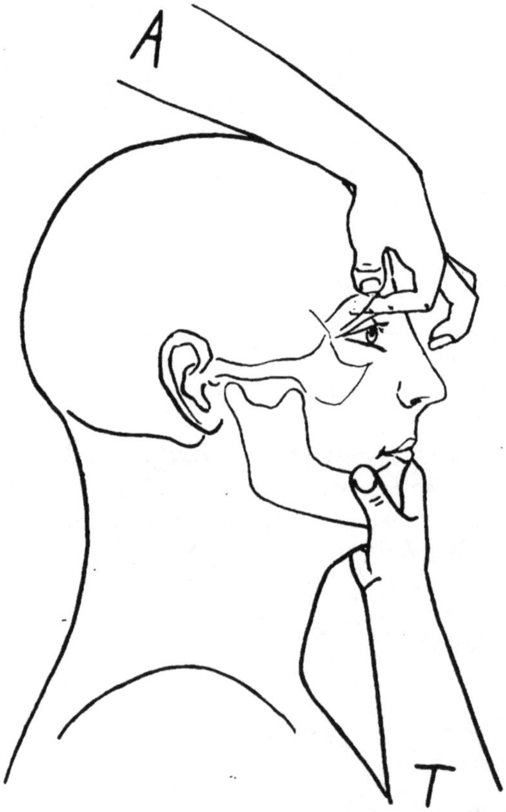

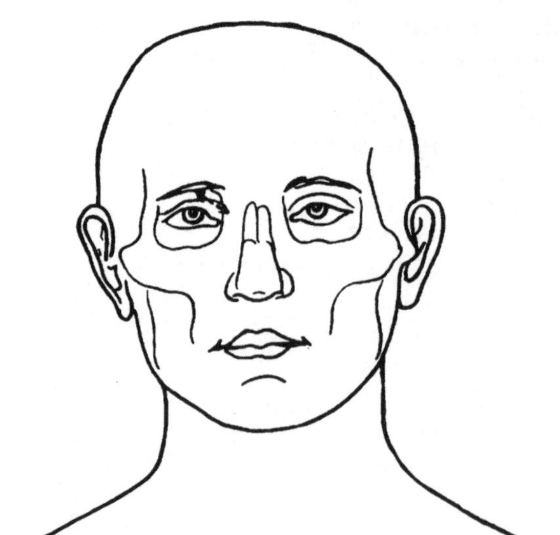

Fig. 292, oben Fig. 291.

B 237.

D—Th

Trochlea m. obliqui superioris oculi

Patient (in Seitenlage): der Kopf liegt lose auf dem Massagetisch; der Patient darf nicht mit den Augen zwinkern.

Arzt steht hinter dem Patienten:

T: fußwärtige Hand hält den Kopf am Kinn;

A: kopfwärtige Hand stützt sich mit der Handwurzel auf die Stirn, geht mit der Spitze des Zeigefingers über dem medialen Augenwinkel unter den oberen Rand der Trochlea m. obliqui oculi superioris, sucht möglichst weit nach rückwärts unter diese zu kommen, ohne den Augapfel zu drücken, und knetet die Trochlea und deren Umgebung unter zitternden Bewegungen in querer Richtung.

Getroffene Gebilde:

M. orbicularis oculi,
Tarsus superior,
Septum orbitale,
Conjunctiva,
Corpus adiposum orbitae,
M. levator palpebrae superioris,
M. obliquus superior oculi,
Trochlea m. obliqui superioris oculi,
B. trochlearis.

d—th

B 238.

Mm. proceri

(Mitte).

(Arzt **hinter** dem Patienten.)

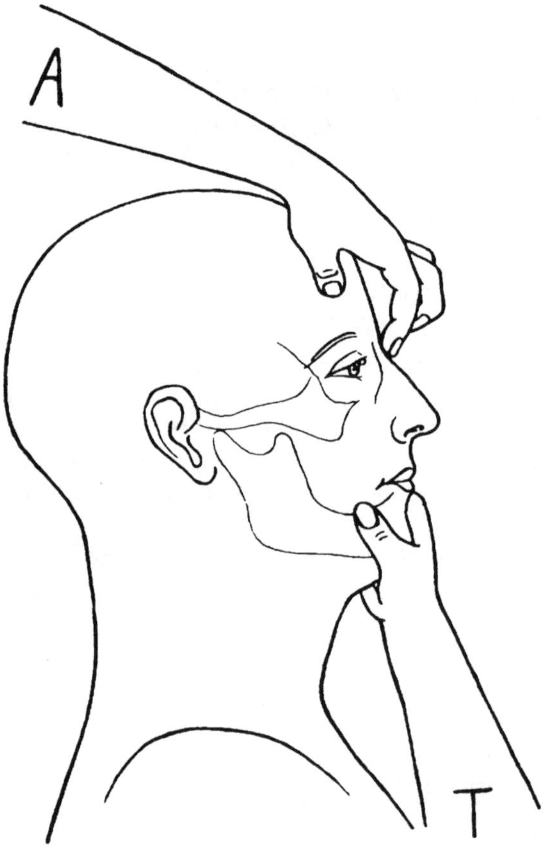

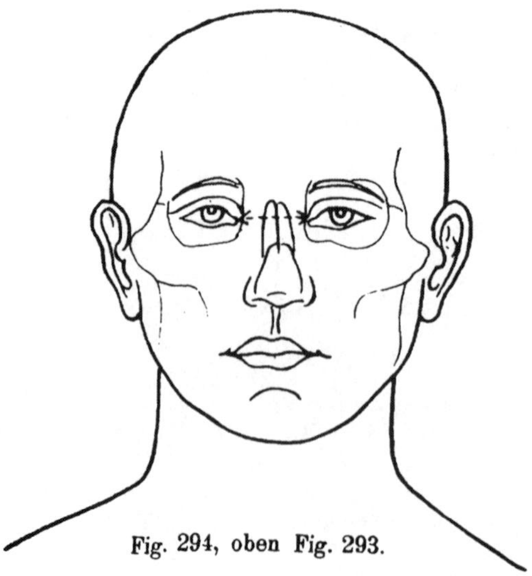

Fig. 294, oben Fig. 293.

B 238. d—th

Mm. proceri

(Mitte).

Patient (in Seitenlage): der Kopf liegt lose auf dem Massagetisch; der Patient darf nicht mit den Augen zwinkern.

Arzt steht h i n t e r dem Patienten:

T: fußwärtige Hand hält den Kopf am Kinn;

A: kopfwärtige Hand stützt sich mit der Handwurzel auf die Stirn und streicht mit der Spitze des Zeigefingers in querer Richtung über die Nasenwurzel zwischen den Augen hin und her.

Getroffene Gebilde:

Mm. p r o c e r i,
Mm. quadrati labii super. (Capp. angular.),
Mm. orbiculares oculorum,
Ligg. palpebralia medialia.

Bemerkung. Dieser Griff ist im allgemeinen nur einmal, und zwar bei Massage der zuletzt vorgenommenen Körperhälfte auszuführen.

D—Th

B 239.
M. corrugator.

(Arzt **hinter** dem Patienten.)

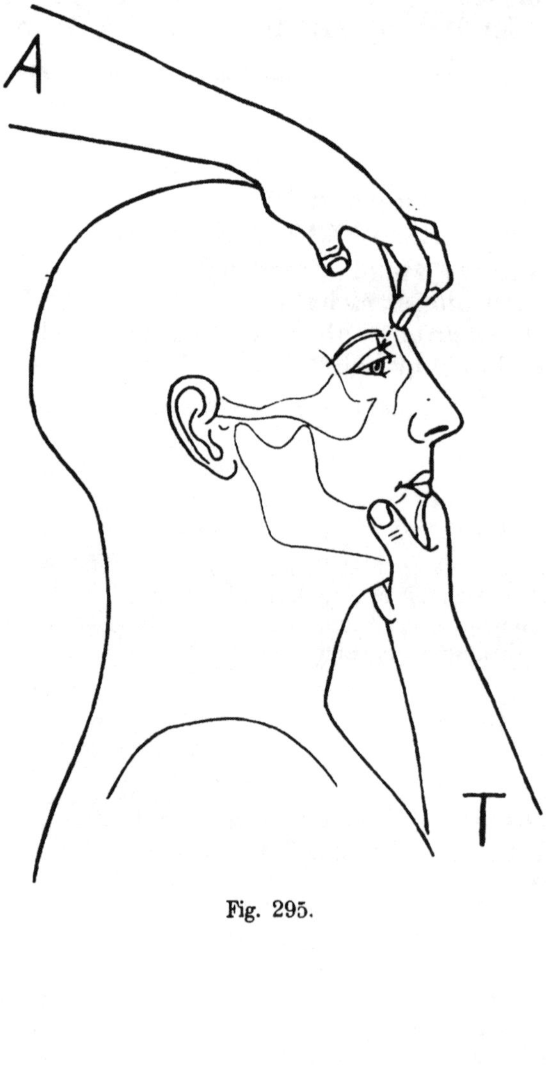

Fig. 295.

B 239.

D—Th

M. corrugator.

Patient (in Seitenlage): der Kopf liegt lose auf dem Massagetisch; der Patient darf die Stirn nicht runzeln.

Arzt steht hinter dem Patienten fußwärts gewandt:

T: fußwärtige Hand hält den Kopf am Kinn;

A: kopfwärtige Hand stützt sich mit der Handwurzel auf die Stirn und streicht mit der Spitze des Zeigefingers über das mediale Ende der Augenbraue in der Richtung von der Glabella gegen das Auge über den medialen oberen Winkel der Orbita weg hin und her.

Getroffene Gebilde:

Supercilium,
M. corrugator,
M. orbicularis oculi,
M. frontalis,
M. procerus.

Bemerkung. Ist der M. corrugator sehr stark gespannt, so muß die kopfwärtige A-Hand den Daumenknöchel gebrauchen.

D—Th

B 240.

Insertion des M. frontalis

(Arzt **hinter** dem Patienten.)

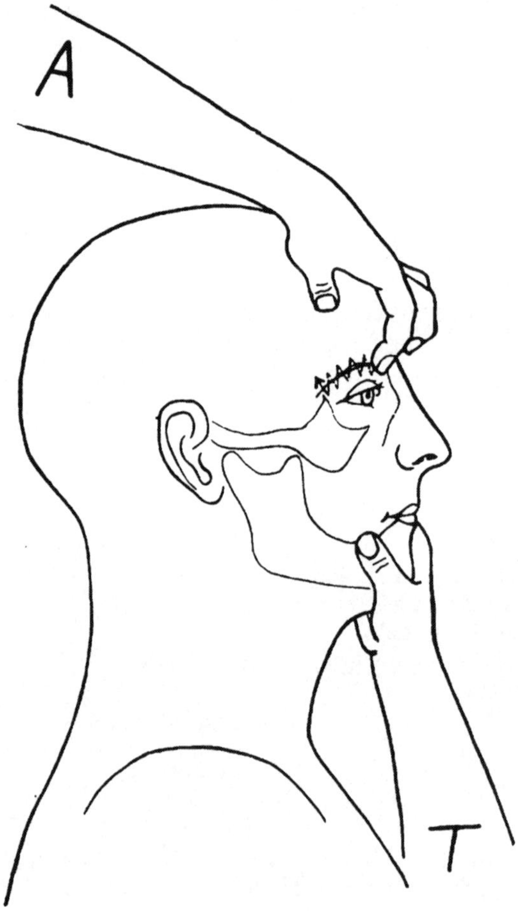

Fig. 296.

B 240. D—Th

Insertion des M. frontalis

Patient (in Seitenlage): der Kopf liegt lose auf dem Massagetisch; der Patient darf nicht mit den Augen zwinkern und die Stirn nicht runzeln.

Arzt steht hinter dem Patienten:

T: fußwärtige Hand hält den Kopf am Kinn;

A: kopfwärtige Hand stützt sich mit der Handwurzel auf die Stirn und knetet mit der Spitze des Zeigefingers die Augenbraue in ihrer ganzen Länge.

Getroffene Gebilde:

Supercilium,
M. frontalis,
M. procerus,
M. corrugator,
M. orbicularis oculi.

D—Th

B 241.

M. frontalis.

(Arzt **hinter** dem Patienten.)

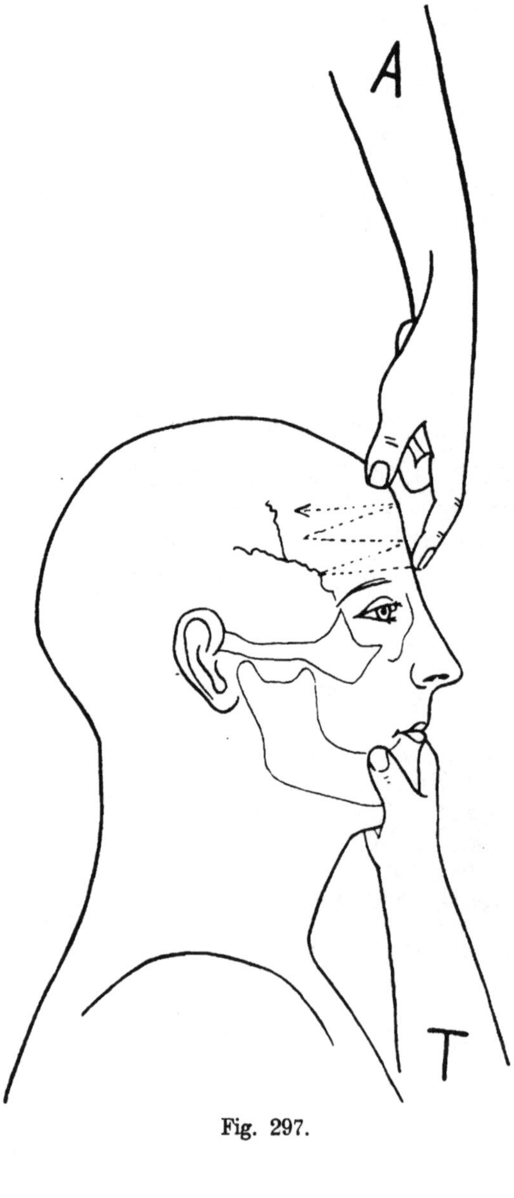

Fig. 297.

B 241. D—Th

M. frontalis.

Patient (in Seitenlage): der Kopf liegt lose auf dem Massagetisch; der Patient darf die Stirn nicht runzeln.

Arzt steht hinter dem Patienten:

T: fußwärtige Hand hält den Kopf am Kinn;

A: kopfwärtige Hand streicht mit der Spitze des Zeigefingers in Querzügen über die oben liegende Stirnseite von der Augenbraue bis zur Haargrenze hin und her.

Getroffene Gebilde:

Supercilium,
M. frontalis.

Th

B 242.

Insertionen der Mm. frontales

(beiderseits zugleich).

(Arzt **hinter** dem Patienten.)

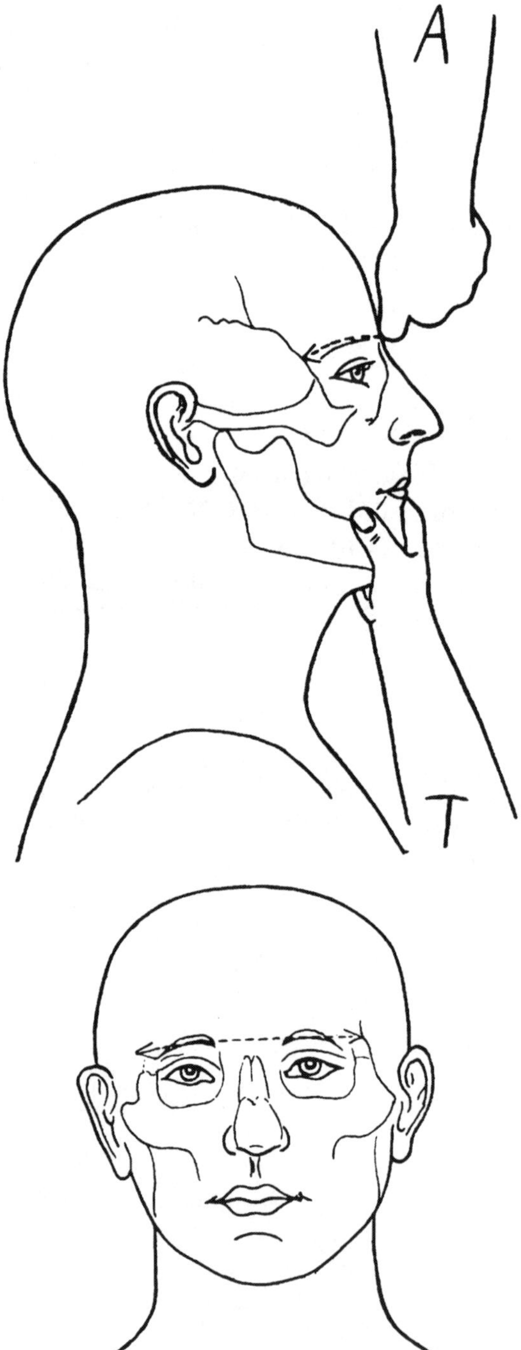

Fig. 299, oben Fig. 298.

B 242. Th

Insertionen der Mm. frontales

(beiderseits zugleich).

Patient (in Seitenlage): der Kopf liegt lose auf dem Massagetisch; der Patient darf nicht mit den Augen zwinkern und die Stirn nicht runzeln.

Arzt steht hinter dem Patienten:

T: fußwärtige Hand hält den Kopf am Kinn;

A: kopfwärtige Hand, zur Faust geballt, streicht mit dem Daumenknöchel in einem Zuge über beide Augenbrauen hinweg hin und her.

Getroffene Gebilde:

Supercilia,
Mm. frontales,
Mm. proceri,
Mm. corrugatores,
Mm. orbiculares oculorum.

Bemerkung. Dieser Griff ist im allgemeinen nur einmal, und zwar bei Massage der zuletzt vorgenommenen Körperhälfte auszuführen.

Th

B 243.
Mm. frontales und Galea aponeurotica
(beiderseits).
(Arzt **hinter** dem Patienten.)

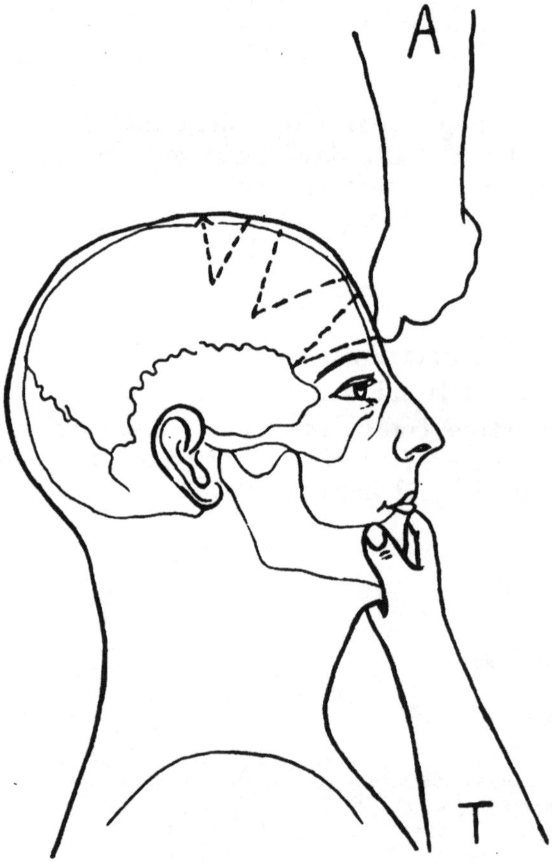

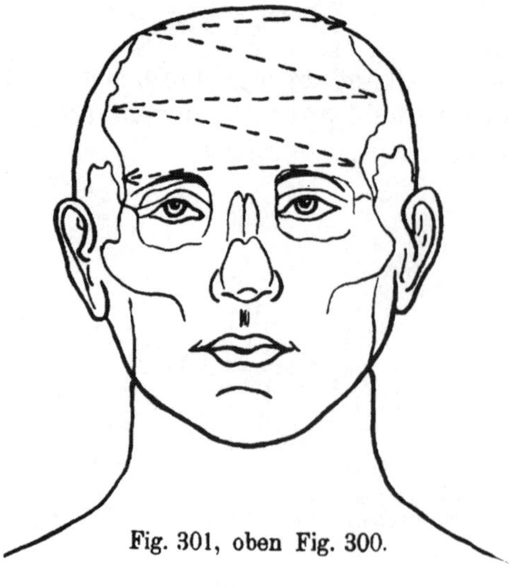

Fig. 301, oben Fig. 300.

B 243. Th

Mm. frontales und Galea aponeurotica
(beiderseits).

Patient (in Seitenlage): der Kopf liegt lose auf dem Massagetisch; der Patient darf die Stirn nicht runzeln.

Arzt steht hinter dem Patienten:

T: fußwärtige Hand hält den Kopf am Kinn;

A: kopfwärtige Hand, zur Faust geballt, streicht mit dem Daumenknöchel in Querzügen über die ganze Stirn von den Augenbrauen bis zum Scheitel hin und her.

Getroffene Gebilde:

Supercilia,
Mm. frontales,
Mm. proceri,
Galea aponeurotica.

Bemerkung. Dieser Griff ist im allgemeinen nur einmal, und zwar bei Massage der zuletzt vorgenommenen Körperhälfte auszuführen.

D—Th

B 244.

M. temporalis.

(Arzt **hinter** dem Patienten.)

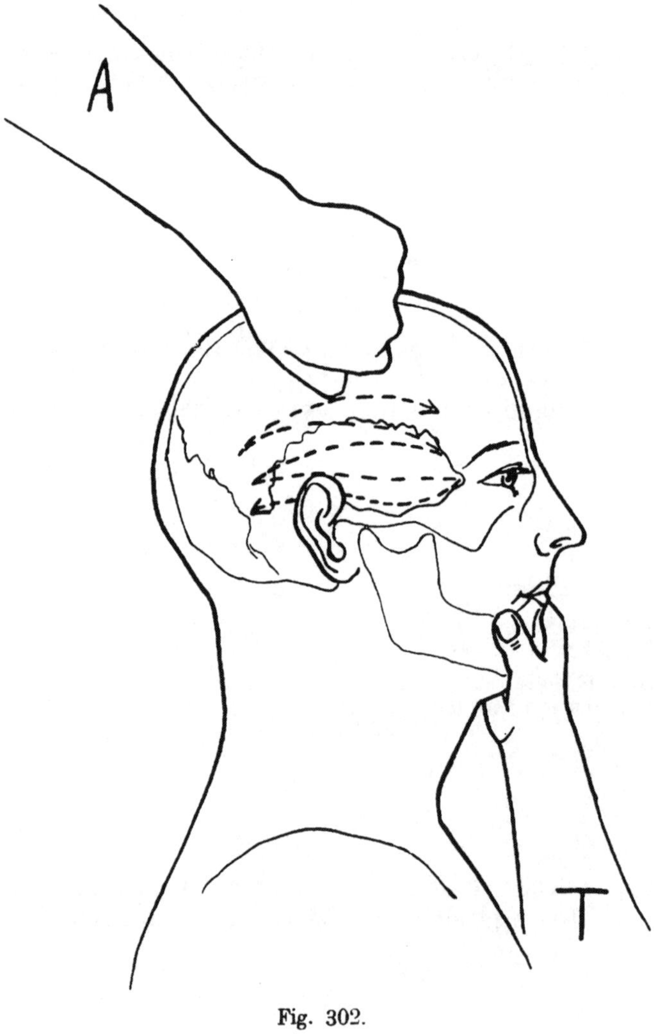

Fig. 302.

B 244.
D—Th

M. temporalis.

Patient (in Seitenlage): der Kopf liegt lose **auf** dem Massagetisch.

Arzt steht hinter dem Patienten:

T: fußwärtige Hand hält den Kopf am Kinn;

A: kopfwärtige Hand, zur Faust geballt, streicht mit dem Daumenknöchel in Querzügen über die Schläfe vom Jochbogen und dem Ansatz der Ohrmuschel bis zur Linea temporalis superior.

Getroffene Gebilde:

M. auricularis anterior,
M. auricularis superior,
Fascia temporalis,
M. temporalis,
Galea aponeurotica.

II.

Die Massage der männlichen Beckenhöhle

D—Th

M 1.

Steißbeinportionen der Mm. glutaei maximi
(Einleitung zur Massage der Beckenhöhle)
(extra anum).

(Arzt **hinter** dem Patienten.)

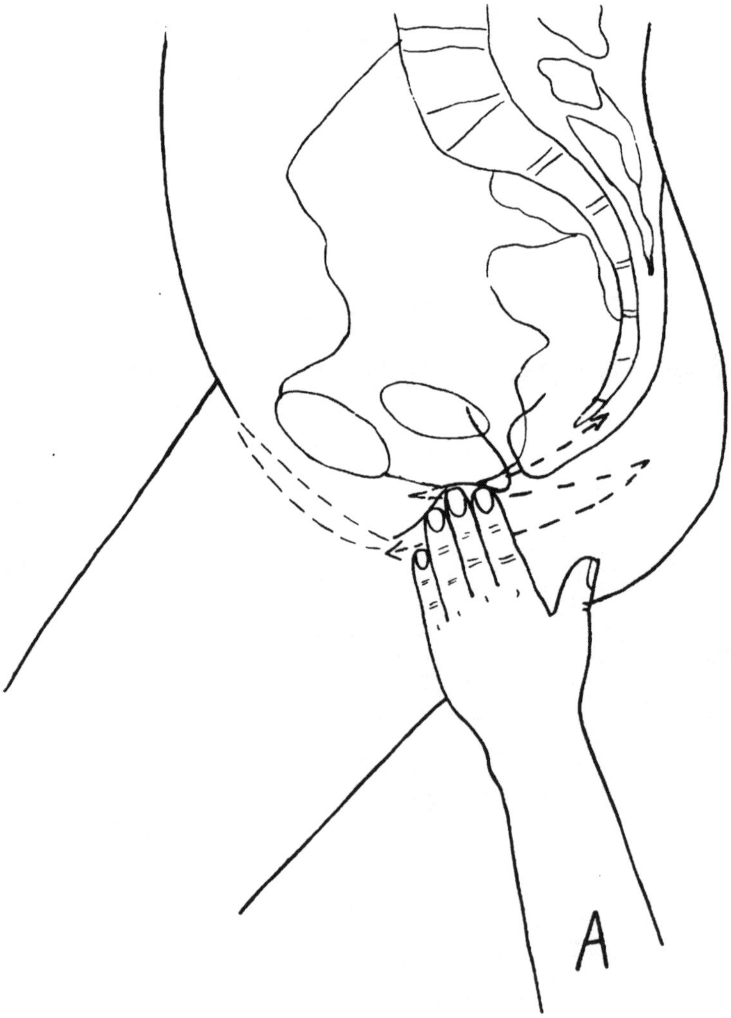

Fig. 303.

M 1. D—Th

Steißbeinportionen der Mm. glutaei maximi
(Einleitung zur Massage der Beckenhöhle)
(extra anum).

Patient (in Seitenlage zur Bauchlage geneigt): Hüften und Knie sind gebeugt, Blase und Mastdarm entleert, das Fußende des Massagetisches ist hochgestellt.

Arzt steht hinter dem Patienten kopfwärts gewandt:
A: fußwärtige Hand legt die Fingerspitzen in der Analfalte gegen das Tuber ischii und streicht zwischen Ramus inferior ossis ischii und Steißbein, lateralwärts gegen den Knochen drückend, hin und her, zuerst auf der oben liegenden, dann auf der unten liegenden Seite.

Getroffene Gebilde:

Mm. glutaei maximi,
Bb. ischiadicae mm. glutt. max.,
Mm. semitendinosi,
Mm. adductores magni,
Mm. adductores minimi,
Mm. adductores breves,
Mm. graciles,
Mm. obturatores externi,
Mm. bicipites femoris,
Bb. mm. bicipitum femoris superiores,
Mm. semimembranosi,
Mm. quadrati femoris,
Lig. sacrotuberosum,
Mm. gemelli inferiores,
Corpus adiposum ischiorectale,
M. sphincter ani externus,
M. sphincter ani internus,
Mm. transversi perinaei superficiales,
Corpora cavernosa penis,
Mm. ischiocavernosi,
M. bulbocavernosus,
Mm. levatores ani,
Trigonum urogenitale (M. transversus perinaei profundus).

Bemerkung. Der Eingriff ist gleich dem Eingriff W 1 beim Weibe.

D—Th

M 2.

Mm. sphincteres ani
(per anum).

(Arzt **hinter** dem Patienten.)

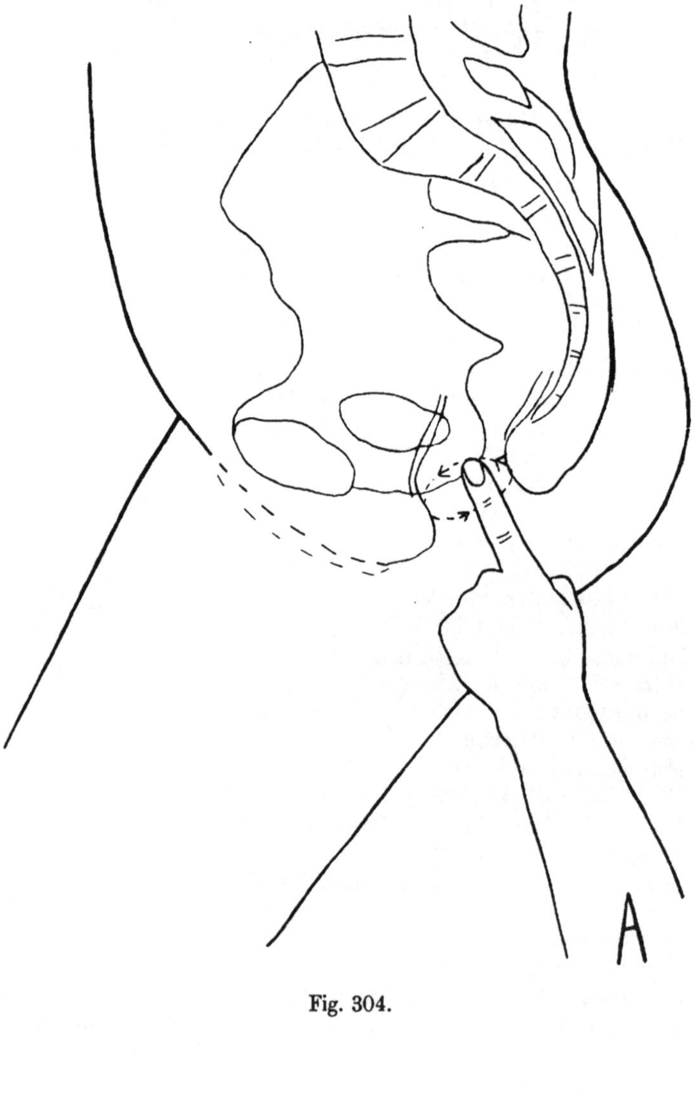

Fig. 304.

D—Th

M 2.

Mm. sphincteres ani
(per anum).

Patient (in Seitenlage zur Bauchlage geneigt): Hüften und Knie sind gebeugt, Blase und Mastdarm entleert, das Fußende des Massagetisches ist hochgestellt.

Arzt steht hinter dem Patienten kopfwärts gewandt:
A: fußwärtige Hand geht mit der Spitze des Zeigefingers in den After ein, umkreist den Analring, diesen allmählich möglichst dehnend, und dringt, der zunehmenden Entspannung des Analringes entsprechend, langsam mit dem ganzen Zeigefinger durch den After.

Getroffene Gebilde:

Pars analis recti
(Annulus haemorrhoidalis,
Columnae rectales),
M. sphincter ani externus,
M. sphincter ani internus,
Mm. levatores ani,
Mm. transversi perinaei superficiales,
Trigonum urogenitale (M. transversus perinaei profundus),
Corpus adiposum ischiorectale,
Corpora cavernosa penis,
Mm. ischiocavernosi,
Corpus cavernosum urethrae,
M. bulbocavernosus,
Mm. glutaei maximi.

Bemerkungen. Vor dem Eingriff muß die äußere Umgebung des Afters ausgiebig eingeschmiert sein, was durch Griff M 1 mitbewirkt wird.

Zwischen den Eingriffen M 2 bis 13 bleibt für gewöhnlich der arbeitende Finger im After.

Der Eingriff ist gleich dem Eingriff W 2 beim Weibe.

D—Th

M 3.

Corpus adiposum ischiorectale (per anum).

(Arzt **hinter** dem Patienten.)

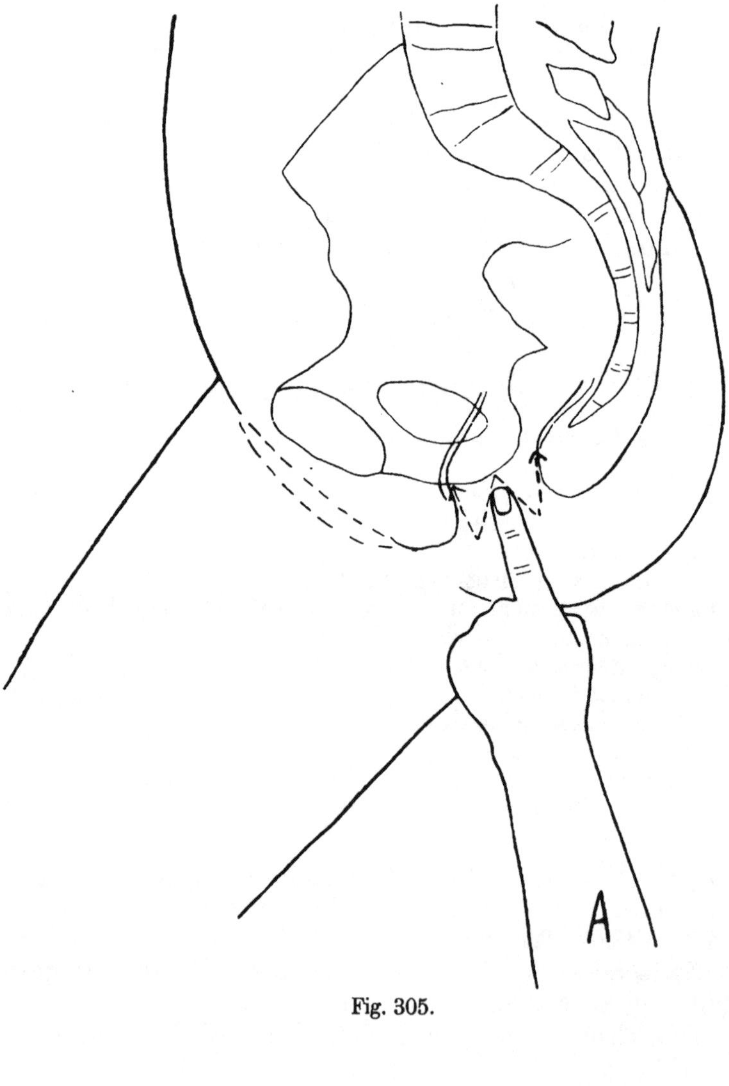

Fig. 305.

M 3. D—Th

Corpus adiposum ischiorectale
(per anum).

Patient (in Seitenlage zur Bauchlage geneigt): Hüften und Knie sind gebeugt, Blase und Mastdarm entleert, das Fußende des Massagetisches ist hochgestellt.

Arzt steht hinter dem Patienten kopfwärts gewandt:
A: fußwärtige Hand umstreicht mit der Spitze des Zeigefingers, der sich nach Ausführung des Eingriffes M 2 im After befindet, den Analring, in Zickzackzügen von außen nach innen hin und her fahrend.

Getroffene Gebilde:
Pars analis recti
(Annulus haemorrhoidalis,
Columnae rectales),
M. sphincter ani externus,
M. sphincter ani interus,
Mm. levatores ani,
Mm. transversi perinaei superficiales,
Trigonum urogenitale (M. transversus perinaei profundus),
Corpus adiposum ischiorectale,
Corpora cavernosa penis,
Mm. ischiocavernosi,
Corpus cavernosum urethrae,
M. bulbocavernosus,
Mm. glutaei maximi.

Bemerkungen. Vor dem Eingriff muß die äußere Umgebung des Afters ausgiebig eingeschmiert sein, was durch Griff M 1 mitbewirkt wird.

Zwischen den Eingriffen M 2 bis 13 bleibt für gewöhnlich der arbeitende Finger im After.

Der Eingriff ist gleich dem Eingriff W 3 beim Weibe.

D—Th

M 4.

Annulus haemorrhoidalis
(per anum).

(Arzt **hinter** dem Patienten.)

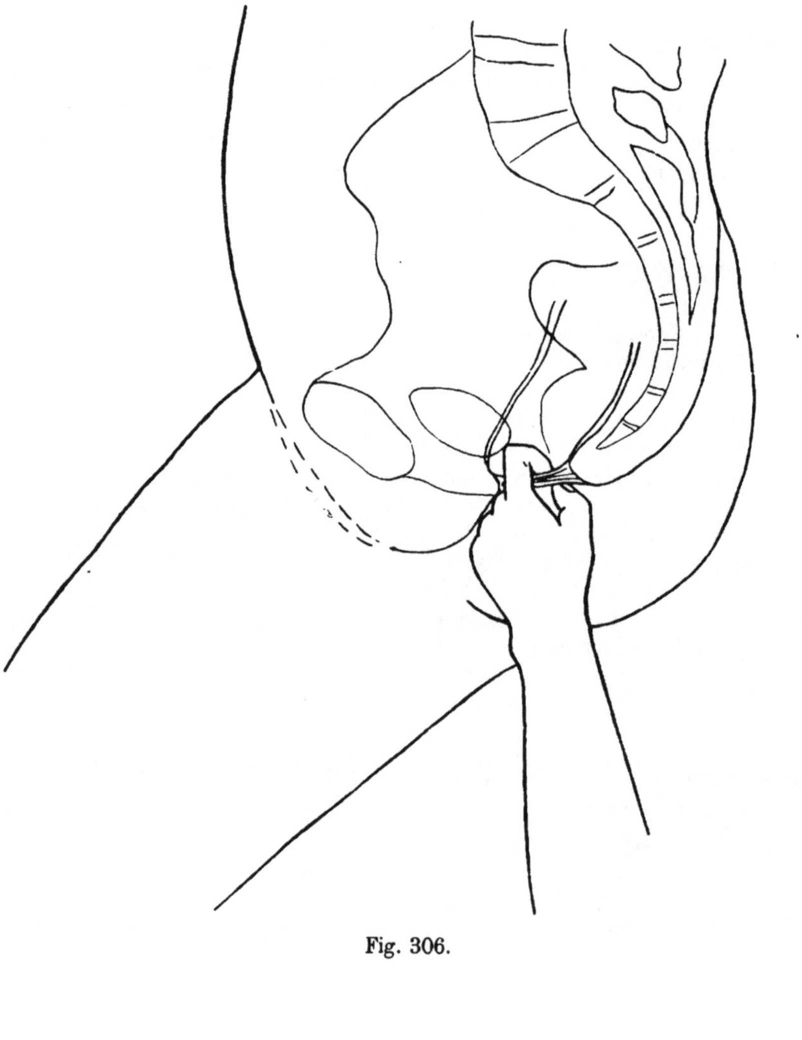

Fig. 306.

M 4. D—Th

Annulus haemorrhoidalis
(per anum).

Patient (in Seitenlage zur Bauchlage geneigt): Hüften und Knie sind gebeugt, Blase und Mastdarm entleert, das Fußende des Massagetisches ist hochgestellt.

Arzt steht hinter dem Patienten kopfwärts gewandt:
A: fußwärtige Hand, deren Zeigefinger sich nach Ausführung der Eingriffe M 2 und 3 im After befindet, faßt den Analring an einer Stelle nach der anderen zwischen Daumen und Zeigefinger und läßt die Faserung desselben zwischen diesen beiden Fingern vorsichtig bis zum Rande durchgleiten.

Getroffene Gebilde:
Pars analis recti
(Annulus haemorrhoidalis,
Columnae rectales),
M. sphincter ani externus,
M. sphincter ani internus,
Mm. levatores ani.

Bemerkungen. Vor dem Eingriff muß die äußere Umgebung des Afters ausgiebig eingeschmiert sein, was durch Griff M 1 mitbewirkt wird.

Zwischen den Eingriffen M 2 bis 13 bleibt für gewöhnlich der arbeitende Finger im After.

Der Eingriff ist gleich dem Eingriff W 4 beim Weibe.

D—Th

M 5.
M. rectococcygeus und Lig. anococcygeum (per anum).

(Arzt **hinter** dem Patienten.)

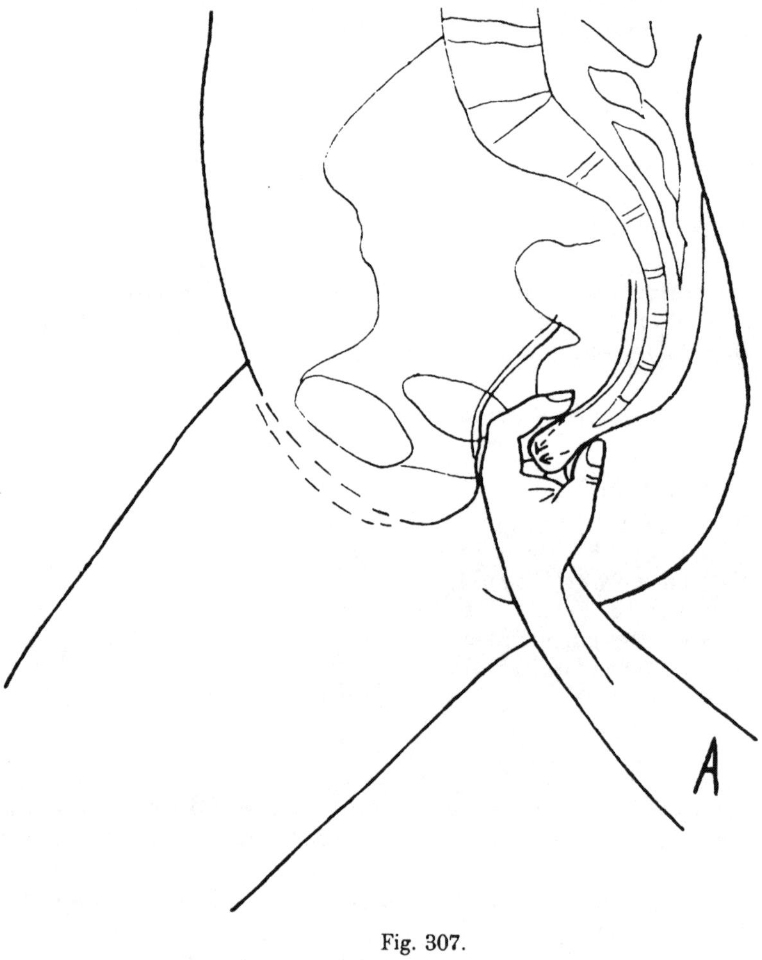

Fig. 307.

M 5. D—Th

M. rectococcygeus und Lig. anococcygeum (per anum).

Patient (in Seitenlage zur Bauchlage geneigt): Hüften und Knie sind gebeugt, das Becken hochgelagert, Blase und Mastdarm entleert, das Fußende des Massagetisches ist hochgestellt.

Arzt steht hinter dem Patienten kopfwärts gewandt:

A: fußwärtige Hand befindet sich nach Ausführung der Eingriffe M 2 bis 4 mit dem Zeigefinger im After; der Zeigefinger übersteigt mit dem End- und Mittelglied den Ring des M. sphincter ani internus nach rückwärts in der Medianlinie; Daumen und Zeigefinger fassen nunmehr den Afterring zwischen sich und kneten ihn, unter Querstrichen abwärts gleitend.

Getroffene Gebilde:

Pars analis recti,
(Columnae rectales,
Annulus haemorrhoidalis),
M. sphincter ani externus,
M. sphincter ani internus,
Lig. sacrococcygeum anterius,
Mm. coccygei,
Ligg. sacrospinosa,
M. rectococcygeus,
Mm. levatores ani
(Mm. iliococcygei,
Mm. pubococcygei),
Lig. anococcygeum,
Corpus adiposum ischiorectale,
Mm. glutaei maximi.

Bemerkungen. Vor dem Eingriff muß die äußere Umgebung des Afters ausgiebig eingeschmiert sein, was durch Griff M 1 mitbewirkt wird.

Zwischen den Eingriffen M 2 bis 13 bleibt für gewöhnlich der arbeitende Finger im After.

Der Eingriff ist gleich dem Eingriff W 5 beim Weibe.

D—Th

M 6.

Steißbeininsertionen der Mm. levatores ani (per anum).

(Arzt **hinter** dem Patienten.)

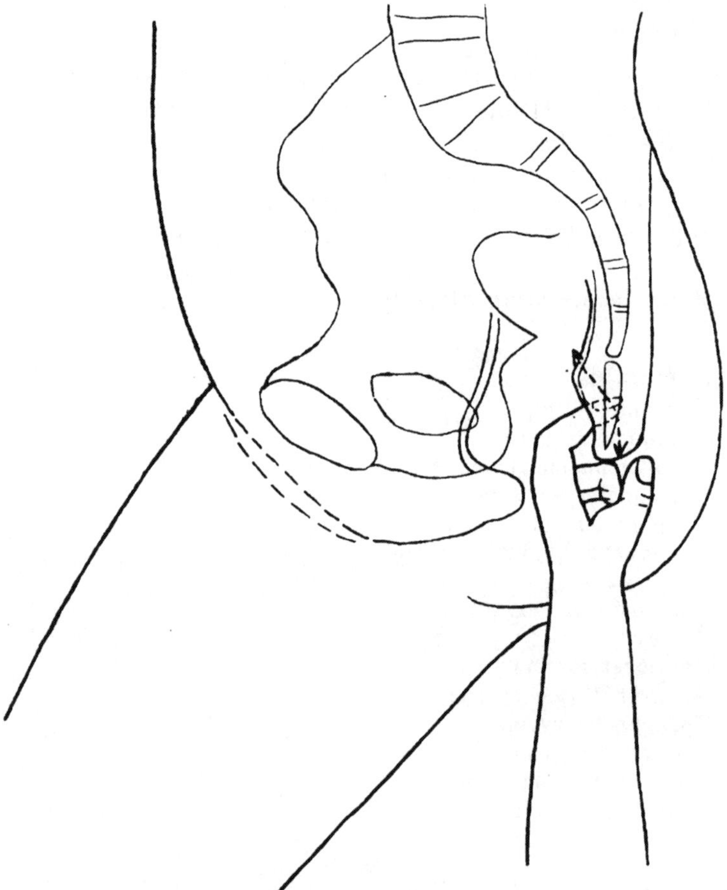

Fig. 308.

M 6. D—Th

Steißbeininsertionen der Mm. levatores ani (per anum).

Patient (in Seitenlage zur Bauchlage geneigt): Hüften und Knie sind gebeugt, Blase und Mastdarm entleert, das Fußende des Massagetisches ist hochgestellt.

Arzt steht hinter dem Patienten kopfwärts gewandt:

A: fußwärtige Hand befindet sich nach Ausführung der Eingriffe M 2 bis 5 mit dem Zeigefinger im After; die Spitze des Zeigefingers geht nach rückwärts über den M. sphincter ani internus hinüber neben das Steißbein und streicht langsam neben diesem nach abwärts, möglichst nach außen drückend, zuerst auf der unten liegenden, dann auf der oben liegenden Seite.

Getroffene Gebilde:

Pars analis recti
(Columnae rectales,
Annulus haemorrhoidalis),
M. sphincter ani externus,
M. sphincter ani internus,
Mm. coccygei,
Ligg. sacrospinosa,
Ligg. sacrotuberosa,
Mm. levatores ani
(Mm. iliococcygei,
Mm. pubococcygei),
Corpus adiposum ischiorectale,
Mm. glutaei maximi.

Bemerkungen. Vor dem Eingriff muß die äußere Umgebung des Afters ausgiebig eingeschmiert sein, was durch Griff M 1 mitbewirkt wird.

Zwischen den Eingriffen M 2 bis 13 bleibt für gewöhnlich der arbeitende Finger im After.

Der Eingriff ist nur ausführbar nach völliger Erschlaffung der Analmuskulatur.

Der Eingriff ist gleich dem Eingriff W 6 beim Weibe.

Th

M 7.

Steißbeininsertionen der Mm. glutaei maximi (per anum).

(Arzt **hinter** dem Patienten.)

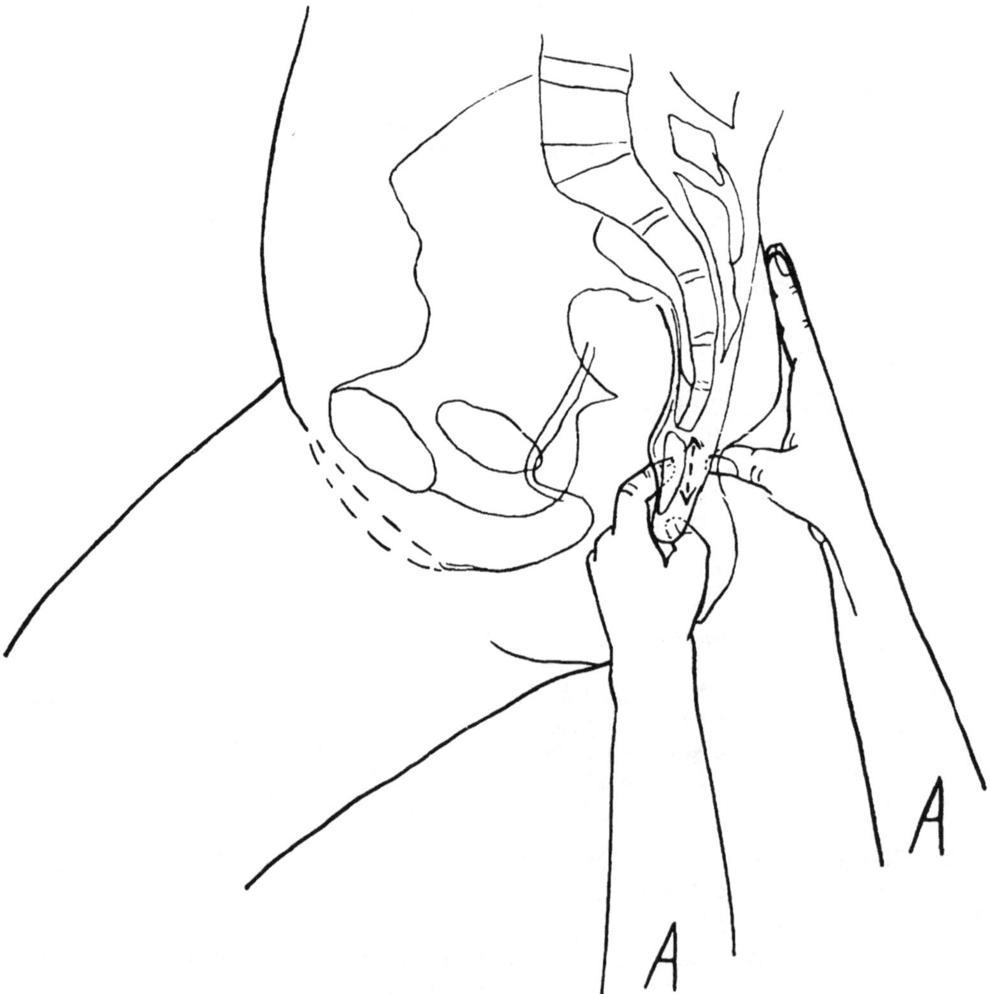

Fig. 309.

M 7. Th

Steißbeininsertionen der Mm. glutaei maximi (per anum).

Patient (in Seitenlage zur Bauchlage geneigt): Hüften und Knie sind wenig gebeugt, Blase und Mastdarm entleert, das Fußende des Massagetisches ist hochgestellt.

Arzt steht hinter dem Patienten kopfwärts gewandt:
A: fußwärtige Hand befindet sich nach Ausführung der Eingriffe M 2 bis 6 mit dem Zeigefinger im After; die Spitze des Zeigefingers drückt neben dem Steißbein nach außen;
A: kopfwärtige Hand stützt sich mit den Fingerspitzen an der Gesäßbacke auf und drückt mit der Spitze des Daumens dem Zeigefinger der anderen Hand entgegen; beide Hände kneten die Muskulatur zwischen den einander entgegenwirkenden Fingerspitzen, zuerst auf der oben liegenden, dann auf der unten liegenden Seite.

Getroffene Gebilde:

Pars analis recti
(Annulus haemorrhoidalis,
Columnae rectales),
M. sphincter ani externus,
M. sphincter ani internus,
Mm. levatores ani,
Corpus adiposum ischiorectale,
Mm. glutaei maximi.

Bemerkungen. Vor dem Eingriff muß die äußere Umgebung des Afters ausgiebig eingeschmiert sein, was durch Griff M 1 mitbewirkt wird.

Zwischen den Eingriffen M 2 bis 13 bleibt für gewöhnlich der arbeitende Finger im After.

Der Eingriff ist nur ausführbar nach völliger Erschlaffung der Analmuskulatur.

Der Eingriff ist gleich dem Eingriff W 7 beim Weibe.

D—Th

M 8.
Muskelinsertionen auf der Vorderfläche des Kreuzbeins (per anum).

(Arzt **hinter** dem Patienten.)

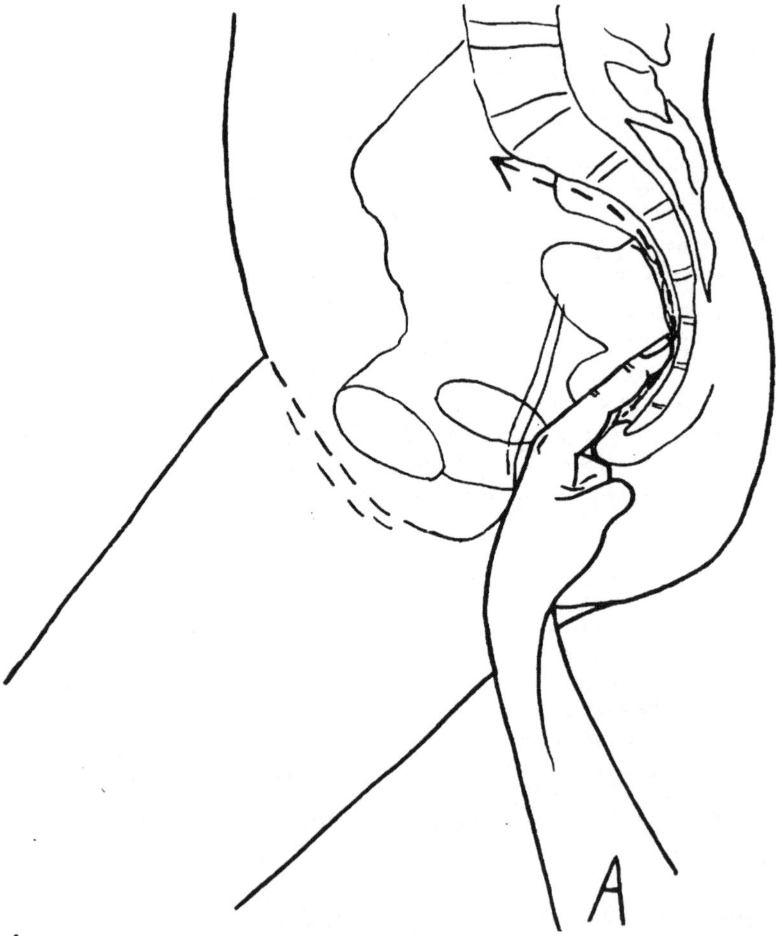

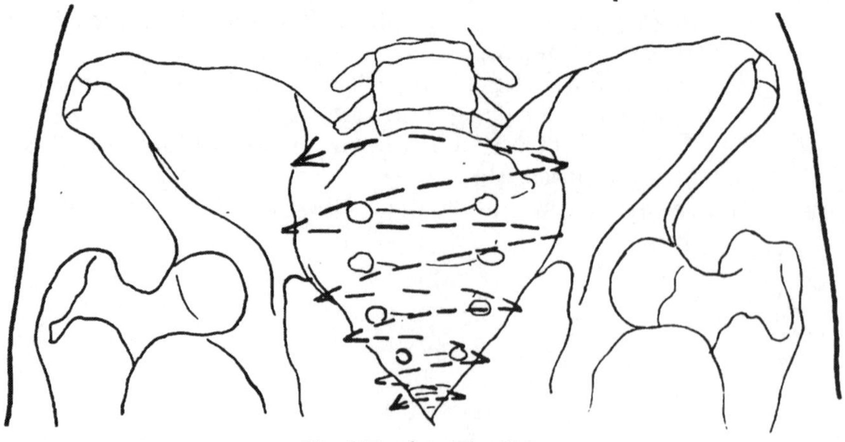

Fig. 311, oben Fig. 310.

M 8. D—Th

Muskelinsertionen auf der Vorderfläche des Kreuzbeins (per anum).

Patient (in Seitenlage zur Bauchlage geneigt): Hüften und Knie sind gebeugt, Blase und Mastdarm entleert, das Fußende des Massagetisches ist hochgestellt.

Arzt steht hinter dem Patienten kopfwärts gewandt:
A: fußwärtige Hand befindet sich nach Ausführung der Eingriffe M 2 bis 7 mit dem Zeigefinger im After; die Spitze des Zeigefingers steigt, am Steißbein beginnend, in querer Richtung möglichst weit nach beiden Seiten über die Facies pelvina des Kreuzbeins streichend, allmählich aufwärts zum Promontorium.

Getroffene Gebilde:

M. rectococcygeus,
Mm. iliococcygei } Mm. levatorum ani,
Arcus tendinei }
Ligg. sacrococcygea anteriora,
Mm. coccygei,
Ligg. sacrospinosa,
Mm. piriformes,
Mm. obturatores interni,
Ligg. sacrotuberosa.

Bemerkungen. Vor dem Eingriff muß die äußere Umgebung des Afters ausgiebig eingeschmiert sein, was durch Griff M 1 mitbewirkt wird.

Zwischen den Eingriffen M 2 bis 13 bleibt für gewöhnlich der arbeitende Finger im After.

Der Eingriff ist gleich dem Eingriff W 8 beim Weibe.

D—Th

M 9.
Promontorium und Artt. sacroiliacae (per anum).

(Arzt **hinter** dem Patienten.)

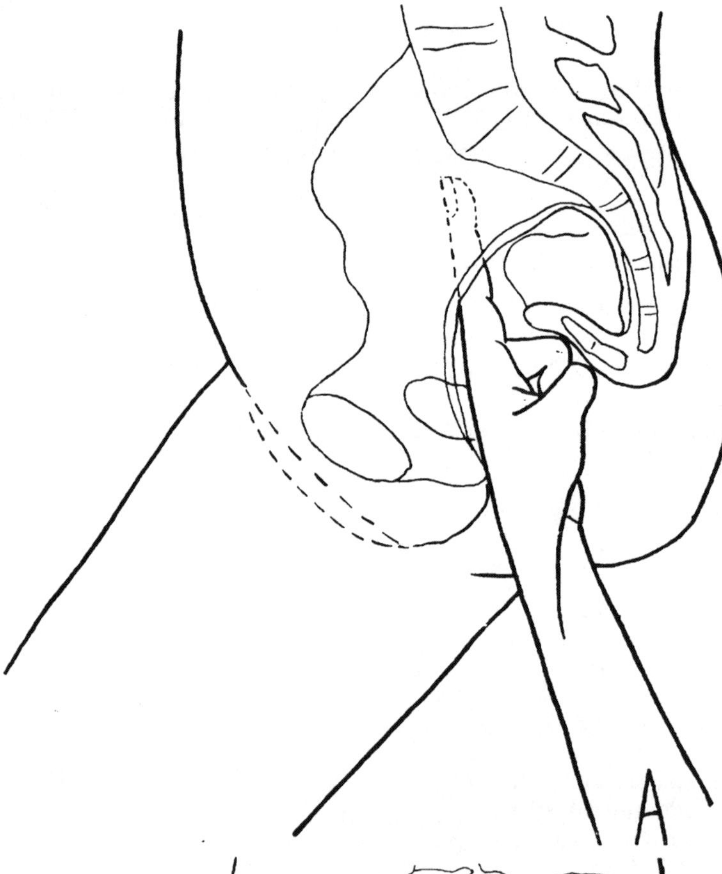

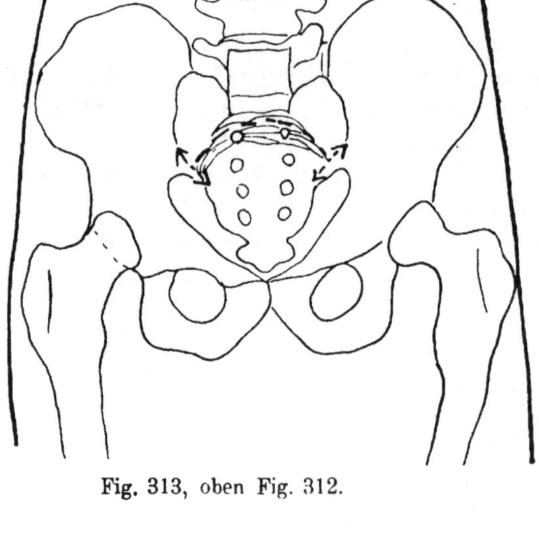

Fig. 313, oben Fig. 312.

M 9. D–Th

Promontorium und Artt. sacroiliacae (per anum).

Patient (in Seitenlage stark zur Bauchlage geneigt): Hüften und Knie sind gebeugt, Blase und Mastdarm entleert, das Fußende des Massagetisches ist hochgestellt.

Arzt steht hinter dem Patienten kopfwärts gewandt:
A: fußwärtige Hand geht mit dem Zeigefinger, der sich nach Ausführung der Eingriffe M 2 bis 8 im After befindet, am Kreuzbein empor zum Promontorium und streicht quer über dieses und über die Iliosakralgelenke nach beiden Seiten hin und her, letztere auch von oben nach unten knetend.

Getroffene Gebilde:

Mm. rectococcygei,
Mm. sacrococcygei anteriores,
Lig. sacrococcygeum anterius,
Mm. piriformes,
Promontorium,
Artt. sacroiliacae,
Ligg. sacroiliaca anteriora,
Mm. rectovesicales.

Bemerkungen. Vor dem Eingriff muß die äußere Umgebung des Afters ausgiebig eingeschmiert sein, was durch Griff M 1 mitbewirkt wird.

Zwischen den Eingriffen M 2 bis 13 bleibt für gewöhnlich der arbeitende Finger im After.

Promontorium und Artt. sacroiliacae sind nur bei vollständiger Erschlaffung des Beckenbodens erreichbar.

Der Eingriff ist gleich dem Eingriff W 9 beim Weibe.

D—Th

M 10.

Mm. rectovesicales
(per anum).

(Arzt **hinter** dem Patienten.)

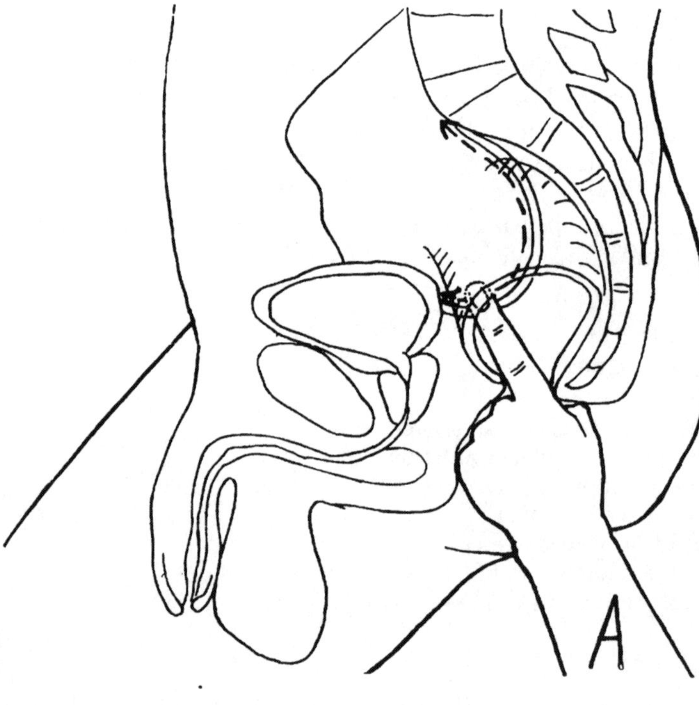

Fig. 314.

M 10. D–Th

Mm. rectovesicales
(per anum).

Patient (in Seitenlage zur Bauchlage geneigt): Hüften und Knie sind gebeugt, Blase und Mastdarm entleert, das Fußende des Massagetisches ist hochgestellt.

Arzt steht h i n t e r dem Patienten kopfwärts gewandt:
A: fußwärtige Hand befindet sich nach Ausführung der Eingriffe M 2 bis 9 mit der Spitze des Zeigefingers am Promontorium und bestreicht von hier nach beiden Seiten die Plicae rectovesicales, einen vollständigen Kreis beschreibend, um die vordere Kommissur der Plicae, den Torus vesicalis, zu erreichen.

Getroffene Gebilde:
Lig. sacrococcygeum anterius,
Mm. sacrococcygei anteriores,
M. rectococcygei,
Promontorium,
Artt. sacroiliacae,
Ligg. sacroiliaca anteriora,
P l i c a e r e c t o v e s i c a l e s,
M m. r e c t o v e s i c a l e s,
Prostata.

Bemerkungen. Vor dem Eingriff muß die ä u ß e r e Umgebung des Afters ausgiebig eingeschmiert sein, was durch Griff M 1 mitbewirkt wird.

Zwischen den Eingriffen M 2 bis 13 bleibt für gewöhnlich der arbeitende Finger im After.

Der Eingriff entspricht dem Eingriff W 10 beim Weibe.

D—Th

M 11.
Kommissur der Mm. rectovesicales (Torus vesicalis) (per anum).

(Arzt **hinter** dem Patienten.)

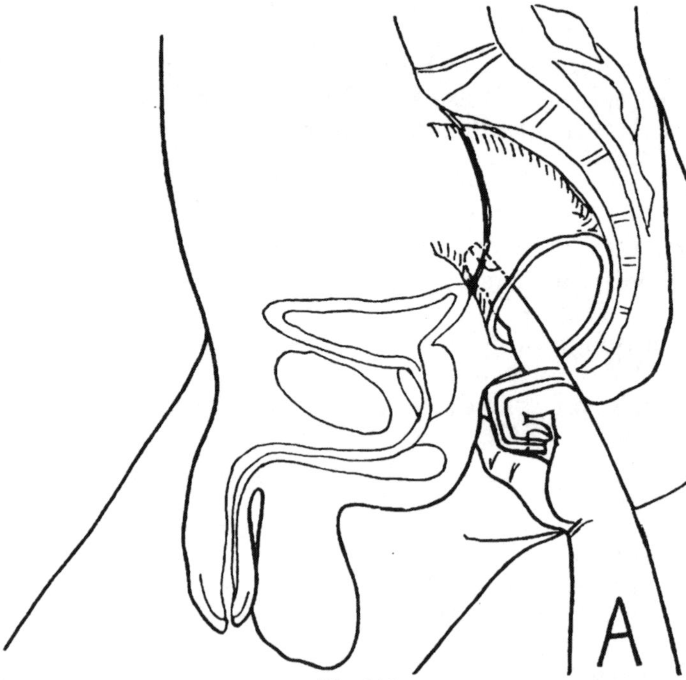

Fig. 315.

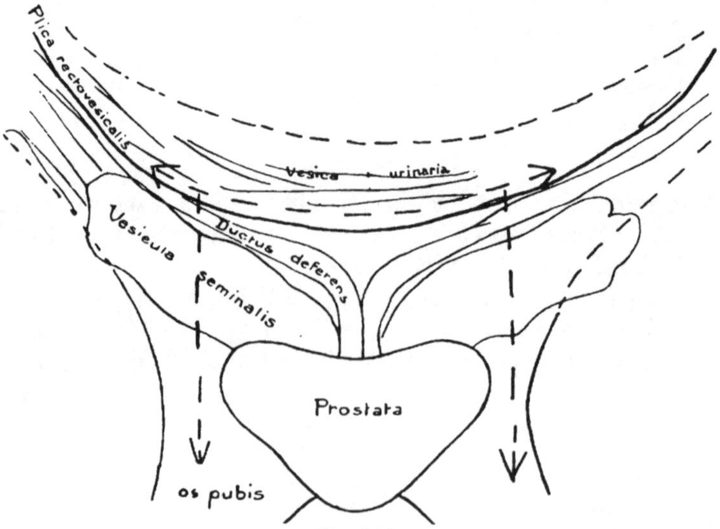

Fig. 316.

M 11. D–Th

Kommissur der Mm. rectovesicales (Torus vesicalis). (per anum).

Patient (in Seitenlage zur Bauchlage geneigt): Hüften und Knie sind gebeugt, Blase und Mastdarm entleert, das Fußende des Massagetisches ist hochgestellt.

Arzt steht hinter dem Patienten kopfwärts gewandt:

A: fußwärtige Hand befindet sich, die Hohlhand nach rückwärts, nach Ausführung der Eingriffe M 2 bis 10 mit der Spitze des Zeigefingers auf der kopfwärtigen Fläche der Plica rectovesicalis, dreht nun die Hohlhand nach vorwärts und bestreicht die kopfwärtige Seite der Kommissur der Plicae nach beiden Seiten, möglichst hoch hinauf und nach vorn, schließlich beiderseits neben der Prostata abwärts streichend.

Getroffene Gebilde:

Promontorium,
Art. sacroiliaca,
Lig. sacroiliacum anterius,
Plicae rectovesicales,
Mm. rectovesicales,
Torus vesicalis,
Vesiculae seminales,
Ductus deferentes,
Basis prostatae,
Mm. pubococcygei (mm. levatorum ani).

Bemerkungen. Vor dem Eingriff muß die äußere Umgebung des Afters ausgiebig eingeschmiert sein, was durch Griff M 1 mitbewirkt wird.

Zwischen den Eingriffen M 2 bis 13 bleibt für gewöhnlich der arbeitende Finger im After.

Der Eingriff ist nur bei ausgiebiger Erschlaffung des Beckenbodens und der Mm. rectovesicales ausführbar.

Der Eingriff entspricht dem Eingriff W 16 beim Weibe.

D—Th

M 12.

Basis prostatae
(per anum).
(Arzt **hinter** dem Patienten.)

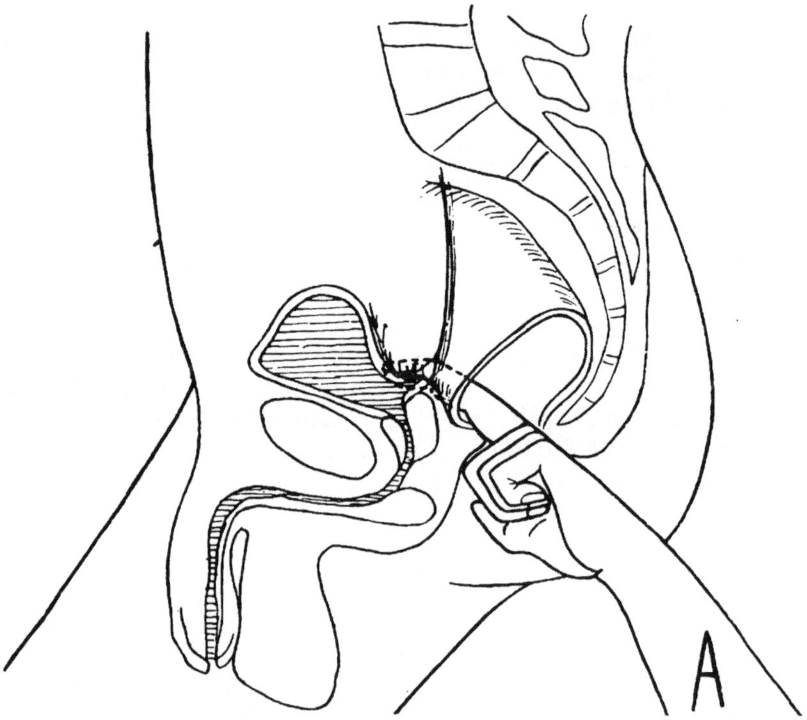

Fig. 317.

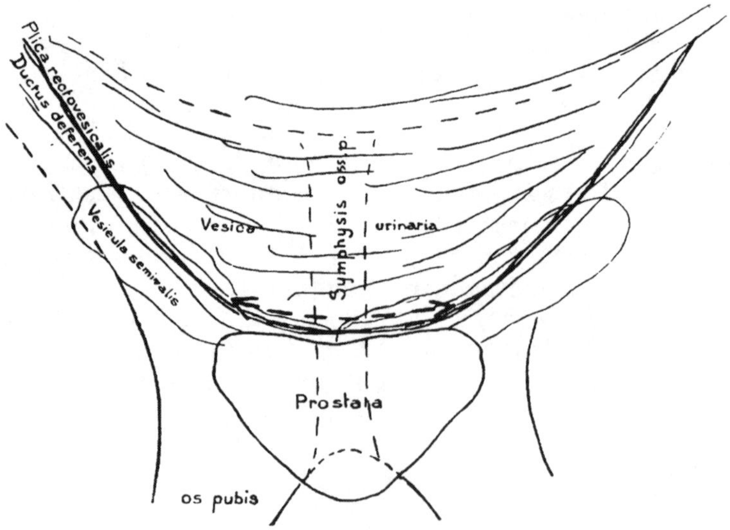

Fig. 318.

M 12. D–Th

Basis prostatae
(per anum).

Patient (in Seitenlage stark zur Bauchlage geneigt): Hüften und Knie sind gebeugt, Blase und Mastdarm entleert, das Fußende des Massagetisches ist hochgestellt.

Arzt steht hinter dem Patienten kopfwärts gewandt:

A: fußwärtige Hand befindet sich nach Ausführung der Eingriffe M 2 bis 11, die Hohlhand nach vorwärts, mit der Spitze des Zeigefingers auf der kopfwärtigen Fläche der Kommissur der Plicae rectovesicales, drückt diese möglichst abwärts und nach vorn und streicht mit der Zeigefingerkuppe möglichst weit nach vorn und nach beiden Seiten über die Basis prostatae hin.

Getroffene Gebilde:

Promontorium,
Art. sacroiliaca,
Plicae rectovesicales,
Mm. rectovesicales,
Vesiculae seminales,
Ductus deferentes,
Vesica urinaria,
Basis prostatae,
Symphysis ossium pubis.

Bemerkungen. Vor dem Eingriff muß die äußere Umgebung des Afters ausgiebig eingeschmiert sein, was durch Griff M 1 mitbewirkt wird.

Zwischen den Eingriffen M 2 bis 13 bleibt für gewöhnlich der arbeitende Finger im After.

Der Eingriff ist nur bei ausgiebiger Erschlaffung der Muskulatur des Beckenbodens und der Mm. rectovesicales ausführbar.

D—Th

M 13.

Prostata und Samenblasen (bimanuell).

(Arzt **hinter** dem Patienten.)

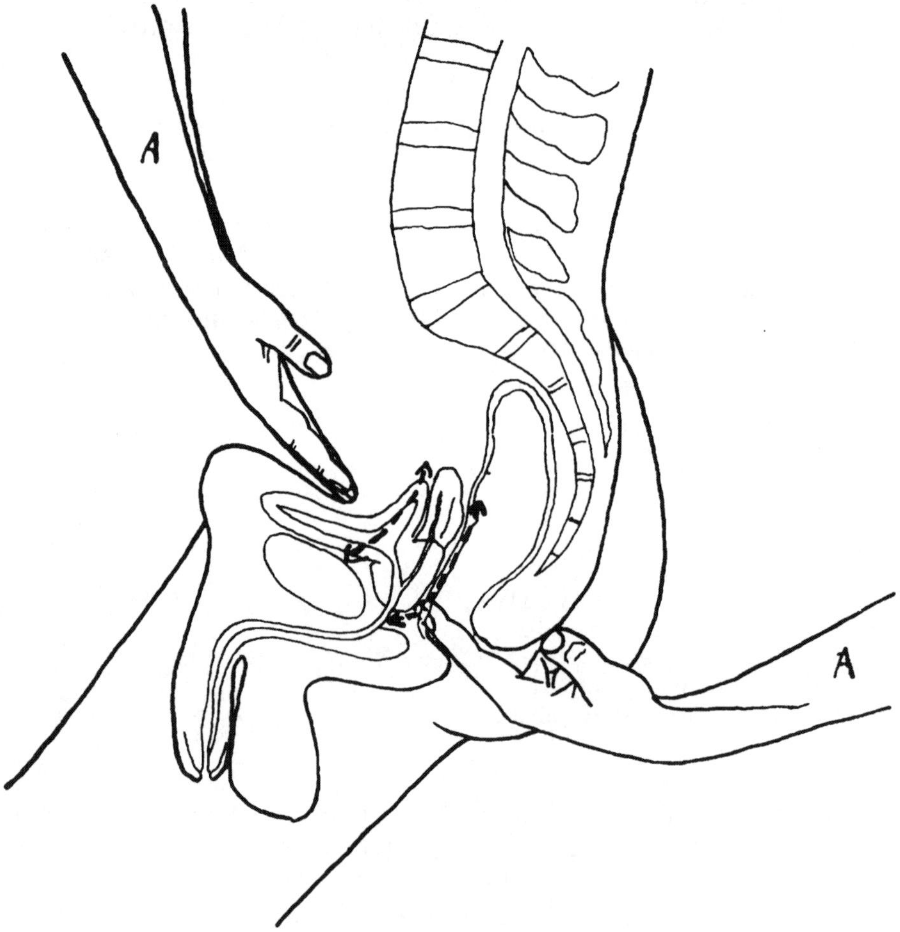

Fig. 319.

M 13. D–Th

Prostata und Samenblasen (bimanuell).

Patient (in Seitenlage stark zur Bauchlage geneigt): Hüften und Knie sind gebeugt, Blase und Mastdarm entleert, das Fußende des Massagetisches ist hochgestellt.

Arzt steht hinter dem Patienten fußwärts gewandt:

A: fußwärtige Hand befindet sich, die Hohlhand nach vorwärts, nach Ausführung der Eingriffe M 2 bis 12 mit der Kuppe des Zeigefingers auf der Basis prostatae, gleitet nun über die Rückseite der Prostata abwärts zur Spitze derselben, gleichzeitig die Hohlhand nach rückwärts drehend und drückt nun die Prostata der andern Hand entgegen;

A: kopfwärtige Hand, auf die vordere Bauchwand gelegt, drückt dicht oberhalb der Symphyse tief nach abwärts in das kleine Becken;
beide Hände streichen in Zickzackzügen von unten nach oben und umgekehrt über Prostata und Samenblasen.

Nach Beendigung dieses Eingriffes verläßt der Finger den After und der Arzt stellt sich auf die andere Seite des Tisches vor den Patienten.

Getroffene Gebilde:

Prostata,
Ductus deferentes,
Vesiculae seminales,
Vesica urinaria,
Mm. recti abdominis,
Mm. pyramidales,
Linea alba.

Bemerkungen. Vor dem Eingriff muß die äußere Umgebung des Afters ausgiebig eingeschmiert sein, was durch Griff M 1 mitbewirkt wird.

Von M 2 ab bis zu diesem Eingriff bleibt für gewöhnlich der arbeitende Finger im After.

Der Eingriff ist nur ausführbar bei vollständiger Erschlaffung der Bauchdecken.

Der Eingriff entspricht den Eingriffen W 17 und 18 beim Weibe.

D—Th

M 14.

Mm. suspensorii prostatae und Schambeininsertionen der Mm. levatores ani (per anum).

(Arzt **vor** dem Patienten.)

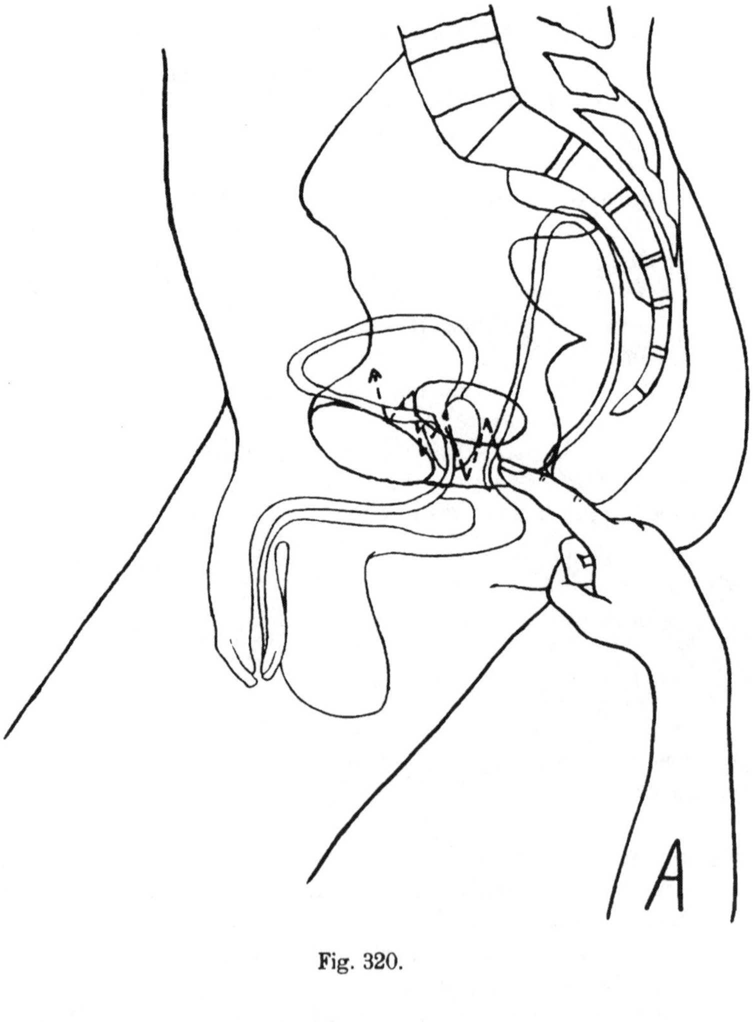

Fig. 320.

M 14. D—Th

Mm. suspensorii prostatae [1]) und Schambeininsertionen der Mm. levatores ani (per anum).

Patient (in Seitenlage zur Bauchlage geneigt): Hüften und Knie sind gebeugt, Blase und Mastdarm entleert, das Fußende des Massagetisches ist hochgestellt.

Arzt hat die Stellung gewechselt und steht vor dem Patienten kopfwärts gewandt:

A: fußwärtige Hand geht mit dem Zeigefinger durch den After neben die Prostata und streicht zuerst in Längsstrichen zwischen Prostata und Schambein auf und ab, dann in Zickzackzügen den dem Schambein aufliegenden Wulst des M. pubococcygeus (M. levatoris ani) abwärts — zuerst auf der unten liegenden, dann auf der oben liegenden Seite.

Getroffene Gebilde:

Mm. suspensorii prostatae,
Mm. pubococcygei } Mm. levatorum ani,
Mm. iliococcygei }
Mm. obturatores interni,
Trigonum urogenitale (M. transversus perinei profundus),
Corpora cavernosa penis,
Mm. ischiocavernosi,
Mm. transversi perinei superficiales,
M. sphincter ani internus.

Bemerkungen. Vor dem Eingriff muß die äußere Umgebung des Afters ausgiebig eingeschmiert werden.

Der Finger bleibt bis zum Eingriff M 18 für gewöhnlich im After.

Der Eingriff entspricht dem Eingriff W 11 beim Weibe.

[1]) M. suspensorius prostatae nenne ich den glatten Muskel, der als häufig sehr schmerzhafter Wulst deutlich fühlbar, beiderseits von der oberen äußeren Ecke des Seitenlappens der Prostata zum M. levator ani zieht (Merkel, Handbuch der topographischen Anatomie. III. Braunschweig 1907. S. 218 f.).

D–Th

M 15.

Prostata
(per anum).

(Arzt **vor** dem Patienten.)

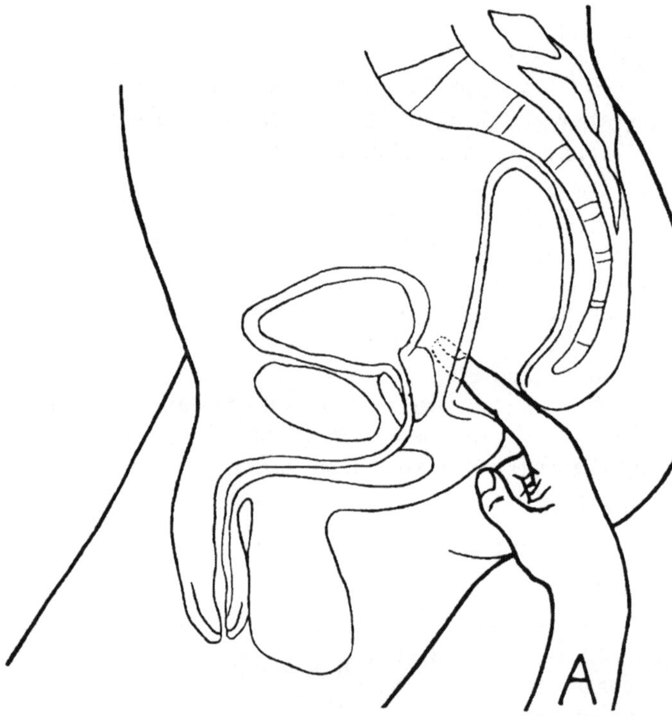

Fig. 321.

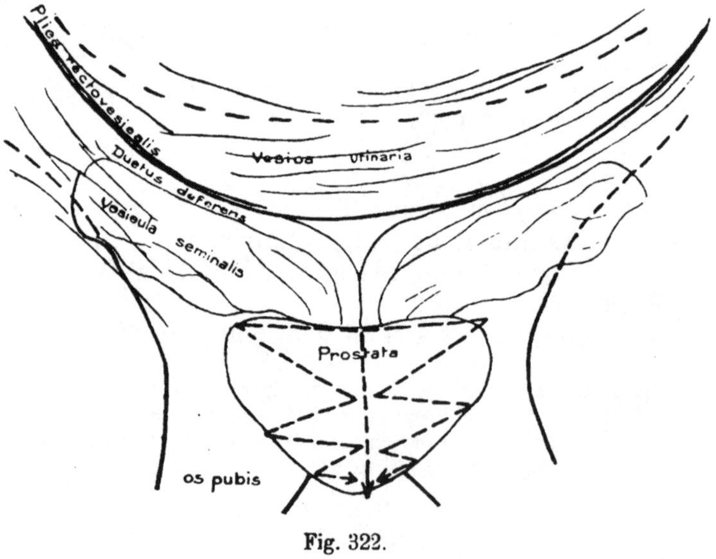

Fig. 322.

M 15. D–Th

Prostata

(per anum).

Patient (in Seitenlage zur Bauchlage geneigt): Hüften und Knie sind rechtwinkelig gebeugt, Blase und Mastdarm entleert, das Fußende des Massagetisches ist hochgestellt.

Arzt steht vor dem Patienten kopfwärts gewandt:

A: fußwärtige Hand befindet sich nach Ausführung des Eingriffes M 14 mit dem Zeigefinger im After, geht zur Prostata und bestreicht den Rand der Basis in querer Richtung, sodann die Rückseite, und zwar zuerst beide Seitenlappen, einen nach dem anderen in querer Richtung, zum Schluß die Mittellinie in der Längsrichtung von oben nach unten.

Getroffene Gebilde:

Vesiculae seminales,
Ductus deferentes,
Plicae rectovesicales,
Prostata (basis, lobi, apex).

Bemerkungen. Vor dem Eingriff muß die äußere Umgebung des Afters ausgiebig eingeschmiert sein, was durch Griff M 1 mitbewirkt wird.

Zwischen den Eingriffen M 14 bis 18 bleibt für gewöhnlich der arbeitende Finger im After.

D–Th

M 16.

Schambeininsertionen der Dammuskulatur (per anum).

(Arzt **vor** dem Patienten.)

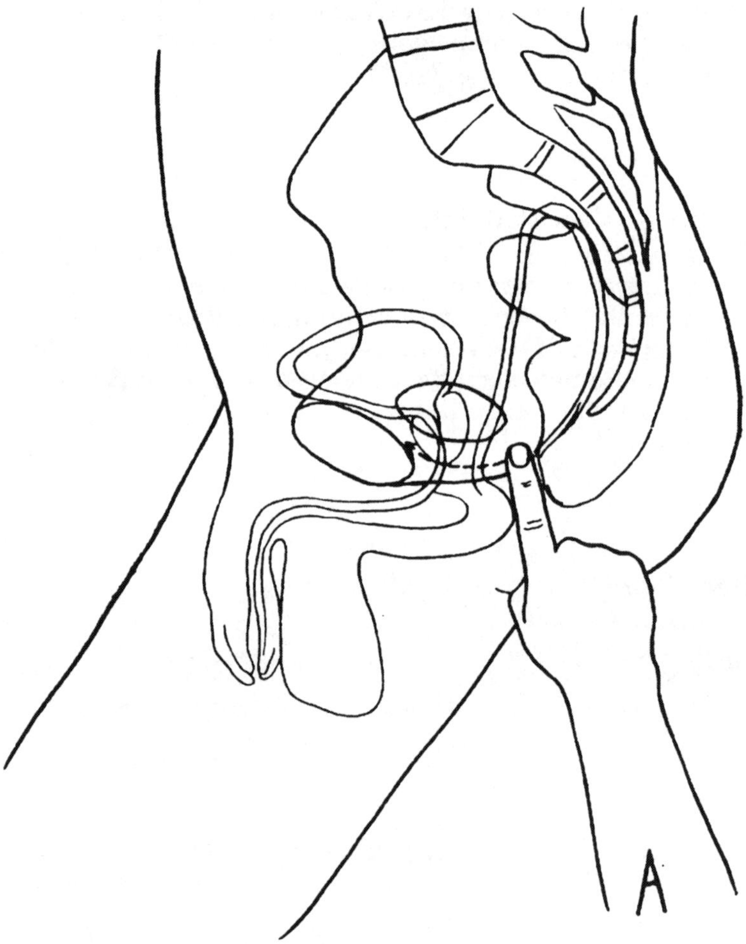

Fig. 323.

M 16. D—Th

Schambeininsertionen der Dammuskulatur (per anum).

Patient (in Seitenlage zur Bauchlage geneigt): Hüften und Knie sind rechtwinkelig gebeugt, Blase und Mastdarm entleert, das Fußende des Massagetisches ist hochgestellt.

Arzt steht vor dem Patienten kopfwärts gewandt:

A: fußwärtige Hand befindet sich nach Ausführung der Eingriffe M 14 und 15 mit dem Zeigefinger im After, drückt neben dem Apex prostatae auf den unteren Schambeinast und streicht auf diesem abwärts bis zum Tuber ischii — zuerst auf der unten liegenden, dann auf der oben liegenden Seite.

Getroffene Gebilde:

Mm. pubococcygei (mm. levatorum ani),
Mm. obturatores interni,
Trigonum urogenitale (M. transversus perinei profundus),
Corpora cavernosa penis,
Mm. ischiocavernosi,
Mm. transversi perinei superficiales,
M. sphincter ani internus,
M. sphincter ani externus.

Bemerkungen. Vor dem Eingriff muß die äußere Umgebung des Afters ausgiebig eingeschmiert sein, was durch Griff M 1 mitbewirkt worden ist.

Zwischen den Eingriffen M 14 bis 18 bleibt für gewöhnlich der arbeitende Finger im After.

Der Eingriff entspricht dem Eingriff W 12 beim Weibe.

D–Th

M 17.

Mm. obturatores interni
(per anum).

(Arzt **vor** dem Patienten.)

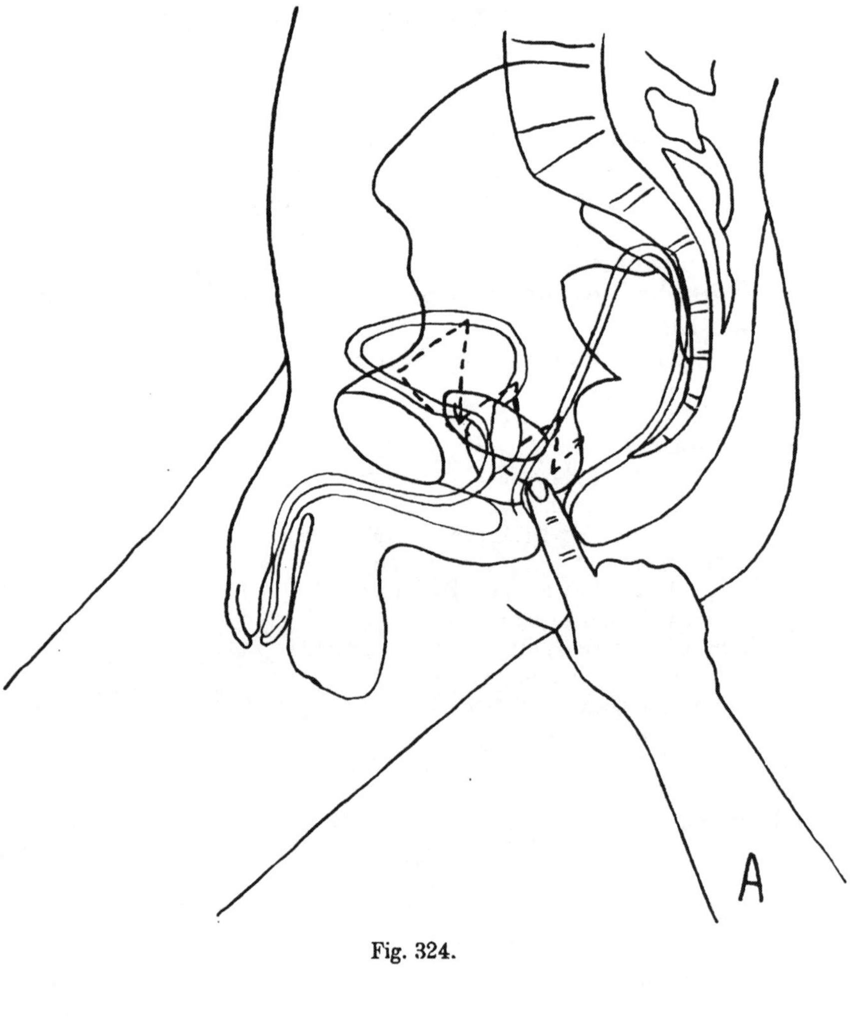

Fig. 324.

M 17. D—Th

Mm. obturatores interni
(per anum).

Patient (in Seitenlage zur Bauchlage geneigt): Hüften und Knie sind gebeugt, Blase und Mastdarm entleert, das Fußende des Massagetisches ist hochgestellt.

Arzt steht vor dem Patienten kopfwärts gewandt:

A: fußwärtige Hand befindet sich nach Ausführung der Eingriffe M 14 bis 16 mit dem Zeigefinger im After, geht dicht neben der Prostata in die Höhe bis zur Oberkante des oberen Schambeinastes und streicht in Querzügen über das Foramen obturatum abwärts zum Tuber ischii — zuerst auf der unten liegenden, dann auf der oben liegenden Seite.

Getroffene Gebilde:

Mm. pubococcygei
Mm. iliococcygei } Mm. levatorum ani,
Arcus tendinei
Mm. obturatores interni,
Trigonum urogenitale (M. transversus perinei profundus),
Corpora cavernosa penis,
Mm. ischiocavernosi,
Mm. transversi perinei superficiales,
M. sphincter ani internus,
M. sphincter ani externus.

Bemerkungen. Vor dem Eingriff muß die äußere Umgebung des Afters ausgiebig eingeschmiert sein, was durch Griff M 1 mitbewirkt worden ist.

Zwischen den Eingriffen M 14 bis 18 bleibt für gewöhnlich der arbeitende Finger im After.

Der Eingriff entspricht dem Eingriff W 14 beim Weibe.

D–Th

M 18.

Dammuskulatur
(per anum).

(Arzt **vor** dem Patienten.)

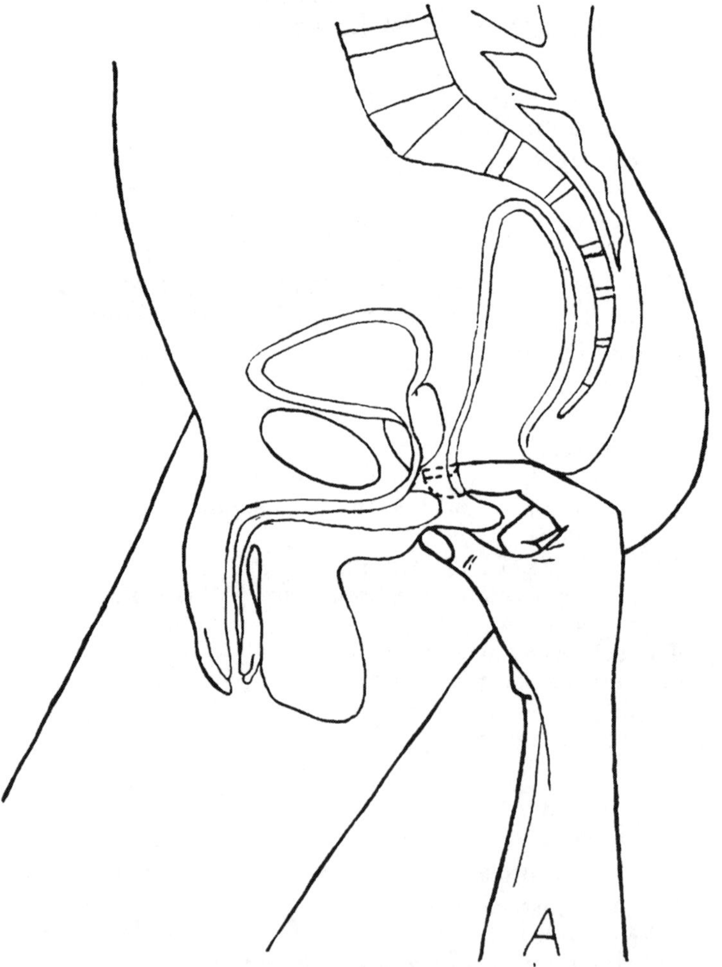

Fig. 325.

M 18.

D—Th

Dammuskulatur
(per anum).

Patient (in Seitenlage zur Bauchlage geneigt): Hüften und Knie sind gebeugt, Blase und Mastdarm entleert, das Fußende des Massagetisches ist hochgestellt.

Arzt steht vor dem Patienten kopfwärts gewandt:

A: fußwärtige Hand befindet sich nach Ausführung der Eingriffe M 14 bis 17 mit dem Zeigefinger im After, geht zum Apex prostatae, legt den Daumen außen gegen den Damm und knetet den Damm mit Daumen und Zeigefinger durch.

Getroffene Gebilde:

Trigonum urogenitale,
(Lig. transversum pelvis,
Fascia trigoni urogenitalis superior,
M. sphincter urethrae membranaceae,
M. transversus perinei profundus,
Glgl. bulbourethrales.
Fascia trigoni urogenitalis inferior),
Mm. ischiocavernosi,
Bulbus urethrae,
M. bulbocavernosus,
Mm. transversi perinei superficiales,
M. sphincter ani internus,
M. sphincter ani externus.
Pars analis recti.

Bemerkungen. Vor dem Eingriff muß die äußere Umgebung des Afters ausgiebig eingeschmiert sein, was durch Griff M 1 mitbewirkt worden ist.

Von M 14 ab bis zu diesem Eingriff bleibt für gewöhnlich der arbeitende Finger im After; mit diesem Eingriff schließt die Massage der Beckenhöhle beim Manne.

Der Eingriff entspricht dem Eingriff W 19 beim Weibe

III.

Die Massage der weiblichen Beckenhöhle

D—Th

W 1.

Steißbeinportionen der Mm. glutaei maximi
(Einleitung zur Massage der Beckenhöhle)
(extra anum).
(Arzt **hinter** der Patientin.)

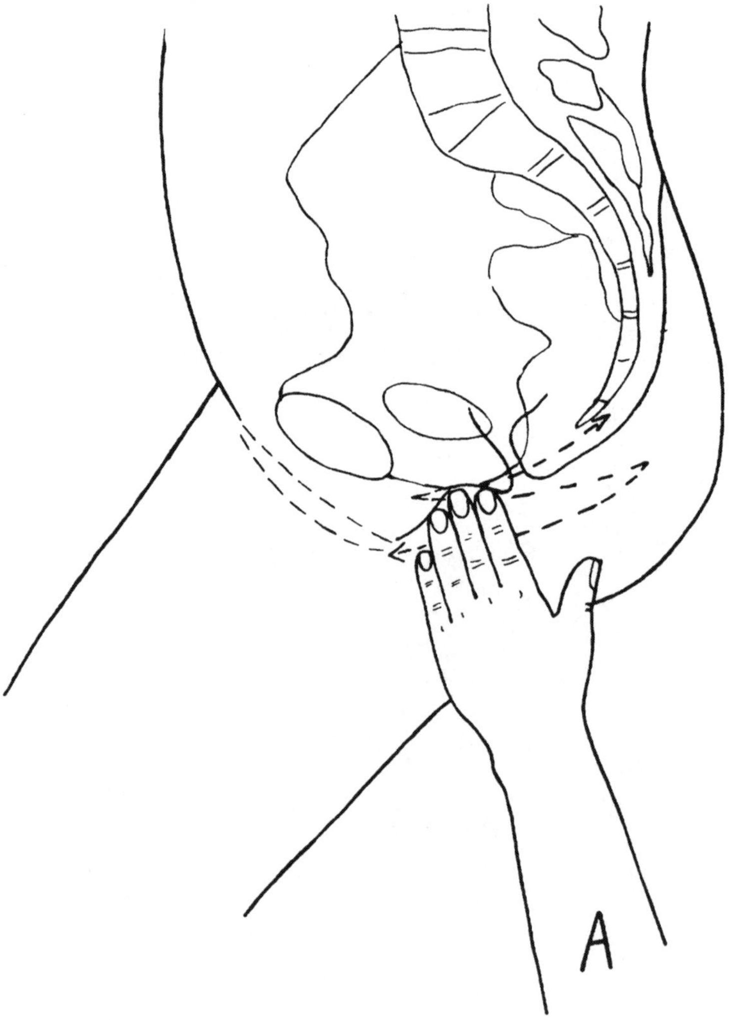

Fig. 326.

W 1.

D—Th

Steißbeinportionen der Mm. glutaei maximi
(Einleitung zur Massage der Beckenhöhle)
(extra anum).

Patientin (in Seitenlage zur Bauchlage geneigt): Hüften und Knie sind gebeugt, Blase und Mastdarm entleert, das Fußende des Massagetisches ist hochgestellt.

Arzt steht hinter der Patientin kopfwärts gewandt:
A: fußwärtige Hand legt die Fingerspitzen in der Analfalte gegen das Tuber ischii und streicht zwischen Ramus inferior ossis ischii und Steißbein, lateralwärts gegen den Knochen drückend, hin und her, zuerst auf der oben liegenden, dann auf der unten liegenden Seite.

Getroffene Gebilde:

Mm. glutaei maximi,
Bb. ischiadicae mm. glutt. max.,
Mm. semitendinosi,
Mm. adductores magni,
Mm. adductores minimi,
Mm. adductores breves,
Mm. graciles,
Mm. obturatores externi,
Mm. bicipites femoris,
Bb. mm. bicipitum femoris superiores,
Mm. semimembranosi,
Mm. quadrati femoris,
Lig. sacrotuberosum,
Mm. gemelli inferiores,
Corpus adiposum ischiorectale,
M. sphincter ani externus,
M. sphincter ani internus,
Mm. transversi perinaei superficiales,
Corpora cavernosa clitoritis,
Mm. ischiocavernosi,
M. bulbocavernosus,
Mm. levatores ani,
Trigonum urogenitale
(M. transversus perinaei profundus).

Bemerkung. Der Eingriff ist gleich dem Eingriff M 1 beim Manne.

D—Th

W 2.

Mm. sphincteres ani
(per anum).

(Arzt **hinter** der Patientin.)

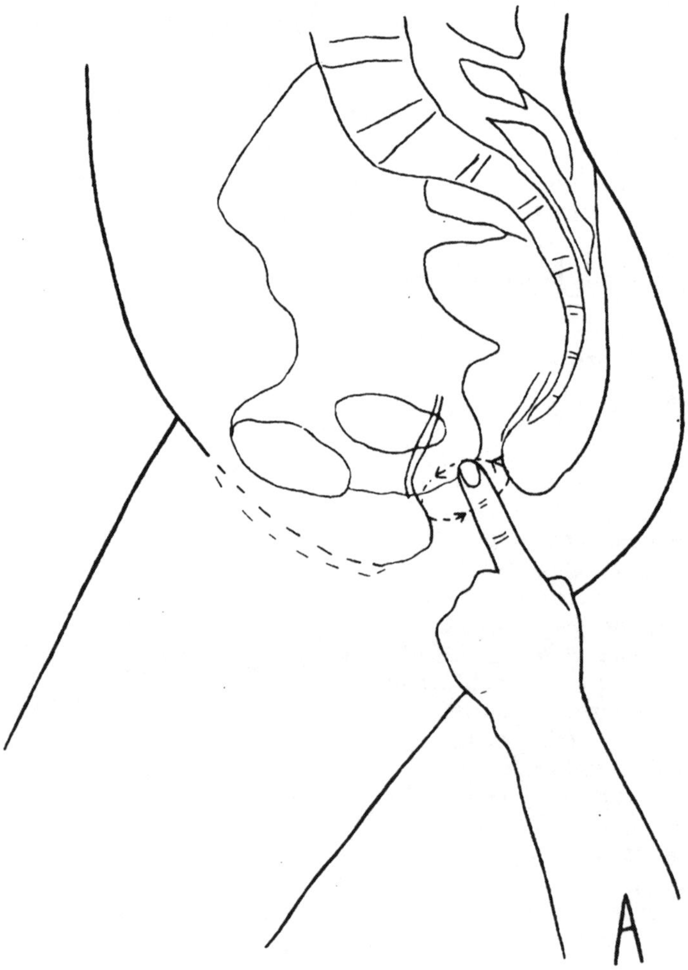

Fig. 327.

W 2. D—Th

Mm. sphincteres ani
(per anum).

Patientin (in Seitenlage zur Bauchlage geneigt): Hüften und Knie sind gebeugt, Blase und Mastdarm entleert, das Fußende des Massagetisches ist hochgestellt.

Arzt steht h i n t e r der Patientin kopfwärts gewandt:
A: fußwärtige Hand geht mit der Spitze des Zeigefingers in den After ein, umkreist den Analring, diesen allmählich möglichst dehnend, und dringt, der zunehmenden Entspannung des Analringes entsprechend, langsam mit dem ganzen Zeigefinger durch den After.

Getroffene Gebilde:

P a r s a n a l i s r e c t i
(Annulus haemorrhoidalis,
Columnae rectales),
M. s p h i n c t e r a n i e x t e r n u s,
M. s p h i n c t e r a n i i n t e r n u s,
Mm. levatores ani,
Mm. transversi perinaei superficiales,
Trigonum urogenitale (M. transversus perinaei profundus),
Corpus adiposum ischiorectale,
Corpora cavernosa clitoridis,
Mm. ischiocavernosi,
M. bulbocavernosus,
Mm. glutaei maximi.

Bemerkungen. Vor dem Eingriff muß die ä u ß e r e Umgebung des Afters ausgiebig eingeschmiert sein, was durch Griff W 1 mitbewirkt wird.

Zwischen den Eingriffen W 2 bis 19 bleibt für gewöhnlich der arbeitende Finger im After.

Der Eingriff ist gleich dem Eingriff M 2 beim Manne.

D—Th

W 3.

Corpus adiposum ischiorectale
(per anum).
(Arzt **hinter** der Patientin.)

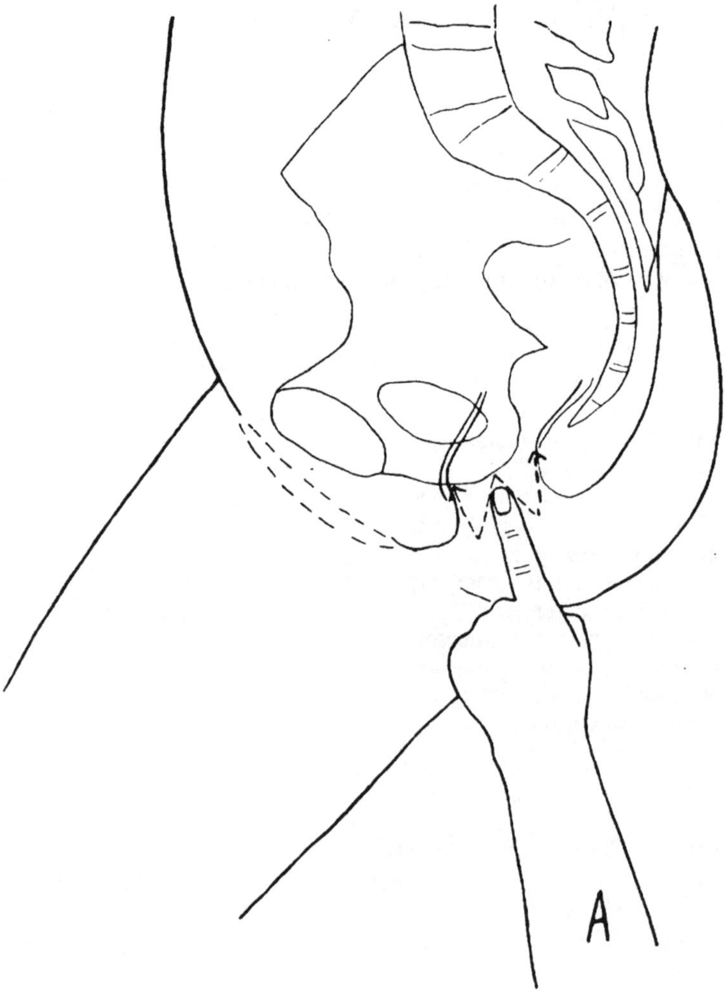

Fig. 328.

W 3. D—Th

Corpus adiposum ischiorectale (per anum).

Patientin (in Seitenlage zur Bauchlage geneigt): Hüften und Knie sind gebeugt, Blase und Mastdarm entleert, das Fußende des Massagetisches ist hochgestellt.

Arzt steht hinter der Patientin kopfwärts gewandt:

A: fußwärtige Hand umstreicht mit der Spitze des Zeigefingers, der sich nach Ausführung des Eingriffes W 2 im After befindet, den Analring, in Zickzackzügen von außen nach innen hin und her fahrend.

Getroffene Gebilde:

Pars analis recti
(Annulus haemorrhoidalis,
Columnae rectales),
M. sphincter ani externus,
M. sphincter ani interus,
Mm. levatores ani,
Mm. transversi perinaei superficiales,
Trigonum urogenitale (M. transversus perinaei profundus),
Corpus adiposum ischiorectale,
Corpora cavernosa clitoridis,
Mm. ischiocavernosi,
M. bulbocavernosus,
Mm. glutaei maximi.

Bemerkungen. Vor dem Eingriff muß die äußere Umgebung des Afters ausgiebig eingeschmiert sein, was durch Griff W 1 mitbewirkt wird.

Zwischen den Eingriffen W 2 bis 19 bleibt für gewöhnlich der arbeitende Finger im After.

Der Eingriff ist gleich dem Eingriff M 3 beim Manne.

D—Th

W 4.
Annulus haemorrhoidalis (per anum).
(Arzt **hinter** der Patientin.)

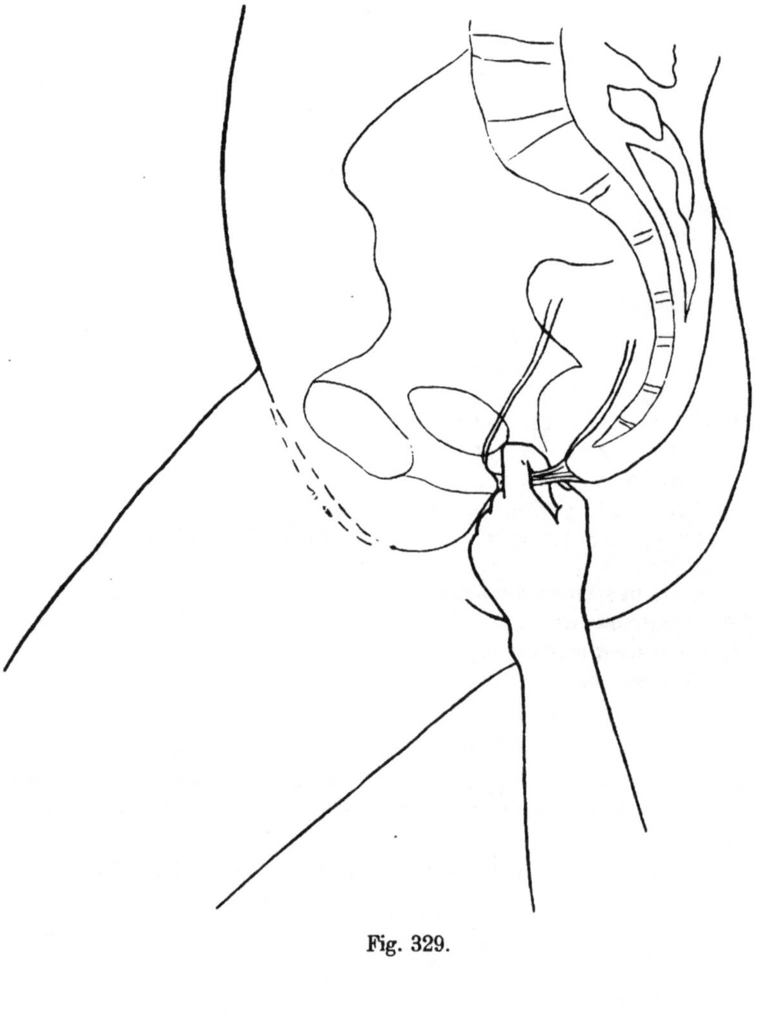

Fig. 329.

W 4. D—Th

Annulus haemorrhoidalis
(per anum).

Patientin (in Seitenlage zur Bauchlage geneigt): Hüften und Knie sind gebeugt, Blase und Mastdarm entleert, das Fußende des Massagetisches ist hochgestellt.

Arzt steht hinter der Patientin kopfwärts gewandt:
A: fußwärtige Hand, deren Zeigefinger sich nach Ausführung der Eingriffe W 2 und 3 im After befindet, faßt den Analring an einer Stelle nach der anderen zwischen Daumen und Zeigefinger und läßt die Faserung desselben zwischen diesen beiden Fingern vorsichtig bis zum Rande durchgleiten.

Getroffene Gebilde:
Pars analis recti
(Annulus haemorrhoidalis,
Columnae rectales),
M. sphincter ani externus,
M. sphincter ani internus,
Mm. levatores ani.

Bemerkungen. Vor dem Eingriff muß die äußere Umgebung des Afters ausgiebig eingeschmiert sein, was durch Griff W 1 mitbewirkt wird.

Zwischen den Eingriffen W 2 bis 19 bleibt für gewöhnlich der arbeitende Finger im After.

Der Eingriff ist gleich dem Eingriff M 4 beim Manne.

D–Th

W 5.
M. rectococcygeus und Lig. anococcygeum (per anum).

(Arzt **hinter** der Patientin.)

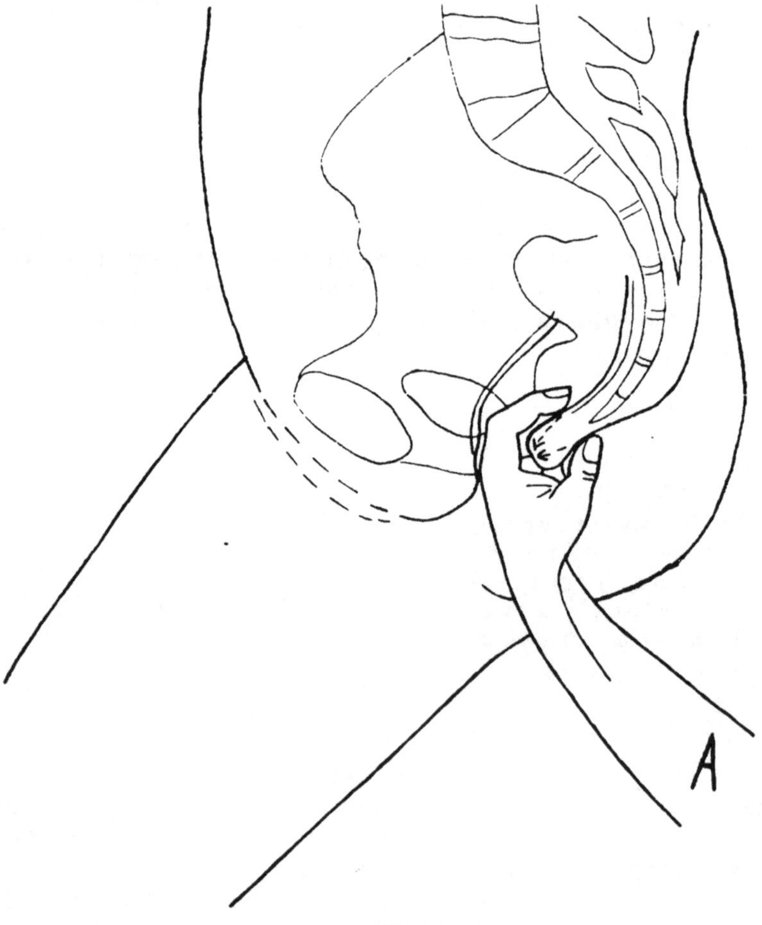

Fig. 330.

W 5. D—Th

M. rectococcygeus und Lig. anococcygeum (per anum).

Patientin (in Seitenlage zur Bauchlage geneigt): Hüften und Knie sind gebeugt, das Becken hochgelagert, Blase und Mastdarm entleert, das Fußende des Massagetisches ist hochgestellt.

Arzt steht hinter der Patientin kopfwärts gewandt:

A: fußwärtige Hand befindet sich nach Ausführung der Eingriffe W 2 bis 4 mit dem Zeigefinger im After; der Zeigefinger übersteigt mit dem End- und Mittelglied den Ring des M. sphincter ani internus nach rückwärts in der Medianlinie; Daumen und Zeigefinger fassen nunmehr den Afterring zwischen sich und kneten ihn, unter Querstrichen abwärts gleitend.

Getroffene Gebilde:

Pars analis recti
(Columnae rectales,
Annulus haemorrhoidalis),
M. sphincter ani externus,
M. sphincter ani internus,
Lig. sacrococcygeum anterius,
Mm. coccygei,
Ligg. sacrospinosa,
M. rectococcygeus,
Mm. levatores ani
(Mm. iliococcygei,
Mm. pubococcygei),
Lig. anococcygeum,
Corpus adiposum ischiorectale,
Mm. glutaei maximi.

Bemerkungen. Vor dem Eingriff muß die äußere Umgebung des Afters ausgiebig eingeschmiert sein, was durch Griff W 1 mitbewirkt wird.

Zwischen den Eingriffen W 2 bis 19 bleibt für gewöhnlich der arbeitende Finger im After.

Der Eingriff ist gleich dem Eingriff M 5 beim Manne.

D—Th

W 6.

Steißbeininsertionen der Mm. levatores an (per anum).

(Arzt **hinter** der Patientin.)

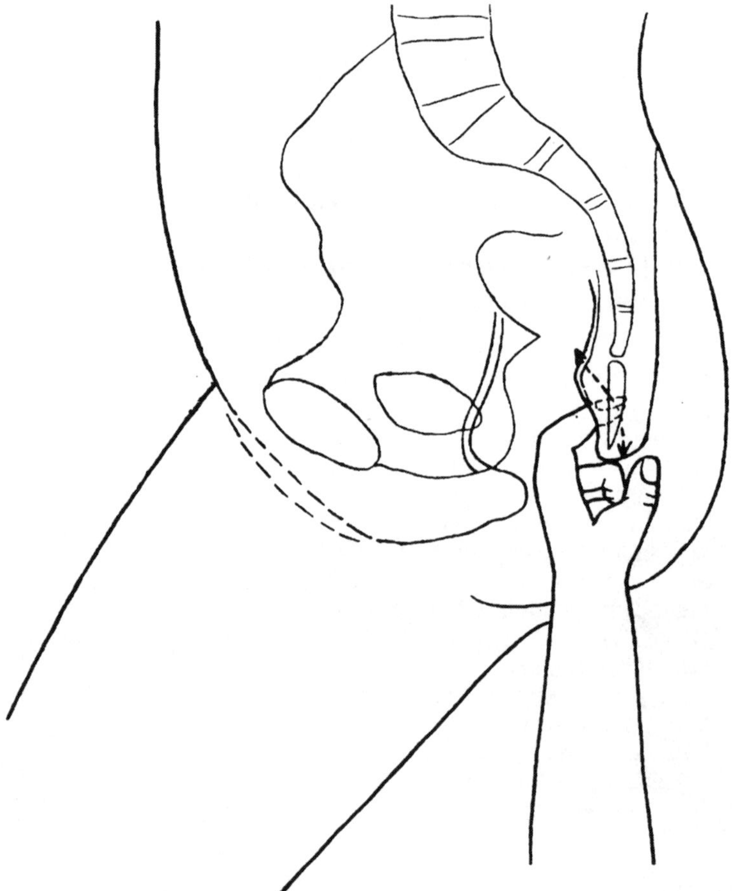

Fig. 331.

W 6. D–Th

Steißbeininsertionen der Mm. levatores ani (per anum).

Patientin (in Seitenlage zur Bauchlage geneigt): Hüften und Knie sind gebeugt, Blase und Mastdarm entleert, das Fußende des Massagetisches ist hochgestellt.

Arzt steht hinter der Patientin kopfwärts gewandt:

A: fußwärtige Hand befindet sich nach Ausführung der Eingriffe W 2 bis 5 mit dem Zeigefinger im After; die Spitze des Zeigefingers geht nach rückwärts über den M. sphincter ani internus hinüber neben das Steißbein und streicht langsam neben diesem nach abwärts, möglichst nach außen drückend, zuerst auf der unten liegenden, dann auf der oben liegenden Seite.

Getroffene Gebilde:

Pars analis recti
(Columnae rectales,
Annulus haemorrhoidalis),
M. sphincter ani externus,
M. sphincter ani internus,
Mm. coccygei,
Ligg. sacrospinosa,
Ligg. sacrotuberosa,
Mm. levatores ani
(Mm. iliococcygei,
Mm. pubococcygei),
Corpus adiposum ischiorectale,
Mm. glutaei maximi.

Bemerkungen. Vor dem Eingriff muß die äußere Umgebung des Afters ausgiebig eingeschmiert sein, was durch Griff W 1 mitbewirkt wird.

Zwischen den Eingriffen W 2 bis 19 bleibt für gewöhnlich der arbeitende Finger im After.

Der Eingriff ist nur ausführbar nach völliger Erschlaffung der Analmuskulatur.

Der Eingriff ist gleich dem Eingriff M 6 beim Manne.

Th

W 7.

Steißbeininsertionen der Mm. glutaei maximi (per anum).

(Arzt **hinter** der Patientin.)

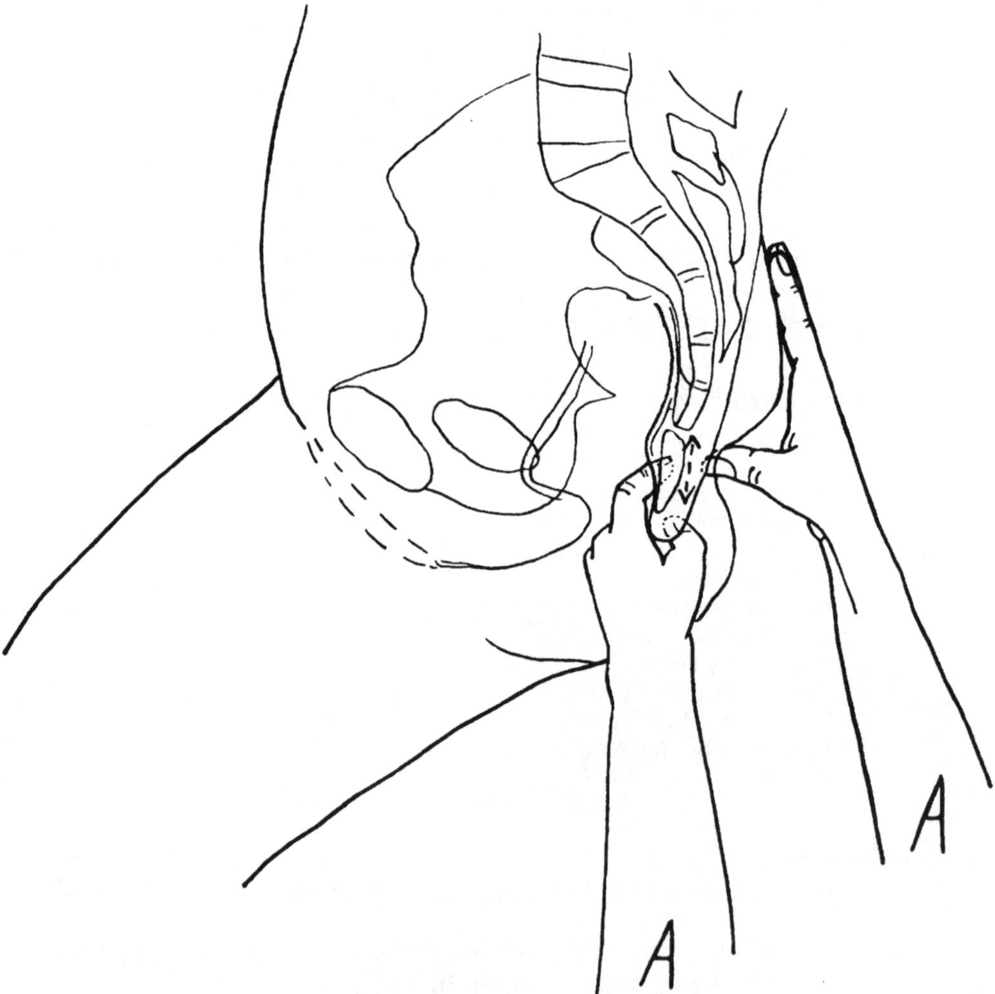

Fig. 332.

W 7.

Th

Steißbeininsertionen der Mm. glutaei maximi (per anum).

Patientin (in Seitenlage zur Bauchlage geneigt): Hüften und Knie sind wenig gebeugt, Blase und Mastdarm entleert, das Fußende des Massagetisches ist hochgestellt.

Arzt steht hinter der Patientin kopfwärts gewandt:

A: fußwärtige Hand befindet sich nach Ausführung der Eingriffe W 2 bis 6 mit dem Zeigefinger im After; die Spitze des Zeigefingers drückt neben dem Steißbein nach außen;

A: kopfwärtige Hand stützt sich mit den Fingerspitzen an der Gesäßbacke auf und drückt mit der Spitze des Daumens dem Zeigefinger der anderen Hand entgegen;
beide Hände kneten die Muskulatur zwischen den einander entgegenwirkenden Fingerspitzen, zuerst auf der oben liegenden, dann auf der unten liegenden Seite.

Getroffene Gebilde:

Pars analis recti
(Annulus haemorrhoidalis,
Columnae rectales),
M. sphincter ani externus,
M. sphincter ani internus,
Mm. levatores ani,
Corpus adiposum ischiorectale,
Mm. glutaei maximi.

Bemerkungen. Vor dem Eingriff muß die äußere Umgebung des Afters ausgiebig eingeschmiert sein, was durch Griff W 1 mitbewirkt wird.

Zwischen den Eingriffen W 2 bis 19 bleibt für gewöhnlich der arbeitende Finger im After.

Der Eingriff ist nur ausführbar nach völliger Erschlaffung der Analmuskulatur.

Der Eingriff ist gleich dem Eingriff M 7 beim Manne.

D–Th

W 8.

Muskelinsertionen auf der Vorderfläche des Kreuzbeins (per anum).

(Arzt **hinter** der Patientin.)

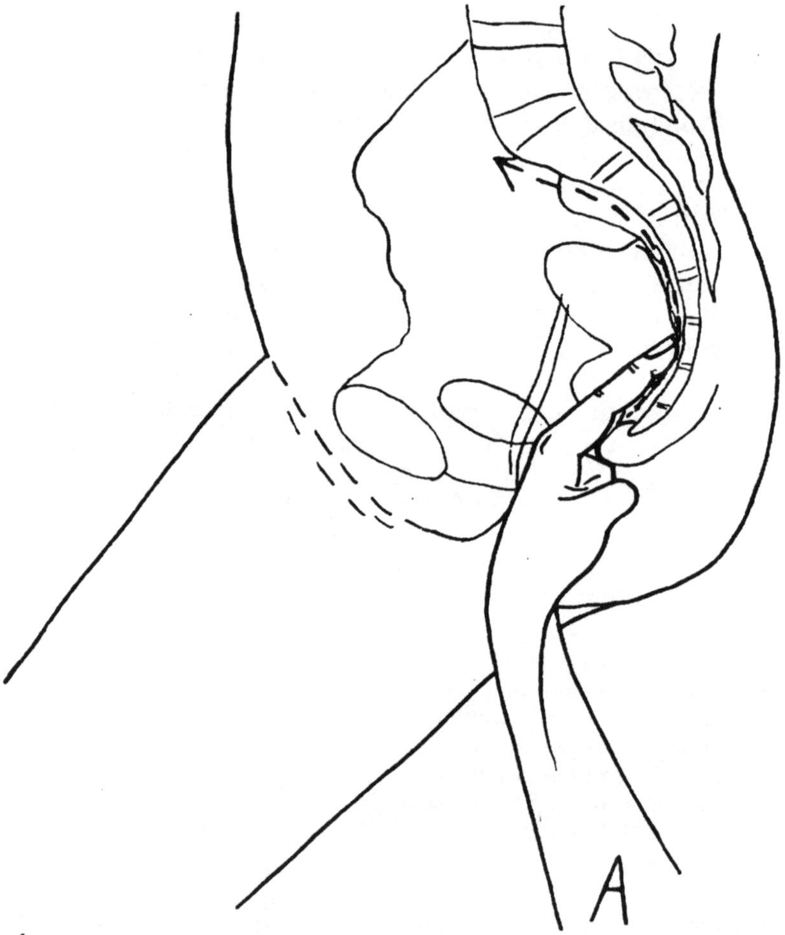

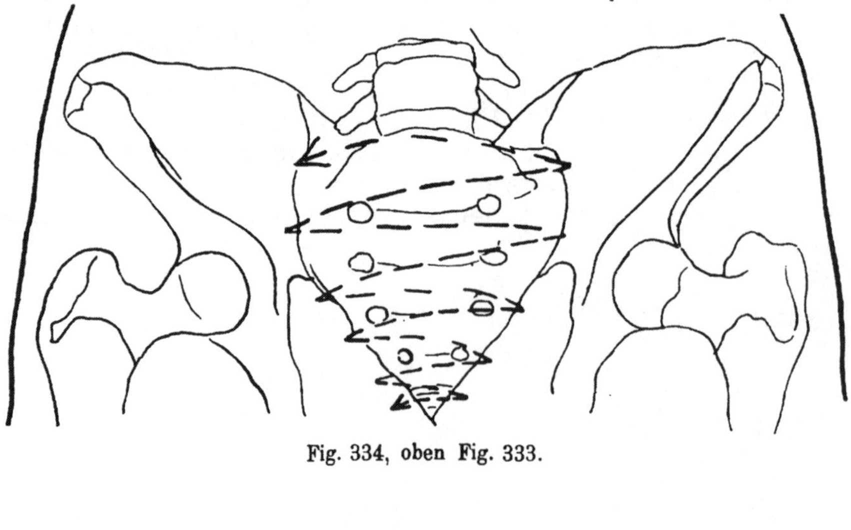

Fig. 334, oben Fig. 333.

W 8.

D—Th

Muskelinsertionen auf der Vorderfläche des Kreuzbeins (per anum).

Patientin (in Seitenlage zur Bauchlage geneigt): Hüften und Knie sind gebeugt, Blase und Mastdarm entleert, das Fußende des Massagetisches ist hochgestellt.

Arzt steht hinter der Patientin kopfwärts gewandt:

A: fußwärtige Hand befindet sich nach Ausführung der Eingriffe W 2 bis 7 mit dem Zeigefinger im After; die Spitze des Zeigefingers steigt, am Steißbein beginnend, in querer Richtung möglichst weit nach beiden Seiten über die Facies pelvina des Kreuzbeins streichend, allmählich aufwärts zum Promontorium.

Getroffene Gebilde:

M. rectococcygeus,
Mm. iliococcygei } Mm. levatorum ani,
Arcus tendinei }
Ligg. sacrococcygea anteriora,
Mm. coccygei,
Ligg. sacrospinosa,
Mm. piriformes,
Mm. obturatores interni,
Ligg. sacrotuberosa.

Bemerkungen. Vor dem Eingriff muß die äußere Umgebung des Afters ausgiebig eingeschmiert sein, was durch Griff W 1 mitbewirkt wird.

Zwischen den Eingriffen W 2 bis 19 bleibt für gewöhnlich der arbeitende Finger im After.

Der Eingriff ist gleich dem Eingriff M 8 beim Manne.

D–Th

W 9.
Promontorium und Artt. sacroiliacae (per anum).

(Arzt **hinter** der Patientin.)

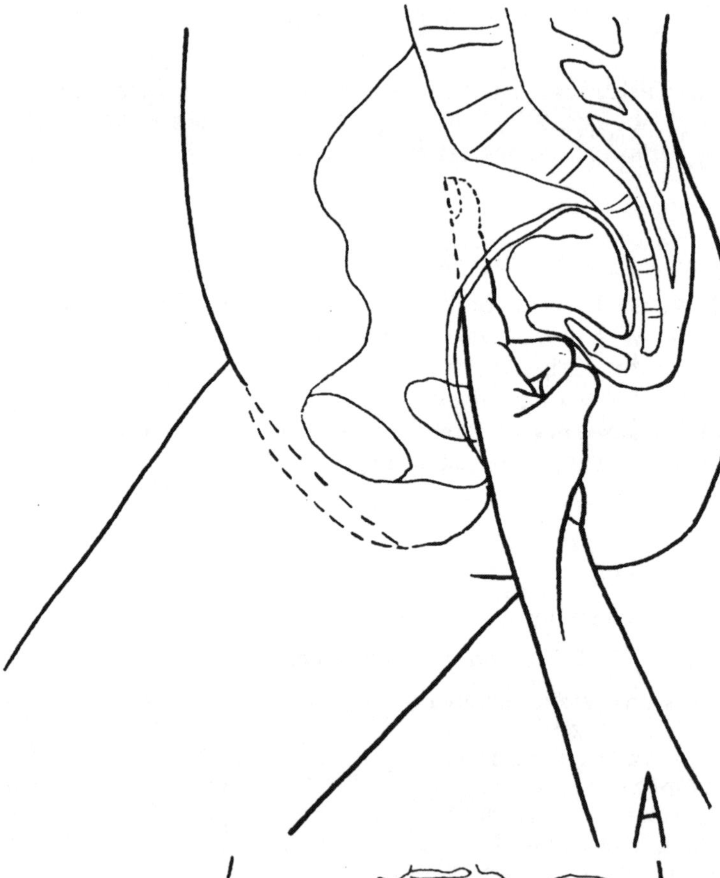

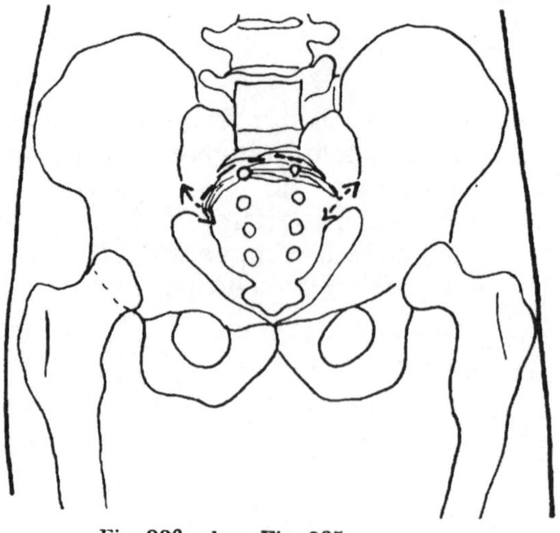

Fig. 336, oben Fig. 335.

W 9.

D–Th

Promontorium und Artt. sacroiliacae (per anum).

Patientin (in Seitenlage stark zur Bauchlage geneigt): Hüften und Knie sind gebeugt, Blase und Mastdarm entleert, das Fußende des Massagetisches ist hochgestellt.

Arzt steht hinter der Patientin kopfwärts gewandt:

A: fußwärtige Hand geht mit dem Zeigefinger, der sich nach Ausführung der Eingriffe W 2 bis 8 im After befindet, am Kreuzbein empor zum Promontorium und streicht quer über dieses und über die Iliosakralgelenke nach beiden Seiten hin und her, letztere auch von oben nach unten knetend.

Getroffene Gebilde:

Mm. rectococcygei,
Mm. sacrococcygei anteriores,
Lig. sacrococcygeum anterius,
Mm. piriformes,
Promontorium,
Artt. sacroiliacae,
Ligg. sacroiliaca anteriora,
Mm. rectouterini.

Bemerkungen. Vor dem Eingriff muß die äußere Umgebung des Afters ausgiebig eingeschmiert sein, was durch Griff W 1 mitbewirkt wird.

Zwischen den Eingriffen W 2 bis 19 bleibt für gewöhnlich der arbeitende Finger im After.

Promontorium und Artt. sacroiliacae sind nur bei vollständiger Erschlaffung des Beckenbodens erreichbar.

Der Eingriff ist gleich dem Eingriff M 9 beim Manne.

D—Th

W 10.

Mm. rectouterini

(per anum).

(Arzt **hinter** der Patientin.)

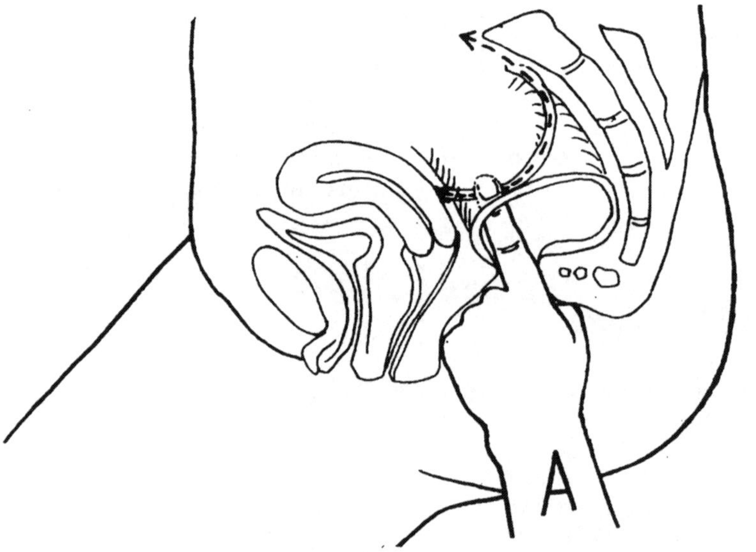

Fig. 337.

W 10. D—Th

Mm. rectouterini
(per anum).

Patientin (in Seitenlage zur Bauchlage geneigt): Hüften und Knie sind gebeugt, Blase und Mastdarm entleert, das Fußende des Massagetisches ist hochgestellt.

Arzt steht hinter der Patientin kopfwärts gewandt:

A: fußwärtige Hand befindet sich nach Ausführung der Eingriffe W 2 bis 9 mit der Spitze des Zeigefingers am Promontorium und bestreicht von hier nach beiden Seiten die Plicae rectouterinae (Douglasii), einen vollständigen Kreis beschreibend, um deren vordere Kommissur, den Torus uterinus, zu erreichen.

Getroffene Gebilde:

Lig. sacrococcygeum anterius,
Mm. sacrococcygei anteriores,
Mm. rectococcygei,
Promontorium,
Artt. sacroiliacae,
Ligg. sacroiliaca anteriora,
Plicae rectouterinae (Douglasii)
Mm. rectouterini,
Cervix uteri.

Bemerkungen. Vor dem Eingriff muß die äußere Umgebung des Afters ausgiebig eingeschmiert sein, was durch Griff W 1 mitbewirkt wird.

Zwischen den Eingriffen W 2 bis 19 bleibt für gewöhnlich der arbeitende Finger im After.

Der Eingriff entspricht dem Eingriff M 10 beim Manne.

D—Th

W 11.

Schambeininsertionen der Mm. levatores ani
(per anum).

(Arzt **hinter** der Patientin.)

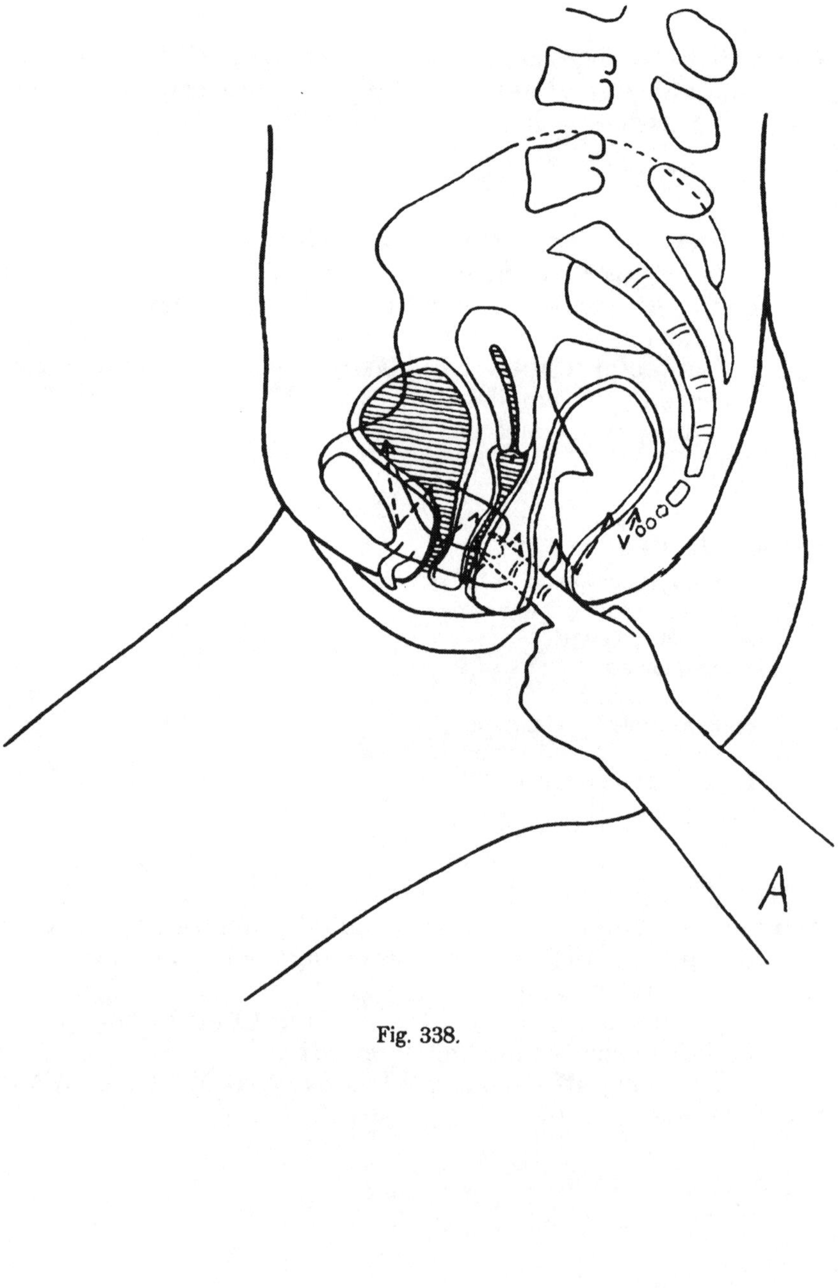

Fig. 338.

W 11. D–Th

Schambeininsertionen der Mm. levatores ani (per anum).

Patientin (in Seitenlage zur Bauchlage geneigt): Hüften und Knie sind gebeugt, Blase und Mastdarm entleert, das Fußende des Massagetisches ist hochgestellt.

Arzt steht hinter der Patientin kopfwärts gewandt:

A: fußwärtige Hand befindet sich nach Ausführung der Eingriffe W 2 bis 10 mit dem Zeigefinger im After, geht zum oberen Schambeinast und streicht den hier aufliegenden Wulst des M. levator ani in Querstrichen abwärts zum Steißbein — zuerst auf der unten liegenden, dann auf der oben liegenden Seite.

Getroffene Gebilde:

Ligg. pubovesicalia lateralia,
Mm. pubovesicales,
Mm. pubococcygei } Mm. levatorum ani,
Mm. iliococcygei }
Trigonum urogenitale,
Bulbi vestibuli,
Glgl. vestibulares majores (Bartholini),
Mm. ischiocavernosi,
M. bulbocavernosus,
Mm. transversi perinei superficiales,
Mm. obturatores interni,
Ligg. teretia uteri.

Bemerkungen. Vor dem Eingriff muß die äußere Umgebung des Afters ausgiebig eingeschmiert sein, was durch Griff W 1 mitbewirkt worden ist.

Der Eingriff schließt, ohne daß der Finger den After verläßt, unmittelbar an W 10 an, zwischen den Eingriffen W 2 bis 19 bleibt für gewöhnlich der arbeitende Finger im After.

Der Eingriff kann auch in Rückenlage per vaginam ausgeführt werden.

Der Eingriff entspricht dem Eingriff M 14 beim Manne.

D—Th

W 12.

Schambeininsertionen der Dammuskeln (per anum).

(Arzt **hinter** der Patientin.)

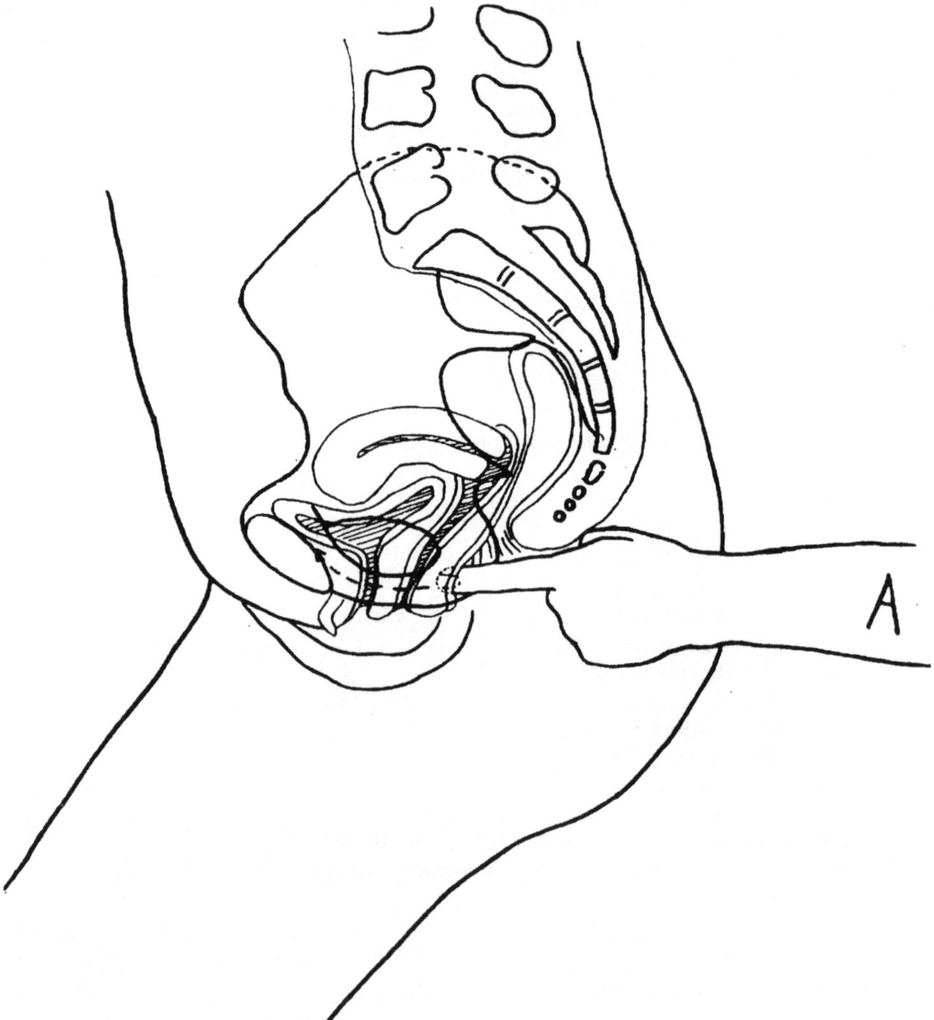

Fig. 339.

W 12.

D—Th

Schambeininsertionen der Dammuskeln (per anum).

Patientin (in Seitenlage zur Bauchlage geneigt): Hüften und Knie sind gebeugt, Blase und Mastdarm entleert, das Fußende des Massagetisches ist hochgestellt.

Arzt steht hinter der Patientin kopfwärts gewandt:

A: fußwärtige Hand befindet sich nach Ausführung der Eingriffe W 1 bis 11 mit dem Zeigefinger im After, geht zur Symphyse und streicht von hier aus auf dem unteren Schambeinast zum Tuber ischii — zuerst auf der unten liegenden, dann auf der oben liegenden Seite.

Getroffene Gebilde:

Ligg. pubovesicalia lateralia,
(Mm. pubovesicales),
Mm. pubococcygei (mm. levatorum ani),
Fascia trigoni urogenitalis superior
M. transversus perinei profundus } (trigoni urogenitalis),
Fascia trigoni urogenitalis inferior
Bulbi vestibuli,
Glgl. vestibulares majores (Bartholini),
Corpora cavernosa clitoridis,
Mm. ischiocavernosi,
M. bulbocavernosus,
Mm. transversi perinei superficiales,
M. sphincter ani internus,
M. sphincter ani externus,
Pars analis recti.

Bemerkungen. Vor dem Eingriff muß die äußere Umgebung des Afters ausgiebig eingeschmiert sein, was durch Griff W 1 mitbewirkt worden ist.

Zwischen den Eingriffen W 2 bis 19 bleibt für gewöhnlich der arbeitende Finger im After.

Die Ausführung des Eingriffes per vaginam in Rückenlage ist möglich, aber unbequemer und schwieriger.

Der Eingriff entspricht dem Eingriff M 16 beim Manne.

D–Th

W 13.

Schließmuskeln der Harnblase und Harnröhre, Schambeinfuge (per anum).

(Arzt **hinter** der Patientin.)

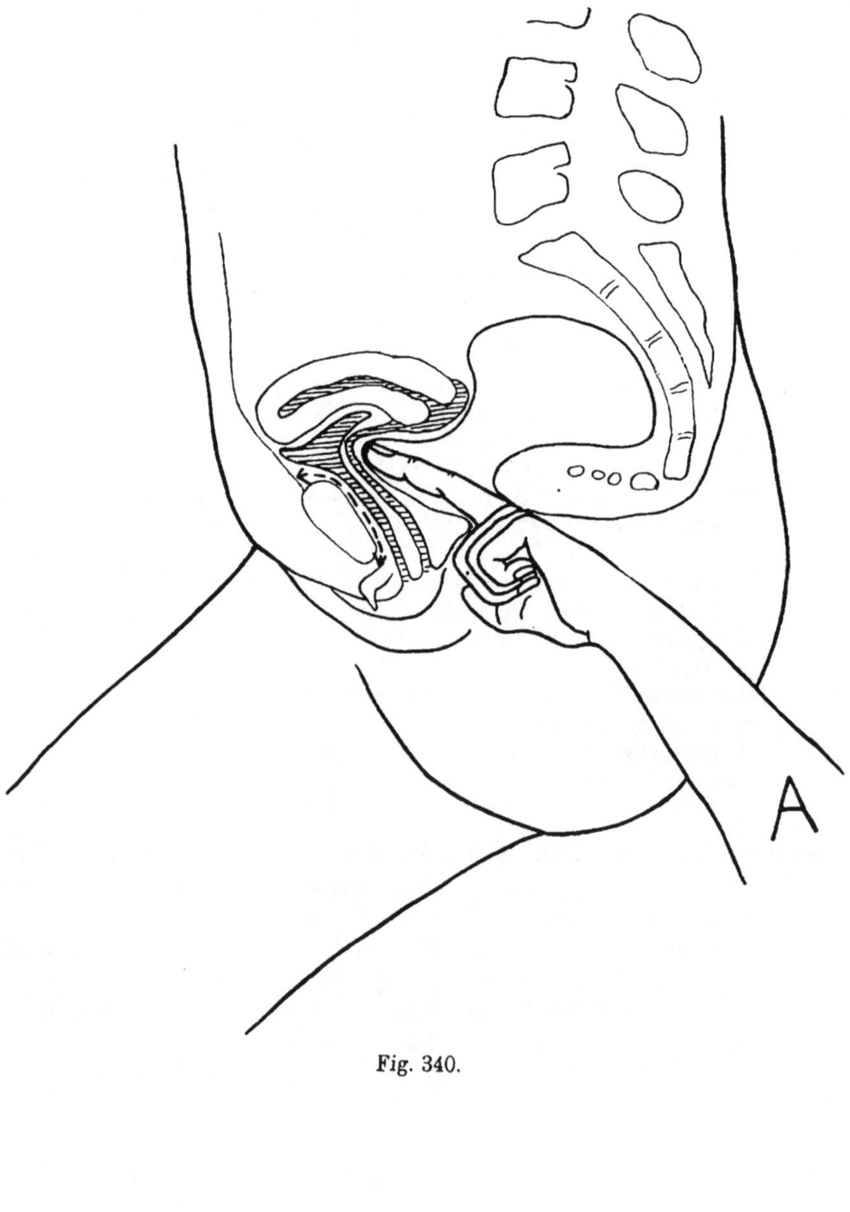

Fig. 340.

W 13. D–Th

Schließmuskeln der Harnblase und Harnröhre, Schambeinfuge (per anum).

Patientin (in Seitenlage zur Bauchlage geneigt): Hüften und Knie sind gebeugt, Blase und Mastdarm entleert, das Fußende des Massagetisches ist hochgestellt.

Arzt steht hinter der Patientin kopfwärts gewandt:

A: fußwärtige Hand befindet sich nach Ausführung der Eingriffe W 2 bis 12 mit dem Zeigefinger im After, geht zum oberen Rand der Symphyse und streicht die Blasengegend in querer Richtung, sodann die Symphyse abwärts.

Getroffene Gebilde:

Vagina,
M. sphincter vesicae,
Lig. pubicum superius,
M. sphincter urethrae membranaceae,
Symphysis ossium pubis
(Cavum articulare,
Lamina fibrocartilaginea interpubica),
Urethra,
Mm. pubococcygei (mm. levatorum ani),
Ligg. pubovesicouterina,
Lig. arcuatum pubis.

Bemerkungen. Vor dem Eingriff muß die äußere Umgebung des Afters ausgiebig eingeschmiert sein, was durch Griff W 1 mitbewirkt worden ist.

Zwischen den Eingriffen W 2 bis 19 bleibt für gewöhnlich der arbeitende Finger im After.

Die Ausführung des Eingriffes per vaginam in Rückenlage ist möglich, jedoch sehr unbequem und schwierig.

D—Th

W 14.

Mm. obturatores interni
(per anum).

(Arzt **hinter** der Patientin.)

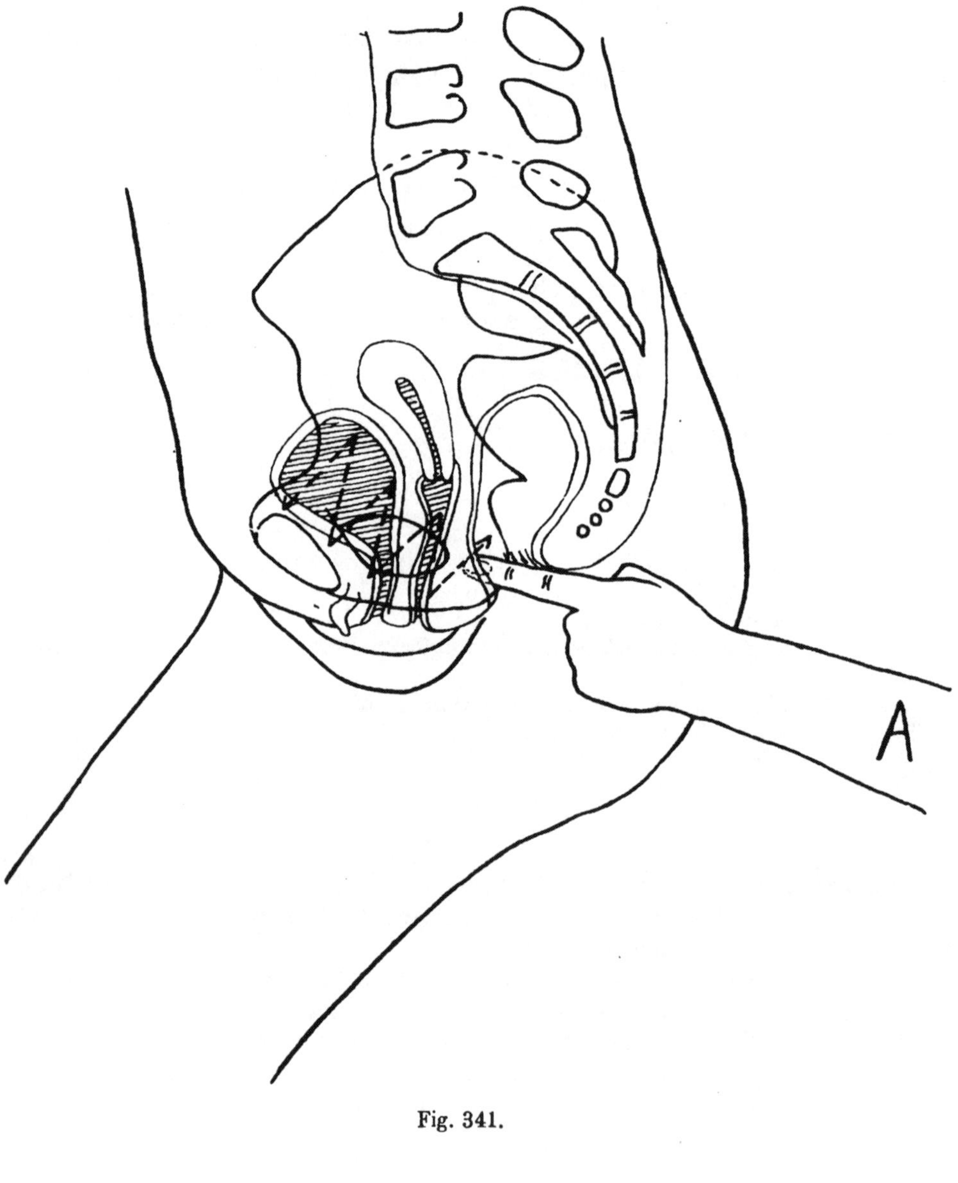

Fig. 341.

W 14.

D—Th

Mm. obturatores interni (per anum).

Patientin (in Seitenlage zur Bauchlage geneigt): Hüften und Knie sind gebeugt, Blase und Mastdarm entleert, das Fußende des Massagetisches ist hochgestellt.

Arzt steht hinter der Patientin kopfwärts gewandt:

A: fußwärtige Hand befindet sich nach Ausführung der Eingriffe W 2 bis 13 mit dem Zeigefinger im After, geht zum oberen Schambeinast und streicht in Querzügen über das Foramen obturatum abwärts zum Tuber ischii — zuerst auf der unten liegenden, dann auf der oben liegenden Seite.

Getroffene Gebilde:

Mm. pubococcygei }
Mm. iliococcygei } (mm. levatorum ani),
Arcus tendinei }
Mm. obturatores interni,
Trigonum urogenitale,
Corpora cavernosa clitoridis,
Mm. ischiocavernosi,
Mm. transversi perinei superficiales,
M. sphincter ani internus,
M. sphincter ani externus.

Bemerkungen. Vor dem Eingriff muß die äußere Umgebung des Afters ausgiebig eingeschmiert sein, was durch Griff W 1 mitbewirkt worden ist.

Zwischen den Eingriffen W 2 bis 19 bleibt für gewöhnlich der arbeitende Finger im After.

Die Ausführung des Eingriffes ist auch per vaginam in Rückenlage möglich.

Der Eingriff entspricht dem Eingriff M 17 beim Manne.

D—Th

W 15.
Uterus und Bänder (per anum).

(Arzt **hinter** der Patientin.)

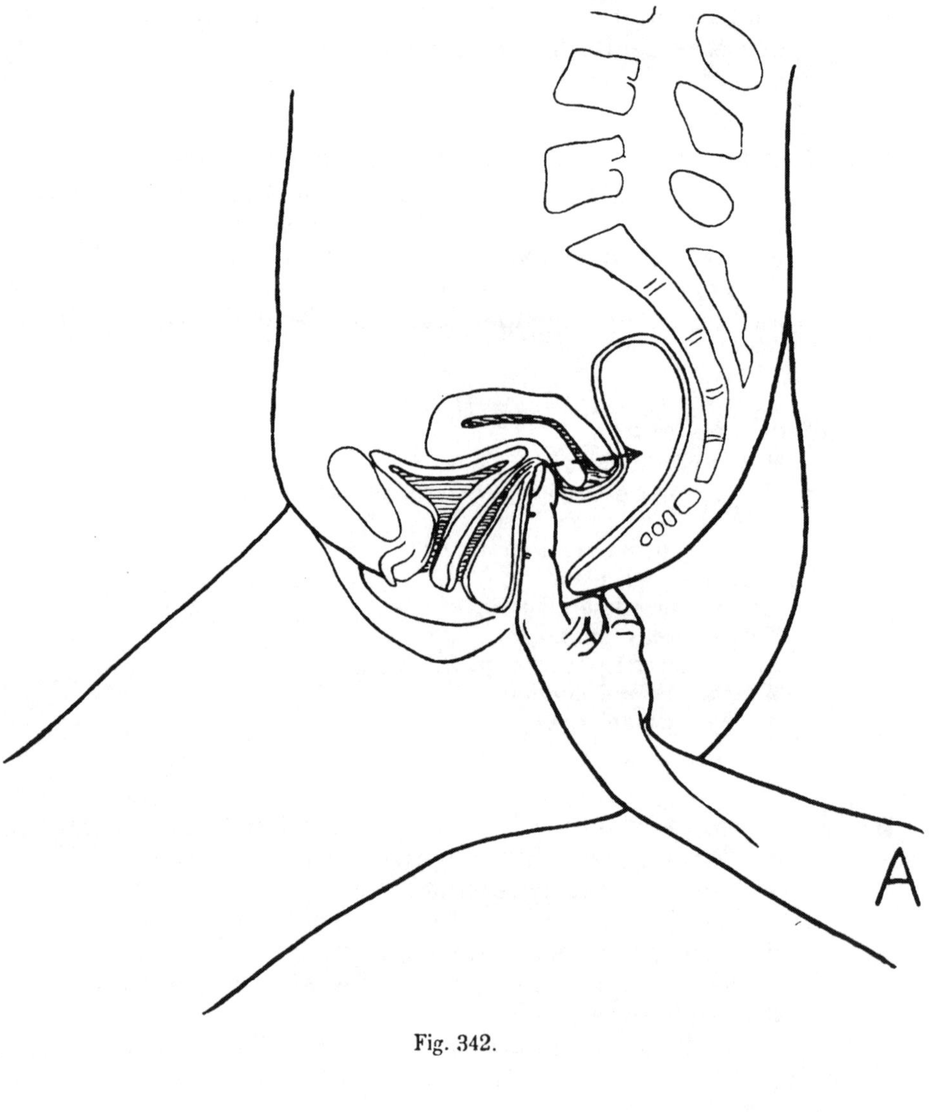

Fig. 342.

W 15. D—Th

Uterus und Bänder
(per anum).

Patientin (in Seitenlage zur Bauchlage geneigt): Hüften und Knie sind gebeugt, Blase und Mastdarm entleert, das Fußende des Massagetisches ist hochgestellt.

Arzt steht hinter der Patientin kopfwärts gewandt:
A: fußwärtige Hand befindet sich nach Ausführung der Eingriffe W 2 bis 14 mit dem Zeigefinger im After, geht zur Portio vaginalis uteri und bewegt sie von vorn nach rückwärts und in querer Richtung hin und her.

Bewegte Gebilde:
Uterus,
Cervix uteri,
Plicae rectouterinae,
Mm. rectouterini,
Ligg. ovariorum propria,
Ovaria,
Ligg. suspensoria ovariorum,
Tubae uterinae,
Ligg. lata uteri,
Ligg. teretia uteri,
Ligg. pubovesicouterina.

Bemerkungen. Vor dem Eingriff muß die äußere Umgebung des Afters ausgiebig eingeschmiert sein, was durch Griff W 1 mitbewirkt worden ist.

Zwischen den Eingriffen W 2 bis 19 bleibt für gewöhnlich der arbeitende Finger im After.

Die Ausführung des Eingriffes ist auch per vaginam in Rückenlage möglich; hierbei wird die Portio zwischen Zeige- und Mittelfinger genommen.

D–Th

W 16.

Kommissur der Mm. rectouterini (Torus uterinus) (per anum).

(Arzt **hinter** der Patientin.)

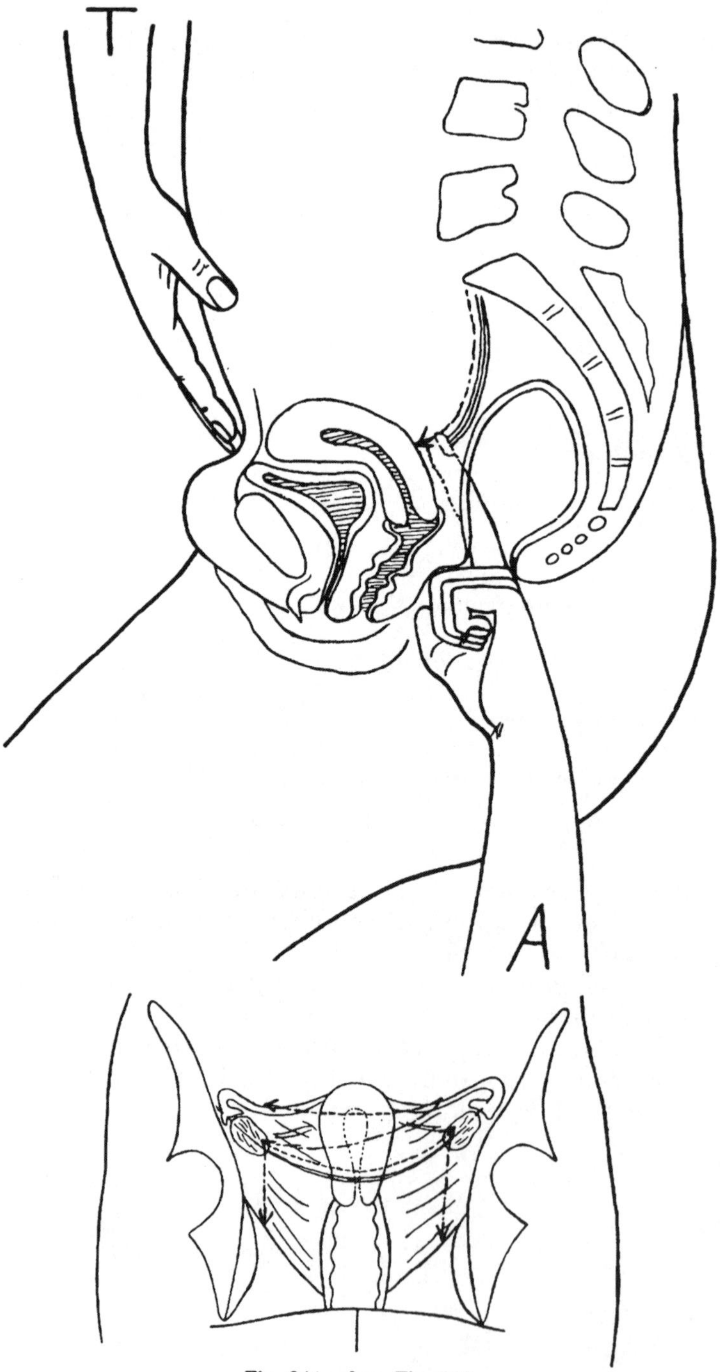

Fig. 344, oben Fig. 343.

W 16.

D—Th

Kommissur der Mm. rectouterini (Torus uterinus). (per anum).

Patientin (in Seitenlage zur Bauchlage geneigt): Hüften und Knie sind stark gebeugt, Blase und Mastdarm entleert, das Fußende des Massagetisches ist hochgestellt; Patientin darf den Atem nicht anhalten.

Arzt steht hinter der Patientin kopfwärts gewandt:

T: kopfwärtige Hand, auf die vordere Unterbauchwand gelegt, drückt mit den Fingerspitzen die Beckenorgane der anderen Hand entgegen, den Bewegungen der letzteren folgend;

A: fußwärtige Hand befindet sich nach Ausführung der Eingriffe W 2 bis 15 mit dem Zeigefinger, die Hohlhand nach rückwärts, im After, geht über Promontorium und das unten liegende Iliosakralgelenk auf die obere Fläche der Plica rectouterina (Douglasii), dreht hierbei die Hohlhand nach vorwärts und bestreicht die obere Seite der Kommissur der Plicae in querer Richtung, über die Rückseite des Uterus möglichst hoch hinauf und nach vorn, schließlich zu beiden Seiten des Uterus gegen die Beckenwand abwärts streichend.

Getroffene Gebilde:

Promontorium,
Art. sacroiliaca,
Lig. sacroiliacum anterius,
Plicae rectouterinae,
Mm. rectouterini,
Torus uterinus,
Ovaria,
Tubae uterinae,
Ligg. ovariorum propria,
Ligg. teretia uteri,
Ureteres,
Uterus,
Ligg. lata uteri.

Bemerkungen. Vor dem Eingriff muß die äußere Umgebung des Afters ausgiebig eingeschmiert sein, was durch Griff W 1 mitbewirkt worden ist.

Zwischen den Eingriffen W 2 bis 19 bleibt für gewöhnlich der arbeitende Finger im After.

Der Eingriff ist per vaginam nicht ausführbar.

Der Eingriff entspricht dem Eingriff M 11 beim Manne.

D—Th

W 17.

Uterus

(per anum).

(Arzt **hinter** der Patientin.)

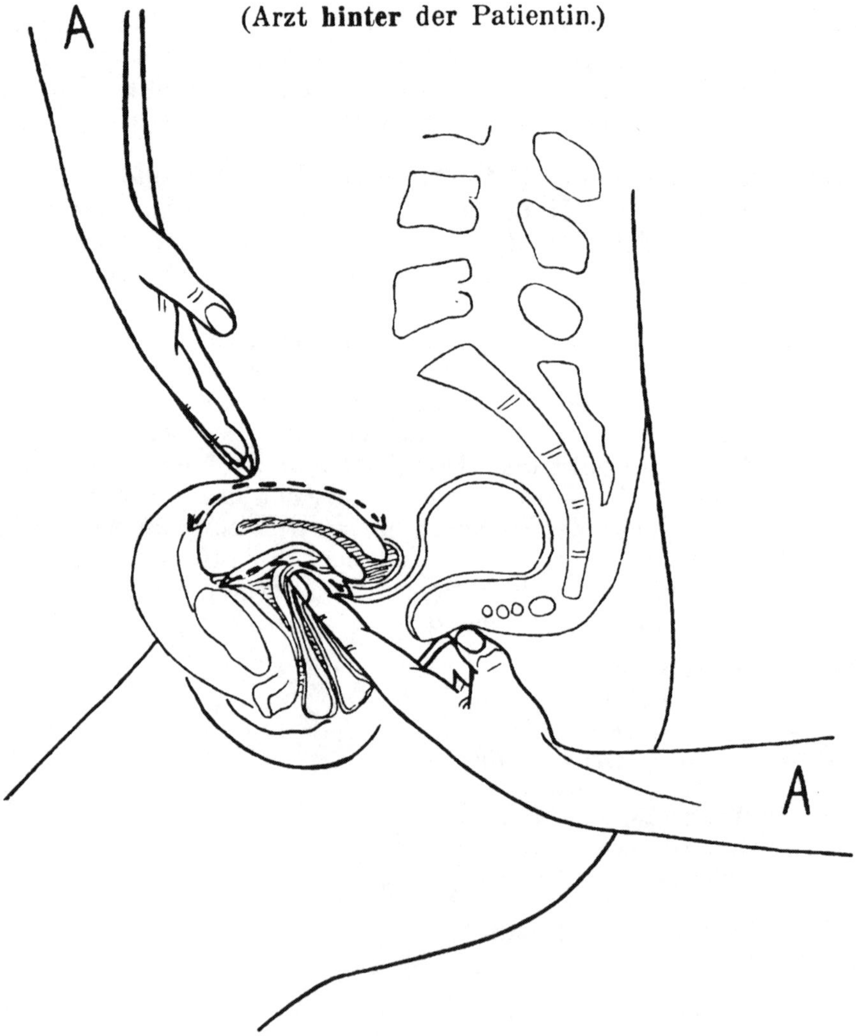

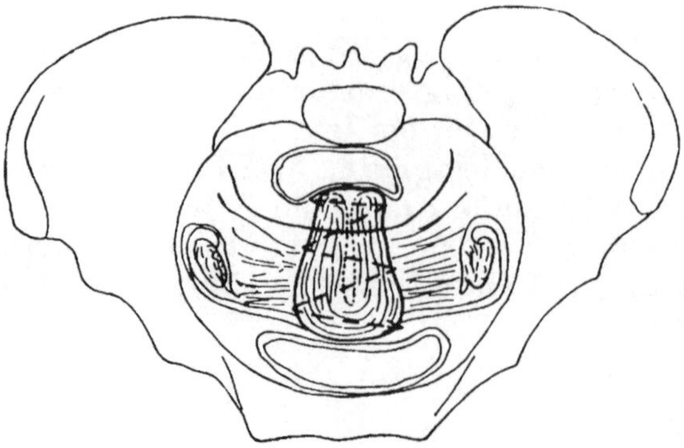

Fig. 346, oben Fig. 345.

W 17. D—Th

Uterus
(per anum).

Patientin (in Seitenlage zur Bauchlage geneigt): Hüften und Knie sind stark gebeugt, Blase und Mastdarm entleert, das Fußende des Massagetisches ist hochgestellt; Patientin darf den Atem nicht anhalten.

Arzt steht h i n t e r der Patientin kopfwärts gewandt:

A: kopfwärtige Hand, auf die vordere Unterbauchwand gelegt, drückt mit den Fingerspitzen den Uterus der anderen Hand entgegen;

A: fußwärtige Hand befindet sich nach Ausführung der Eingriffe W 2 bis 16 mit dem Zeigefinger im After und geht mit der Fingerspitze zur Portio vaginalis uteri, der Ellbogen ist auf den Massagetisch gestützt;
beide Hände kneten den Uterus von der Portio vaginalis bis zum Fundus, denselben in querer Richtung zwischen den einander zugekehrten Fingerspitzen hin und her schiebend.

Getroffene Gebilde:

U t e r u s,
P o r t i o v a g i n a l i s u t e r i,
Ligg. teretia uteri,
Ligg. ovariorum propria,
Tubae uterinae,
Ligg. lata uteri,
Vesica urinaria,
Mm. recti abdominis,
Mm. pyramidales,
Linea alba.

Bemerkungen. Vor dem Eingriff muß die ä u ß e r e Umgebung des Afters ausgiebig eingeschmiert sein, was durch Griff W 1 mitbewirkt worden ist.

Zwischen den Eingriffen W 2 bis 19 bleibt für gewöhnlich der arbeitende Finger im After.

Die Ausführung des Eingriffes ist auch per vaginam in Rückenlage möglich.

Der Eingriff entspricht in Verbindung mit W 18 dem Eingriffe M 13 beim Manne.

D–Th

W 18.

Anhänge des Uterus und Ligg. pubovesicouterina (per anum).

(Arzt **hinter** der Patientin.)

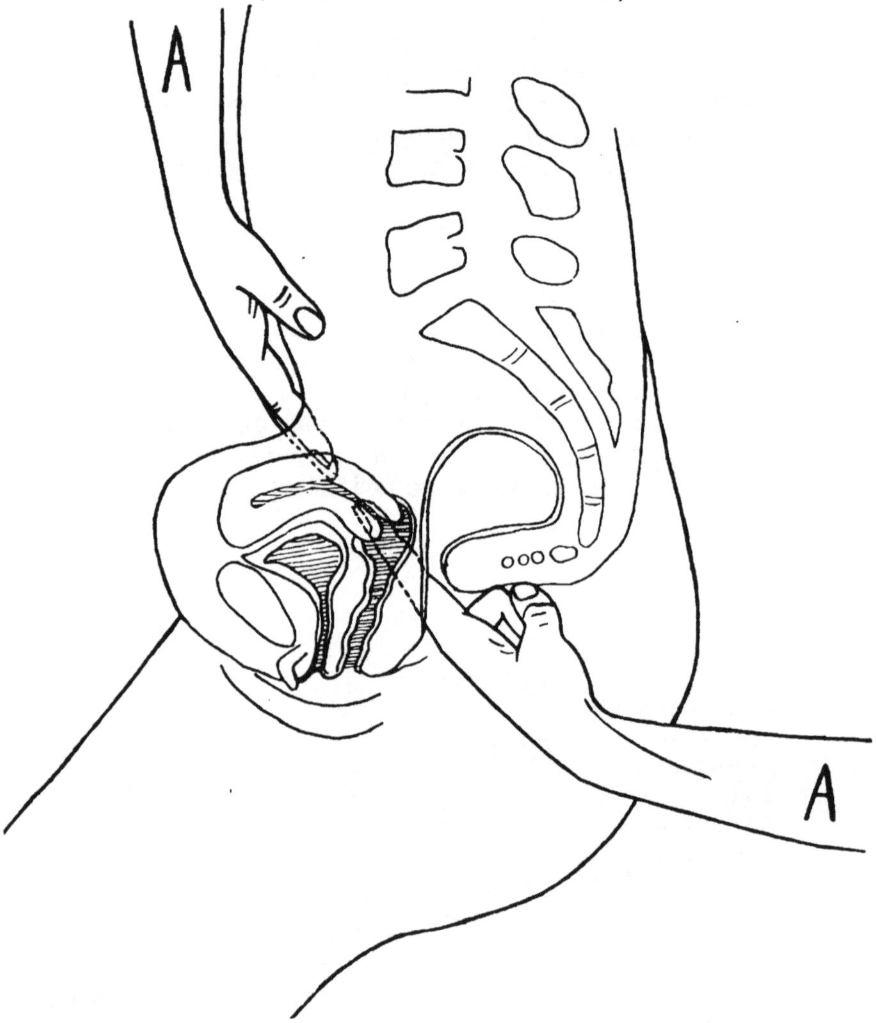

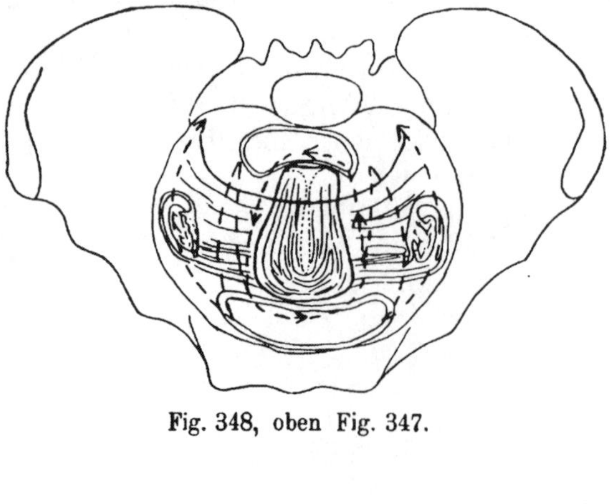

Fig. 348, oben Fig. 347.

W 18.

D—Th

Anhänge des Uterus und Ligg. pubovesicouterina (per anum).

Patientin (in Seitenlage zur Bauchlage geneigt): Hüften und Knie sind stark gebeugt, Blase und Mastdarm entleert; das Fußende des Massagetisches ist hochgestellt; Patientin darf den Atem nicht anhalten.

Arzt steht hinter der Patientin kopfwärts gewandt:

A: kopfwärtige Hand, auf die vordere Unterbauchwand gelegt, drückt mit den Fingerspitzen die Beckenorgane der anderen Hand entgegen;

A: fußwärtige Hand befindet sich nach Ausführung der Eingriffe W 2 bis 17 mit dem Zeigefinger im After und geht mit der Fingerspitze neben die Portio vaginalis uteri; beide Hände kneten zwischen einander die Anhänge des Uterus, in Zickzackzügen zwischen Kreuzbein und Symphyse hin und her fahrend, zuerst auf der einen, dann auf der anderen Seite des Uterus, schließlich den Uterus umkreisend.

Getroffene Gebilde:

Uterus,
Ligg. lata uteri,
Plicae rectouterinae (Douglasii),
Mm. rectouterini,
Ureteres,
Ligg. ovariorum propria,
Ligg. teretia uteri,
Tubae uterinae,
Ovaria,
Infundibula tubarum uterin.,
Ligg. suspensoria ovariorum,
Vesica urinaria,
Ligg. pubovesicouterina,
Mm. recti abdominis,
Mm. obliqui abdominis externi,
Mm. obliqui abdominis interni,
Mm. transversi abdominis,
Mm. pyramidales.

Bemerkungen. Vor dem Eingriff muß die äußere Umgebung des Afters ausgiebig eingeschmiert sein, was durch Griff W 1 mitbewirkt worden ist.

Zwischen den Eingriffen W 2 bis 19 bleibt für gewöhnlich der arbeitende Finger im After.

Die Ausführung des Eingriffes ist auch per vaginam in Rückenlage möglich.

Der Eingriff entspricht in Verbindung mit W 17 dem Eingriff M 13 beim Manne.

D–Th

W 19.

Damm und große Labien
(per anum).

(Arzt **hinter** der Patientin.)

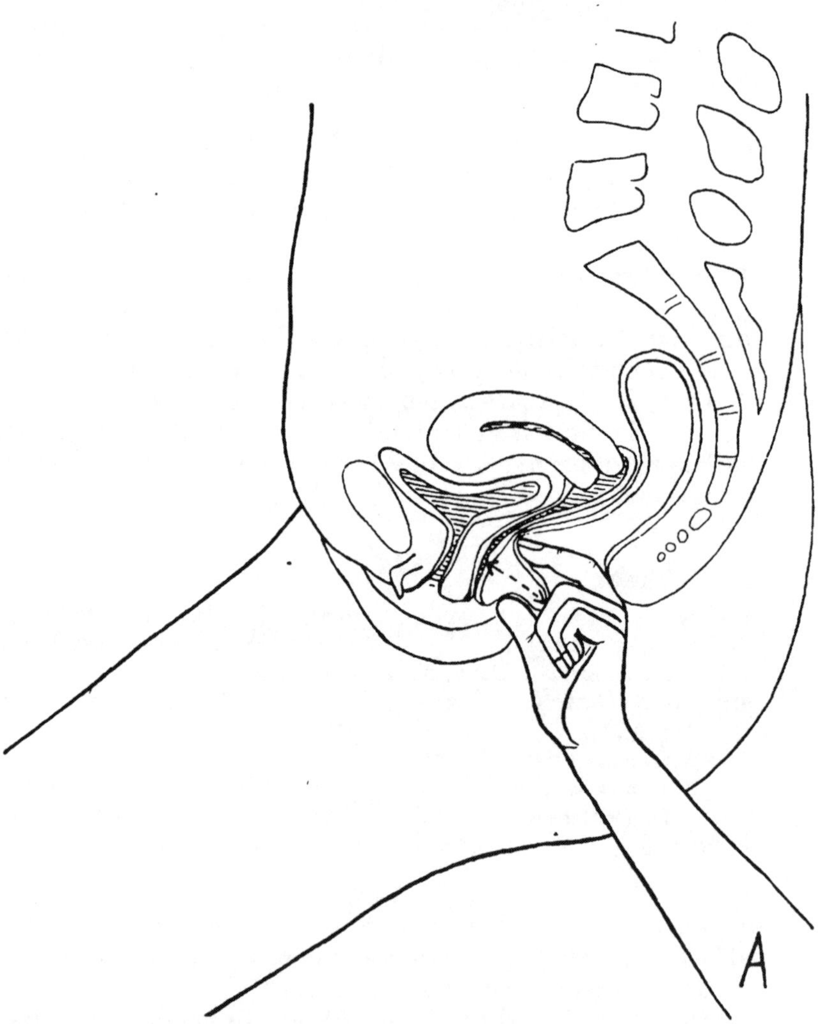

Fig. 349.

W 19. D—Th

Damm und große Labien (per anum).

Patientin (in Seitenlage zur Bauchlage geneigt): Hüften und Knie sind stark gebeugt, Blase und Mastdarm entleert; das Fußende des Massagetisches ist hochgestellt.

Arzt steht hinter der Patientin kopfwärts gewandt:
A: fußwärtige Hand befindet sich nach Ausführung der Eingriffe W 2 bis 18, die Hohlhand nach rückwärts, mit dem Zeigefinger im After, dreht die Hohlhand nach vorwärts, legt den Daumen außen auf den Damm und beide Finger kneten den Damm und die großen Labien zwischen einander.

Getroffene Gebilde:
Trigonum urogenitale
(M. transversus perinei profundus),
Bulbi vestibuli,
Glgl. vestibulares majores (Bartholini),
Mm. ischiocavernosi,
M. bulbocavernosus,
Mm. transversi perinei superficiales,
M. sphincter ani internus.
M. sphincter ani externus,
Pars analis recti,
Corpus adiposum ischiorectale.

Bemerkungen. Vor dem Eingriff muß die äußere Umgebung des Afters ausgiebig eingeschmiert sein, was durch Griff W 1 mitbewirkt worden ist.

Von W 2 ab bis zu diesem Eingriff bleibt für gewöhnlich der arbeitende Finger im After; mit diesem Eingriff schließt die Massage der Beckenhöhle beim Weibe.

Die Ausführung des Eingriffes ist per vaginam in Rückenlage nur unvollständig möglich.

Der Eingriff entspricht dem Eingriff M 17 beim Manne.

Sachregister

(Bei den Seitenzahlen bezeichnet *Schrägdruck* die im Texte durch Sperrung hervorgehobenen getroffenen Gebilde, **Fettdruck** die Griffe, Einklammerung ( ) desselben einzelne Teile eines Griffes; p. a. = per anum.)

FSC
www.fsc.org
MIX
Papier | Fördert
gute Waldnutzung
FSC® C083411

Kolibri 360 GmbH
Ferdinand-Jühlke-Straße 7
99095 Erfurt, Deutschland
produktsicherheit@kolibri360.de